高职高专医药院校课程改革规划教材

供高职高专护理、助产专业使用

基础护理学

（第二版）

主　　编　柯　彦　纪秀君
副主编　李香群　糜崇达
编　　委（按姓氏汉语拼音排序）
蔡文静（贵州水城矿业集团总医院）
纪秀君（六盘水市妇幼保健院）
柯　彦（六盘水职业技术学院护理系）
李香群（六盘水职业技术学院护理系）
卯明艳（六盘水职业技术学院护理系）
糜崇达（六盘水市第一人民医院）
宁芳妨（六盘水职业技术学院护理系）
唐仁菊（六盘水职业技术学院护理系）
王桂云（六盘水职业技术学院护理系）
夏情艳（六盘水职业技术学院护理系）
杨春丽（六盘水职业技术学院护理系）
张海英（六盘水市第二人民医院）
主　　审　陈　静（六盘水职业技术学院护理系）

科学出版社
北　京

内　容　简　介

本教材是高职高专医药院校课程改革规划教材之一，共二十二章，包括绪论、护士的素质与角色功能、护理相关理论与模式、护理程序、护理安全防范、健康教育、护理实践中的伦理和法律、医院与住院环境、患者入院和出院护理、患者卧位与安全护理、医院感染的预防与控制、患者的清洁卫生、饮食与营养、排泄护理、生命体征的评估及护理、药物疗法、静脉输液与输血、冷热疗法、标本采集、危重患者的护理及抢救技术、临终护理和护理相关文件记录。本教材将护理伦理学、护理学导论和基础护理技术相融合，并加入了部分护士职业防护、健康教育等内容；在内容上强调符合专业培养目标和课程教学的基本要求，力求特点突出，图、文、表并茂。

本教材可供高职高专护理、助产专业使用。

图书在版编目（CIP）数据

基础护理学/柯彦，纪秀君主编. —2 版. —北京：科学出版社，2016.1
高职高专医药院校课程改革规划教材
ISBN 978-7-03-047152-9

Ⅰ. 基…　Ⅱ. ①柯…　②纪…　Ⅲ. 护理学-高等职业教育-教材　Ⅳ. R47

中国版本图书馆 CIP 数据核字（2016）第 008806 号

责任编辑：丁海燕 / 责任校对：朱　光
责任印制：徐晓晨 / 封面设计：张佩战

科　学　出　版　社 出版
北京东黄城根北街 16 号
邮政编码：100717
http://www.sciencep.com
北京虎彩文化传播有限公司 印刷
科学出版社发行　　各地新华书店经销

*

2016 年 1 月第　一　版　　开本：787×1092 1/16
2018 年 8 月第四次印刷　　印张：26
字数：629 000
定价：**50.00 元**
（如有印装质量问题，我社负责调换）

前　言

为适应我国高等护理学专业教育发展与改革的需要，遵循教育部《关于高职高专教育人才培养工作的意见》的要求，按照中国护理事业发展规划纲要（2016—2020）的人才需求，适应护理专业的发展需要，使本教材更加符合护理专业的培养目标，我们决定启动《基础护理学》（第二版）的编写工作。

本教材在编写过程中内容更完整，知识点更丰富，并严格遵循了"教材继承性与创新性相结合的原则"，在继承全国高等学校专科、本科护理学专业规划教材等较为成熟内容的基础上，结合我国现行的临床护理实践，特别是聘请了临床护理的专家共同参与了本教材的编写。使《基础护理学》在内容上充分体现了科学性、创新性和实用性。

本教材在编写过程中重点体现职业教育的三个贴近：一是贴近社会对教育和人才的要求；二是贴近岗位对专业人才知识、能力和情感的要求；三是贴近学生的心理取向和知识、能力、情感前提的有效连接。因此，我们在内容上强调符合专业培养目标和课程教学的基本要求，力求特点突出，图、文、表并茂。注重强化学生能力的培养，让同学们感到本书易学、易懂、适用、实用。

本教材主要体现四个特点：一是适应医学教育的改革与发展，以学生为主体。注重学生综合素质和创新能力的培养，把教材编写成为方便学生学习的资料。二是在教材的结构上，将《护理伦理学》、《护理学导论》和《基础护理学》融合成一本教材，并新增了护士职业防护、健康教育等新内容。三是强化学科人文精神。在阐述本学科知识的同时，有机融入人文学科的基本理论和概念，并在各项技术操作中加以使用。力求在学科教学的同时培养学生良好的职业道德和职业情感。四是注重与临床的无缝对接，同时引入护理执业标准，开展"课证融通"。在每章内容后增加了护士执业资格考试精编考题。

本教材由本校护理教研组全体教师及医院护理学专家合作编写而成。在整个编写过程中，我们得到了学院领导、同事以及医院各位领导、专家的大力支持。在此，我们将衷心地感谢所有在教材编写过程中给予我们无私帮助和支持的同事、朋友和家人。尽管在本教材的编写过程中，编者付出了许多辛苦和努力，但由于能力和水平有限，教材中难免会有疏漏之处，我们真诚地希望大家给予批评指正。

编　者
2015 年 10 月

目　录

第一章 绪 论

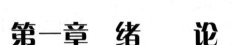

教学目标

　　了解：护理学的发展。
　　熟悉：南丁格尔与近代护理；中国护理学的发展；护理学的范畴；护理学的工作方式；关于人的概念；关于环境的概念；关于护理的概念。
　　掌握：现代护理学的发展；护理学的概念；护理学的任务。

　　护理学是一门以自然科学和社会科学为理论基础，研究有关预防保健、治疗疾病及康复过程中护理理论、知识、技能及其发展规律的综合性应用学科。拥有自己独特的研究目的、服务范畴和知识体系。通过实践、教育、科学研究，护理学不断得到充实和完善，逐渐形成了特有的理论和实践体系，成为一门独立的学科，为人类的健康做出了应有的贡献。

第一节　护理学的发展史

　　护理学是一门古老而年轻的学科，产生于人类生存的需要。了解护理学的过去、现在和未来，可以提高对护理学本质的认识和理解，更好地满足社会对护理服务的需求，增进人们的健康水平。

一、护理学的形成

　　护理学是最古老的艺术，最年轻的专业。自从有了人类就有了护理活动。护理学的形成和发展与人类的文明、科学的进步息息相关。

（一）人类早期护理（以自我护理、家庭护理为主）

　　自从有了人类就有了生老病死，也就逐渐形成医疗和护理的实践活动。在古代，人类为了谋求生存，在狩猎、械斗及与自然灾害抗争的活动中，积累了许多生活和生产经验，逐渐形成"自我保护式"的医疗照顾，例如，用溪水清洗伤口，防止伤口恶化；火的发明促使人类认识到熟食可以减少胃肠道疾病；腹部不适时，用手抚摸可减轻疼痛等。

　　早期人类为抵御恶劣的生活环境，人们逐渐按血缘关系聚居，形成了以家族为中心的母系氏族社会，妇女在其中担负起照顾家中伤病者的责任，形成了原始社会"家庭式"的医护合一的照顾方式。

　　在原始社会，由于当时人类对疾病缺乏科学的认识，常把疾病看成是灾难，是神灵主宰或魔鬼作祟，于是产生了迷信和宗教，巫师也应运而生。他们用祷告、念咒、捶打、冷热水浇浸等方法祈求神灵的帮助，以减轻病痛，使医护照顾长期与宗教和迷信活动联系在一起，形成了早期的"宗教护理"。

　　后来，人们在征服伤病的过程中，经过长期实践和思考，一些人开始摒弃了巫术，而采用了原始的医术，使医、巫逐渐分开。在一些文明古国如中国、印度、埃及、希腊、罗马等，开始运用止血、包扎、伤口缝合、催眠术等方法处理伤痛和疾病，并有了关于疾病治疗、疾病预防、公共卫生等医护活动的记载。

（二）中世纪和文艺复兴时期的护理（以宗教护理、医院护理为主）

中世纪（476～1640 年），欧洲由于政治、经济、宗教的发展，战争频繁地发生，疾病流行，形成对医院和护士的迫切需要，这对护理工作的发展起到了一定的促进作用，护理逐渐由"家庭式"转向了"社会化和组织化的服务"，形成了宗教性、民俗性及军队性的护理社团。各国虽建立了很多医院，但条件极差，大多受宗教控制，担任护理工作的主要是修女，护理工作多限于简单的生活照料。

文艺复兴时期（1400～1600 年），意大利兴起文艺复兴运动，西方国家称此期为科学新发现时代。文艺复兴使欧洲的学习活动蓬勃发展，医学也迅猛发展，在此期间，人们破除了对疾病的迷信，治疗疾病有了新的依据。此时教会医院大量减少，为适应医疗的需要，许多公、私立医院纷纷成立，护理人员需求增加，1517 年发生的宗教改革使社会结构与妇女的地位发生了变化，护理不再由具有仁慈、博爱精神的神职人员担任，新招聘的护理人员多为谋生而来，她们缺乏专业训练和工作经验，文化教养低，服务态度差，使护理质量大大下降，护理事业进入长达 200 年的黑暗时期。

二、南丁格尔与近代护理

19 世纪，随着科学的发展、医学的进步，社会对护理的需求日益迫切，欧洲相继开设了一些护士训练班，护理的质量及地位有了一定的提高。1836 年德国牧师西奥多·弗里德尔在德国凯塞威尔斯城建立了世界上第一个较为正规的女执事训练所，招收年满 18 岁、身体健康、品德优良的妇女，给予专门的护理训练。弗洛伦斯·南丁格尔曾在此接受了短期的护士训练。

19 世纪中叶，南丁格尔首创了科学的护理专业，使护理学逐步迈上科学的发展轨道，这是护理学发展的一个重要转折点，也是护理专业化的开始。

（一）南丁格尔生平

弗洛伦斯·南丁格尔，英国人。1820 年 5 月 12 日出生于父母的旅行地——意大利的佛罗伦萨，五岁随父母返回英国定居。南丁格尔家庭富有，受过高等教育，精通英国、法国、德国、意大利等多国语言，具有较高的文化修养。母亲仁慈的秉性对她有很大的影响，她少女时代起就表现出很深的慈爱心，乐于助人，经常接济贫困人家，看望和照顾附近的穷苦患者和亲友中的病弱者。她对护理工作有浓厚的兴趣，并立志要成为为患者带来幸福的人。在从事慈善活动中。她深刻体会到社会十分需要训练有素的护士。1850 年，她不顾家人的强烈反对和当时社会上鄙视护士的不良风气，冲破重重阻力，毅然前往德国凯塞威尔斯的女执事训练所接受 3 个月的短期护士训练。她深入考察了英国、法国、德国、意大利等国的护理工作，收集了大量的资料。回国后，她被任命为英国伦敦妇女医院的院长。1853 年，在慈善委员会的帮助下在英国伦敦成立了看护所，开始了她的护士职业生涯。

1854 年 3 月，克里米亚战争爆发，英国与法国共同派兵参加了战争，以对付沙皇俄国对土耳其的入侵。由于战地医疗条件十分恶劣，英军伤病员的死亡率高达 50%，引起社会的极大震惊。南丁格尔闻讯后立即写信给当时的英国陆军大臣，要求自愿带领护士奔赴战地医院救护伤兵。1854 年 10 月，南丁格尔被任命为"驻土耳其英国总医院妇女护士团团长"，率领 38 名护士克服重重困难抵达战地医院，顶住医院工作人员的抵制和非难，投入到忙碌的救护工作中。南丁格尔带领护士们改善医院病房环境；清洗伤员伤口；改善伤员膳食；帮助伤兵书写家信；建立阅览室和游艺室。她经常手持油灯巡视各个病房，亲自安慰受伤士兵。南丁格尔忘我的献身精神赢得了医护人员的信任和伤兵们的尊敬，士兵们称颂她为"提灯女神"（图 1-1）、"克里米亚天使"。由于南丁格尔夜以继日的辛勤工作，战地医院在短短数月内迅速改观。半年后，英军士兵的死亡率下降到 2.2%。她们的成效和功绩，受到战争前线和英国国内的广泛赞誉。1856 年战争结束，回国后的南丁格尔受到英国人民的热烈欢迎，英国政府授予她巨额奖金，并通过公众募捐款建立了"南丁格尔基金"。南丁格尔把政府表彰她献身精神和伟大功绩的 44 000 英镑全部献给了护理事业。南丁格尔于 1910 年 8 月 13 日逝世，享年 90 岁。1912 年国际护士会确定将南丁格尔诞辰日作为国际护士节，同年正式确定设立南丁格尔奖章（图 1-2），作为各国护士的最高荣誉奖，每两年颁发一次。

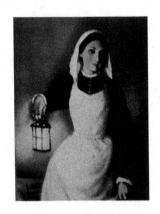

图 1-1 提灯女神

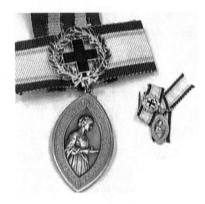

图 1-2 南丁格尔奖章

（二）南丁格尔对护理学的伟大贡献

1．创建了世界上第一所护士学校 克里米亚战争的护理实践使南丁格尔越发深信护理是科学事业，护士必须接受严格的科学训练，具有专门的知识和良好的品行。1860 年，南丁格尔在英国的圣托马斯医院创办了世界上第一所正规的护士学校，为现代护理教育奠定了基础。1860～1890 年共培养了 1005 名护士。这些毕业生在各地推行护理工作的改革，大力兴办护士学校，推动护理事业进入了崭新的局面。国际上将这一时期称为"南丁格尔时代"。

2．撰写著作指导护理工作 南丁格尔一生撰写了大量的笔记、报告和论著。其中《影响英军健康，效率与医院管理问题摘要》的报告被认为是当时医院管理最有价值的文献。1858～1859 年，她分别撰写了《医院札记》及《护理札记》。《医院札记》阐述了她对改进医院的建筑和管理方面的意见。而《护理札记》被认为是护士必读的经典著作。她在书中精辟地指出护理工作应遵循的指导思想和原理，曾被译成多种文字，时至今日对护理实践仍具有指导意义。

3．首创了科学的护理专业 南丁格尔对护理的贡献，还在于她使护理走向科学化的专业轨道，使护理从医护合一的状态中成功地分离出来。她确定了护理学的概念和护士的任务，提出了公共卫生的护理思想，重视服务对象的生理及心理护理，并发展了自己独特的护理环境学说，形成了护理学知识体系的雏形，奠定了近代护理理论基础，推动护理学向科学和专业化方向发展。

三、现代护理学的发展

（一）以疾病为中心的阶段

20 世纪前半叶，随着社会的进步和发展，医学科学逐渐摆脱了宗教和神学的影响，各种科学学说纷纷建立，生物医学模式形成，揭示了健康与疾病的关系，认为疾病是由于细菌与外伤引起的机体结构改变和功能异常，形成了"以疾病为中心的"的医学指导思想，因此，一切医疗活动都围绕着疾病展开，并局限在医院进行，以消除病灶为基本目标。

此阶段护理的特点是：①护理已成为专门的职业，护士从业前须经过专业的特殊培训；②护理工作的主要内容是执行医嘱和完成各项护理操作；③护理从属于医疗，护士是医生的助手；④护理尚未形成独立的理论体系，护理教育类同于医学教育，课程内容涵盖较少的护理内容。

（二）以患者为中心的阶段

20 世纪中叶，社会科学以及自然科学的发展，促使人们重新认识人类健康与生理、心理、环境的关系。1948 年，世界卫生组织（WHO）提出了新的健康定义，进一步扩展了健康研究和实践的领域。1977 年，美国护理学者莉迪亚·海尔首次提出"护理程序"，使护理有了科学的工作方法。1977 年，美国医学家恩格尔提出了"生物-心理-社会医学模式"，在这一系列新观念的指导下，护理发生了根本性的变革，护理由"以疾病为中心"转向了"以患者为中心"的发展阶段。

此阶段护理的特点是：①强调护理是一门专业，逐步建立了护理的专业理论基础；②护士与医生成为合作伙伴关系；③对患者实施的是身心、社会等全方位的整体护理。此期护理的工作范围仅局限于患者，工作场所局限于医院。

（三）以人的健康为中心的阶段

社会经济和科学技术的快速发展使人们生活水平不断提高，医学技术的快速发展，使过去威胁人类健康的传染性疾病得到有效控制，而与人的行为生活方式相关的疾病成为威胁人们健康的主要问题。人类对生存和生命质量越来越重视，对卫生保健、身心素质的要求越来越高。因此，医疗护理的服务重点在医院已经很难满足护理对象对卫生保健的需求。1977 年 WHO 提出"2000 年人人享有卫生保健"的目标，对护理工作的发展产生巨大的推动作用，护理工作向着"以人的健康为中心"的方向迈进。

此阶段护理的特点是：①护理工作范畴从对患者的护理扩展到对人的生命全过程的护理，护理对象由个体扩展到群体；②护理工作场所从医院扩展到家庭和社区；③护士角色多元化；④护理学成为科学体系中一门独立的、综合的应用科学。

四、中国护理学发展历程

（一）中国医学与护理

中国医学发源历史悠久。其特点是医、药、护不分，强调"三分治七分养"，其中的"养"就包含了大量的护理思想。祖国医学发展史、丰富的医学典籍及历代名医传记中记载了许多护理技术和理论，这些内容对现代护理仍有指导意义。但由于医、药、护不分，护理没有得到独立发展的机会。

（二）中国近代护理发展

中国近代护理学的形成和发展，在很大程度上受西方护理的影响。鸦片战争前后，随着各国军队、宗教和西方医学的传入而逐渐兴起。

1835 年，英国传教士巴克尔在广州开设第一所西医医院，两年后医院即以短训班的方式培训护理人员。

1884 年，美国妇女联合会派到中国的第一位护士麦克尼在上海妇孺医院推行"南丁格尔护理制度"。

1888 年，美籍约翰逊女士在福建省福州市开办了我国第一所护士学校。

1900 年，随着中国各大城市教会医院的纷纷成立，各地相继开设护士训练班或护士学校，形成了最早的护理专业队伍。

1909 年，在江西牯岭成立了"中华护士会"（1937 年改为中华护士学会，1964 年改为中华护理学会）。学会的主要任务是制订和统一护士学校的课程，编译教材，办理学校注册，组织毕业生会考和颁发护士执照。

1914 年，担任"中华护士会"副理事长的钟茂芳认为从事护理工作的人员应具有必要的科学知识，故将"nurse"一词译为"护士"，一直沿用至今。

1920 年，护士会创刊《护士季报》，这是我国第一份护理专业报刊。

1920 年，北京协和医学院开办高等护理教育，招收高中毕业生，学制 4～5 年，培养了一批水平较高的护理师资和护理管理人员。

1922 年，国际护士会（ICN）正式接纳中华护士会为第 11 个会员国。

1931 年，在江西汀州开办了"中央红色护士学校"。

1934 年，成立中央护士教育委员会，成为中国护士教育的最高行政领导机构。

1941 年，延安成立了"中华护士学会延安分会"。1941 年和 1942 年毛泽东同志先后为护士题词："护士工作有很大的政治重要性"，"尊重护士，爱护护士"。

1949 年，统计全国共建立护士学校 183 所，有护士 32 800 人。

（三）中国现代护理的发展

1. 护理教育体制逐渐完善　1950 年国家卫生部将护理教育列为中专教育之一，统一教学计划和教材；1983 年天津医学院率先开设了 5 年制本科护理专业；1985 年全国 11 所高等医学院设立了护理本科教育；1992 年北京医科大学护理系开始招收护理硕士研究生；现在部分医学院校开设了护理博士教育。形成了中专、大专、本科、硕士、博士多层次的护理教育体系。成人继续护理教育正式纳入国家规范化的管理。

2. 临床护理实践得到较大发展　自 1950 年以来，临床护理工作主要是以护理疾病为中心。1980 年改革开放的实施，逐渐引入国外新的护理概念和理论，加上新的医学模式的提出，以患者为中心的整体护理模式付诸实践，为患者提供积极、主动的护理服务。护理工作的内容和范围不断扩大，新的护理技术的发明和应用得到普及，器官移植、显微外科、重症监护、介入治疗、基因治疗等专科护理正在迅速发展。护理工作的对象、范围逐渐延伸到社区和家庭，普及健康教育，广泛开展家庭护理、社区护理，推动护理实践的创新发展。

3. 护理管理体制的健全

（1）建立健全护理管理系统：1982 年国家卫生部医政司设立了护理处，负责全国的护理管理，制定了有关政策、法规。

（2）建立晋升考核制度：1979 年国务院批准卫生部颁发了《卫生技术人员职称及晋升条例（试行）》，规定了护理专业人员的技术职称：高级技术职称为主任护师、副主任护师，中级技术职称为主管护师，初级技术职称为护师、护士。

（3）建立护士执业考试与注册制度：1993 年颁发《中华人民共和国护士管理办法》。1995 年 6 月全国举行了首次护士执业考试，经考试合格获执业证书方可申请注册，护理管理开始走向法制化轨道。

4. 护理科研　随着护理教育的发展，护理科学研究水平不断提高，使护士撰写论文的数量和质量也明显提升，推动了护理期刊工作的快速发展。期刊种类增加、栏目多样、内容丰富、质量提高。1993 年中华护理学会第 21 届理事会设立了护理科技进步奖，每两年评选一次。标志着我国护理科研正迈向快速发展的科学轨道。

5. 学术交流　1980 年以后，随着我国改革开放政策的实施，中华护理学会逐步开展了与国际护理学术之间的交流，并与许多国家建立了良好护理学术联系，采取互访交流、互派讲学、培训师资、联合培训等方式与国际护理界进行频繁的沟通。1954 年创刊的《护理杂志》复刊（1981 年更名为《中华护理杂志》）《实用护理杂志》《护士进修杂志》等相继创刊。1985 年全国护理中心在北京成立，进一步取得了 WHO 对我国护理学科发展的支持，架起中国护理与国际先进护理沟通交流的桥梁，给中国护理事业带来新的发展契机。

第二节　护理学的概念、任务、范畴及工作方式

一、护理学的概念

护理学是一门生命科学中综合自然科学、社会科学及人文科学的应用性学科。它以自然科学和社会科学理论为基础，研究维护、促进、恢复人类健康的护理理论、知识、技能。其研究内容及范畴涉及影响人类健康的生物、心理、社会等各个方面的因素。通过应用科学的思维方法对护理学现象进行全方位的研究，从而揭示护理的本质及其发展规律。

二、护理学的目标与任务

（一）护理的目标

护理学是为人类健康服务的科学，其目标就是在尊重人的需要和权利的基础上，提高人的生命质量。它是通过"促进健康、预防疾病、恢复健康、减轻痛苦"来实现的。护理学的最终目标不仅是维护和促进个人高水平的健康，更重要的是面向家庭、面向社区，最终提高整个人类社会的健康水平。

（二）护理学的任务

随着护理学科的发展，护理对象的群体构成发生了转变，护理工作的范围也已经超越了疾病的护理，扩展到生命的全过程。这一切促使护理学的任务发生了崭新的变化。1978 年，WHO 指出"护士作为护理的专业工作者，其唯一的任务就是帮助患者恢复健康，帮助健康的人促进健康"。护理学的最终目标是在尊重人的需要和权利的基础上，提高人的生命质量，通过护理工作，保护全人类的健康，提高整个人类社会的健康水平。

三、护理学的范畴

（一）护理学的理论范畴

1. 护理学的研究对象、任务和目标　既是发展变化的，也是具有相对稳定性的，即是在相对稳定的同时，随着人类生存的需要，随着社会的进步而不断变化发展。

2. 护理学的理论体系　是指导护理专业实践的基础，是对护理现象系统的整体的看

法，以描述、解释、预测和控制护理现象。如奥瑞姆的自理理论、罗伊的适应理论、纽曼的保健系统模式等。这些理论用科学的方法阐述了护理知识的范围和体系，确定了护理理念和价值观。指导了护理专业的发展方向。

3. 护理学与社会发展的关系 主要研究护理学在人类发展中的作用、地位和价值，研究社会对护理学的影响及社会发展对护理学的要求等。

4. 护理学分支学科及交叉学科 随着现代科学的高度分化和广泛综合，护理学与自然科学、社会科学、人文科学等多学科相互交叉渗透。形成了许多新的综合型、边缘型的交叉学科。如护理管理学、老年护理学、护理心理学等，扩大了护理研究的范围，促进了护理学的快速发展。

（二）护理学的实践范畴

1. 临床护理 临床护理的服务对象是患者，其内容包括基础护理和专科护理。

（1）基础护理：应用护理学的基本理论、基本知识和基本技能满足患者的基本生活、心理、治疗和康复的需要，是各专科护理的基础。

（2）专科护理：以护理及相关学科为基础，结合各专科患者的特点及诊疗要求，为患者提供护理。

2. 社区护理 以临床护理的理论、技能为基础，根据社区的特点对社区范围内的居民及社会群体开展疾病预防、家庭护理、健康教育及预防保健等工作，以帮助人们建立良好的生活方式，促进全民健康水平的提高。

3. 护理教育 以护理学和教育学理论为基础，适应现代医学模式的转变和护理学的发展需要；以满足现代护理工作的需要为目标。护理教育一般分为学校护理教育、毕业后护理教育和继续护理教育三类。

4. 护理管理 是运用现代管理学的理论和方法，对护理工作的诸要素——人、财、物、时间、信息等进行科学的计划、组织、人员管理、指导与控制，以确保护理质量，提高工作效率。

5. 护理科研 是运用科学的观察、调查、实验、理论分析等方法，揭示护理学的内在规律，促进护理理论、知识、技能和管理模式的更新和发展。

四、护理工作方式

（一）功能制护理

功能制护理是以完成各项医嘱和执行各项护理常规操作为主要内容，以日常任务为中心进行工作分配的护理工作方式，是一种流程式的工作方法。其工作特点是：护士分工明确，任务单一，节省人力，易于组织管理。缺陷是忽视了患者的身心整体护理，不利于护士综合能力的提高。

（二）小组制护理

小组制护理是以小组的形式对患者实施护理。将护士分成若干小组开展护理活动，小组成员由不同级别的护理人员组成，服务的对象一般为 10~15 位患者。组长负责制订护理计划，安排小组成员共同完成工作任务，共同实现护理目标。其工作特点是：发挥团队合作精神，共同分享护理工作的成果，为患者提供综合型护理服务。缺陷是护士个人责任感相对较弱，小组成员之间缺乏沟通。

（三）责任制护理

责任制护理是以责任护士和辅助护士按护理程序对患者进行全面、系统的整理护理。

方法是以患者为中心，要求责任护士从患者入院到出院的全部护理活动中实行 8 小时在岗，24 小时负责制。由责任护士全面评估患者情况，确定护理诊断，制订护理计划，实施护理措施，最终评价护理效果。辅助护士是在责任护士不在岗时，按责任护士指定的计划实施护理。其工作特点是：护士责任明确，自主性增强，为患者提供连续、整体、个性化的护理。缺陷是对护理人力资源需求量较大。24 小时对患者全面负责难以实现，对护士能力水平要求较高。

（四）个案护理

个案护理是由专人负责实施个性化护理的方法。也就是说，一名护士护理一位患者。适用于危重患者的抢救、特殊患者的护理和临床教学的需要。其工作特点是：责任明确，能全面掌握患者情况，及时满足患者的各种需要，体现护士的个人才能。缺陷是耗费大量人力，护士只能在班负责，不能实施连续性护理。

（五）系统化整体护理

系统化整体护理是在责任制护理基础上对护理方式的进一步丰富和完善。是以现代护理观为指导，以护理程序为核心，将临床护理与护理管理的各个环节系统化的方式。根据护理对象的需要和前提，以护理程序为框架，制订护士职责和评价标准；确定护理人员的组成；编制标准护理计划和健康教育计划；完善临床护理质量与评估等各个环节，护士的主动性、积极性和潜能得到充分发挥。此种工作方式需要较多的护士，并且对护士的知识和理论框架有较高的要求。

第三节　护理学的基本概念

现代护理学的理论框架由四个基本概念组成，即人、健康、环境、护理。对这四个概念的理解和认识直接影响到护理工作的质量。

一、关于人的概念

人是一个整体；护理学的研究对象是人。包括个体的人和全体的人。人是一个身心统一、内外协调、不断发展变化的独特的有机整体，包括生理、心理、社会文化等各个方面。人具有双重属性（生物属性和社会属性）；人是一个开放系统，生活在复杂的自然和社会环境中，不断地同周围的环境进行着物质、能量、信息的交换；人有思维的能力、自理的能力和对自身健康的追求能力。

二、关于健康的概念

传统的健康观认为健康就是没有疾病；生理心理健全就是健康。这些观点忽视了人们的社会心理特征，忽视了人对社会的适应性。WHO 在 1948 年提出：健康不仅是没有疾病和身体缺陷，还要有完整的生理、心理状况与良好的社会适应能力。此定义从现代医学模式出发，既考虑了人的自然属性，又侧重于人的社会属性，把人看成既是生物的人，又是心理社会的人，把健康的内涵扩展到了一个新的认识境界。WHO 在 1989 年提出：健康不仅是没有疾病，而且还包括躯体健康、心理健康、社会适应和道德健康四个方面。

影响健康的因素有环境因素（自然环境、社会环境）、机体因素（遗传因素和心理因素）、生活方式、获得保健设施的可能性。健康就是一个动态的过程。

三、关于环境的概念

环境是人类赖以生存的周围一切事物，包括内环境（人的生理、心理变化）和外环境（自然环境、社会环境、治疗环境）。生理内环境是指细胞外液，即细胞生存的环境；心理内环境是指一个人的心理状态，它对人的健康有很大的影响。内环境的相对稳定是生物体生存的基本条件。人类的一切活动都离不开环境，人类与环境相互依存，相互影响，人既能适应环境，也能改造环境。

四、关于护理的概念

护理的概念是随着护理专业的形成和发展而不断地得到认识、变化和发展的。南丁格尔对护理的定义：护理既是艺术，又是科学，护理应从最小限度地消耗患者的生命力出发，使周围的环境保持舒适、安静、美观、整洁、空气新鲜、阳光充足、温度适宜。此外，还要合理地调配饮食。韩德森对护理的定义：护理是帮助健康的人或患病的人保持或恢复健康（或平静地死去）。

罗杰斯对护理的定义：护理是一种人文和艺术的科学，它直接服务于整体的人。护理要适应支持或改善人的生命过程，促进个体适应内外环境，使人的生命潜能得到发挥。美国护士协会（ANA）的定义：护理是诊断和处理人类对现存的或潜在的健康问题反应的科学。

我国著名学者周培源说："护理学是一门独立的学科，与医疗有密切的联系，相辅相成，相得益彰。"

护理专家林菊英说："护理学是一门新兴的独立学科，护理理论逐渐自成体系，有其独立的学说和理论，有明确的为人民服务的职责。"

从以上阐述的护理的概念，可以看到护理的对象、任务和目标发展迅猛，变化颇大，反映护理在特定时期的大致轮廓，但是护理所具有的一些基本内涵却始终未变，即护理的内涵包括：照顾，人道，帮助。

人、环境、健康、护理四个基本概念之间是相互关联、相互作用的。四个概念的核心是人，人是护理服务的对象；护理是以人的健康为中心的实践活动；护理对象存在于环境之中，并与环境相互影响；健康机体处于内外环境平衡，多层次需要的满足状态。护理的任务是创造良好的环境并帮助护理对象适应环境，从而达到最佳的健康状态。

❧ 目标检测 ❧

选择题

1. 自 1964 年以来，中国护理界群众性团体称为
   A. 中国护士会
   B. 中华护士学会中华人民共和国中华人民共和国中华人民共和国
   C. 中华护理学会
   D. 中国护理学
   E. 中华护士会

2. 5 月 12 日国际护士节命名根据是
   A. 南丁格尔的生日
   B. 南丁格尔所建立的第一所护士学校的日期
   C. 南丁格尔逝世的日期
   D. 南丁格尔受国际护士会奖励的日期
   E. 南丁格尔受英国政府奖励的日期

3. 下列不属于以健康为中心阶段的护理特点的是
   A. 护理模式转变
   B. 服务场所从医院扩展到了社区、

家庭及各种机构

C．护理理论指导护理实践

D．护理的服务对象为所有年龄段的健康人及患者

E．护理从属于医疗

4．世界上第一所护士学校创办于

A．1854 年　　　B．1856 年

C．1858 年　　　D．1860 年

E．1862 年

5．现代护理学形成于

A．16 世纪中叶　B．17 世纪中叶

C．18 世纪中叶　D．19 世纪中叶

E．20 世纪中叶

6．我国第一所护士学校创办于

A．1862 年　　　B．1887 年

C．1888 年　　　D．1909 年

E．1920 年

7．由责任护士和辅助护士按护理程序对患者进行全面系统护理的工作方法为

A．个案护理　　B．功能制护理

C．小组护理　　D．责任制护理

E．综合护理

8．功能制护理的特点是

A．护士责任明确

B．能发挥各级护士的作用

C．护士责任 8 小时在岗，24 小时负责

D．节省人力，易于组织管理

E．以护理程序为框架

9．有关人的概念下列描述正确的是

A．人是个闭合的系统

B．人是护理实践的核心

C．人应对他人健康负责

D．人由生理、心理两方面构成

E．不同阶段的人有基本相同的需要

（10～14 题共用备选答案）

A．护理学是研究帮助健康人或患病的人保持或恢复健康，预防疾病或者平静死亡的科学

B．护理学是研究如何判断和处理人类对已经存在或潜在健康问题反应的科学

C．护理学是一门新兴的独立科学，其理论逐渐形成体系，有其独立的学说及理论，有明确的为人民服务的思想

D．护理学是一门独立科学，与医疗关系密切，相辅相成，相得益彰

E．护理学是一门研究专业性关怀的科学

10．国际护士会对护理学的定义为

11．我国护理专家林菊英对护理学的定义为

12．美国护士会对护理学的定义为

13．美国学者韩德森对护理学的定义为

14．我国学者周培源对护理学的定义为

（15～17 题共用备选答案）

A．护理重点为协助医生治疗疾病

B．应用护理程序对服务对象实施整体护理

C．服务场所从医院扩展到了社区、家庭及各种机构

D．护理只是生活照顾

E．护理是保护生命

15．以患者为中心的护理特点是

16．以健康为中心的护理特点是

17．以疾病为中心的护理特点是

第二章 护士的素质与角色功能

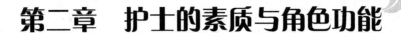

教学目标

　　了解：护士素质的形成及培养提高的方法途径；护士在卫生保健中的作用。
　　熟悉：良好的护士行为规范在护理工作中的作用；护理工作中护士角色的转变。
　　掌握：素质，角色，复合角色；护士素质的基本内容；患者角色的特征；角色的功能；护患关系的基本内容及基本模式。

第一节 护士的素质

　　护理科学与技术的发展，关键在于护理队伍人才素质的提高。护理服务的对象是人，人的生老病死都离不开护士。护理工作质量的优劣，护士思想境界的高低，涉及千家万户的悲欢离合。维护健康、捍卫生命是护士神圣的职责和使命，随着护士角色及功能的不断扩大及延伸，对护士的要求也越来越高。要求护士要具有一定的专业知识及技能，遵守护理伦理道德的规范要求，为服务对象提供高质量的护理服务。

一、素质的概念

　　素质是心理学专门术语，指人所具有的各种生理、心理及外部形态方面较稳定的特征。既有先天的一面（感知器官、神经系统、大脑结构等）；也有后天社会性的一面。后天的、社会的一面是人的素质主要的一面，是通过不断学习、培养教育、自我修养、自我塑造而获得的一系列知识技能、行为习惯、文化涵养及品质特点的结合。

二、护士素质的基本内容

（一）思想品德素质

　　1. 政治态度　热爱祖国、热爱人民、热爱护理事业、改革开拓、坚信护理事业是人类崇高的事业，具有为人类健康服务的奉献精神。

　　2. 职业道德　具有高尚的道德品质和行为、诚实慎独的品行。救死扶伤、忠于职守、廉洁奉公，实行人道主义。

（二）科学文化素质

　　1. 基础文化知识　为适应社会和护理学科发展的需要，现代护士应具备高中以上文化知识水平，具有一定的文化素质和外语应用能力。

　　2. 人文社会素质　具有渊博的人文学科知识是学习和掌握护理科学的基础和从事护理工作的需要。掌握一门外语及现代科学发展的新理论、新知识、新技术，以便迅速了解国际信息，有利于对外开放和国际交流。提高自身审美意识，培养一定的认识美、欣赏美和创造美的能力。

（三）专业技能素质

护士应具备合理的知识结构及比较系统完整的基础护理和专科护理理论、知识和技能。掌握基础医学、临床医学基本理论知识是做好护理工作的基础。具有预防医学、营养学、妇幼保健、优生优育、老年医学、健康医学基础知识是发展护理学科的需要。具有娴熟的护理技术和规范熟练的操作技能，敏锐的观察能力、较强的综合分析问题和解决问题的能力。

（四）心理、身体素质

1. 心理素质　良好的心境，乐观、开朗、稳定的情绪，宽容豁达的胸怀和较强的自控能力。

2. 身体素质　健康的体魄、精力充沛、体态端庄秀美。具有主动勤快、果断敏捷、始终如一的激情。

素质的形成是一个长期培养的过程，每个护士都应该明确护士素质要求的内容，在护理工作中，刻苦学习，不断提高和完善自我，努力使自己成为一名优秀的护士。

三、护士素质的形成、发展和提高

（一）推行素质教育对护士素质的形成起重要作用

素质既有先天的一面，也有后天社会性的一面，其中主要是靠后天不断培养、教育及自我修养。形成和发展提高护士素质，有利于护理学科的发展和护理质量的提高，也有利于护理人才的成长。

（二）护士素质的教育应贯穿于各门课程中

护士的素质教育应贯穿于护理教育中。在护理学基础中应重点讲解护士素质的理论、知识并训练护士素质的养成。在日常生活管理中注重点滴教育，养成良好的行为习惯，培养他们成为德、智、体、美全面发展的合格护士。

（三）护士素质提高在于强调自我修养、自我完善

作为一名合格的护士都必须掌握护士素质的内容、目标、要求，在实践工作中不断学习加以提高和完善，努力使自己成为一名素质优良的合格护士。

第二节　护士的角色

护士角色是医疗卫生保健领域中重要的社会角色之一，在各项医疗、护理及健康教育等活动中发挥重要的功能，起着其他角色不可替代的作用。

一、角色的概念

角色，又称社会角色，是指处于一定社会地位的个体或群体，在实现与这种地位相联系的权利与义务中，所表现出的符合社会期望的模式化行为。例如，教师是一种身份，是一种特定的位置；认真教学、以身作则是这一角色应有的角色行为；而爱护学生，教书育人则是社会对这一角色行为的期望和要求。同时教师角色又具有教育学生健康成长的权利与义务。

二、角色的特征

（一）角色之间相互依存

任何角色在社会中都不是孤立存在的，而是与其他角色相互依存的。即一个人完成某一角色，必须要有一个或一些互补的角色存在。例如，要执行学生的角色，必须有教师的角色存在。同样要完成护士的角色，必须要有患者的角色存在。

（二）角色行为由个体来执行和完成

只有在个体存在时，才会拥有某一个角色。社会对每一个角色均有"角色期待"，如对学生有学生的行为标准，教师有教师的形象，护士要有护士的行为规范等。这种"角色期待"所形成的价值体系，通过社会化的过程，融入到每个人的认知系统中，使个体按照社会"角色期待"的相关内容来执行和完成角色行为。若个体或群体的角色行为符合社会的"角色期待"，则社会和群体将能和谐、圆满地共同生活；反之，则导致紧张与冲突。

（三）角色之间相互转变

所谓角色转变，指个体承担并发展一新角色的过程。每个人一生中，在不同的时间、空间里会同时扮演多种不同的角色，这是人发展过程中不可避免的。例如，女性在家可以是女儿、妻子、母亲；在医院是护士、护士长；在旅途中是乘客；在商店是顾客等。不同的角色，担任不同的责任，表现不同的功能。当个体执行并发展某一种新的角色时，就出现了角色转变。上述这位女性集各种角色于一身，又成为一个"复式角色"。复式角色的现象在人类社会中普遍存在，但在复式角色中，一个人主要承担的角色是与家庭、职业相关的角色。例如，妻子、母亲、护士。

三、现代护士角色

近年来，随着护理专业的不断发展，随着人们对护理需求的不断增加，专业护士越来越多，专业护士的角色范围也在不断扩展。

（一）历史上的护士形象

护士最初的形象是"母亲代理人"，"护士"一词衍生自拉丁文，含有抚育、扶幼、保护、照顾的意思。护士像"母亲"一样无微不至地关怀、照顾被疾病折磨的人，反映了护士当时帮助、照顾患者时的温柔、慈祥的社会职业形象。中世纪的欧洲，由于受宗教的影响，许多教会设置医院，众多修女、基督教徒从事护理工作，护士也因此被赋予了"宗教形象"。16~19 世纪，是历史上的"黑暗时期"。由于当时认为疾病是一种惩罚，护士也往往由出身低微、道德败坏的妇女，甚至酒鬼、罪犯来担任，而被视为"仆人"。历史上的角色形象反映了护士职业在当时的社会地位，也充分说明当时护理尚未成为一门独立的学科。

自 19 世纪中叶南丁格尔首创护理专业以来，护理学在深度和广度上得到了科学地发展，护士的形象也发生了根本的变化，护士作为一个受过正规护理教育、有专门知识和技能的独立实践者，被赋予了多元化的角色。因此，护士角色的承担者，必须根据社会对护士的角色期望而塑造自我，逐步完善自身。

（二）现代护士的角色功能

在《现代汉语词典》中护士被解释为"在医疗机构中担任护理工作的人员"。传统的护理以保姆式的生活护理为主，护理处于医疗的从属地位，有言道"医生的嘴，护士的腿"。护士只是简单地执行医嘱，提供生活照顾，是医生的助手。随着护理理论体系的形成，护理教育和护理实践水平的提高，护士逐渐成为受过专门教育、受人尊敬、独立思考和工作的专业人员。护士角色也发生了很大变化，由单一的照顾者角色向复合角色发展，现代护士的角色有：

1. 照顾者　患者因为疾病的缘故或多或少不能满足一些基本需求，护士处于临床工作的第一线，她们最主要的任务就是尽力提供全方位的护理照顾。这些包括应用自己的专业知识及技能，帮助患者满足在患病过程中的生理、心理、社会文化、情感、精神等方面的需要，如正常呼吸、饮食、排泄、活动、休息、个人卫生、安全、娱乐及信仰等，直到他们不需别人的协助为止。同时，护士还需要帮助患者最大限度地保持和恢复健康、预防疾病、减轻病痛、控制感染、减少对疾病的各种压力反应等。

2. 决策者　护士应用护理专业的知识及技能，收集患者的有关资料，判断患者的健康问题及原因或诱因，作出护理诊断，并根据患者的具体情况作出护理计划，执行计划并作出判断。在整个护理活动中，护士是患者健康问题的判断者及护理行为的决策者。

3. 计划者　为有效地满足患者的需要，解决患者的健康问题，护士需要运用自己扎实的专业知识、敏锐的观察力与独特的判断力，为患者作出符合需要的、系统、全面、整体的护理计划。

4. 沟通者　为了提供适合患者情况的个体化的整体护理，护士必须与患者、家属、医生、同事及其他健康工作者沟通，以更好地了解患者的情况，最大限度地满足患者的需要。

5. 促进康复者　患者由于疾病或意外伤害出现伤残或失去身体的某种功能时，护士应想方设法提供康复护理的专业知识与技能，以帮助患者最大限度地恢复健康，发挥残存功能。

6. 管理者及协调者　专业护士有责任管理及组织患者护理的全过程，并注意协调护理过程中所涉及的各种人员之间的关系，以保证高质量的护理。

7. 教育者及咨询者　护士应恰当运用自己的知识和技能，根据患者的具体情况，对患者及其家属实施健康教育或提供相关咨询，以帮助患者获得健康知识，提高保健技能，预防疾病，减轻病痛，达到最大限度的自理。

8. 代言人及保护者　医患之间由于享有的健康信息不对等，护士常常需要代表患者说话。同时，护士应为患者提供一个安全的环境，采取各种预防措施以保护患者免受伤害和威胁，当发现有损害患者利益或安全的因素存在时，护士应毫不犹豫，挺身而出，坚决捍卫患者的安全及利益。

9. 安慰者　安慰患者是护士角色的一个传统功能。护士应给予患者和家属积极的情感支持，促进全身心的康复。

四、护士角色的扩展

在护理实践中，大多数情况下，护士扮演了上述角色。随着护理学的不断发展，护士受教育的机会增多，护士的专业角色也在扩大，出现了如护士教师、临床护理专家、护理助产士、开业护士、护士麻醉师、护理研究者、质量保证护士、服务顾问等非传统角色。

（一）护士教师

护理事业的延续必须有大批的教育工作者。护士教师主要工作在护理学院（校）、护士继续教育培训部、患者健康教育服务部等场所。这里所指的护士教师是由广大的临床第一线护士成长起来的师资，她们具备教师的素质，承担教师的职责，不仅拥有理论知识，而且有丰富的临床实践经验。

（二）临床护理专家

临床护理专家是在护理的某一领域，如成人护理、老年护理、精神心理护理、妇幼护理、急救护理等方面具有丰富的专业知识和技能的护理人员。

（三）护理助产士

护理助产士是指同时受过护理和助产知识学习的护士，能够在社区独立为家庭提供产前、产中和产后护理，包括对新生儿的护理。她们的工作内容也包括一些妇女保健工作（如常规的阴道细菌检查）、计划生育、处理一些轻微的阴道感染等。

（四）开业护士

开业护士必须经过专门的训练或具有护理硕士学位，其职责是帮助各年龄组的个人及其家庭，为他们提供有关信息，协助作出重要的健康决定和选择有益的生活方式。开业护士能独立诊断和治疗常见的疾病，并与其他健康相关人员合作，维持、增进服务对象的健康。

（五）护士麻醉师

护士麻醉师是指受过专门麻醉及相关知识训练的注册护士。在具有丰富经验的外科麻醉医师的指导和监督下从事外科麻醉工作。

（六）护士行政管理者

护士行政管理者通常指专门从事护理管理的人员。她们多具有护理学与管理学双学位，在学校、各种健康相关机构、场所行使护理行政管理的职责。她们的职责包括财务预算、人员招聘，安排、制订机构的工作计划，进行护士培训，参与卫生保健方针政策的制定，促进医疗保健制度的改革等。

（七）护理研究及著作者

护理研究及著作者开展护理科学研究，以检验成果，开发新知识，促进护理学科的发展。同时将自己的科研结果写成论义或专著，在会议上宣读或在专业杂志上发表，以利于专业知识的交流。

（八）权威者

在护理学科领域，护理人员有丰富的专业知识及技能，能自主地实施各种护理功能，具有学术权威性。

（九）企业家

护理人员经营与健康有关的业务如整形美容、心理咨询等，提供护理服务，成为名副其实的企业家。

随着护理学科的发展，护士的专业角色还将进一步扩大，护理人员将在增进人类健康的事业中做出更大的贡献。

五、现代护士的功能

护理人员运用科学的方法执行护理措施，从事各种护理活动，按照护理人员在执行护理措施时的自主程度，可以将现代护士的功能分为以下 3 种：

（一）独立性功能

独立性功能（independent function）是指护理人员独立应用自己的专业知识及技能来决定护理措施及护理服务，如对患者病情的观察，采取增进患者舒适的护理措施，糖尿病患者的自护指导等。

（二）依赖性功能

依赖性功能（dependent function）是指护理人员需要遵照医生的处方及其他医嘱对患者所实施的护理活动，如遵照医嘱对患者应用各种药物，使用呼吸机等。

（三）协作性功能

协作性功能（interdependent function）是指护理人员必须与健康相关人员密切配合或协作才能完成的护理功能，如与医生配合对患者进行诊断及治疗，与营养师配合对患者进行饮食指导，与理疗师配合指导患者康复训练等。

虽然从概念上讲现代护士具有以上截然分开的功能，但在实际护理工作中这三种功能是不能完全分开的。如按照医生的处方对患者注射药物，这属于依赖性功能，但用药后观察患者对药物的反应及药物疗效，则属于独立性功能。如果患者用药后出现了一定的副作用，需要医生、护士共同处理或抢救，这又属于协作性功能。

第三节　患　者　角　色

每个人在现实中都扮演着多重角色。当他生病的时候，就开始扮演患者角色（sick role）。"患者"（patient）这一术语通常是指患有疾病或处于病痛之中的人。患者又分为有求医行为和无求医行为两种。通常人们患病以后都要寻求医疗帮助，但也有部分人生病后并未求医，但他确实是患者。究其原因，一种情况可能是患者自己不知道自己已患病，如某些疾病初期，症状隐蔽，不易被察觉；另一种情况是患者已知自己患病，由于工作太忙、就医不方便、经济困难、认为病情不重等也未求医；此外，也有这样的情况，自己本无病，但为了逃避自己角色所要承担的义务或其他目的，采取一些非正当的手段，使自己患病或装病。随着医学模式的转变，护理服务对象的范围也随之得以拓宽，除包括主动寻医的患者外，还包括未求医的患者和健康人，所以国外近年来将护理的服务对象由患者改称为顾客（client）。

一、患者角色特征

著名的美国社会学家帕森斯（Talcott Parsons）将患者角色特征概括为以下 4 个方面：

1. 免除或减轻日常生活中的其他角色及义务　患者可以免除或部分免除其日常的角色行为和所承担的社会责任。免除的程度取决于疾病的性质、严重程度、患者的责任心以及患者在其支持系统中所能得到的帮助等。

2. 患者对于其所陷入的疾病状态是没有责任的，他们有权利接受帮助　一个人患病后，不仅可能产生许多生理方面的变化，还有可能出现许多心理、社会、精神、情感方面的问题，他不可能靠主观意愿治愈。一般认为，患病是超出患者意志所能控制的事情，不是患者的过错，生病的人应该受到照顾和帮助，以促使其早日恢复。

3. 患者有恢复健康的义务　疾病会给患者带来痛苦、不适、伤残甚至死亡，因而大多数人患病后都期望早日恢复健康，并为恢复健康做各种各样的努力。因为生病是不符合社会期望和利益的，患者应主动寻求恢复健康。然而由于患者角色有一定的特权，也有可能成为继发性获益（secondary gain）的来源，因此一些人努力去寻求患者角色，还有的人安于患者角色，甚至出现角色依赖等。

4. 患者有配合医疗和护理的义务　在有助于患者健康恢复的医疗和护理活动中，患者不能凭自己的意愿行事，必须和有关的医务人员合作，如按照医务人员的要求服药、休息和配合治疗等。传染病患者有义务接受隔离，以免疾病扩散。

二、患者角色适应中的问题

患者角色不是与生俱来的，任何一位患者在患病前都是一个健康的人，有自己的社会角色。当人们从其他角色过渡到患者角色或从患者角色过渡到其他角色时，可能在角色适应上出现一些心理和行为上的改变。一般患者角色适应中的问题主要分为以下几类：

1. 患者角色行为冲突　主要发生于由常态下的社会角色转向患者角色时。因为病前角色所形成的心理过程、状态、个性特征及患者对某种需要的迫切要求等强烈干扰着患者对角色的适应。表现为意识到自己有病，但不能接受患者的角色，且有愤怒、焦虑、烦躁、茫然或悲伤等情绪反应。实际上，这是一种视疾病为挫折的心理表现。据统计，男性、A型性格的人以及工作和生活中占主导地位的人容易出现这种角色适应问题。

2. 患者角色行为强化　是患者角色适应中的一种变态现象，即当一个人由患者角色向常态角色转变时，仍然安于患者角色，产生退缩和依赖心理，表现为依赖性增强，害怕出院，害怕离开医务人员，对正常的生活缺乏信心等。

3. 患者角色行为缺如　指没有进入患者角色，不愿意承认自己是患者。这是一种心理防御的表现，常发生于由健康角色转向患者角色及疾病突然加重或恶化时。许多人在初次诊断为癌症或其他预后不良疾病时，都有这种防御性心理反应。另外，精神病患者多否认自己患病。

4. 患者角色行为异常　久病或重病患者对患者角色常有悲观、厌倦甚至自杀等行为表现。

5. 患者角色行为消退　是指一个人已经适应了患者的角色，但由于某种原因，使他又重新承担起原来扮演的其他角色。例如，一位心肌梗死的患者，住院后经治疗已经好转，但由于他年迈的老母亲突发脑卒中，他毅然离开医院承担起照顾自己母亲的责任，这是因为此时"儿子"的角色在他心中已经占据了主导作用，于是他放弃了患者角色而承担起了"孝子"的角色。

三、影响患者角色适应的因素

患者角色适应是指患者行为基本上已与患者角色"指定行为"相符合，患者对角色的适应常由下列因素所决定：

1. 年龄　老年患者角色易强化，尤其是退休后的老人。有些老人希望通过患者角色来引起别人的关注。

2. 性别　女性易引起角色行为的冲突、强化或消退。

3. 性格　个性是一个人特有的、稳定的心理特征。个性较坚强的人对疾病的反应很平静，有的人则强烈地否认、拒绝。

4. 文化程度　文化水平较低的患者对患者角色相对淡漠些。

5. 病情　疾病的性质、严重程度、是否影响运动功能或生活自理能力、病情进展和预后等都将影响患者的角色适应。

6. 周围环境　包括患者的家庭、社会环境、人际关系、病室的气氛、周围人群对疾病的反应。通常，住院患者比未住院患者容易适应，是因为在他的周围都是患者。周围人群尤其是家庭成员对疾病的态度也影响患者的角色适应问题，如对艾滋病（获得性免疫缺陷综合征），大多数人都有恐惧、厌恶和退避的心理，所以艾滋病患者往往都拒绝承认自己患病。

7. 其他 影响患者角色适应的因素还包括患者的习惯、经济状况、医务人员的态度等。

第四节 护 患 关 系

在了解护士与患者的各自角色后，如何发挥角色功能，就涉及护士与患者的角色间关系。护患关系是护理工作中最重要的人际关系，为了建立和发展护理工作中良好的人际关系，护士需要首先明确人际关系的一些基本概念。

一、人际关系

（一）人际关系的概念

人际关系（interpersonal relationship）是在社会交往过程中所形成的，建立在个人情感基础上的人与人之间相互吸引或排斥的关系。人际关系反映了人与人之间在心理上的亲疏远近距离，这种关系使双方均产生一种相互影响的心理性联结。人际关系一般带有一定的感情色彩，以喜欢、信赖、接近或厌恶、回避或仇恨等方式表达出来。

（二）人际关系的理论基础

1. 社会认知

（1）社会认知的概念：社会认知是个体对他人的心理状态、行为动机和意向作出的理性分析与判断的过程，包括感知、判断、推测和评价等一系列的心理活动过程。人际关系的建立均以社会认知的结果为基础。同时，人际交往的社会认知过程有一定的规律性及偏差，从而形成了不同的人际关系。

（2）社会认知的特征：一般认为，社会认知具有以下特征。

1）知觉信息的选择性：在人际交往过程中，每个人都会通过其外表、神态、言语、能力、行为等特征，向他人传递有关个人的信息，但是交往的双方并不是接受对方的所有信息，而是对信息进行加工而形成对他人的印象。不同的社会文化环境会形成不同的人际知觉特征。

2）社会认知的互动性：认知者在获得对方的知觉信息时，被认知者不是被动地等待被感知，而是通过对自己的修饰、言谈、举止的选择来影响认知者对自己的印象。如一名护士在与患者的人际交往中，可以通过修饰、言词、动作、表情等给患者留下护士良好的印象。

3）认知行为的一致性：社会认知是对一个人的特性所形成的印象知觉，人在对认知对象进行判断时，会组合来自外部的客观信息，以维系自己主观的印象知觉。

（3）社会认知的偏差：人际交往过程中，双方的认知会受许多复杂因素的影响，这些因素可能会对他人的认知发生偏差，而这些偏差一般具有一定的社会心理规律。

1）首因效应：即日常生活中的第一印象或"先入为主"的效果，对人的认知有极其重要的影响。所谓第一印象，是在与他人首次接触时，根据对方的仪表、打扮、风度、言语、举止等所做出的综合性判断。外表是影响第一印象的主要因素，一个人在言谈举止中所表现出的性格特征也是影响第一印象的重要因素。

2）晕轮效应：即人际关系中的光环效应，是人际交往中对一个人的某种人格特征形成印象后，依此来推测此人其他方面的特征。晕轮效应包括正晕轮及负晕轮。正晕轮是对这个人的好印象的推广，而负晕轮则是对一个人负性印象的泛化。

3）社会固有印象：社会文化环境中，对某一社会群体所形成的固定的看法，如认为商人精明、知识分子文质彬彬、女性温柔等。一般社会固有印象不以直接经验为根据，也不以可靠的事实材料为基础，而是以习惯的思维为基础，形成固定的看法，很难随现实的变化而改变，因此容易导致偏见。社会固有印象在同一社会文化环境中具有相当大的一致性。

2．心理方位

（1）心理方位的概念：心理方位是人际交往的双方在互动过程中产生的心理上的主导性及权威性的程度，是衡量及评价人际关系的基本指标，它包含心理差位关系和心理等位关系。心理差位关系指人际交往中一方从心理上具有主导性或权威性，彼此之间具有心理上的上下之分的关系；而心理等位关系则表示双方在交往过程中没有心理上的上下之分关系。

（2）心理方位的基本类型：一般按照心理方位关系确定的方式可以将心理方位分为以下两个方面：

1）法定权威型：即交往双方的心理方位关系是由社会地位或角色关系决定的，但不一定得到对方的心理认可。因此，可能造成表面上的认可而实际的不认可，进而影响人际关系。如下级对上级在人际交往中表现为尊重属于法定权威式的尊重，但下级不一定从心理上尊重或认同上级的权威。

2）精神权威型：即交往双方的心理方位关系是一种双方心理上内在的共同认可。这种关系是交往双方在彼此完全了解之后，打心眼里服从或认可的关系，如学生与老师交往后，认为老师的能力完全让自己佩服及尊重，在与老师的人际关系中，认可老师的权威，则属于精神权威型。

3．人际吸引

（1）人际吸引的概念：人际交往是人际关系产生的基础，人际吸引是人际交往的原动力。如果两个人之间不能彼此吸引，就不能建立良好的人际关系。因此，人际吸引是人与人之间产生的彼此注意、欣赏、倾慕等心理上的好感，从而促进人与人之间相互接近以建立感情的过程。

（2）人际吸引的规律

1）相近吸引：是由于时间及空间上的接近而产生的吸引。在空间距离上的邻近能够导致人们之间的吸引与喜欢，尤其在交往的早期更是如此。

2）相似吸引：以双方的某些相似或一致性特征，如价值观念、兴趣、爱好等为基础的吸引。相似导致喜欢，彼此间形成社会性支持，产生心理上的共鸣，拉近双方的心理距离。

3）相补吸引：当交往双方对对方的期望成为互补关系时，就会产生强烈的吸引力，人际关系是否能够持久有赖于此。当彼此以互补的方式满足对方的需要时，会形成良好的人际关系。

4）相悦吸引：相悦是指在人际关系中使人感到愉快及满足的感觉。主要表现在人际关系间情感上的相互接纳、赞同及接触上的频繁。

5）仪表吸引：仪表在一定的程度上反映了个体的内心世界。仪表包含先天及后天的获得性素质，如身材、容貌以及衣着、打扮、风度等。特别在第一次交往后，会不会持续下去，在一定程度上取决于仪表。

6）敬仰性吸引：这是单方面的对某人某种特征的敬慕而产生的人际关系，如球迷、歌迷。受人敬仰者即使发生意外差错也较少影响人们对他的评价。

（3）阻碍人际吸引的因素：研究发现，在人际交往中以下因素会阻碍人际吸引的产生。

1）缺乏尊重与关心：不尊重别人的人格，不关心别人的疾苦，不理解别人的苦衷，甚至将别人当作自己使用的工具。

2）以自我为中心：只关心自己的利益和兴趣，忽视他人的感受，喜欢占小便宜，为自己的利益甚至可以不择手段，这样的人难以与人建立良好的人际关系。

3）缺乏真诚：对人虚伪，缺乏真诚，不愿向人表达自己的真实感受和想法，这样的人通常只能与人建立肤浅的人际关系。

4）好取悦：过分服从并喜欢取悦于别人的人，过分惧怕权威而不敢表达自己意见及建议的人，一般在人际交往中会使人产生不舒服的感觉而缺乏人际吸引能力。

5）缺乏自信：过分自卑、缺乏自信、过分依赖他人的人，对人际关系过分敏感，使人容易产生轻视的感觉而缺乏人际吸引力。

6）猜疑与敌对：猜疑心重、具有敌对情绪及好胜心、嫉妒心、报复心强的人，容易陷入人际关系的僵局而缺乏吸引力。

7）固执与偏激：偏见、固执、带有偏激性格或性格孤僻、不喜欢与人交往，不愿意接受别人意见及建议的人缺乏人际吸引力。

8）虚荣与苛刻：好高骛远、自我炫耀、好为人师、争强斗胜，对别人要求过高、过急、过严的人，喜欢驾驭别人的人难以与人建立良好的人际关系。

二、护患关系的性质

护患关系（nurse-patient relationship）是在护理过程中护士与患者之间建立的一种工作性、专业性、帮助性的人际关系。

1. 护患关系是一种专业性人际关系　护患关系是帮助者与被帮助者之间的关系，它以专业活动为中心，以解决患者的生理、心理、社会、精神等方面的健康问题，满足患者的健康需要为目的。护患关系的产生是在患者不能满足自己的基本需要之时，一旦患者病情缓解出院，这种人际关系一般就不存在了。因此，护患关系是一种专业性人际关系，又称治疗性人际关系。

2. 护患关系是多元化的互动关系　文化的传递与传播过程，也是人际互动的过程。没有人与人之间的社会交往，就不能产生共同的意识，护患之间要达成健康知识的共识，就需要一种专业性的互动关系。护患关系不完全局限于护士与患者之间，而是涉及医疗护理过程中多元化的人际关系。医生、家属、朋友、同事等也是护患关系中的重要组成部分，这些关系会从不同的角度、以多方位的互动方式影响护患关系。护患双方都有各自的个人经验，包括知识、感觉、态度、情绪、疾病健康方面的特殊信息以及各自的生活经历，这些都会影响双方对对方的感觉和期望，进而影响彼此间的沟通，影响护理效果。

三、护患关系的基本类型

根据护患双方在共同建立及发展护患关系过程中所发挥的主导程度、各自所具有的心理方位、主动性及感受，可将护患关系分为以下3种基本类型：

1. 主动-被动型　这是一种最常见的以疾病护理为主导思想的护患关系模式。其特征是护患双方不是双向作用，而是护理人员对患者单向发生作用，护士在护患关系中占主导地位，患者处于被动地接受护理的从属地位，即"护士为患者做什么"。护患双方的心理为显著的心理差位关系，护士的权威不会被患者所怀疑，患者一般也不会提出任何异议。

这种模式主要适用于某些难以表达主观意志的患者，如危重、昏迷、休克、全麻、有严重创伤、精神病及婴幼儿。一般此类患者部分或完全地失去了正常的思维能力，无法参与意见，需要护士发挥积极主动作用。

2．指导-合作型　这是一种以疾病护理为指导思想的护患关系模式。其特征是护患双方是微弱的单向作用，护士在护患关系中仍占主导地位，即"护士教会患者做什么"。护患双方的心理存在微弱的心理差位关系。但护患双方在护理活动中都是主动的，尽管患者的主动是以执行护士的意志为基础，并且护士的权威在护患关系中仍然起主要作用，但患者可向护士提供有关自己疾病的信息，同时也可以就治疗和护理提出自己的意见。

这种模式主要适用于急性患者的护理。一般此类患者神志清楚，但病情重，病程短，对疾病的治疗及护理了解少，需要依靠护士的指导，以便更好地配合治疗及护理。此模式的护患关系需要护士有良好的护患沟通及健康教育技巧，帮助患者早日康复。

3．共同参与型　这是一种在生物-心理-社会医学模式指导下，以健康为中心的护患关系模式。其特征是护患双方具有大致同等的权利，共同参与护理措施的决策和实施，即"护士帮助患者做什么"。在这种模式中，双方相互尊重、相互学习、相互协商，护士与患者共同分担风险，共享护理成果。

这种模式主要适用于慢性病患者和受过良好教育的患者。他们对自身的疾病及相应的治疗护理有一定的了解，需要护士提供更多的信息和指导，并设身处地地为患者着想，尊重患者的自主权，给予充分的选择权，以帮助患者恢复在长期慢性病过程中丧失的信心和自理能力。

四、护患关系的发展过程

护患关系的发展过程一般分为 3 个阶段。

1．观察熟悉期　指护士与患者相互接触的最初阶段。此期的主要任务是与患者建立初步了解和信任关系。护患双方在自我介绍的基础上从陌生到认识，从认识到熟悉，护士与患者接触时所展现的仪表、言行及态度，在工作中体现出的爱心、责任心、同情心等良好的第一印象，有助于双方建立信任关系。在此阶段，护士需要向患者介绍病区的环境及设施，医院的各种规章制度，与治疗及护理有关的人员等。同时也需要初步收集有关患者身体、心理、社会文化及精神方面的信息及资料。

2．合作信任期　护士与患者在信任的基础上开始了护患合作。此期的主要任务是护士想方设法为患者解决各种健康问题，满足患者的需要。在此阶段，护士的知识、能力及态度是保证良好护患关系的基础。护士需要与患者共同协商制订护理计划，并鼓励患者积极参与、配合完成。

3．结束关系期　护患之间通过密切合作达到了预期的护理目标，患者康复出院，护患关系进入终止阶段。在此阶段，护士需要对患者的护理工作进行评价，包括患者对目前健康状况的接受程度及满意程度，对所接受的护理服务是否满意等。同时，护士也需要对患者进行有关的健康教育并提供咨询，制订出院计划或康复计划，以保证护理的连续性，预防患者在出院后由于健康知识缺乏而出现某些并发症。

五、影响护患关系的因素

（一）环境因素

环境因素包括医院环境和人际氛围。优美的院容院貌、整洁安静的病房、宽敞明亮的候诊大厅、清晰的就医指南等,都会给患者留下良好的第一印象。同时医院工作人员端正得体的仪表、文明礼貌的言谈举止和优质热情的服务态度,都将是护患关系建立和发展的良好基础。

(二)护士行为模式因素

护士行为模式包括护士道德、服务态度、护士良好的业务技能等。良好的职业道德,是建立和发展护患关系的基础,护士道德主要包括护士对护理事业的忠诚,对患者利益的忠诚,对工作的审慎负责,对患者疾苦的体谅和重视等。护士的服务态度是影响护患关系的重要因素,服务态度不仅表现在柔声细语和礼貌用语等有声语言中,还表现在护士的仪表仪态、行为举止等无声语言中。在护患交往中,患者能感受到被尊重、被关注、被爱护,患者对护士的信任度就会增加,双方就容易建立起良好的护患关系。

(三)患者行为模式因素

一个人患病后,其日常的行为模式会发生改变,出现诸如高度的自我中心、过分关注自身健康、依赖性增强等反应。如果护士评估患者不够全面,对患者的心理状态不够了解,采取的护理措施欠得力等,都可能引发护患间的不协调,影响护患关系,甚至导致患者的不满。

六、建立良好护患关系对护士的要求

护理工作的目的是最大程度地帮助患者保持健康、恢复健康、减轻痛苦或让患者安详地有尊严地逝去。良好的护患关系不仅可以帮助患者战胜疾病,恢复身体健康,对保障及恢复患者的心理健康也有重要的意义。良好护患关系的建立需要护士注意以下几点:

1. 保持健康的生活方式和情绪　健康的生活方式会对患者产生积极的影响,护士应首先关注自身的健康,以健康、积极的形象出现在患者面前。工作中注意觉察自己的不良情绪并及时进行调整。在与患者交流中,不要将自己的观点强加给患者。在治疗和护理过程中,为患者树立角色榜样,理解患者角色所承受的社会、心理负担,减少患者的角色冲突,促进患者的角色转换。

2. 拥有丰富的科学知识与熟练的技能　护士应树立终身学习的理念,不断汲取新理论、新知识、新技能。由于护理是一门融自然科学、社会科学于一体的综合性应用学科,护士不仅应学习护理专业方面的知识,也应学习护理相关学科知识,例如文学、艺术、心理、管理、教育等科学知识,这样才能扩大个人的知识面和视野,保持对专业的兴趣,增进对患者的理解。

3. 真诚对待患者,取得患者信任　在与患者接触时,护士应有真诚的态度,方能取得良好的护理效果。以真诚的态度对待他人是不容易的,美国心理学家罗杰斯(Rogers)说过:"没有一个人能够完全达到真诚的境界,但是,身为一个治疗者,愈能以接受的态度去听正发生在他人身上的事,他的真诚度就愈高。"因此,在护理患者时,护士应尽量去体会患者的感受,了解患者的经验。

信任感的建立是良好护患关系的前提,信任感有助于交往的双方产生安全感,使人愿意并能够真诚、坦率地表达自己的价值观、感情、思想及愿望。护士在护理过程中,应注意通过自己的责任心、爱心、同情心、耐心、扎实的专业知识和娴熟的护理技能等,增加患者对自己的信任感。

4. 尊重患者权利,最大限度调动患者的积极性　护士应充分尊重患者的人格和权利,平等地对待每一位患者,使患者感到被接纳和理解,减少焦躁、孤独与不安。这样,患者才能以良好的心态接受和参与各种治疗，从而达到最大程度的康复。

5．掌握良好的人际沟通技巧　护患关系的建立与发展，是通过双方的相互沟通实现的，有效的沟通将有利于良好护患关系的建立，而缺乏沟通或无效沟通可能会导致护患之间的误解甚至冲突，因此护士学习和掌握人际沟通技巧，实现有效沟通，对于护患关系的建立和发展至关重要。护士可通过正确使用语言和非语言沟通，恰当运用倾听、移情、自我暴露、沉默等技巧与患者进行沟通，了解更多有关患者的生理状况、心理感受、情感体验等信息和资料，更好地满足患者的需要。

目标检测

选择题

1．护士在临床护理工作中对某一护理措施效果进行观察与研究，护士充当的角色是

A．护理者　　　　B．管理者

C．科学研究者　　D．教育者

E．计划者

2．护士与一糖尿病的患者及家属共同研究和讨论患者出院后的饮食安排问题，此时其最主要的角色是

A．治疗者　　　　B．管理者

C．照顾者　　　　D．教育者

E．研究者

3．护士素质培养的核心是

A．职业道德　　　B．专业素质

C．身体素质　　　D．心理素质

E．思想品德素质

4．护士作为管理者的角色是因为在临床护理中要

A．满足患者需要

B．具有开拓精神

C．起协调和促进作用

D．给患者进行卫生宣教

E．给护生进行指导

5．患者对医院的医疗护理管理制度提出意见，体现了患者的权利

A．免除一定社会职责

B．享受平等医疗待遇

C．要求医护人员保密

D．知情、同意

E．监督

6．患者，女，43岁。某公司董事长。诊断为"乳房肿块性质待查"，医生建议其住院手术治疗，但患者说最近工作非常繁忙拒绝住院，该患者的表现属于

A．角色强化　　　B．角色缺如

C．角色冲突　　　D．角色适应

E．角色消退

7．护士在手术前对患者及家属进行术前宣教，这体现了当代护士角色功能中的什么角色

A．健康照顾者　　B．管理者

C．研究者　　　　D．教育者

E．咨询者

第三章 护理相关理论与模式

护理学的理论基础是在护理实践中产生并经过护理实践的检验和证明的理性认识体系，是对护理现象和护理活动的本质与规律性的正确反映。护理学理论基础的作用在于阐明护理学的本质，解释护理现象及现象间的关系，揭示护理学的发展规律，指导护理实践不断地发展、丰富和完善。

现代护理学的理论基础由两部分理论组成：一部分是将相关学科的理论应用于护理实践中，使该理论具有了应用于护理学科的普适性和实践环境。这部分理论又可称之为护理学的一般理论或相关理论。第二部分是由护理理论家自己创建的理论或学说，这些理论是护理理论家对护理理论、其他相关学科理论和护理实践进行了全面的考察和深入思考后提出的，所以这些理论常常受到相关理论的影响，只是更具有对护理现象和护理规律的解释性，具有对护理实践的针对性和指导性。依据其完善程度，又可称之为护理理论或护理概念模式。

本章着重阐述护理学的一般理论，而对护理理论和护理概念模式仅作概要性介绍。

第一节 系 统 论

一、系统的基本概念

系统是指由若干相互联系、相互作用的要素所组成的具有一定结构和功能的有机整体。这个定义涵盖了双重含义：一是组成系统的要素相互联系，相互作用；二是系统中的每一个要素都有自己独特的功能，而这些要素集合起来构成一个整体的系统功能，大于各要素的功能之和。

二、系统的分类

（一）按组成系统的要素性质分类

系统可分为自然系统和人为系统。自然系统是自然形成、客观存在的系统，如人体系统、生态系统。人为系统是为某特定目标而建立的系统。现实生活中，大多数系统为自然系统和人为系统的综合，称复合系统，如医疗系统。

（二）按系统与环境的关系分类

系统可分为开放系统和闭合系统。开放系统是指与周围环境不断进行着物质、能量和信息交换的系统。开放系统和环境的交往是通过输入、输出和反馈来完成的。闭合系统是指不与周围环境进行物质、能量和信息交换的系统。绝对的闭合系统是不存在的，只是相对的、暂时的（图 3-1）。

1. 输入　物质、能量或信息由环境进入系统的过程。
2. 转换　系统对输入的物质、能量或信息的处理和转换过程。
3. 输出　系统转换的结果进入环境的过程。
4. 反馈　系统的输出部分再返回系统并影响系统的过程。

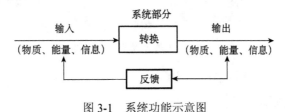

图 3-1　系统功能示意图

（三）按系统的运动状态分类

系统可分为动态系统和静态系统。动态系统是指系统的状态会随时间的变化而变化的系统。静态系统是指系统状态不随时间的变化而改变，具有相对稳定性的系统。绝对的静态系统也是不存在的。

三、系统的基本属性

（一）整体性

系统的整体性主要表现为系统的整体功能大于系统各要素功能之和，具有独立要素不具备的影响功能。而系统的整体功能建立在系统要素功能的基础之上，要增强系统的整体功效，就要提高每个要素的素质，充分发挥每个要素的作用，同时对系统中各要素的结合以及要素、整体、环境间的相互作用，保持合理和优化。

（二）相关性

系统各要素之间是相互联系、相互制约的，任何要素发生了功能或作用的变化，都会影响其他各要素，甚至整体功能或作用的变化。例如，一个人的循环系统的改变，就会影响到呼吸系统、消化系统的功能。

（三）动态性

系统是随时间的变化而变化的，具体反映在系统的应用、发展与变化的过程中。系统在生存与发展的过程中，总在不断调整自己的内部结构，并不断与环境进行物质、能量和信息的交换。

（四）层次性

任何系统都是有层次的，较简单、低层次的系统称为次系统。较复杂、高层次的系统称为超系统。对于单一系统来说，它既是由一些次系统（要素）的组成，同时它自身又是更大系统（超系统）的次系统。例如，人是家庭这一超系统的次系统，而家庭又是社区的次系统，系统的层次间存在着支配与服从的关系，高层次支配着低层次，起着主导作用，低层次从属于高层次，它是系统的基础结构（图3-2）。

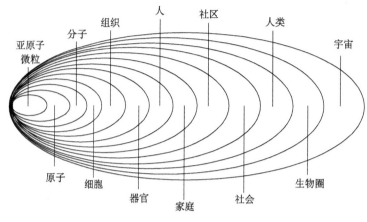

图 3-2　一般系统理论示意图

四、一般系统论在护理中的应用

（一）用系统理论的观点看人

护理的对象是人，人是一个由多要素组成的系统，具有以下基本特点：

1. 人是一个自然的系统　人的生命活动与健康的基本条件是人体内外环境的协调与平衡。这种平衡协调既依赖于体内各要素结构和功能的正常及相互关系的协调，又依赖于自身对外部环境变化的适应性调整。

2. 人是一个开放、动态的系统　人与外界环境每时每刻都在进行着能量、物质、信息的交流，人体内每时每刻都在进行着物质、能量、信息的转换活动，以维持生命和健康。人总是处于健康与疾病这一线性连续体的任何一点上。健康机体内可能有潜在的致病因素，患病机体内也存在康复的有利条件，因此任何时候人的健康状态总是相对并动态变化着的。

3. 人是具有主体能动性的系统　人对自身的功能状态具有意识和监控能力，对自己的活动具有选择和调节能力。这就决定了人具有保持健康的意识和在疾病状态下主动寻医和积极自护的潜能。

（二）用系统理论的观点看护理

护理是一种社会活动。护理系统是由若干要素组成的具有一定组织形式，实现一定护理功能的有机整体。护理系统具有以下基本特点：

1. 护理系统是一个具有复杂结构的系统　护理系统包括医院临床护理、社区护理、护理教育、护理学术组织等子系统，各子系统内部又有若干层次的子系统。各子系统之间关系错综复杂，功能相互影响。要发挥护理系统的最大效益，必须具有大护理的观念，运用系统的方法，不断优化系统的结构，调整各部分的关系，使之协调发展，高效运行。

2. 护理系统是一个开放的系统　护理系统是社会的组成部分，是国家医疗卫生系统的重要组成部分。护理系统从外部输入新的信息、人员、技术、设备，并与社会政治、经济、科技，特别是医疗等系统相互影响、相互制约，例如，医疗的发展可以极大地推动护理的发展，反过来护理的进步又将进一步提高医疗的整体水平。

3．护理系统是一个动态的系统 科学技术的发展，社会对护理需求的不断变化，必然对护理的组织形式、工作方法、思维方式提出变革的要求。护理系统要适应变化，主动发展，就必须深入研究护理系统内部发展机制和运行规律，要善于学习，勤于思考，勇于创造。

4．护理系统是一个具有决策与反馈功能的系统 在护理系统中，护士和患者构成系统的最基本要素，而护士又在基本要素中起支配、调控作用。患者的康复依赖于护理人员在全面收集资料、正确分析基础上的科学决策和及时评价与反馈，因此护理系统要大力发展护理教育，开展整体护理实践，不断提高护理人员科学决策和独立解决问题的能力。

（三）系统理论的基本原则及应用

1．整体性原则 是系统论最基本的原则，也是系统理论的核心。它为我们有效地研究各种对象提供了重要的方法论准则。

（1）从整体出发，认识、研究和处理问题：整体性原则要求护理工作者在处理患者健康问题时，要以整体为基本出发点进行深入了解。在把握整体的基础上，从整体对局部的制约中去认识局部的健康问题，找出解决问题的有效途径和方法。

（2）注重整体与部分、部分与部分之间的相互关系：从整体出发，并非意味着无需对研究对象进行分解，而是要求我们从整体着眼，从部分入手，把护理工作的重点放在系统要素的各种联系上。一方面要注意分析系统要素的组成情况，提高每个要素的素质。例如，医院的护理系统从护理部到病区助理护士，任何一个要素薄弱，都会影响医院护理的整体效应。另一方面要分析要素间的关系状态和作用方式，例如，护理部与各病区护士长的关系状态、管理形式，不断优化要素组合方式，使诸要素都遵循系统总目标，协同努力，清除内耗，增强整体效应。

（3）注重整体与环境的关系：整体性原则要求护理工作者在护理患者时，要考虑系统对环境的适应性，通过调整人体系统内部结构，使其适应周围环境；或是改变周围环境，使其适应系统发展需要，使机体与环境保持一种良性循环关系。同理，在开展护理工作时，要考虑护理系统与医院系统、社会大系统的相互适应，通过不断调整与控制，保持护理系统与外部环境的协调，以求得自身的稳定与发展。

2．优化原则 是通过系统的组织和调节活动，达到系统在一定环境下的最佳状态，发挥最好功能。优化是系统方法的基本目的，也是系统发展的趋势。护理分工制度由功能制走向责任制正是体现了护理系统的优化性质与趋势。优化原则要求我们在护理工作中，着眼于护理系统的最佳功能，研究实现系统优化的必要条件和形式，具体应注意以下几方面问题：

（1）局部效应服从整体效应：系统的优化是与系统整体性紧密联系的，从整体上达到最优是优化原则的主要目标。当系统的整体效应与局部效应不一致时，局部效应应该服从整体效应。在护理工作与研究中，在实施计划护理中，都要善于抓主要矛盾，追求整体效应，从整体上达到最优设计、最优控制、最优管理与决策，实现护理质量、效率的最优化。

（2）坚持多极优化：优化应贯穿系统运动的全过程。在护理患者时，从确定健康问题，提出护理目标，制订护理措施，实施护理计划到建立评价标准等都要进行优化抉择，以追求可能条件下的最佳护理活动效果。

（3）优化的绝对性与相对性相结合：在护理研究与实践中，常会遇到一些牵涉多方面的复杂病情的患者或复杂问题，往往会出现这方面问题解决较好，而那方面问题却未能很好解决，很难找到完善的方案。这就需要在相互矛盾的需求中，选择一个各方面都较为满意的相对优化的方案。这种满意的选择虽不如最优方案那样严格、精确，但切实可行。优化本身的"优"是绝对的，但优化的程度是相对的。因此，在选择优化方案时，应从实际出发，经过科学分析，择优而从。

3. 模型化原则　对于复杂系统的研究，单凭经验是不行的，必须事先通过模型进行反复试验，以验证目标的可靠程度。这种预先设计一个与真实系统相似的模型，通过对模型的研究来描述和掌握真实系统的特征与规律的方法称模型化。在模型化过程中须遵循的原则称模型化原则。模型化具有扩大实验研究领域、缩短真实过程的时间、安全、经济等优点，是提高护理学研究科学化水平的重要方法。

在设计模型进行护理研究时必须遵循模型化原则：

（1）相似性原则：模型应是现实系统的模仿与抽象，必须与原型存在相似关系，这样建立的模型才能真正反映原型的某些属性、体征和运动规律。否则，模型的可用度与可信度就较差。

（2）简化原则：模型失去真实性，就会丧失应有的作用。但模型不等于原型，而是原型的简化。没有这种简化，模型也会失去它存在的意义。因此，在建立模型时，要善于抓主要矛盾，敢于舍去次要的、可忽略的因素，在保证必要精度的情况下，尽量使其简化。这样既可突出主要研究目标，又可避免消耗过多的经费、人力与时间。

（3）客观性原则：模型与原则之间的相似和简化关系，可能造成模型所提供的数据和成果与真实系统的情况不完全吻合。这是因为：首先，任何模型总是真实系统某一方面的属性、体征、规律性的模仿，因此它的作用是具体的、有条件的。其次，建立模型时，所略去的许多次要因素在某些极端条件下所产生的行为是模型无法反映的。因此，建立模型时，要以原型作为检验模型的真实性的客观依据。将模型所得结果外推到原型时，要注意条件性，要根据原型的实际情况对模型核实、修正。

第二节　需要层次理论

一、需要概述

（一）需要的概念

需要（need）是人脑对生理与社会要求的反应。

人是生物实体，又是社会成员，为了自身与社会的生存与发展，必然产生一定的需求，如食物、睡眠、情爱、交往等。这些需求反映在个体的头脑中，就形成了个体的需要。当个体的需要得到满足时，就处于一种平衡状态，这种平衡状态有助于个体保持健康；反之，个体则可能陷入紧张、焦虑、愤怒等负性情绪中，并直接或间接影响个体的生理功能，造成对环境的适应性下降，严重时可导致疾病。

（二）需要的特征

1. 对象性　人的任何需要都是指向一定对象的。这种对象既可以是物质性的，如食物、住所；也可以是精神性的，如认知、审美等。无论是物质的需要还是精神的需要，都必须有一定的外部物质条件才能获得满足。

2. 发展性　需要是个体生存发展的必要条件。个体在发展的不同阶段，有不同的优势需要。例如，婴儿期的主要需要是生理需要，而少年期则产生了被尊重的需要。

3. 无限性　需要并不会因暂时的满足而终止。当一些需要满足后，又会产生新的需要。新的需要又推动人们去从事新的满足需要的活动。正是在不断产生需要与满足需要的活动过程中，个体获得了自身的成长与发展，并推动了社会的发展。

4. 社会历史制约性　人有各种各样的需要，但个体需要的产生与满足要受到其所处的环境条件与社会发展水平的制约。因此，个体应根据主、客观条件，有意识地调节自己的需要，合理地提出和满足自己的需要。

5. 独特性　人与人之间的需要有相同的方面，也有不同的方面。这种需要的独特性是个体的遗传因素、环境因素所决定的。护理人员应细心观察患者独特的需要，及时合理地给予满足。

（三）需要的分类

人类的需要是一个多层次的结构系统。根据不同标准，可将人类需要分为不同类别。较常见的分类有以下两种：

1. 按需要的起源分类　需要可分为生理性需要和社会性需要。生理性需要是人脑对生理需求的反映，如饮食、排泄等。生理性需要的特点是有一定的周期性。生理性需要的主要作用是维持机体代谢平衡，如得不到满足，人就无法生存或延续后代。社会性需要是人脑对社会需求的反映，如劳动、娱乐、交往等。社会性需要是社会存在和发展的必要条件。社会性需要的主要作用是维持个体心理与精神的平衡，如果得不到满足，就会产生不舒服的感觉与不愉快的情绪体验。

2. 按需要的对象分类　需要可分为物质需要与精神需要。物质需要指个体对物质对象的需求，如衣、食、住、行等。物质需要中既包括生理性需要，也包括社会性需要。精神需要是指个体对精神文化方面的要求，如认识的需要、交往的需要等。其中，交往需要在精神需要中占有特殊重要地位，是个体心理正常发展的必要条件。长期缺乏交往可导致个体心理障碍。

（四）需要的作用

需要是个体从事活动的基本动力，是个体行为积极性的源泉。正是个体这种或那种需要，推动着人们在各个方面进行积极的活动。

根据需要的作用，护理人员在护理患者时，一方面，应满足患者的基本需要；另一方面，也是更具有积极意义的方面，是激发患者依靠自己的力量恢复健康的需要。只有当患者意识到自己有力量摆脱病痛，获得康复时，才会积极参与护理活动，与医护人员良好合作。在这种需要的满足过程中，个体的自护能力便得到了发展。

二、需要层次理论

许多心理学家、哲学家对需要进行了研究，提出了不同的需要理论。其中，尤以美国著名心理学家马斯洛（Maslow A.H.）所提出的需要层次论（hierarchy of needs）最为著名，并在许多领域得到广泛应用。

（一）需要层次论的主要内容

马斯洛认为，人的基本需要应该得到满足，否则会引起疾病，而满足了需要则可治愈疾病。马斯洛把人的基本需要归纳为五个层次：生理需要、安全需要、爱和归属的需要、尊重需要、自我实现的需要（图3-3）。

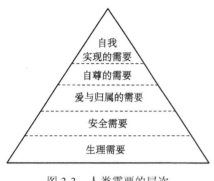

图3-3　人类需要的层次

1．生理需要　是人类生存的最基本需要。包括空气、水、食物、睡眠、排泄、休息等。生理需要是人类生存的基本条件，应首先给予考虑，又称最低层次的需要。

2．安全需要　是指安全感、避免危险、生活稳定、有保障。生理需要一旦得到满足，安全的需要便愈发强烈。安全需要涉及生理和心理两个方面，包括生命安全、财产安全、职业安全等。安全需要普遍存在于各个年龄期，尤以婴儿期更易察觉。

3．爱与归属的需要　是指被他人或群体接纳、爱护、关注和支持的需要，包括得到和给予两个方面。当人在生理和安全的需要得到基本满足时，就会产生爱、被爱和有所归属的需要，若这一需要得不到满足，便会感到孤独、空虚、被遗弃。

4．尊重的需要　包括尊重、被尊重和尊重他人。尊重需要的满足会使人产生自信，有价值和有能力的感受，从而产生更大的动力，追求更高层次的需要；反之，则会使人失去自信，怀疑自己的能力和价值，出现自卑、软弱、无能等感受。

5．自我实现的需要　指个体希望最大限度地发挥潜能，实现理想和抱负的需要。自我实现需要的产生与满足程度是因人而异的。自我实现是最高层次的需要，也是最难满足的需要。

（二）需要层次论的基本观点

1．人的需要从低到高有一定层次性，但不是绝对固定的。在不同的人、不同的条件下，需要的产生与满足可以出现层次超越、层次倒错等现象。

2．需要的满足过程是逐级上升的。当较低层次需要满足后，就向高层次发展。低层次需要的满足是高层次需要产生的基础。各个层次的需要不可能完全满足，层次越高，越难满足。

3．人的行为是由优势需要决定的。同一时期内，个体可存在多种层次的需要，但只有一种需要占支配地位，支配个体产生相应满足需要的行为，这种需要称优势需要。个体的优势需要是在不断变动的。

4．各层次需要互相依赖，彼此重叠。低层次需要尚未满足时，可能已经出现了高层次的需要；而高层次需要发展后，低层次需要也并未消失，而只是对人行为的影响降低。

5．不同层次需要的发展与个体年龄增长相适应，也与社会的经济与文化教育程度有关。

6．高级需要的满足比低级需要满足的愿望更强烈，同时高级需要的满足比低级需要的满足要求更多的前提条件和外部条件。

7．人的需要的满足程度与健康呈正比。在其他因素不变的情况下，任何需要的真正满足都有助于健康维持与促进。

8．在不同的文化中，满足每一个需要的方式是不同的。例如，在一种文化中，扶持行走的老人，而不论他是否有独立行走能力，是表达对老人的尊重，而在另一种文化中，不扶持有独立行走能力的老人则是体现对老人的尊重。

（三）需要层次论对护理的意义

需要层次是对护理思想与活动有着深刻影响的理论。它使护理工作者认识到护理的任务就是帮助人们满足其基本需要，以恢复健康、维持健康、促进健康。它对护理实践的指导意义在于：

1. 帮助护理人员识别护理对象未满足的需要的性状以及对护理对象所造成的影响。通常，这些未满足的需要正是护理人员需帮助护理对象解决的健康问题。

2. 帮助护理人员根据需要层次和优势需要确定应优先解决的健康问题。

3. 帮助护理人员观察、判断护理对象未感觉到或未意识到的需要，给予满足，以达到预防疾病的目的。

4. 帮助护理人员对护理对象的需要进行科学指导，合理调整需要之间的关系，消除焦虑与压力。

三、影响需要满足的因素

人的需要从产生、发展到满足，需要一定的条件。当某方面条件欠缺时，就会影响与之相依赖的需要的满足。

（一）环境的障碍

空气污染、光线不足、通风不良、温度不适宜、噪声等都会影响个体某些需要的满足。

（二）社会的障碍

社会的不安定、群体行为倾向、社会舆论等也会影响个体需要的产生与满足。

（三）物质的障碍

需要的满足需要一定的物质条件，如生理需要的满足需要食物、水；自我实现需要的满足需要书籍、实验设备等。当这些物质条件不具备时，以这些条件为支撑的需要就无法满足。

（四）文化的障碍

教育的差别、地域习俗的影响、信仰和观念的不同都会影响某些需要的满足。

（五）个人的障碍

1. 生理障碍　疾病、疲劳或损伤等生理方面的变化，可导致若干需要不能满足。

2. 认知障碍　缺乏知识和信息、语言不通，会造成某些需要的缺失或不满足。

3. 情绪障碍　焦虑、恐惧、愤怒、抑郁等情绪均会影响需要满足。如人在焦虑情绪支配下，会不思饮食，难以入眠等。

4. 能力障碍　一个人具备多方面的能力，如交往能力、动手能力、创造能力等。当个体某方面能力较差，就会导致相应的需要难以满足。

5. 性格障碍　一个人的性格与他的需要产生和满足有密切关系。例如，一个生性怯懦、依赖性强的个体，安全需要往往较强烈并常常得不到满足。

四、患者的基本需要

通常，个体在健康状态下，能依靠自己满足需要。但在患病时，情况就发生了变化。一方面，疾病可导致个体某些需要增加；而另一方面，个体满足自身需要的能力却明显下降。这就需要护理人员作为一种外在的支持力量，帮助患者满足需要。护理人员应首先了解个体在疾病条件下产生了哪些特殊需要，以及这些需要对健康的影响，在此基础上设法满足患者的需要。

（一）生理的需要

对大多数患者而言，疾病常常是导致许多基本的生理需要不能满足的主要因素，甚至导致患者死亡；了解患者的基本生理需要，采取有效措施予以满足，是护理工作的重点。常见的生理需要缺失有：

氧气：如缺氧、呼吸道阻塞、呼吸道感染等。

营养：消化性溃疡、梗阻、肿瘤等。

水、电解质：脱水、水肿、酸碱平衡紊乱、电解质失衡等。

体温：高热、冻伤等。

排泄：腹泻、便秘、便、尿失禁等。

睡眠：失眠、嗜睡等。

舒适：各种类型的疼痛、眩晕、活动障碍等。

（二）安全的需要

个体在患病期间，由于环境的变化、舒适感的改变，安全感会明显降低，会感到自己的生命受到威胁，前途黯淡而自己又无能为力。他们既寻求医护人员的保护、帮助。又担心会发生医疗失误。护理人员应加强对患者的入院介绍和健康教育，增强患者的自信心和安全感；展示认真负责的工作态度、娴熟规范的执业行为，实施高水平的诊疗、护理技术以取得患者信任。

（三）爱和归属的需要

患者患病期间，特别是住院期间，由于与亲人的分离和生活方式的变化，这种需要的满足受到影响，就会变得更加强烈，常常会产生许多疑虑和孤独感，希望亲人能对自己表现更多的爱和理解，也为自己不能像健康时那样施爱于亲人而痛苦。护理人员要通过细微、周密、全面的护理，与患者建立良好的护患关系，使患者感受护理人员的关怀与爱心。同时，要加强同家属、亲友的沟通，满足患者爱和归属的需要。

（四）尊重的需要

疾病可导致个体某些方面能力下降甚至丧失。这会严重地影响患者对自身价值的判断，担心自己成为别人的负担，担心被轻视等。护理人员在与患者交往中应始终保持尊重的态度、礼貌的举止。在进行护理操作时，应注意减少患者躯体暴露，维护患者的自尊。同时，应鼓励患者参与一些自身的护理活动以增强自尊感。

（五）认知的需要

个体在患病时，会非常急迫需要了解自己的病情及疾病的性质与转归。护理人员应充分理解，及时给予必要的知识和相关信息，促进患者与医护人员有效合作，加快康复进程。

（六）审美的需要

医院的规范化的设施与服装常使患者的审美需要得不到满足，某些疾病或疾病的治疗手段也会造成患者容貌与体像的改变，使患者难以接受，甚至痛不欲生。护理人员在护理过程中，应时时考虑到患者的审美需要，在可能的条件下予以满足，并通过心理护理为患者提供有力的精神支持。

（七）自我实现的需要

个体在患病期间最受影响而且最难满足的需要是自我实现。疾病必然造成个体暂时甚至长期丧失某些能力，不得不离开自己的学习、工作岗位。这常使个体陷入失落、沮丧，甚至悲观、绝望的情感状态中。这种不良情感反过来又会使个体健康状况进一步恶化。

自我实现需要的产生与满足的程度是因人而异的。护理的功能是切实保证低层次需要的满足，为自我实现需要的满足创造条件。在此基础上，护理人员应鼓励患者表达自己的个性、追求，帮助患者认识自己的能力和条件，战胜疾病，为达到自我实现而努力。

五、满足患者需要的方式

1. 直接满足患者的需要　对一些暂时或永久性丧失自我满足某方面需要能力的患者，护理人员应采取有效的护理措施，满足患者的基本需要，以减轻痛苦，维持生存。

2. 协助患者满足需要　对一些尚具有或恢复了一定自我满足需要能力的患者，护理人员可根据具体情况指导患者尽可能依靠自己的力量满足需要，同时有针对性地给予必要的帮助和支持，以提高患者的自护能力，早日康复。

3. 间接满足患者的需要　对一些具有自护潜能，但缺乏知识和技术的患者，护理人员可通过卫生宣教、健康咨询、科普讲座等多种形式为患者提供卫生保健知识，去除满足需要的障碍，避免患者发生新的健康问题或健康问题恶化。

第三节　压力与适应理论

一、压力的概念

（一）压力

压力又称"应激"，这个词源于拉丁文"stringere"，意为紧紧捆扎或用力提取。压力是一个复杂的概念，不同的学科对压力研究的侧重点不同，对压力有不同的解释和看法。"压力学之父"塞利（Selye）从生理学角度认为：压力是人体应对环境刺激而产生的非特异性反应。心理学家拉扎勒斯（Lazarus）则认为：压力是人与环境交互作用于自身的内外环境刺激做出认知评价后，引起的一系列生埋及心理紧张性反应状态的过程。

（二）压力源

压力源是指任何能使人产生反应的内外环境的刺激。常见的压力源可分为四类：

1. 躯体性　指对个体直接产生刺激作用的各种刺激物，包括各种物理、化学、生物及生理病理因素的刺激，如冷、热、光线、噪声、药物、细菌、月经期、缺氧、外伤等。

2. 心理性　指来自大脑中的紧张信息而产生的压力。如焦虑、挫折、比赛、不祥的预感等。

3. 社会性　指各种社会现象及人际关系产生的刺激。如孤独、人际关系紧张、战争、地震、下岗等。

4. 文化性　指文化环境的改变而产生的刺激。如人从一个熟悉的文化环境到另一个陌生的文化环境而出现的紧张、焦虑等反应。

二、有关压力的学说

对压力的生理及社会心理学研究是从 19 世纪中叶以后才开始的。特别是自塞利于 20 世纪 40~50 年代提出压力学说以来，压力作为人类全面认识健康与疾病的一个重要概念，已成为医学、社会学、心理学、护理学等学科的研究重点，并相继出现了许多与压力有关的理论及学说，这些学说对指导护理实践具有重要的意义。下面主要对塞利的压力学说作进一步说明。

（一）压力

塞利认为，压力是人体应对环境刺激而产生的非特异性反应。这种反应包括一般适应综合征及局部适应综合征。一般适应综合征是人体对压力源的全身性、紧张性、非特异性反应，如全身不适、疲乏、疼痛、失眠等。局部适应综合征是机体在出现全身反应的同时所出现的某一器官或区域内的反应，如身体由于局部炎症而出现的红肿热痛和功能障碍。

（二）压力反应的过程

塞利认为压力反应的过程分为三个阶段：警告期、抵抗期和衰竭期。

1. **警告期** 机体在压力源的刺激下，出现一系列以交感神经兴奋为主的改变，表现为血糖升高、血压升高、心跳加快、肌肉紧张度增加等。这种复杂的生理反应的目的是动用机体足够的能量以克服压力。

2. **抵抗期** 若压力源持续存在，所有警告期反应消失，机体的抵抗力处于高于正常水平的状态，使机体与压力源形成对峙，对峙的结果有两种；一是机体成功抵御了压力，内环境重建稳定；二是压力持续存在进入衰竭期。

3. **衰竭期** 由于压力源过强、长时间侵袭机体，使机体的适应性资源被耗尽，个体已没有能量来抵御压力源，这样不良的生理反应可能会不断出现，最终导致个体抵抗力下降、衰竭、死亡。

（三）压力与疾病的关系

压力是维持正常生理和心理功能必要的条件。对压力的适应有助于提高机体的适应能力；长期压力作用对健康会产生消极作用，塞利认为，"适应"在疾病中起着相当重要的作用，适应不良就能引起疾病。适应不良包含两种情形：防卫不足与防卫过度。防卫不足可引起严重感染或溃疡等，而防卫过当可致过敏、关节炎、哮喘等。

三、对压力的防卫

人对压力有自然的防卫能力，同时还可通过学习建立新的应对技能，来主动应对压力。以下防卫模式，有助于人们避免严重压力反应。

（一）第一线防卫——生理与心理防卫

1. **生理防卫** 指遗传，一般身体状况、营养、免疫功能等生理上对压力做出适应反应的能力。如完整的皮肤和健全的免疫系统可保护人体免受病毒和细菌的侵袭。

2. **心理防卫** 指心理上对压力做出适当反应的过程。人们常常在潜意识的状态下运用一种或多种心理防卫机制，解除情绪冲突，避免焦虑和解决问题。如当个体听说自己身患不治之症时，可能予以否认，这种带有自我欺骗倾向的心理防卫，如果运用适当，有益于身体的健康，如果过度运用或运用不当，将导致不良后果。心理上的防卫能力取决于个体过去的经验、受教育的程度、生活方式、经济状况、生活焦虑的倾向及性格特征等。

（二）第二线防卫——自力救助

当一个人压力源较强而第一线防卫较弱时，会出现一系列的身心压力反应，若反应严重，就必须进行自力救助，以减少疾病的发生。

1. **正确对待问题** 首先进行自我评估，弄清产生压力的来源，然后采取相应的办法进行处理。即减轻压力源的强度或改变自己的感受和反应，不能否认问题的存在和任其滋长，如让家人分担繁重的家务。

2. 正确对待情感　人在遭受压力时常产生焦虑、沮丧、气愤的情绪反应。对付这些情感的方式是首先确定和承认已经经历的情感，然后进行合理分析，排解并采用适当的方法处理好自己的情绪，如与朋友交谈，适当使用心理防卫机制。

3. 利用可能得到的支持　当一个人承受压力时，一个强而有力的社会支持网可以帮助其渡过难关。社会支持网中的重要成员可以是父母、配偶、子女和好友等。

4. 减少压力的生理影响　良好的身体状态是免受压力源侵犯的基础。因此，提高人们的保健意识，如改善营养状况、建立良好的生活方式等，有助于加强第一线防卫。

（三）第三线防卫——专业辅助

当强烈的压力源导致心身疾病时，就必须及时寻找医护人员帮助，由医护人员提供针对性的治疗和护理，如药物治疗、心理治疗等，并给予必要的健康咨询和教育来提高患者的应对能力，以利于疾病痊愈。

四、对压力的适应

适应是指生物体以各种方式调整自己以适应环境的一种生存能力及过程。适应是应对的最终目的，是所有生物的特征。个体在遇到任何压力源时，都会试图去适应它，若适应成功，身心平衡得以维持和恢复；若适应有误，就可能导致疾病，并需要进一步适应疾病。

人类的适应较其他生物更复杂，所涉及的范围更广。适应的层次包括：

（一）生理适应

生理适应是指通过体内生理功能的调整，适应外界环境的变化对机体需求的增加，如个体的体温、血压、血糖等生理活动呈昼夜节律性改变，异地时差的适应等。另外，适应有时表现为感觉灵敏度降低，这是由于刺激的持续作用而引起的反应。所谓"入芝兰之室久而不闻其香"正是此适应的表现。

（二）心理适应

心理适应是指当人们承受心理压力时，通过整理自己的态度去认识情况和处理问题，以恢复心理上的平衡。一般可运用心理防卫机制或学习的行为（如松弛术）来应对压力源。

（三）社会文化适应

社会文化适应包括社会适应和文化适应。

社会适应指调节自己的个人行为，以适应社会的道德、法律等规范要求。如在医院新上岗的护士，须尽快熟悉医院的环境，遵守医院的规章制度。

文化适应指调整个人的行为，使之符合某一特殊文化环境的要求。入乡随俗就是一种社会文化的适应。

（四）技术适应

技术适应是指通过技术的掌握，改造自然环境，控制压力源。但是，现代技术又制造了不少的压力源。如水、空气的污染，需要进一步研究和适应。

五、压力与适应理论在护理工作中的应用

压力理论清楚地揭示压力与疾病的关系，压力可成为众多疾病的原因或诱因，疾病又可成为机体的压力源，帮助护士识别患者压力和护士自身压力进而缓解和解除压力对身心的影响。

（一）住院患者常见的压力源

1. 陌生的环境　住院患者对周围环境不熟悉，对饮食不习惯，对作息制度不适应，对负责自己的医生、护士不了解等。

2. 疾病的威胁　患者感受到严重疾病的威胁。如想到可能得了难治或不治之症，或即将手术，可能致残等。

3. 信息的缺乏　患者对自己所患疾病的诊断、治疗及护理不清楚，对手术和药物的疗效存在疑虑，对医护人员说的医学术语听不懂，自己提出的问题得不到答复等。

4. 自尊的丧失　患者因疾病而丧失自理能力，进食、如厕、洗澡、穿衣等都要别人帮助或在治疗、护理时暴露身体，因疾病的影响必须卧床休息，不能按自己意愿行事等。

5. 不被重视　患者与家庭分离或与他人隔离，不能与亲友谈心，医护人员不良情绪或不妥行为，使患者感到不被重视，医务人员没能及时地协助患者满足基本需求。

（二）协助患者适应压力的护理方法

1. 评估患者适应压力的反应、患者所受压力的程度、持续时间、过去承受压力的经验以及可以得到的社会支持。

2. 帮助患者适应住院环境　为患者创造一个安静、整洁、舒适、安全的病室环境；主动热情地接待患者，介绍有关规章制度和主管的医生、护士，减轻患者的陌生感和孤独感。

3. 提供疾病的相关信息　主动了解患者的心理、生理感受，耐心解答患者的疑问；进行疾病诊断、检查、治疗及护理措施的知识教育，并指导患者运用适当的心理和生理防卫机制，如运用松弛疗法来减轻焦虑的程度。

4. 协助患者适应患者角色　护士对患者要表示接纳、尊重、关心和爱护。主动了解病情、生活习惯、心理感受，给予指导，让患者参与治疗和护理计划。

5. 维持患者良好的自我形象　尊重患者，协助患者保持整洁的外表，适当照顾患者原有的生活习惯，使其获得自尊和自信。

6. 协助患者建立良好的人际关系　鼓励患者与同室病友融洽相处，动员家属及社会支持系统的关心和帮助，使患者感受到他人对自己的关怀和爱护，促进身心健康的恢复。

（三）与护理工作有关的压力源

1. 不良的工作环境　致病因子如细菌、病毒、核放射的威胁，拥挤的工作空间及特殊的气味，都是护士不得不应对的环境因素。

2. 紧急的工作性质　临床上患者病情变化多端、不确定因素多。需要护理人员及时应对处理；另外，急症抢救、生离死别以及各种疾病的威胁，都是护理人员经常面临的问题。

3. 沉重的工作负荷　护士的工作包括脑力及体力两个方面。护士的数量普遍不足，独立频繁倒班，尤其是夜班，对护士生理、心理、家庭生活和社交活动产生不良影响。

4. 复杂的人际关系　护士与患者及其他医疗工作人员之间的关系会使护士产生工作压力，特别是护患关系及医关系。

5. 高风险的工作性质　担心出差错、事故是护士的工作压力源之一，一旦出错，会威胁到患者的身心健康，护士必须为此承担相应的责任，这种风险性给护士带来很大的心理压力。

（四）护士工作压力的应对

要有效应对护士工作的压力，除了卫生部门和医院领导的支持及护理管理者的科学有效的管理，护士自身还可采取定期进行自我压力评估；提前做好缓解压力的计划，处理好工作、家庭与学习深造的关系；正确认识压力并创造一种平衡，树立"适度的压力是有好处的"观点；不断提高自身的应对能力，充实专业知识与技能，定期采用适宜的自我调节方法及寻求支持系统来减少压力对健康的损害。

第四节 生长与发展理论

护理工作贯穿于人的生命过程中，护理人员面对的是处于不同年龄阶段的护理对象。他们具有不同的生长发展水平，表现出不同的身心特征。因此，护理人员学习、了解有关生长与发展理论，有助于深刻认识机体发展变化的本质及其影响因素，把握各年龄阶段护理对象特有的身心特征及其与健康的关系，指导自己更自觉、理性、有效地实施高水平的整体护理。

一、概 述

（一）生长与发展的基本概念

1. 生长（growth） 指生物体或细胞从小到大的增殖过程。可表现为数量增多、体积增大、重量增加。

2. 发育（development） 指个体整个生命周期中身心有规律的变化过程。

3. 成熟（maturation） 指由遗传基因所决定的个体内部生长因素与环境相互作用，达到生理和心理、功能与能力的比较完备的状态。

（二）生长与发展的组成部分

护理人员对个体生长与发展的了解和评估主要考虑以下五个方面：

1. 生理 主要包括身体的生长和功能的发展、成熟。例如，体重增加、肌力增强、动作协调、器官功能完善等。

2. 认知 主要指与大脑生长和获得知识、技能有关的发展方面。包括感知觉、思维、语言等个体认识能力的发展变化，也包含个体认识内容的发展变化。

3. 情感 主要指个体的喜、怒、哀、乐、爱、恶、欲等各种情绪的体验和发展。

4. 道德 主要指个体的道德认识、道德情感、道德意志、道德行为等方面的发展。

5. 社会 主要指个体在与外界其他个体的相互作用过程中，有关社会态度和社会角色的形成、社会行为规范的确立等方面的变化。

（三）生长与发展的影响因素

1. 遗传因素 是个体生长发展的基本因素，为个体的身心发展提供物质前提。

2. 个体后天因素 指个体出生后在生长发展过程中逐步形成的身心特征。包括身体生长发育水平与健康状态；心理能力的发展水平；知识经验积累水平；对事、对人、对自己的倾向性态度等。它既是前阶段生长发展的结果，又对后阶段生长发展产生影响。

3. 环境因素 包括自然环境和社会环境。它为个体的生长发展提供条件、对象和各种可能性。

4. 个体实践活动 包括生理活动、心理活动、社会活动，是影响人生长发展的决定因素。个体通过各种实践活动，认识和改造客观世界并在这个过程中使自身获得成长发展。

5. 教育　　是一种包含着个体环境与活动因素的特殊综合因素，主要影响人的智力、道德、行为、个性、能力方面的发展及社会化过程。

（四）生长与发展的基本生理规律

1. 生长发展的顺序性　　表现为三个特征：

（1）头尾生长：指身体和动作技能的发展沿着从上（头）至下（脚）的方向进行的规律。如个体最先获得控制头部的能力，然后是上肢的动作，最后才学会控制下肢的运动。

（2）远近生长：指身体和动作技能发展沿着从身体中心部向身体远端方向进行的规律。如肩和臂的动作最先成熟，其次是肘、腕、手，手指的动作发展最晚。

（3）分化生长：指身体和动作技能发展沿着从一般到特殊、从简单到复杂的顺序进行的规律。如幼儿最初的动作常为全身性、不精确的，以后逐渐发展为局部、精细、准确的动作。

2. 生长发展的阶段性　　每个个体都要经过相同的生长发展阶段。这种阶段性即表现为年龄特征，每个阶段都有每个阶段的发展任务。

3. 生长发展的不均衡性　　个体的生长发展具有非等速、非直线的特征。表现为同一方面发展在不同年龄阶段发展的速度不同，如身体的生长有高峰期；不同方面发展的速度是不均衡的，如神经系统发育先快后慢，生殖系统发育先慢后快。

4. 生长发展的差异性　　虽然个体都经历相同的发展阶段，但受各种因素影响，个体发展的速度、水平都会出现差异，表现为同一年龄阶段的个体可以有不同发展水平、不同个性特征。

二、发展理论及在护理中的应用

关于人的生长发展的理论有很多。不同的理论从不同的角度解释了人类生长、发展、成熟的过程。这里主要阐述心理学的发展理论。在护理领域中被广泛应用的心理学发展理论有弗洛伊德的理论、艾瑞克森的理论、皮亚杰的理论和哈维格斯特的发展理论。

（一）弗洛伊德的发展理论及其在护理上的应用

奥地利精神病学家弗洛伊德（Freud）被誉为现代心理学之父，他用精神分析的方法观察人类的心理、行为发展，形成了心理学的精神分析学流派，因此他的发展理论又称为古典精神分析理论。此理论由两个相互依赖的部分组成，即人格的功能组织方式的结构模型说和作为内驱动力的性心理发展阶段说（psychosexual developmental theory）。

1. 人格的结构　　弗洛伊德早期提出的人格结构说是"二部人格结构"，即人的心理活动是由意识（consciousness）和无意识（unconsciousness）两个系统构成。意识是指人们已经意识到的想法；无意识（或称潜意识）是人们没有意识到的深层的心理活动，是人的原始冲动、本能、被压抑的欲望。后来弗洛伊德发现了这种"二分法"在描述人格方面的缺陷，从而创立了"三部人格结构"模型说。弗洛伊德假定人格结构是由自我、本我、超我三部分组成。

（1）本我（Id）：是人格中最原始的部分，出生时就已存在，代表人的最基本生存的本能，受快乐原则支配，以本能愿望满足为目的。

（2）自我（ego）：在个体出生的头两年里，在个体与外界环境的相互作用中，自我逐渐发展起来。自我是人格中最具理性、策略的部分，对本我加以控制，是人格的执行者，受唯实原则支配，调节内部功能之间产生的冲突，并处理外界环境的刺激，以尝试满足本我的需要，但又考虑行为后果，避免个体受到损害。

（3）超我（superego）：个体大约到 5 岁的时候，超我开始形成。超我代表社会的标准和人类生活的高级方向，属于道德范畴，是在社会道德规范内化基础上发展起来的，包括两部分：良心和自我理想。前者是惩罚性的和批判性的部分，告诉个体不能违背良心，如果个体做了违背良心的事，就会产生犯罪感。后者是由积极的雄心、理想构成，它激励个体追求人格的完美，为理想奋斗。

弗洛伊德认为，好似作用于三个角上的拉力形成三角形一样，本我、自我、超我相互补充、相互对立。在一个健康人的身上，是由强大的自我协调、掌控人格，使三部分人格处于相对平衡状态。如果一旦自我脆弱，人格丧失平衡，就会导致压抑、焦虑、紧张甚至精神异常。

2. 性心理发展阶段　弗洛伊德认为人格的发展在生命的早期就已经完成。性本能冲动是人的心理发展的原动力，他称这种性本能冲动为里比多（libido）。个体人格的发展要经历 5 个阶段。每个阶段变化的标志是主要的性敏感区的变化，即里比多分布和集中投放的部位。个体每经历一个阶段，需要消耗一定量的里比多。如果某个阶段个体遭遇了某种特殊的创伤体验或过度满足，就会导致耗尽或滞留大量的里比多，随之而来的是，自我缺乏足够的能量维持正常的成人心理功能，会出现停滞在那个早期阶段的人格特征，称之为"固结"现象。

（1）口唇期（出生～1 岁、1.5 岁）：此期婴儿专注于与口有关的活动，如吸吮、吃东西，并对能满足口的需要的东西如乳头、手指等产生依恋之情。若此时口欲过分满足，就会形成依赖人或纠缠人的人格；如果满足过少则会形成紧张和不信任的人格。

（2）肛门期（1～1.5 岁、3 岁）：此期儿童关心与肛门有关的活动，对能控制肛门括约肌的活动感到愉快，大小便控制训练是此期的主要任务。控制过严可导致谨小慎微，缺乏自我意识的人格特征。控制过松可导致自以为是、消极、无条理的人格特征。

（3）性器期（3～6 岁、7 岁）：此期儿童的兴趣转向生殖器，出现恋慕与自己性别相异的父母，排斥与自己性别相同的父母的无意识的愿望和情感。如果顺利解决此期的矛盾冲突，可促使儿童形成正确的性别行为和道德观念，否则可能导致各种性偏离行为。

（4）潜伏期（6、7～12 岁）：随着恋母恋父情结的克服，超我的产生，儿童早期的性欲冲动被压抑到潜意识领域，把精力投放到学习、文体等活动中。如果发展好，可获得许多人际交往经验，促进自我发展。发展不好，会造成压抑、强迫性人格。

（5）生殖期（12～20 岁）：儿童期深埋于潜意识中的性欲冲动，随着青春期的到来又开始涌动。主要任务是摆脱父母的约束，寻找自己喜欢的异性对象，最终建立起正常的两性关系，如果发育不良，可导致一些病态人格。

3. 在护理上的应用　弗洛伊德的主要贡献是创立了第一个综合性的人类行为和人格理论，发现了潜意识及它在影响人类情绪和支配人类行为中所起的重要作用，在此基础上，他建立了第一个心理治疗体系。

尽管弗洛伊德的性心理发展理论仅仅是用生物学的观点来解释人的发展，而且其许多假设的不可验证性以及理论的消极特征受到以后众多心理学者和理论家的批评，但他的理论仍然有助于护理人员观察护理对象潜在的心理需要，正确理解和评估不同年龄阶段的护理对象外在的焦虑、愤怒等异常情绪和反常行为是作为一种心理防卫，反映的是护理对象内心深处的心理需要和期盼，从而给予及时适当的解释与预见性的干预，并根据不同护理对象的不同年龄及目前的主要矛盾，帮助其调整混乱的自我体系，顺利化解矛盾，鼓励护理对象重建健康生活的自信。

（二）艾里克森的发展理论及其在护理中的应用

1. 艾里克森的发展理论　美籍丹麦裔心理学家艾里克森（Enikson）的发展理论又称新精神分析理论或心理社会性发展理论（psychosocial developmental theory）。与弗洛伊德的理论不同，艾里克森的人格发展理论在考虑到生物学影响的同时，强调文化与社会因素对人发展的影响，并且认为人格在人的一生中都在不断地发展。他以心理的社会性为标准，将人的一生发展划分为八个阶段，每个阶段都有特定的发展问题，每个阶段发展是否顺利，既与前一阶段发展有关，又影响后一阶段的发展。

（1）口感期（出生～1.5岁）：心理社会性发展问题，即信任对不信任。婴儿主要通过自身需要的满足与否产生基本的信任感，包括对自身的信任。良好的照料和关怀是发展婴儿信任感的基本条件。与此相反，若婴儿没有得到所需要的关爱和照顾，则可形成不信任感，对环境及他人处处设防，不相信自己，也不相信他人，缺乏安全感。

（2）肛肌期（1.5～3岁）：心理社会性发展问题，即自主对羞怯或怀疑。此期幼儿开始学习控制自己的大小便，运用自己最初习得的运动和语言技能与周围世界交互作用，感受自己的能力，出现自主性要求。如果鼓励幼儿的自主性行为，可形成自主性，而过度保护或过分苛求，就会使幼儿怀疑自己的能力并产生羞愧感。

（3）生殖运动期（3～6岁）：心理社会性发展问题，即主动对内疚。随着身体活动能力和语言的发展，儿童探究的范围扩大，充满好奇心。如果对他们的好奇与探究给予积极鼓励和正确引导，则有助于他们的主动性发展，若干涉批评，就会使他们产生内疚感，压制他们的探究精神和好奇心。

（4）潜伏期（6～12岁）：心理社会性发展问题，即勤奋对自卑。这是个体生长发展过程中的一个重要阶段。儿童迫切地学习文化知识和各种技能，学会遵守规则。如果在这个过程中儿童出色地完成任务并受到鼓励，获得成功的体验，则可发展竞争意识和勤奋感。如果遭受挫折或指责，获得失败的体验，就会产生自卑心理和无能感。

（5）青春期（12～18岁）：心理社会性发展问题，即同一性对角色混乱。同一性指个体对自己的本质、信仰及一生趋向的一种相当一致、比较完整的意识。此期个体关注自我、探究自我、经常思考我是怎样一个人或适合怎样的社会职业（角色）的问题。如果没有形成同一性，就会导致角色混乱，缺乏生活与发展的目标。如果解决得好，可使个体明确自我概念和自我发展方向。

（6）成年前期（18～40岁）：心理社会性发展问题，即亲密对孤独。此期在确立稳定的同一性基础上才能发展与他人的亲密关系、朋友关系和配偶关系，承担应有的责任和义务，相互理解、支援、帮助。未形成自我同一性的人不可能建立真诚、亲密的关系，会导致孤独的体验，不能与人建立真诚的关系。

（7）成年期（40～65岁）：心理社会性发展问题，即繁衍对停滞。此期个体获得生育感，兴趣扩展到生育和培养下一代，发展关爱他人的品质，在工作与生活上也有所创造和成就。如果没有完成任务，则可能出现发展的停滞，成为只关心自己，不关心他人，自我专注，人际关系不良的人。

（8）老年期（65岁以上）：心理社会性发展问题，即自我完善对失望。顺利走过一生旅程的人会产生一种满足感和自我完善感，能以充实、安宁的态度接受死亡。如果在以往发展中遭受过挫折，又不能合理总结，正视失败或随遇而安，就会产生失望、失落、悲观等消极心理，畏惧死亡。

2．在护理上的应用　艾里克森的心理社会性发展理论的主要贡献在于纠正了弗洛伊德理论的局限，从而进一步发展了弗洛伊德的理论。特别是该理论对人格发展中社会因素的重视对后来发展的人本主义理论产生了重要影响。但该理论也因为缺乏客观数据的支持，过于简单化和不完整而受到心理学界的批评。

艾里克森的心理社会性发展理论对教育学、心理学、临床医学等领域均产生了深刻的影响。它有助于护理人员了解个体人格发展的规律和不同阶段个体发展面临的社会心理矛盾，充分认识到疾病常可导致个体所面临的发展阶段的矛盾激化，影响和改变个体生活与心理人格的正常发展，并表现出某些异常的心理行为反应。在此基础上护理人员能更准确地发现护理问题，采取有效的心理护理措施。

心理社会性发展理论高度重视环境、社会因素对人的心理发展的影响，对护理工作的内容和方法有重要的指导意义。护理作为一种外在的社会力量，不仅应帮助患者身体康复，而且能帮助患者获得心理康复。通过充分调动社会环境因素，如患者的亲属朋友、社会组织机构、同病室病友等，共同关心支持患者，使患者感到自己仍然生活在正常的环境之中，仍在进行正常的社交活动，从而发现自己的价值，增强自尊自信，顺利度过危机。

（三）皮亚杰的发展理论及其在护理上的应用

1．皮亚杰的认知发展理论　瑞士著名的心理学家皮亚杰（Piaget）在对儿童长期的观察和大量实验研究的基础上形成了儿童的认知发展理论（cognitive developmental theory）。

皮亚杰认为儿童的认知发展是通过主体的动作获得对客体的适应而实现的。适应的本质在于主体能取得自身与环境间的平衡，而平衡有赖于同化和顺应两种活动形式的协调。同化是主体将外界信息直接纳入自己现有的认知结构中去的过程，通过同化，认知结构获得容量的扩展，回到原来的认知平衡状态；顺应则是主体通过调整、改变自己的认知结构，以使其与外界信息相适应的过程，通过顺应，认知结构发生质的变化，进入新的、更稳定的平衡状态。

据此，皮亚杰提出儿童的认知发展是儿童主动与环境相互作用，主动地寻求刺激、主动发现的过程，并概括出 4 个影响儿童认知发展的因素，即成熟、习得经验、社会经验和渐进平衡。

皮亚杰将儿童的认知发展划分为四个阶段，并概括认知发展阶段性的特征为：①发展是一个有顺序、连续的过程，前一阶段发展的结构形成后一阶段发展的基础，并为后者所取代；②发展阶段不是阶梯式，而是有一定程度的交叉和重叠；③各个阶段都有独特的结构，表现为年龄特征。阶段可提前或推迟，但先后顺序不变。

（1）感觉运动阶段（出生～2 岁）：处于此期的婴幼儿主要依靠感觉和动作，认识自己和周围事物，其间经历 6 个亚阶段，主要成就是形成自主协调运动，开始出现心理表征，特别是形成客体永久性观念。

（2）前运算阶段（2～7 岁）：这个时期儿童凭借语言符号、象征性游戏等手段来表达外部事物。思维具有单线性、不可逆性和自我中心的特点，只注意事物的一个方面或只从自己的观点来看问题，不理解事物的转化或逆向运动。

（3）具体运算阶段（7～11 岁）：此期儿童已能够摆脱自我中心，学会从别人的观点看问题，修正自己的观点，能够理解事物的转化，并能够凭借具体形象支持，进行逻辑推理活动，标志性进展是形成守恒观念，即能认识到客体外形变化，其特有的属性可以不变，能够进行可逆性思维。

（4）形式运算阶段（12 岁以上）：此期儿童可以不再依赖具体形象进行抽象思维，不仅能从逻辑考虑现实的情境，而且能对可能的情境进行假设-演绎思维。在认知活动中，不仅能注意其结果，而且还能主动地监控、调整和反省自己的思维过程。

2. 在护理上的应用　尽管皮亚杰的发展理论也存在着许多有待于进一步验证的内容，甚至是不足之处，但它完整、系统地描述了人类个体从出生到成熟的认知发展过程，使我们获得了关于儿童认知发展的基本认识。因此，皮亚杰的认知发展理论在教育方面的应用很多。护士同样是教育者，所不同的是护理人员的教育对象是特殊的、非常态的人。认知发展理论可以帮助护理人员了解不同的发展阶段患病儿童的认知方式和行为方式，采取他们能够接受的语言、方法及沟通方式，使他们乐意配合各项护理操作的实施，并能对他们实施有针对性的、适合他们认知水平的健康教育。例如，可利用前运算期儿童思维缺乏守恒性的特点，用宽而浅的容器盛放食物，鼓励患病儿童进食；可根据具体运算阶段的儿童需依赖具体形象进行逻辑推理的特点，运用生动形象的事例帮助他们理解护理要求，自觉配合和参与护理活动，从而提高护理工作的质量和健康教育的效果，促使患病儿童身心的康复和认知正常发展。

（四）哈维格斯特的发展理论及其在护理上的应用

1. 哈维格斯特的社会发展任务理论　美国心理学家哈维格斯特（Havighurst）于 20 世纪 50 年代提出了他的发展任务理论（developmental tasks theory）。哈维格斯特强调社会环境对个体人发展的影响，认为人的发展实质上是学习并完成社会所要求的各种任务的过程。他将人的发展过程划分为 6 个连续的、有一定顺序的阶段，并具体描述了每个阶段相应的发展任务。这些发展任务包括技能、知识、功能、态度等，是人在特定的阶段、特定的社会中取得成功所必需的。成功地完成这些任务就会促使个体形成健康的自我概念、稳定的个性以及现实的期望，并预示以后阶段发展任务的顺利完成；如果不能完成这些任务，就会导致下一阶段发展任务无法顺利完成，个体产生不适感或无安全感，并导致社会的非难和个人发展的失败。

（1）婴儿至学龄前期（出生～6 岁）：①学会站立和行走；②学会吃固体食物；③学会说话和表达生理、心理需要；④学会控制大小便，养成良好的卫生习惯；⑤懂得脾气的好坏，学会控制自己的脾气，获得生理上的安定；⑥形成有关社会与事物的简单概念；⑦识别性别，与父母、兄弟姐妹及他人建立感情；⑧学会区分善恶，具备初步的道德观念。

（2）学龄期（6～12 岁）：①学会日常游戏中必要的动作技能，如跑、跳、踢、拍；②建立健康的自我态度，如对自己身体的健康态度；③学会与同伴相处；④了解自己相应的性别角色；⑤发展读、写、算的基础能力；⑥发展日常生活必要的概念；⑦发展道德感和价值尺度；⑧发展人格的独立性；⑨发展对社会单位和团体的民主态度。

（3）青春期（12～18 岁或 20 岁）：①学会与同龄男女建立更深入的交往；②学习男性或女性的社会角色；③认识自己的生理结构，有效地保护自己的机体；④从情感上独立于父母和其他成年人；⑤有信心实现经济独立；⑥准备选择职业；⑦做结婚成家的准备；⑧发展作为一个公民所必需的知识与态度；⑨寻求并实现负有社会责任的行动；⑩学习作为行动指南的价值和伦理体系。

（4）成年早期（18 岁或 20～30 岁或 45 岁）：①选择婚恋对象；②学会与配偶共同生活；③承担父母角色，学会抚养孩子；④承担管理家庭的责任；⑤开始职业生涯；⑥承担公民的适当责任；⑦寻找适合的社会团体，建立社会关系网络。

（5）中年期（30 岁或 45~60 岁或 65 岁）：①承担社会责任和公民责任；②建立一定的经济生活水平并维持这种水平；③帮助子女成长为有责任感和幸福的人；④丰富成人的业余生活；⑤接受并适应中年期生理方面的变化；⑥照顾年老的双亲。

（6）老年期（60 岁或 65 岁以上）：①适应体力与健康的衰退；②适应退休和收入的减少；③适应配偶的死亡；④与自己年龄相近的人建立快乐而亲密的关系；⑤承担公民的社会义务；⑥对于物质生活的满足方面要求降低。

2. 在护理上的应用　在护理实践中，哈维格斯特的发展任务理论有助于护理人员评估护理对象在其特定的发展阶段发展任务完成的状况，制订相应的护理目标和护理计划，在护理的过程中促进各阶段发展任务的顺利完成。但应注意哈维格斯特所确定的具体任务基本是以 20 世纪 50 年代北美都市社会为基础的，偏向中产阶级的价值观。因此，在具体应用时应注意理论提出的历史和社会文化背景，根据护理对象不同的社会、文化背景和现实发展条件进行相应调整。

第五节　奥瑞姆的自理模式

奥瑞姆（D.E.Orem）是美国著名的护理理论学家之一，曾从事临床护士、护士长、护理部主任、护理教育者、护理研究者等职，其模式被广泛应用于指导临床护理实践。

一、奥瑞姆的自护理论的内容

奥瑞姆的自护理论分三个部分：自护理论结构，自护缺陷理论结构，护理系统理论结构。

（一）自护理论结构

在自我护理理论结构中，重点描述解释了什么是自理。自理主要包括自理、自理能力、自护主体、治疗性自理需求和自理总需求。奥瑞姆认为自理是后天学会的成人的行为。自理的需求随着年龄、生长发育、健康状态的不同而改变，人在正常情况下，有能力实施自理，以满足治疗性自理需求和自理总需求。

（二）缺陷结构

自理缺陷理论主要阐述个体什么时候需要护理。奥瑞姆认为，在某一特定的时间内，个体有特定的自护能力及自护需要，当个体的自护需要大于自护能力时就出现了自理缺陷，即当一个人不能或不完全能进行连续有效的自我护理时，就需要护理照顾和帮助。

（三）护理系统结构

护理系统结构理论主要说明服务对象的自护需要如何被满足，护士应根据服务对象的自护需要和自护能力的不同而分别采取三种不同的护理系统：全补偿系统，部分补偿系统，支持-教育系统。各护理系统的适用范围及护士和服务对象在各系统中所承担的职责叙述见图 3-4。

1. 全补偿护理系统　适用于完全丧失自理能力的患者。在此系统中，需要护士提供全面的帮助，以满足服务对象的所有自护需要。它可以根据程度的不同分为：

（1）患者在神志、体力上均没有能力进行自理，如昏迷患者。

（2）患者神志清楚，知道自己的需要，但在体力上没有能力做到。如瘫痪、病情危重患者。

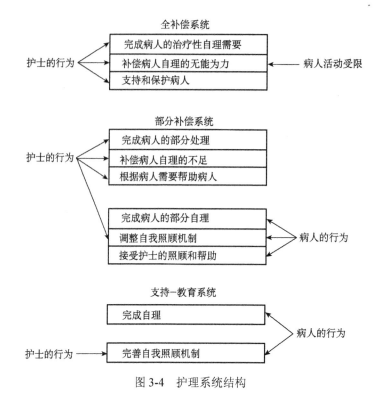

图 3-4　护理系统结构

（3）患者有精神障碍，无法对自己的自理需要做出正确的判断和决定。如精神分裂症患者。

2. 部分补偿系统　适用于服务对象有能力满足自己一部分的自理需要，另一部分需要护士来满足。部分补偿系统根据程度的不同分为以服务对象完成自理需要为主及以护士辅助完成自理需要为主。此系统适用于：

（1）患者由于疾病或医嘱限制活动，如骨折、手术后的患者。

（2）患者缺乏自理所需的知识和技术，如糖尿病患者每日餐前胰岛素的注射。

（3）患者心理上未准备好学习或履行某些自理行为，如直肠癌术后人工肛门的自护。

3. 支持-教育系统　适用于服务对象在护士的帮助下有能力执行或学习一些必需的自护方法。帮助的方法有支持、指导、教育服务对象或提供促进发展的环境，以提高自护能力。如糖尿病患者的饮食自理活动。

二、奥瑞姆自理模式的基本概念

（一）自理

自理是个体为维持生命、健康、正常的成长及完整状态所采取的一系列自发性调节活动。是人的一种本能，是连续而有意识的活动。

（二）自理能力

自理能力是个体完成自理活动的能力。是有意义、有目的、为了满足个人的需要而采取的行动。正常人都有自我照顾的能力，自理能力需要后天的学习逐渐形成。

（三）治疗性自理需要

治疗性自理需要是个人通过正确而有效的途径以满足自己的发展及功能的需要。

（四）自理总需要

自理总需要是在特定时期内，个体自理活动的总称，包括一般性的自理需要（日常生活需要）、发展性的自理需要（生命发展过程某种特殊情况的需要）、健康不佳时的自理需要（发生疾病、创伤、治疗过程中的需要）。

三、奥瑞姆自理理论在护理实践中的应用

奥瑞姆将自理理论与护理程序有机结合。通过设计好的评估方法，评估服务对象的自理能力及自理缺陷，以提高服务对象的自理。她认为护理工作方法分以下三个步骤：

（一）评估护理对象的自理能力和自理需要

护士通过收集资料确定患者存在哪些方面的自理缺陷，以及引起自理缺陷的原因，评估患者的自理能力和自理需要。从而决定患者是否需要护理帮助。

（二）设计合理的护理系统

根据患者的自理能力和自理需要，在三种不同的护理系统（全补偿、部分补偿、支持教务系统）中选择一个合理的护理系统，制订护理计划。

（三）实施护理措施

根据护理计划提供恰当的护理措施，协调和帮助患者恢复与提高自护能力。

第六节　罗伊的适应模式

适应模式由美国护理理论家卡利斯塔·罗伊提出。她主要从事的工作包括儿科护士、圣玛丽学院护理系主任、医院护理部主任，护理部研究工作等。

一、罗伊适应模式的内容

罗伊适应模式是围绕人的适应行为，即人对周围环境的刺激的适应性行为而组织护理活动。模式的基本结构及内容见图3-5。

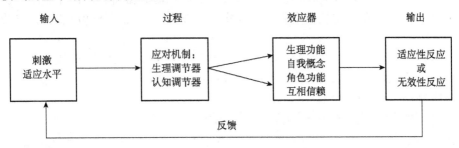

图 3-5　罗伊适应模式图

（一）刺激

刺激是指来自外界环境或人体内部的可以引起反应的任何事物，根据刺激的作用方式不同可分为以下三种。

1. 主要刺激　即当时面对的，需要立即应对的刺激。如疾病、搬迁等。

2. 相关刺激　指所有内在的或外在的，对当时的情况有影响的刺激，是一些诱因性刺激，如遗传、年龄、药物等，易观察和测量。

3. 固有刺激 指原有的构成人的特性的刺激，与当时情况有一定的联系，如吸烟史、工作压力，一般不易观察和测量。

（二）适应水平

适应水平是输入的一部分，如果刺激在人的适应区内，则机体出现适应性反应，如刺激在人的适应区外，则机体不能适应刺激。

（三）应对机制

人们通过应对机制来完成自身系统的调节过程。

1. 生理调节 当刺激作用于机体时，机体通过神经、化学、内分泌途径进行调节，如体温调节中枢通过产热和散热对体温进行调节。

2. 认知调节 当刺激作用于机体时，机体通过大脑皮质的功能如感觉、加工、学习、判断和情感等过程进行调节，如患者的就医行为，是大脑接受信息（疼痛）、分析、判断和做出决定的过程。

人们可以单独发生一方面的调节，但往往是两种调节共同发挥作用。

（四）效应器

人的调节结果主要反映在四个方面的效应器上。

1. 生理功能 指生理需要适应的方式，包括水与电解质、活动、休息、排泄、营养、皮肤完整性、内分泌调节等，反映生理的适应。

2. 自我概念 指个体在某段时间内有关他自己的信念和感觉，包括躯体自我（自身感觉、身体形象）和人格自我（理想、期望、伦理、道德等），反映精神、心理的健康。

3. 角色功能 指人的社会角色行为的表现，如角色冲突、角色适应或失败等。

4. 相互依赖 指人与重要关系人或支持系统（家人、朋友）的关系，如孤独、无助等。

（五）适应反应

适应反应是适应系统的输出部分，包括有效反应及无效反应。有效反应是指有利于机体生存、生长、完整、自我实现的反应，即人能适应刺激并维持自我的完整统一。无效反应是指不利于机体生存、生长、完整、自我实现的反应，即人不能适应刺激，自我的完整统一受到损害。

综上所述，人作为一个系统始终处于内部的各种刺激中，要不断地从生理、认知两个层面调节，以适应内外环境的变化，维持自身在生理功能、自我概念、角色功能和相互依赖方面的完整，从而保持健康。

二、罗伊适应模式在护理实践中的作用

罗伊适应模式将护理工作的方法分为六个步骤，包括一级评估、二级评估、护理诊断、制订目标、干预和评价。

（一）一级评估

一级评估是指收集与生理功能、自我概念、角色功能和相互依赖四个方面有关的输出性行为，以确定患者的行为反应是有效反应还是无效反应。

（二）二级评估

二级评估是对影响患者行为的三种刺激因素的评估，以明确引发患者无效性反应的原因。

（三）护理诊断

护理诊断是对患者适应状态程度的陈述或诊断，是通过一级、二级评估的结果推断出护理诊断。

（四）制订目标

目标是对患者采取护理干预后应达到的行为结果的陈述，以促进适应反应。

（五）护理干预

护理干预是护理措施的制订和落实，以控制刺激，提高应对能力。

（六）护理评价

护理评价是将干预后患者的行为改变与目标进行比较，确定护理目标是否达到，再根据评价结果对计划进行修订与调整。

第七节　纽曼的健康保健系统模式

健康保健系统模式由美国著名的护理学家贝蒂·纽曼提出，纽曼曾从事临床护士、护士长、护理部主任、公共卫生护士、精神病咨询专家、护理系教授、护理系主任等职务，在公共卫生护理、社区精神及心理护理方面有很高的建树。

一、纽曼健康保健系统模式的内容

纽曼健康保健系统模式是围绕压力与系统而组织的。模式为一个综合动态的开放系统，主要考虑压力源对人的作用及如何帮助人应对压力源，以发展及维持最佳的健康。模式包括三部分内容：压力源，机体防御和预防保健护理。

（一）压力源

压力源为可引发紧张和导致个体不稳定的所有刺激。压力源分为：

1. 个体内的　指来自个体内与内环境有关的压力，如愤怒、悲伤、疼痛、失眠等。

2. 人际间的　指来自于两个或多个个体之间的压力，如父子、护患、上下级之间的关系。

3. 外在的　指发生于体外，距离比人际间压力源更远的压力，如环境陌生、下岗失业等。

（二）机体防御

机体防御是机体为抵抗压力源所具备的正常防卫能力及结构。这个结构可以用围绕着一个核心的一系列同心圆来表示，见图3-6。

1. 基本结构　为系统模式的最核心部分，是机体生存的基本因素和能源。它由生物体共有的生存基本要素组成，如解剖结构、生理功能、遗传基因、认知能力等。在基本结构外机体具有三种防御线抵抗压力源的侵扰，以维持自身系统的稳定和完整。

2. 弹性防御线　为基本结构最外层的虚线圈，是机体的第一层防线，充当机体缓冲器和过滤器的作用，常常处于波动之中，变化速度较快。一般来说，弹性防御线距正常防线越远，弹性防线越宽，其缓冲、保护作用越强。弹性防线受个体身体结构与功能身心状况、认知能力、社会、精神等因素的影响。营养不良、生活无规律、身心压力过大等都可削弱其防御效能。弹性防御线的主要功能是：防止压力源入侵，缓冲、保护正常防御线，对维持机体的正常状态及功能有重要作用。

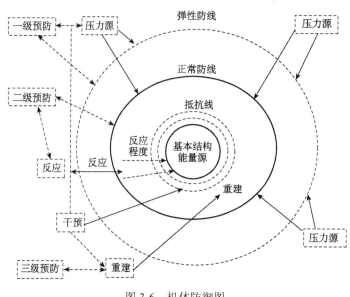

图 3-6　机体防御图

3. **正常防御线**　为弹性防御线内层的实线圈，位于弹性防御线和抵抗线之间，是机体防御系统的主体，通过生理、心理、社会文化、生长发育、精神信仰的变化来预防压力源的侵袭。正常防御线也有伸缩性，但变化速度较慢。如果正常防御线被破坏，机体的稳定平衡受损，则不能代偿地应对压力源，可表现为稳定性降低甚至疾病的发生。

4. **抵抗线**　为紧贴基本结构外层的虚线圈，是机体的第三层防线。由支持基本结构和正常防线的一系列已知和未知因素组成，如免疫功能、遗传特征、生理机制、应对行为等，其主要功能是保护基本结构。当压力源入侵到正常防线时，抵抗线被无意识地激活，若抵抗线功能能有效发挥，可促使个体恢复到正常防线的健康水平；若抵抗线功能失效，可导致个体能量耗竭，甚至死亡。

以上三种防御机制，既有先天赋予的，也有后天学习获得的，抵抗效能取决于个体生理、心理、社会文化、精神等因素的相互作用。三种防御线中，弹性防御线保护正常防御线，抵抗线保护基本结构。当个体遇到压力源时，弹性防御线被首先激活，若抵抗无效，正常防御线遭到侵犯，人体发生反应，出现症状，此时抵抗线被激活，若抵抗有效，个体又恢复到正常的健康状态。

二、纽曼健康保健系统模式在护理实践中的应用

纽曼发展了以护理诊断、护理目标和护理结果等三个步骤的护理工作方法。

（一）护理诊断

护士首先对个体的基本结构，各防线的特征以及个体内、人际间、外在的存在和潜在的压力源进行评估。然后再收集并分析个体在生理、心理、社会文化、精神与发展各个方面对压力源的反应及其相互作用的资料。最后就其中偏离健康的问题做出诊断并排出优先顺序。

（二）护理目标

护士以保存能量、恢复、维持和促进个体稳定性为护理原则，与服务对象及家属一起，共同制订护理目标和护理计划。纽曼强调应用一级、二级、三级预防原则来规划和组织护理活动。

（三）护理结果

护理结果是护士对护理活动的效果进行评价、验证其有效性的过程。评价内容包括个体内、人际间、外在的压力源是否发生了变化，压力源本质及优先顺序是否改变，机体防御功能是否有所增强，压力反应症状是否得以缓解等。

目标检测

选择题

1. 人际间关系模式的提出者是
 A. 佩普劳　　　B. 纽曼
 C. 奥瑞姆　　　D. 罗伊
 E. 马斯洛

2. 马斯洛将人的基本需要分为 5 个层次，由低到高依次为
 A. 生理、爱与归属、安全、尊重、自我实现
 B. 生理、安全、爱与归属、尊重、自我实现
 C. 安全、生理、爱与归属、尊重、自我实现
 D. 安全、生理、尊重、爱与归属、自我实现
 E. 生理、安全、尊重、爱与归属、自我实现

3. 刘先生，55 岁，脑血管意外长期卧床，无自理能力，根据奥瑞姆的自理模式，这时护士提供的护理应属于
 A. 全补偿系统　B. 部分补偿系统
 C. 支持系统　　D. 教育系统
 E. 辅助系统

4. 在高原长期居住的人不发生高原缺氧反应，这属于
 A. 生理层次的适应
 B. 心理层次的适应
 C. 社会文化层次的适应
 D. 技术层次的适应
 E. 专业层次的适应

5. 丧失亲人后，从悲痛中解脱出来开始新的生活，属于
 A. 生理层次　　　B. 心理层次
 C. 社会文化层次
 D. 技术层次　　　E. 专业层次

6. 人类基本需要是
 A. 生理的需要是指个体需要有保障、受保护
 B. 安全的需要是指个体渴望归属于某一体
 C. 尊重的需要是指个体希望爱与被爱
 D. 自我实现的需要是指个体有自尊、被尊重和尊重人的需要
 E. 爱与归属是指个体渴望归属于某一群体，希望爱与被爱

7. 一患者以"急性阑尾炎"腹痛入院，护士应给予满足的需要是
 A. 生理需要
 B. 安全需要
 C. 爱与归属的需要
 D. 尊重的需要
 E. 自我实现的需要

8. 护生毕业参加工作后，用护士的基本行为规范准则要求自己，从而成为一个优秀的护士，这属于哪一层次的适应
 A. 生理层次　　　B. 心理层次
 C. 社会文化层次　D. 技术层次
 E. 专业层次

第四章 护理程序

护理程序是一种系统、科学的工作方法。是现代医学模式和护理学发展到一定阶段后，在新的护理理论基础上产生的。这是护士根据不同服务对象的需求进行一系列有计划、系统而全面的整体护理，根据护理对象的需求制订相应的护理计划，实施计划及对护理效果做出评价，从而使护理对象得到完整的、适应个人需要的护理。护理程序是护理专业独立性和科学性的重要标志，因而学习和掌握护理程序的基本内容，在临床护理工作中灵活运用护理程序，是提高医疗护理质量的重要手段。

第一节　护理程序概述

一、整体护理的概念

整体护理是一种以护理对象为中心，视护理对象为生物、心理、社会多因素构成的开放性有机整体，根据护理对象的需要和特点，为护理对象提供生理、心理、社会等全面的帮助和照护，以解决护理对象现存的或潜在的健康问题，达到恢复和增进健康的目标的护理和护理实践活动。

二、护理程序的概念

护理程序是以促进和恢复护理对象的健康为目标所进行的一系列有目的、有计划的护理活动。是一个综合的、动态的、具有决策和反馈功能的过程，是对护理对象进行主动的、全面的整体护理，使其达到最佳健康状态。护理程序是现代护理学将理论应用于实践的一种科学的确认问题、解决问题的工作方法和思维方法。

三、护理程序的发展历史

"护理程序"一词首先是由 Hall 于 1955 年提出的，她认为护理是"按程序进行的工作"。1961 年，奥兰多（Orlando）撰写了《护士与患者的关系》一书，第一次使用了"护理程序"一词，并提出了 3 个步骤：患者的行为、护士的反应、护理活动的有效计划。

1967 年尤拉（Yura）和沃斯（Walsh）完成了第一本权威性的《护理程序》教科书，确定护理程序有 4 个步骤：评估、计划、实施和评价。1973 年北美护理诊断协会（North American Nursing Diagnosis Association，NANDA）成立。在协会的第一次会议之后，许多护理专家提出应将护理诊断作为护理程序的一个独立步骤。自此，护理程序成为目前的 5 步，即评估、诊断、计划、实施、评价。

四、护理程序的理论基础

护理程序是一种科学的确认问题、解决问题的工作方法和思维方法。以系统论、人类基本需要层次论、压力适应理论、信息交流论和解决问题论为基础。一般系统论是护理程序的结构框架和功能体现的依据。人类基本需要层次论为评估护理对象健康状况和预见护理对象的需要提供了理论依据。信息交流论是护理人员在护理程序的各个阶段获得资料的重要手段。压力与适应理论可以帮助护理人员观察和预测护理对象的生理和心理反应，从而制订相应的护理计划，采取相应的措施来减轻应激原的作用，提高护理对象的适应能力。解决问题论可以指导护理人员运用系统的方法为护理对象确定问题，并制订与问题相关的目标，提出解决问题的方法，并采取相应的措施帮助护理对象解决问题。

第二节　护理程序的步骤

护理程序由评估、诊断、计划、实施、评价 5 个步骤组成。护理程序是一个持续循环的过程，各步骤相互关联，具有交叉运用的特性（图 4-1）。

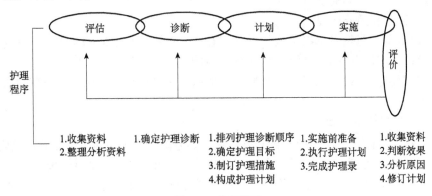

图 4-1　护理程序

一、护理评估

护理评估是护理程序的最初阶段，是一个系统、连续收集、组织、核实和记录护理对象有关健康资料的过程。护理评估是护理过程的基础与核心部分，并贯彻于护理过程的始终，评估的质量直接影响护理诊断、护理计划的准确性。

（一）收集资料

收集资料的目的：①为做出正确的护理诊断提供依据。②为制订护理计划提供依据。③为评价护理效果提供依据。④为护理科研积累资料。

（二）资料的分类

1. 主观资料　即护理对象的主诉，包括护理对象的经历、感觉以及所看到、听到或想到的关于健康状况的主观感觉。如疼痛、麻木、胀痛、疲劳等。

2．客观资料　是护理人员通过观察、体格检查或借助医疗仪器和实验室检查所获得的资料。如生命体征、面色发绀、呼吸困难等。

（三）资料的来源

1．护理对象是资料的主要来源　只要护理对象意识清楚、精神稳定，能用语言交流，就可作为收集资料的来源。

2．间接来源

（1）护理对象的亲友及相关人员。

（2）其他医务人员。

（3）护理对象的病历及记录。

（4）医疗护理文献。

（四）资料的内容

1．一般资料　包括护理对象的姓名、性别、年龄、职业、民族、婚姻状况、文化程度、宗教信仰、家庭住址、联系方式等。

2．现在健康状况　包括本次患病情况、目前主要健康问题、日常生活型态等。

3．既往健康状况　包括既往病史、婚育史、住院史、手术史、过敏史、传染病史、用药史、有无特殊嗜好等。

4．家族史　家庭成员有无与护理对象类似疾病或家族遗传病史。

5．护理体检结果　包括生命体征、意识状态、营养状况、身体各系统的阳性体征等。

6．近期实验室及其他检查的结果。

7．目前治疗和用药情况。

8．心理状况　包括对本次患病的看法和态度，对治疗与康复的认识，病后精神、行为及情绪的变化，护理对象的人格类型、应对能力等。

9．社会情况　包括护理对象在家庭中的地位、家庭成员的态度、经济状况、社会支持系统状况等。

（五）资料收集的方法

通过观察、交谈、护理体检及查阅有关记录等方法收集护理对象健康状况的资料。

1．观察法　是收集有关服务对象护理资料的重要方法之一。护士与服务对象的初次见面就意味着观察的开始，一般观察可以与交谈同时进行。观察时应注意服务对象的外貌、体位、步态、个人卫生、精神状况和反应等。在整个护理过程中，护士应及时对服务对象进行观察，特别应注意服务对象的非语言表现，以收集支持或否定护理诊断的资料，修改和补充护理计划，观察实施护理措施后的效果。

2．交谈法　通过与服务对象和家属的交谈来了解服务对象的健康状况，一般可分为：①正式交谈，是事先通知护理对象，有目的、有计划地交谈，如入院后的采集病史。②非正式交谈，是指护士日常工作中与护理对象的交谈，以及时了解到服务对象的真实想法和心理反应。交谈时护士应注意沟通技巧的运用，对一些敏感性话题应注意保护患者的隐私。

3．体格检查　护士应掌握一定程序的体检技能，能够为服务对象进行身体评估，以便及时了解病情变化和发现服务对象的健康问题。

4．查阅资料　包括服务对象的病历、各种护理记录及有关文献等。

二、整理分析资料

（一）整理资料

1. 按马斯洛的需要层次论分类

（1）生理需要。

（2）安全需要。

（3）爱与归属的需要。

（4）尊重需要。

（5）自我实现的需要。

2. 按戈登的健康型态分类　戈登的 11 个功能性健康型态：健康感知-健康管理型态、营养代谢型态、排泄型态、活动-运动型态、睡眠-休息型态、认知-感受型态、角色-关系型态、自我感受-自我概念型态、性-生殖型态、应对-压力耐受型态、价值-信念型态。

3. 按北美护理诊断协会（NANDA）的人类反应型态分类　NANDA 分类法 II 的 13 个范畴（见附 2）：健康促进、营养、排泄、活动/休息、感知/认知、自我感知、角色关系、性、应对/压激耐受性、生命准则、安全/防御、舒适、成长、发展。

（二）复查核实

护士需将已收集的资料进行核实，以保证资料的真实性、准确性和完整性。对一些不清楚或有疑点、遗漏的资料重新调查、确认并补充新资料。

（三）筛选资料

剔除对健康无意义或无关的部分，以利于集中解决主要的问题。

（四）分析资料

分析资料的目的是发现健康问题，为护理程序的下一步护理诊断做准备。通过与正常值进行比较或与护理对象健康时状态的比较，发现异常所在，进一步找出引起异常的相关因素和危险因素。可帮助护士预测今后患者可能发生的问题。

（五）记录资料

1. 记录应做到及时、客观、真实、准确、完整，避免错别字。

2. 主观资料尽量用患者的原话，并加上引号。

3. 客观资料要求使用医学术语，描述应具体、确切。

4. 记录时避免使用"好、坏、佳、尚可、正常、增加、严重"等无法衡量的词语。

三、护理诊断

护理诊断是护理程序的第二步骤，是护士收集了有关护理对象的全部资料，并加以综合分析、整理后，根据护理对象存在的问题做出的判断。

（一）护理诊断的概念

北美护理诊断协会（NANDA）在 1990 年提出并通过的定义，即护理诊断是关于个人、家庭、社区对现存的或潜在的健康问题及生命过程中问题的反应的一种临床判断，是护士为达到预期结果选择护理措施的基础，这些预期结果应能通过护理职能达到。

（二）护理诊断的分类

护理诊断分为现存的、潜在的、健康的三种类型。

1. 现存的护理诊断　是指护理对象评估时已经存在的健康问题。如"清理呼吸道无效""皮肤完整性受损"等。

2．潜在的护理诊断　是护理对象目前尚没有发生的问题，但有危险因素存在，若不进行预防处理就可能会发生的问题。如"有感染的危险""有皮肤完整性受损的危险"等。

3．健康的护理诊断　描述的是个人、家庭或社区人群具有的能进一步提高健康水平的临床判断。如"母乳喂养有效"。

（三）护理诊断的组成

护理诊断由四部分组成，即诊断的名称、定义、诊断依据和相关因素。

1．名称　是针对护理对象健康问题或生命过程中反应的概括性的描述。应尽量使用NANDA 认可的护理诊断名称，有利于护士之间的交流和护理教学的规范。一般用改变、减少、缺乏、缺陷、过多、增加、无效或低效等特定描述语。

2．定义　是对护理诊断名称内涵清晰、正确地描述和解释，并以此与其他护理诊断相区别。

3．诊断依据　是做出该护理诊断的临床判断。诊断依据是护理对象诊断时必须具备的症状、体征或有关病史，也可以是危险因素。对于潜在的护理诊断依据则是原因本身（危险），诊断依据分为主要依据和次要依据。

（1）主要依据：是指形成某一特定诊断所应具有的症状和体征及有关病史，是诊断成立的必要条件。

（2）次要依据：是指在形成诊断时，多数情况下会出现的症状、体征及病史，对诊断的形成起支持作用，是诊断成立的辅助条件。

4．相关因素　是指影响个体健康状况，导致健康问题的直接因素、促发因素或危险因素。常见相关因素可以来自：①病理生理方面；②治疗方面；③心理方面；④情绪方面；⑤发展方面。

（四）护理诊断的陈述

护理诊断的陈述包括三要素：健康问题，护理诊断的名称（P）；症状与体征（S）；相关因素（E）。其陈述主要有以下三种方式。

1．三段式陈述（PSE）　常用于现存的护理诊断。例如，营养失调（P）：肥胖（S）；与进食过多有关（E）。

2．两段式陈述（PE 或 SE）　常用于危险的诊断或三段式护理诊断的简化。例如，有皮肤完整性受损的危险（P）；与长期卧床有关（E）；体温过高（S）；与肺部感染有关（E）。

3．一段式陈述（P）　常用于健康的护理诊断，例如，有提高健康水平的意愿。

（五）护理诊断与合作性问题及医疗诊断的区别

护理诊断和医疗诊断的区别见表 4-1

表 4-1　护理诊断和医疗诊断的区别

项目	护理诊断	医疗诊断
临床判断的对象	对个体、家庭、社会的健康问题及生命过程反应的一种临床诊断	对个体病理生理变化的一种临床诊
描述的内容	描述的是个体对健康问题的反应	描述的是一种疾病
决策者	护士	医疗人员
职责范围	在护理职责范围内进行	在医疗职责范围内进行
适应范围	适应于个体、家庭、社会的健康问题	适用于个体的疾病
数量	往往有多个	一般情况下只有一个
是否变化	随病情的变化而变化	一旦确诊则不会改变

（六）合作性问题

1. 定义　在临床护理实践中，患者的有些问题是目前的护理诊断所未能涵盖的，而这些问题又确实需要护理提供干预或措施。出于试图解决这一问题的想法，Linda Juall Carpenito 于 1983 年提出了"合作性问题"这个概念。她认为需要护士提供护理干预的问题很多，可分为两大类，一类是护士直接通过护嘱就可以解决的问题，属于护理诊断；另一类是需要与其他健康保健人员共同合作解决的问题，护士主要提供监测护理，属于合作性问题（collaborative problem）。

合作性问题是需要护士进行监测，及时发现其发生和情况变化的一些生理并发症，是需要护士运用医生的医嘱和护理措施来共同处理以减少并发症发生的问题。

2. 陈述方式　合作性问题有其固定的陈述方式，都是以"潜在并发症（potential complication，简称 PC）"开始，即都以"潜在并发症：××××"或"PC：××××"的方式表述。例如，潜在并发症：出血性休克（或 PC：出血性休克）。

（七）与护理诊断的区别

临床上出现的并发症很多，但并非所有的并发症都属于合作性问题，如果护士能够提供独立护理措施，并能预防其发生的并发症则属于护理诊断；而护士不能通过护理措施独立预防和独立处理的并发症才是合作性问题。如皮肤因长期受压而导致的"有皮肤完整性受损的危险"可通过护理措施来预防或处理，即为护理诊断；而对于术后患者的伤口出血，仅通过护理措施是无法预防的，则这一问题属于合作性问题。合作性问题与护理诊断的区别见图 4-2。

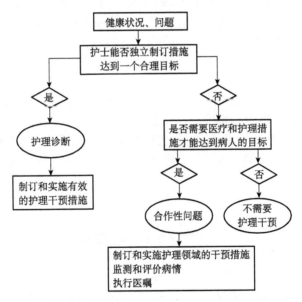

图 4-2　合作性问题与护理诊断的区别

（八）书写护理诊断的注意事项

1. 使用统一的护理诊断名称：尽量使用 NANDA 认可的护理诊断名称，有利于护理人员之间的交流与探讨、与国际接轨和护理教学的规范，不要随意编造护理诊断。

2. 贯彻整体护理观念，做全面的诊断。

3. 明确找出每一个护理诊断的相关因素。

4. 护理诊断是由护理措施能够解决的问题。

5. 一个护理诊断针对一个健康问题。

6. 陈述中避免与临床表现、护理目标、措施、相关因素、医疗诊断相混淆。

7. 有关"知识缺乏"诊断的陈述：知识缺乏在陈述上有其连续性，应为"知识缺乏：缺乏……方面的知识"，如"知识缺乏：缺乏结核病方面的知识"。不使用"与……有关"的陈述方式。

8. 避免使用可能引起法律纠纷的语句。例如，"皮肤完整性受损：与护士未及时给患者翻身有关""有受伤的危险：与护士未加床档有关"。

四、护理计划

护理计划是护理程序的第三步骤，是护士在评估及诊断的基础上对患者的健康问题、护理目标及护理所采取的护理措施的一种书面说明。护理计划的制订，不仅为临床护理提供理论依据，为护理提供详细的实践指南，还可以促进护理个体化，体现护理工作的连续性和科学性，有助于护理效果的评价。护理计划包括四个方面：①确定护理诊断的顺序；②确定护理预期目标；③制订护理措施；④护理计划的书写。

（一）确定护理诊断的顺序

当护理对象出现多个护理诊断时，应根据问题的轻重缓急确定先后顺序，决定首优、中优、次优的问题，以保证护理工作高效、有序地进行。

1. 首优问题　是指直接威胁患者生命，需立即解决的问题。如心排血量减少、气体交换受损、清理呼吸道无效等问题。

2. 中优问题　是指那些虽然未直接威胁生命，但对服务对象的身心造成痛苦，严重影响其健康的问题。如皮肤完整性受损，体温过高、有受伤的危险等问题。

3. 次优问题　是指那些个人在应对发展和生活变化时所遇到的问题。如社交孤立，角色冲突等问题。

（二）确定护理预期目标

预期目标也称预期结果，是指护理对象在接受护理后，期望能够达到的健康状态或行为的改变，也是护理效果评价的标准。

1. 目标的种类　根据实现目标所需要的时间可分为短期目标和长期目标两类。

（1）短期目标：是指在相对较短时间内（少于 1 周）可以达到的目标。例如，"4 天时患者下床行进 50 米"。

（2）长期目标：是指相对较长时间（数周、数月）才能达到的目标。例如，患者在住院时说出糖尿病饮食治疗的具体措施。

2. 目标的陈述方式　主语+谓语+行为标准+条件状语。

（1）主语：指护理对象或护理对象的生理功能或机体的一部分。如患者的体温、体征等。当护理对象充当目标的主语时，可以省略。

（2）谓语：指护理对象能够完成的行为，患者叙述什么、做什么，该行为必须是可观察到的，所用的动词是可以测量的。

（3）行为标准：指护理对象完成该行为动作所达到的程度。

（4）时间状语：指护理对象完成该行为动作所需的时间。

（5）条件状语：指护理对象完成行为动作所具备的条件。

例如：　　7 小时内　　　患者　　　能自行　　　排尿　　　200ml
　　　　　（时间状语）　（主语）　（条件状语）　（谓语）　（行为标准）

3．目标的陈述要求　①目标应以患者为中心；②目标必须与患者的健康问题相符；③目标必须切实可行；④目标必须是可测量、可评价的；⑤目标应有明确的针对性；⑥应让护理对象参与目标的制订。

（三）制订护理措施

护理措施是护士协助护理对象实现护理目标的工具和手段。护理措施的制订必须针对护理诊断指出的原因，结合服务对象的具体情况，运用护理知识和经验做出决策。

1．护理措施的类型　护理措施可分为以下3类：

（1）依赖性护理措施：是指护士遵循医嘱执行的护理活动。例如，给药、记出入量等。

（2）独立性护理措施：是指护士运用护理知识和技能独立完成的护理活动，即护嘱。包括：帮助患者完成日常生活和协助目标活动；为患者提供心理支持；为患者及家属提供健康教育和咨询等。

（3）协作性的护理措施：是指护士与其他医务人员合作完成的护理活动。

2．制订护理措施的要求

（1）护理措施应有针对性：针对护理目标，一个目标可通过几项护理措施来实现，按主次、承启关系排列。

（2）与其他医务人员的措施相一致：意见不同时应一起协商，达成共识。

（3）护理措施应切实可行：需考虑患者的具体情况及各方面的情况和条件，便于实施护理措施。

（4）应明确、具体、全面、有指导性：使护患双方均能准确、容易地执行措施。

（5）以科学的理论为依据：护理措施的依据来自于自然科学、行为科学、人文科学的理论和知识。护理措施的前提是一定要保证患者的安全，禁止将没有科学依据的措施用于患者。

（6）鼓励护理对象参与制订：使护理对象能积极接受与配合，保证护理措施的最佳效果。

（四）护理计划的书写

护理计划是将护理诊断、目标、措施等各种信息按一定规格组合而形成的护理文件。护理计划是在患者入院时开始书写，并随患者健康问题的改变不断修订，这是对患者的问题做出诊断和处理的记录，也是护士之间以及医护之间交流信息资料的工具，为护士实施护理提供指导，也可作为评价护理工作的依据。护理计划的书写格式是多种多样的，主要内容包括日期、护理诊断、护理目标、拟执行的护理措施及效果评价（表4-2）。

表 4-2　护理计划单

姓名　　　　床号　　　　病室　　　　科别　　　　住院号

开始日期	护理诊断	护理目标	护理措施	效果评价	停止日期	签名
×月×日	气体交换受损：与左心功能不全所致肺循环淤血有关	1周内患者主诉呼吸困难程度减轻，无缺氧	①注意观察呼吸困难、发绀的程度及肺部啰音的变化；②注意室内空气流通，患者的衣物、被子应松软以减少憋闷感；③遵医嘱给予氧气吸入；④鼓励患者多翻身、咳嗽，进行深而慢的呼吸；⑤遵医嘱给予纠正心力衰竭的药物，注意观察和预防药物的不良反应	患者主诉呼吸困难减轻，无发绀表现，肺部无啰音，血气恢复正常水平	×月×日	

五、护理实施

实施护理计划是护理程序的第四个步骤，是将护理计划付诸行动，实现护理目标的过程。在这个过程中，实施的成功与否与护理人员的专业知识、操作技能、沟通技巧、预见性措施和观察能力等密切相关。

一般情况下，护理实施是在护理计划制订之后，但在某些情况下，如抢救危重患者时，实施常先于计划之前。

（一）实施前的准备

1. 对患者再评估　由于患者病情不断变化，应收集患者最新资料，确认是否有新的健康问题出现。

2. 重新审视修正护理计划　在实施计划之前，须再次审视计划，以判断患者健康问题是否真实存在，护理目标是否具体，护理活动是否合适。

3. 准备执行　护士在实施计划前应进行准备，包括自身和物力准备，使护士和患者承受的危险和意外降至最低。

（二）实施过程

实施是护士运用操作技术、沟通技巧、观察能力、合作能力和应变能力去执行护理措施的过程。在实施计划的过程中，应充分发挥患者及家属的积极性，主动地参与护理活动；指导患者有关健康照顾的知识与技能；帮助患者分析导致健康问题发生的危险因素及促发因素，提高患者预防疾病的能力；评估患者潜在并发症或危险性问题；对护理措施实施的效果进行评价，为进一步修订护理计划提供资料。

（三）实施后的记录

护士应将所提供的护理措施、患者的反应及护理效果进行记录。记录要求及时、准确、真实、重点突出。护理记录的方法有叙述记录、PIO 记录法、SOAPE 记录法及焦点记录法（表 4-3）。

表 4-3　护理记录（PIO 格式）

日期	时间	护理记录	护士签名
×月×日		P：体温过高（39.5℃）：与泌尿系统感染有关 I：物理降温，给予乙醇擦浴；按医嘱给予氨苄西林 5.0mg 加 0.9%的氯化钠注射液 500ml 静脉滴注；密切观察病情变化，4 小时测量体温 1 次；每日饮水 2500ml	
×月×日		O：体温降至 38℃	

六、护理评价

评价是将患者的健康状态与护理计划中预定的目标进行比较并做出判断的过程。通过评价可以了解患者是否达到预期的护理目标，护理活动是否恰当、合适，患者的需求是否得到满足。评价是护理程序的最后一步，但这并不意味着护理程序的结束。相反，通过评价发现新问题、做出新诊断和计划，或对原来的方案进行修改，而使护理程序循环往复地进行下去。

（一）评价的形式

评价的形式有过程评价、效果评价和综合评价。

1. 过程评价　是以评价护理质量为目的的评价过程。主要是评价护理人员能否按照护理标准开展护理活动，提供护理服务。通过评价能及时发现护理中的不足或存在的问题，及时修订计划，以便真正达到为护理对象解决健康问题的目的。

2．效果评价　是对实施护理计划后，患者原有的健康问题变化程度的评价。评价的重点是实施护理措施后，患者目前的健康状况是否与预期结果一致，评价护理目标的实现情况。

3．综合评价　是将效果评价与过程评价全面结合起来，进行综合的评价过程。综合评价可促使护士按照护理程序为患者解决问题，还可以通过过程评价纠正护理偏差，判断护理措施的有效性及规范护理人员的专业行为，促使护理人员不断学习，提高护理质量。

评价的形式还可以根据护理评价的时间分为：及时评价、阶段评价和最终评价。

（二）评价的步骤

1．收集资料　通过护理过程的记录，与患者接触、交流，检查评价，查阅病历等方法，收集患者各方面的资料。

2．对比标准，评价目标实现与否　评价时，用目标陈述中所规定的期限，将患者目前的健康状况与目标中预期的状况进行比较、判断，衡量目标实现与否的程度。

目标实现的程度可分为三种：①目标完全实现；②目标部分实现；③目标未实现。

3．分析、确定目标未实现的原因　对目标部分实现和目标未实现的原因进行分析、探讨，以寻求、发现相关的原因。

目标未实现的原因一般有以下几种情况：①收集的资料不全或不准确；②护理诊断有误；③目标不切实际，目标值过高；④患者病情发生变化，护理措施已不适应；⑤患者不合作，护患关系不协调。

4．重审护理计划　护理评价的目的就是及时发现问题，不断地修订护理计划，以满足患者的需要。对护理计划的调整有以下几种方式：

（1）继续：问题尚未彻底解决，护理目标与护理措施恰当，继续执行原计划。

（2）停止：对已实现的护理目标与解决的问题，停止原有的护理措施。

（3）删除：经过分析或实践验证不存在或判断错误的诊断应予以删除。

（4）修订：对继续存在的健康问题，修改不恰当的护理诊断、目标或措施。

（5）增加：针对未发现或新出现的护理诊断，及时加入到护理计划中。

附：住院患者入院评估表

姓名　　　　　性别　　　　　年龄　　　　　床号　　　　　住院号

一般资料					
职业：		民族：		宗教信仰：	
文化程度：	文盲□　　小学□　　初中□　　高中□　　大专□　　本科以上□				
入院诊断：			入院时间　　年　　月　　日　　时　　分		
费用支付：	自费□　　医疗保险□　　公费□　　　其他□				
入院途径：	门诊□　　急诊□　　转入□				
入院方式：	步行□　　轮椅□　　平车□				
入院评估					
T:　　　℃	P:　　　次/分		R:　　　次/分	BP:　　　/　　　mmHg	
主诉：					
既往史:	体健□　　高血压□　　糖尿病□　　冠心病□　　脑血管病后遗症□ 其他				
过敏史:	不详□　　否认□　　青霉素□　　磺胺□　　　其他				

意识状态：清醒□	嗜睡□	意识模糊□	昏睡□	昏迷□
视力障碍：无□	有：左□/右□			
听力障碍：无□	有：左□/右□			
活动型态：完全依赖□	部分依赖□	独立□		
舒适型态：舒适□ 疼痛□（部位：　　　　程度：轻度□ 中度□ 重度□） 　　　　其他□				
睡眠型态：自然入睡□	药物辅助□（药名：　　　　）			
饮食：种类 普食□ 半流食□ 流食□ 禁食□ 鼻饲□ 其他□ 　　食欲 好□ 一般□ 差□				
排泄型态：小便 正常□ 失禁□ 排尿困难□ 留置尿管□ 　　　　大便 正常□ 腹泻□ 便秘□ 造瘘□				
皮肤情况：正常□ 水肿□（部位：　　）烫伤□（部位：　　）伤口□（部位：　　） 　　　　压疮：有□（部位：　　）（面积：　　）高危□（评分：　　）无□ 　　　　病房建表□　　　　质控建表□				
跌倒风险：评分：　　分　　　高危□				
管路：中心静脉□ 尿管□ 胃管□ 引流管□ PICC□ 人工气道□ 　　其他□				
对疾病的认识：完全了解□	部分了解□	不了解□		
其他：				

注：背面附常用评估表（压疮 Braden 评分表、疼痛评分表和 Morse 跌倒风险评估表）

护士签名：　　　　　　年　月　日　时

压疮危险因素评估表（Braden 评估表）				
项目　　　　分数	1	2	3	4
1.感觉	□完全受损	□非常受损	□轻微受损	□无受损
2.湿期	□持续潮湿	□经常潮湿	□偶尔潮湿	□很少潮湿
3.活动	□卧床	□坐位	□偶尔行走	□经常行走
4.移动	□完全不自主	□非常受限	□轻微受限	□不受限
5.营养	□非常缺乏	□可能缺乏	□充足	□营养丰富
6.摩擦力和剪切力	□有问题	□潜在的问题	□无明显问题	
总分：＿＿＿＿　备注：总分≤12 分，可界定高危，如果有符合以下项目者请打上勾。				
□休克（应用血管活性药物）	□年龄≥85 岁	□白蛋白<28g/L	□中、重度水肿	□昏迷
跌到危险因素评估表（Morse 跌倒风险评估量表）				
最近三个月内有无跌倒记录	否=0		是=25	
多于一个类目的的疾病诊断	否=0		是=15	
接受药物治疗（见备注）	否=0		是=20	
步行时需要帮助	否、轮椅、平车=0		拐杖、助步架、手杖=15	
精神状态	自主行为能力=0		无控制能力=15	
步态/移动	正常、卧床不能移动=0	虚弱=10	严重虚弱=20	
总分：＿＿＿＿　备注：高危≥45 分				
备注：常见可能引起跌倒药物（镇静药、催眠药、抗抑郁药、抗高血压药、抗心律失常药、扩血管药、非类固醇抗惊厥药、利尿剂、止痛药）				

疼痛程度自我评估刻度表										
应具体描述部位及进行疼痛程度评分。 1. 0分：无痛；　　　　2. 1~3分：轻微痛，可忍受，能正常生活、睡眠； 3. 4-6分：比较痛，轻度影响睡眠，需要止痛药；　　4. 7~9分：非常痛，影响睡眠，需用麻醉止痛剂； 5. 10分：剧痛，影响睡眠较重，伴有其他症状或被动体位。										
不痛										最痛
0	1	2	3	4	5	6	7	8	9	10
备注：轻度：1~3分　　　　中度：4~6分　　　　重度：7~10分										

目标检测

选择题

1．以人为中心，以护理程序为基础，以现代护理观为指南，对人实施从生理、心理和社会各个方面的护理，从而使人达到最佳健康状况的护理是
A．个案护理　　　B．功能制护理
C．小组护理　　　D．责任制护理
E．整体护理

2．在护理程序中，指导护理活动的思想核心是
A．以完成的护理工作内容为中心
B．以医院管理的重点任务为中心
C．以维护医护人员的利益为中心
D．以执行医嘱为中心
E．以护理的服务对象为中心

3．收集资料的内容不包括
A．观察病情　　　B．护理措施
C．询问病史　　　D．护理体检
E．阅读病历

4．下列不属于客观资料的是
A．心率　　　　　B．焦虑
C．面色　　　　　D．体温升高
E．呼吸困难

5．护理计划主要是依据下列哪项制订的
A．检查报告　　　B．医疗诊断
C．护理诊断　　　D．护理体检
E．既往病史

6．护理计划的制订应
A．不包括健康教育
B．根据患者的需求而定
C．符合实际，患者能做到
D．与其他医疗措施相一致
E．与护士人数相适应

7．护理目标的陈述对象是
A．患者　　　　　B．护士
C．医生　　　　　D．患者家属
E．其他工作人员

8．实施护理计划时，下列不妥的是
A．患者和家属应积极参与实施
B．实施过程中应注意随时调整
C．实施效果是衡量实施者能力的标准
D．由计划者执行
E．其他医务人员不参与护理计划的实施

9．下列不属于护理诊断中的健康问题的是
A．便秘
B．潜在的感染
C．发热待查
D．皮肤完整性受损
E．恐惧

10．在制订护理措施中，下列不妥的是
A．护理措施要与护士人数相适应
B．护理措施要切合实际
C．护理措施应依据护理目标而定

D．护理措施应与其他的医疗措施相一致

E．护理措施制订允许患者和家属参与

11．李某，70 岁，肺癌化疗后出现口腔溃疡，护士为其进行口腔护理前首先应

A．准备用物

B．检查漱口溶液

C．解释目的

D．评估患者

E．安置患者体位

12．吴女士，44 岁，腹痛、腹泻，每天水样便 5～6 次，患者神疲懒言。查体：T 38℃，皮肤无光泽。下列护理诊断应排在首位的是

A．营养失调　　　B．体液不足

C．焦虑　　　　　D．体温过高

E．有体液不足的危险

13．韦某，75 岁，因左下肢股骨颈骨折入院，给予患肢持续牵引复位，患者情绪紧张，主诉患肢疼痛。评估患者后，护士应首先解决的健康问题是

A．焦虑

B．疼痛

C．躯体移动障碍

D．生活自理缺陷

E．有皮肤完整性受损的危险

14．江某，70 岁，因患急性心肌梗死住院，现胸痛难忍，呼吸急促。此时排在首位的护理诊断是

A．焦虑：与胸痛有关

B．缺氧：与心肌梗死有关

C．冠心病：与心肌梗死有关

D．心肌梗死：与缺血缺氧有关

E．胸痛：与心肌缺血有关

15．黄女士，48 岁，呕吐、腹痛、每天黏液便 4～5 次，食欲缺乏，患者神疲懒言。查体：T 38℃，皮肤萎蔫无光泽。住院后护士嘱患者卧床休息，给予补液消炎处理。请问下列护理诊断正确的是

A．痢疾　　　　　B．恐惧

C．腹泻　　　　　D．急性胃肠炎

E．营养不良

第五章 护理安全防范

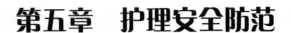

教学目标

了解：护理安全的影响因素及防范原则。

熟悉：职业损伤的危险因素。

掌握：常见护理职业损伤的防护措施。

第一节 护理安全防范

一、概述

（一）概念

1. **护理安全** 指在实施护理的全过程中，患者不发生法律和法定的规章制度允许范围以外的心理、机体结构或功能上的损害、障碍、缺陷或死亡。

2. **护理事故** 指在护理工作中，由于护理人员的过失，直接造成患者死亡、残疾、组织器官损伤导致功能障碍或造成患者明显人身损害的其他后果。

按照 2002 年 9 月卫生部颁布实施的《医疗事故处理条例》，根据患者被损伤的程度，把医疗事故或者护理事故分为四级：

一级——死亡、重度残疾。

二级——中度残疾、严重组织器官功能障碍。

三级——轻度残疾、一般组织器官功能障碍。

四级——严重人身损害的其他后果。

3. **护理差错** 指在护理工作中，因责任心不强、工作粗疏、不严格执行规章制度或违反技术操作规程等原因，给患者造成精神及肉体的痛苦，或影响医疗护理工作的正常进行，但未造成严重后果和构成事故。

（二）护理安全防范的意义

1. **有利于提高护理质量** 护理安全是护理质量的核心，保障了护理安全就是提高了护理质量。在医院等级评审中，如果当年发生了医疗事故，就取消评审资格。

2. **创造和谐的医疗环境** 保障了护理安全，提高了护理质量，就会赢得患者的信任，创造良好的护患关系；反之就会造成医患关系紧张。现在，人们的法律意识、维权意识提高了，医护人员稍有不慎，就会被投诉，引发医疗纠纷，甚至会引发暴力事件。

3. **保护护理人员的自身安全** 发生医疗事故是非常严重的事件，会给患者和医务人员带来无法挽回的损失。对于医务人员来说，除了心理上自责、后悔、遗憾，还会受到不同程度的处罚，严重的还要负法律责任。所以说保障了患者的护理安全，就是保障医务人员自身的安全。

二、护理安全的影响因素

（一）人员因素

1. 护理人员数量配备不足　护理人员是护理措施的实施者，当前社会对护理专业人员数量的需求有较大提高，应及时根据护理专业发展的情况进行调整，如果长期超负荷工作、身心处于疲劳状态，就可能会影响护士对制度的执行力而给患者造成伤害。

2. 护理人员素质　包括政治思想素质、职业道德素质、业务素质等。当这些素质不能满足护理职业的要求时，就有可能造成言语、行为不当或过失，给患者身心造成不良后果。

（二）技术因素

由于护理人员技术水平低或不熟练、操作失误或操作错误、忽视细节性观察、违反操作常规、业务知识欠缺、临床经验不足、缺乏应急性处理的经验等对患者安全构成威胁，特别是随着新技术、新项目的大量引进，护理工作中复杂程度高、技术要求高的内容日益增多，不仅增加了护理工作的压力，而且导致护理工作技术风险增大，影响护理安全。

（三）管理因素

管理因素包括管理制度不健全、业务培训不到位（理论知识、操作、法律）、管理监督不得力（排班不合理，护士超负荷工作，工作责任界定不清晰，缺乏协作精神）。

（四）环境因素

1. 医院的基础设施、病区物品配置存在不安全的因素　如未安装床档和走廊扶手、地面过滑、物品数量不足等。

2. 环境污染所致的隐性不安全因素　如院内交叉感染、蚊虫叮咬。

3. 医用危险品使用不当　如氧气、烤灯、乙醇、高频电刀、高压氧舱、放射性治疗不当。

4. 病区治安管理不严　如失窃。

（五）患者因素

患者因素包括患者的心理素质、对疾病的认知程度及承受力。如擅自改变输液滴数、不按医嘱服药、不遵医嘱控制饮食、不定期复查、不配合护理操作等。

三、护理安全的防范原则

1. 加强护理职业安全的教育　树立"安全第一"的观念。

2. 强化法制观念、提高法律意识　减少法制观念不强造成的护理差错和事故，学会运用法律武器维护自身合法权益。

3. 加强专业理论和技术培训　定期、系统地专业培训。

4. 提高系统安全性和有效性　健全安全管理制度，落实各项安全管理措施。

5. 建立连续监测的安全网络

（1）医院应实行"护理部-科护士长-病区护士长"三级目标管理责任制，护理部设立安全领导小组，科室成立安全监控小组。

（2）监督检查护理物品的质量、性能等是否符合安全要求，是否对患者、操作人员及社会构成潜在危险，检查物品有无商标、厂址、合格证书等，防止购入假冒伪劣商品。

（3）对有可能影响全局或最容易出问题的环节应重点监控。如手术室、急诊科、ICU、供应室，对风险大、涉及面广、影响大的工作区域应该给予足够的重视并加强监督。

第二节 护理职业防护

一、概述

（一）概念

1. **护理职业防护** 指在护理工作中针对各种职业性有害因素采取多种有效措施，以保护护士免受职业损伤因素的侵袭，或将其所受伤害降到最低程度。

2. **护理职业暴露** 指护理人员在从事诊疗、护理活动过程中，接触有毒、有害物质或病原微生物，以及受到心理社会等因素的影响而损害健康或危及生命的职业暴露。

3. **护理职业风险** 是指在护理服务过程中可能发生的一切不安全事件。

4. **普及性预防** 即在为患者提供医疗服务时，无论是患者还是医务人员的血液和深层体液，也无论其是阳性还是阴性，都应当作为具有潜在的传染性加以防护。

5. **标准预防** 即假定所有人的血液等体内物质都具有潜在的传染性，接触时均应采取防护措施，切断职业感染经血液传播疾病的途径。

（二）护理职业防护的意义

1. **提高护士职业生命质量** 护理职业防护措施的有效实施，不仅可以避免职业性有害因素对护士的伤害，而且还可以控制由环境和行为引发的不安全因素。通过职业防护可以维护护士的身体健康，减轻心理压力，增强社会适应能力，从而提高护士的职业生命质量。

2. **科学规避护理职业风险** 护士通过对职业防护知识的学习和技能的强化，可以提高护士职业防护的安全意识，使之严格遵守护理操作规程，自觉履行职业规范要求，有效控制职业危险因素，科学规避护理职业风险，减少护理差错、事故的发生，增加护理工作的安全感和成就感。

3. **营造轻松和谐的工作氛围** 良好、安全的职业环境，不仅可以对劳动者产生愉悦的身心效应，而且可以增加护士职业的满意度，促进人与人之间的情感交流，使之获得对职业选择的积极认同。同时，轻松愉快的工作氛围，可以缓解护士工作的压力，改善护理人员的精神卫生状况，焕发职业工作的激情，提高护士的职业适应能力。

二、职业损伤危险因素

（一）生物性因素

生物性因素是影响护理职业安全最常见的职业性有害因素。

1. **细菌** 葡萄球菌、链球菌、肺炎球菌、大肠埃希菌等。

2. **病毒** 肝炎病毒、冠状病毒、艾滋病病毒等。

（二）化学性因素

1. **化学消毒剂** 如甲醛、过氧乙酸、含氯消毒剂、戊二醛等，长期接触可造成肝损害和肺纤维化。

2. **化疗药物** 如环磷酰胺、氮芥、多柔比星、丝裂霉素、氟尿嘧啶及紫杉醇等，防护不当，长期小剂量接触可引起白细胞下降及自然流产率增高，还有致畸、致癌危险。

（三）物理性因素

1. 锐器伤　是最常见的职业性有害因素之一，感染的针刺伤是导致血液性传播疾病的最重要因素。同时，针刺伤也可对护士造成极大的心理伤害，产生焦虑和恐惧，甚至影响护理职业生涯。

2. 负重伤　护士体力劳动多、强度大，容易造成腰部肌肉扭伤、引发腰椎间盘突出。长时间站立和走动还可引起下肢静脉曲张等。

3. 放射性损伤　紫外线、激光等放射性物质，如防护不当，长期接触可致机体免疫功能障碍，甚至致癌。

4. 温度性损伤　热水袋烫伤、氧气或乙醇烧伤、红外线烤灯或高频电刀灼伤等。

5. 噪声　主要来源于监护仪、呼吸机的机械声、报警声、电话铃声、患者的呻吟声、物品及机器移动的声音等。研究人员发现，从 1960 年开始，在世界范围内医院白天的平均声音强度从 57dB 上升到了今天的 72dB，而晚上的声音强度则从原来的 42dB 上升到了 60dB。远远超过 WHO 规定的医院噪声标准，即病房中的声音强度不应超过 35dB。护理人员长期处于这样的工作环境中，会引发多器官功能的改变，严重者可导致听力、神经系统等的损害。

（四）心理-社会因素

护士面临的危险因素：精神压力、工作紧张、频繁夜班、人际关系等。

三、常见护理职业损伤的防护措施

（一）锐器伤的职业防护

1. 概念　锐器伤是一种由医疗利器，如注射器针头、缝针、各种穿刺针、手术刀、剪刀、碎玻璃、安瓿等造成的意外伤害。

2. 原因

（1）意外损伤：掰安瓿、抽吸药液过程中被划伤，手术中传递器械不规范极易造成自伤或伤及他人。

（2）患者因素：注射、拔针时患者躁动不配合误伤。

（3）护士自我防护意识淡薄：护士在接触患者的血液、体液时没有采取防护措施。

（4）护士技术不熟练和操作不规范：徒手掰安瓿，错误的拔针方法，直接用手接触锐器，双手回套针帽产生的刺伤。

（5）身心疲劳：护理人力配备不足、工作强度大，护士易身心疲劳，在护理操作时精力不集中而致误伤。

（6）教育培训不够，防护用品不到位：医院未开展安全防护教育，防护用品不足，未引进具有安全防护功能的一次性医疗用品。

3. 锐器伤的防护措施

（1）建立锐器伤防护制度，增强自我防护意识：严格执行护理操作常规和消毒隔离制度，有可能接触患者的血液、体液的诊疗和护理操作时必须戴手套，操作完毕脱去手套后立即洗手，必要时进行手消毒；手部皮肤如有破损，在进行有可能接触患者血液、体液的诊疗和护理操作时必须戴双层手套；保证充足的光线，器械传递要娴熟规范，特别注意防止被针头、缝合针、刀片等锐器刺伤或划伤。

（2）规范锐器使用中的防护：抽吸药液时严格使用无菌针头，抽吸后必须立即单手操作套上针帽；静脉加药时须去除针头经三通给予；使用安瓿制剂时，先用砂轮划痕再掰安瓶，可采用垫棉花或纱布的方法以防损伤皮肤。制订完善的手术器械摆放及传递的规定，规范器械护士的基本操作。

（3）严格管理医疗废物：使用后的锐器应当直接放入耐刺、防渗漏的利器盒内，以防止刺伤；护理工作中使用便捷的符合国际标准的锐器回收器，严格执行医疗垃圾分类标准，锐器不应与其他医疗垃圾混放，应放置在特定的位置；封好的锐器容器在搬离病房前应有明确的标志，便于监督执行。

（4）纠正易引起锐器伤的危险行为：①禁止用双手分离污染的针头和注射器。②禁止用手直接接触使用后的针头、刀片等锐器。③禁止用手折弯或弄直针头。④禁止双手回套针帽。⑤禁止用手直接传递锐器（手术中锐器用弯盘或托盘传递）。⑥禁止徒手携带裸露针头等锐器。⑦禁止消毒液浸泡针头。⑧禁止直接接触医疗垃圾。

（5）加强护士健康管理：①建立护士健康档案，定期体检及接种疫苗。②建立损伤后登记上报制度。③建立锐器伤处理流程。④建立受伤护士的监控体系，追踪伤者健康状况。

（6）和谐沟通、相互配合：为不合作或昏迷躁动患者治疗时，尽力与患者或家属沟通，必要时请求其他人员协助配合，尽量减少锐器误伤自己或患者。

（7）合理安排工作时间：根据工作性质，实行弹性排班，灵活机动地安排休息时间，使护士身心得以缓冲，减轻压力，焕发精神、提高工作效率和质量，减少锐器伤的发生。

4. 锐器伤紧急处理方法

（1）立即用手从伤口近心端向远心端挤血（禁止挤压局部伤口）。

（2）肥皂水清洗伤口并用流动水冲洗 5 分钟。

（3）用 0.5%碘伏（聚维酮碘）或 75%乙醇消毒伤口并包扎。

（4）向主管部门汇报并填写锐器伤登记表。

（5）评估锐器伤要根据患者血液中含有病原微生物（如病毒、细菌）的多少和伤口深度、暴露时间、范围进行，并做相应的处理。

　【知识拓展】

1. 艾滋病病毒职业暴露的分级

（1）发生以下情形时，确定为一级暴露

1）暴露源为体液、血液或者含有体液、血液的医疗器械、物品。

2）暴露类型为暴露源沾染了有损伤的皮肤或者黏膜，暴露量小且暴露时间较短。

（2）发生以下情形时，确定为二级暴露

1）暴露源为体液、血液或者含有体液、血液的医疗器械、物品。

2）暴露类型为暴露源沾染了有损伤的皮肤或者黏膜，暴露量大且暴露时间较长；或者暴露类型为暴露源刺伤或者割伤皮肤，但损伤程度较轻，为表皮擦伤或者针刺伤。

（3）发生以下情形时，确定为三级暴露

1）暴露源为体液、血液或者含有体液、血液的医疗器械、物品。

2）暴露类型为暴露源刺伤或者割伤皮肤，但损伤程度较重，为深部伤口或者割伤物有明显可见的血液。

2. 艾滋病病毒职业暴露后的处理措施

（1）用肥皂水和流动水清洗污染的皮肤，用等渗盐水冲洗黏膜。

（2）如有伤口，应当在伤口旁端轻轻挤压，尽可能挤出损伤处的血液，再用肥皂水和流动水进行冲洗；禁止进行伤口的局部挤压。

（3）受伤部位的伤口冲洗后，应当用消毒液，如 75%乙醇或者 0.5%碘伏进行消毒，并包扎伤口；被暴露的黏膜，应当反复用等渗盐水冲洗干净。

（二）化疗药物损害的职业防护

1. 化学药物治疗的概念　广义的化学治疗是指病原微生物、寄生虫所引起的感染性疾病以及肿瘤采用化学治疗的方法，简称化疗。从狭义上讲，现在化疗多指对于恶性肿瘤的化学药物治疗。

2. 化疗药物损害的原因

（1）药物准备和使用过程中可能发生的药物接触：如从药瓶中拔出针头时导致药物飞溅；打开安瓿时，药物粉末、药液向外飞溅；连接管、输液器、输液袋、输液瓶、药瓶的渗漏和破裂导致药物泄漏；拔针时造成部分药物喷出等。

（2）注射操作过程中可能发生的药物接触：如针头脱落，药液溢出；玻璃瓶、安瓿使用中破裂，药物溢出；护士在注射过程中意外损伤自己等。

（3）废弃物丢弃过程中可能发生的药物接触：如丢弃被化疗药物污染的材料时的接触；处理化疗患者体液或排泄物时的接触；处置吸收或沾染了接受化疗药物治疗患者体液的被服及其他织物；清除溅出或溢出药物时的接触等。

3. 化疗药物损伤的预防措施　化疗防护基本原则：减少与化疗药物的接触；减少化疗药物污染环境。

（1）配制化疗药物的环境要求：条件允许下设专门化疗药物配药间，配空气净化装置，在专用尘流柜内配药，操作台面应覆盖一次性防渗透性防护垫，以吸附溅出的药液，减少药液污染台面。

（2）配备专业人员：应配备经过专门培训并考核合格护理人员。

（3）化疗药物配制时的防护：具体措施与要求见表 5-1。

表 5-1　化疗药物配制时的防护措施与要求

措施	要求
操作前准备	配药时穿长袖低渗的隔离衣，戴帽子、口罩、护目镜、聚氯乙烯手套并外套一副乳胶手套，防止药物溢出，打开安瓿前应轻弹其颈部，使附着的药粉降至瓶底；掰开安瓿时应垫纱布，避免药粉、药液外溢或玻璃碎片四处飞溅，并防止划破手套；溶解药物时，溶媒应沿瓶壁缓慢注入，待药粉浸透后再晃动
规范地稀释和抽取药物	稀释瓶装药物及抽取药液时，应插入双针头，以排除瓶内压力，防止药栓脱出造成污染；抽取药液后，在药瓶内进行排气和排液后再拔针，不要将药液排于空气中；抽取药液时用一次性注射器和针腔较大的针头，所抽取药液不超过注射器的 3/4；抽出药液后放入垫有聚乙烯薄膜的无菌盘内备用
操作后的处理	操作结束后，用水冲洗和擦洗操作台；脱去手套后彻底冲洗双手并行沐浴，以减轻药物的不良反应

（4）化疗药物给药时的防护：操作时戴手套，确保注射器或输液器接头处连接紧密，中途给药时用无菌棉球围在茂菲滴管开口处再加药，速度缓慢，防药物溢出。

（5）化疗药物污染的处理：如化疗药物外溅，立即标明污染范围，避免他人接触且根据药液性质立即处理干净。

（6）集中处理化疗废弃物和污染物。

4. 化疗护士的素质要求

（1）执行化疗的护士应经过专业培训，增强职业危害的防护意识，主动实施各项防护措施。

（2）注意锻炼身体，定期体检，每隔 6 个月检查肝功能、血常规及免疫功能。怀孕护士避免接触化疗药物，以免出现流产、胎儿畸形。

5. 化疗药物暴露后的处理流程　如防护用品不慎被污染，或眼睛、皮肤直接接触到化疗药物时应立即脱去手套或隔离衣，立即用肥皂水和清水清洗污染部位的皮肤；眼睛被污染时迅速用清水或等渗洁眼液冲洗；记录接触情况，必要时就医。

 【知识拓展】

静脉药物配制中心与职业防护

静脉药物配制中心，就是在符合国际标准、依据药物特性设计，由经过培训的药学人员、护理人员严格按照操作程序进行包括全静脉营养液、化疗药物和抗生素等药物配制的操作环境，保证用药安全性和合理性。

1963 年，美国俄亥俄州立大学附属医院建立了第一个静脉药物配制中心，将药物集中配制、集中管理，取得了很好的效果。随后，北美洲、欧洲、东南亚等地区陆续成立了静脉药物配制中心。美国 2004 年 1 月 1 日正式实施的第 27 版《药典》中，797 章对静脉药物的配制做出了强制性的要求，所有进行静脉药物配制的场所均应符合其相关的规定。我国于 2001 年在上海静安区中心医院建立了第一个静脉药物配制中心，据不完全统计，现已有近 100 家医院开展了静脉药物的集中配置服务。静脉药物配置中心可保证静脉输注药物的无菌性，防止微粒的污染；降低院内获得性感染发生率和热源反应发生率；有利于解决不合理用药现象，减少药物的浪费，降低用药成本，将给药错误减少到最低；增强了职业防护，减少细胞毒性药物对操作者的身体和环境伤害。同时，也有利于把时间还给护士，使其集中精力护理患者。

（三）负重伤的职业防护

1. 概念　负重伤指由于工作性质的原因常需要搬动或移动重物，而使身体负重过度，或不合理用力等，导致肌肉、骨骼、关节的损伤。

2. 原因

（1）较大的工作强度：工作压力较大，精神高度紧张，重负下身体承受力下降，用力不均或不当以及长时间站立工作，加速了椎间盘的损伤概率，导致职业性腰背痛、椎间盘突出症或下肢静脉曲张。

（2）外界温差的刺激：工作环境与外界温差大，较大温差刺激会阻碍腰部血液循环，加速椎间盘退变的速度，引发腰肌劳损、腰椎间盘突出症。

（3）长期的积累损伤：损伤是发生椎间盘突出症的常见原因，积累损伤是其重要诱因。护士执行相关护理操作，弯腰、扭转动作较多，对腰部损伤较大使其易患腰部疾病。

3. 负重伤的防护措施

（1）加强锻炼，提高身体素质。

（2）保持正确的工作姿势。

（3）避免长时间维持一种体位。

（4）科学使用劳动保护用具。

（5）促进下肢血液循环。

（6）养成良好的生活饮食习惯。

（四）职业疲溃感的职业防护

1. 概念　职业疲溃感指由于持续的工作压力引起个体的"严重紧张"反应，从而出现的一组综合征。主要表现为：缺乏工作动机、回避与人交流、对事物持否定态度、情感冷漠等。

2. 原因

（1）工作时间长，负荷过重且工作比较琐碎。

（2）工作环境无安全感，常接触病毒等有害物质。

（3）接受继续教育、培训机会少，职称晋升较难。

（4）护士参与决策机会少，护理人员缺乏主人翁意识。

（5）人际关系复杂，沟通不畅，容易出现冲突。

（6）对护理人员的价值认同不够，工作缺少积极性。

（7）自我期望值过高，长期压抑自己的情绪。

（8）缺乏必要的心理知识和心理应对能力。

3. 职业疲溃感的防护措施

（1）积极参加教育与培训。

（2）提高护理工作的价值感。

（3）合理安排劳动时间。

（4）创造健康的职业环境。

（5）培养积极乐观的精神。

（6）合理疏导压力带来的影响。

（7）提高自身综合素质。

【小　结】

安全是护理质量的重要内涵和基础，只有安全有效地进行护理，才能促使患者好转或康复，护理质量才能得到根本的体现。护理工作的每一个环节上均有可能涉及各种潜在的法律问题，作为一名护理工作者，必须努力提高自身素质，增强法律意识，加强护患的交流沟通，严格落实各项工作制度，"以人为本，以患者为中心"，才能为患者提供高质量、温馨、安全、满意的优质服务。

目标检测

选择题

1. 以下关于化学性损伤的防范措施

叙述不妥的是

　　A. 熟悉各种药物的应用知识

　　B. 严格执行药物管理制度和药疗

原则

C. 进行药疗时，严格执行"三查七对"

D. 注意药物配伍禁忌，及时观察患者用药后的反应

E. 为避免患者擅自用药，严禁向患者及家属讲解用药的有关知识

2. 配制化疗药物时应戴

A. 无菌手套

B. 一次性聚氯乙烯手套

C. 一次性橡胶手套

D. 乳胶手套内套一副聚氯乙烯手套

E. 双层乳胶手套

3. 标准预防中，应采取防护措施的是

A. 接触患者的血液

B. 接触患者的体液

C. 接触患者的分泌物

D. 接触患者污染的物品

E. 以上全是

4. 造成职业性损伤的物理性因素不包括

A. 负重伤 　　B. 锐器伤

C. 细菌感染 　D. 放射性损伤

E. 噪声

5. 以下行为易造成锐器伤的是

A. 用手折弯或弄直针头

B. 直接传递锐器（手术中锐器用弯盘或托盘传递）

C. 双手回套针头帽

D. 徒手携带裸露针头等锐器

E. 以上全是

6. 以下不属于护理安全影响因素的是

A. 护理人员不足

B. 医院安全设施不足

C. 护士违反操作常规

D. 患者没有交住院费

E. 患者擅自调节输液速度

（7～8题共用题干）

患者王某，男，63岁。因呼吸困难、嘴唇发绀、烦躁不安而急诊入院，入院诊断为风湿性心脏病合并心力衰竭。

7. 刘护士在配制化疗药物时，因药瓶内压力过大，药物溅到眼睛内，刘护士应立即

A. 用肥皂水清洗眼睛

B. 用高渗盐水清洗眼睛

C. 用低渗盐水清洗眼睛

D. 用弱酸溶液清洗眼睛

E. 用清水清洗眼睛

8. 为了防止药物外溅，其预防措施不正确的是

A. 抽取瓶装药物时，所抽药液以超过注射器3/4为宜

B. 稀释瓶装药物时，应插入双针头

C. 将溶液沿瓶壁缓慢注入瓶底

D. 抽取药液时，用较大的针头

E. 待药粉被溶液浸透再晃动药瓶

第六章 健康教育

第一节 概 述

随着医学模式的转变和护理观念的更新，护理人员的工作核心已从单一的恢复病人生理功能，扩展到了以满足人的身心健康为目的，融保健、治疗、康复为一体的整体性照顾。健康教育已成为护理活动的重要组成部分，护理人员学习有关健康教育的知识，可以帮助其在护理工作中更好地选择健康教育的方法与途径，提高健康教育的效果，从而更好地维护人类健康。

一、健康教育的概念

现代健康教育（health education）的发展已有 100 多年的历史，但关于健康教育的概念尚未完全达成一致。目前，我国学者一致推崇的健康教育概念是指有计划、有组织地通过系统的信息传播和行为干预等手段，帮助个人和群体掌握卫生保健知识，树立健康观念，促使人们自觉、自愿地改变不良健康行为和生活方式，消除或减轻影响健康的危险因素，以达到预防疾病、促进健康和提高生活质量的目的。

健康教育与传统的卫生宣教有着明显的差异，它不仅仅是一种教育活动，还是一种有组织、有计划、系统的社会活动，是创建健康社会环境"大卫生"系统工程的一个重要组成部分。

二、健康教育的意义

（一）健康教育是实现初级卫生保健的关键和重要策略

自 1977 年世界卫生组织提出"2000 年人人享有卫生保健"的战略目标以来，在世界卫生大会上曾多次指出，健康教育是一项策略，并非单纯的工具，它是所有卫生问题、预防方法及控制措施中最为重要的，是成功实现初级卫生保健的关键。

（二）健康教育是提高全民健康水平的需要和重要举措

随着我国疾病谱、死亡谱的变化，一些与不良行为、不良生活方式、职业环境等因素密切相关的慢性病成为影响人们健康的主要因素。健康教育能够促进人们自觉地采纳有利于健康的行为和生活方式，降低部分致病的危险因素，达到预防疾病、促进健康的目的。把健康教育作为卫生保健措施的核心，是提高全民健康水平的需要和重要举措。

（三）健康教育是节约卫生资源、提高健康水平的有效措施

半个多世纪以来，无论是发达国家还是发展中国家，卫生费用都呈上升趋势。我国卫生费用占国内生产总值（GDP）的比例与发达国家相比相对较低，但卫生费用的增长速度却比 GDP 的增长速度更快。造成这种情况的主要因素有人口老龄化、慢性非传染性疾病增多，新设备、新药物的研制与使用等。美国疾病控制中心曾作统计并指出，美国男性公民不吸烟、不过量饮酒，其期望寿命可望延长 10 年，而每年耗资在提高临床医疗技术方面数千亿美元的投资却难以获得使全美人口期望寿命增加 1 年的回报。可见健康教育是一项投入低、产出高、效益好的投资行为，是节约卫生资源，提高人类健康水平的有效措施。

（四）健康教育是提高社会人群健康保护意识的主要渠道

健康保护意识是指人们为了维护、增进健康而主动采取的卫生相关行为及做出的健康相关决定。社会人群健康保护意识的产生并不能完全自发形成，它需要某种促进和激发因素。通过健康教育，社会人群能够获得维护和保持健康的相关知识，明确个人及社会对健康应负的责任，提高健康保护意识和能力，促进个人及群体的健康。所以，健康教育是提高社会人群健康保护意识的主要渠道。

（五）健康教育对提高医院护理服务质量有重要意义

在医院工作中，护理人员是健康教育的主力军。通过教给病人相关的医学保健知识，可提高病人的自我照顾能力，减少并发症的发生，缩短住院时间，降低医疗费用，促进病人早日康复。这不仅有利于良好护患关系的建立，更有助于增加病人对治疗、护理效果的满意度，减少医疗纠纷的发生。可见，健康教育对提高医院护理服务质量有重要意义。

三、健康教育的原则

（一）科学性原则

健康教育是一项科学性很强的工作，要求护理人员要用科学方法传授科学知识。具体要求是：①针对学习者制订科学的教育计划。学习是一个循序渐进的过程，制订计划时应注意学习的重复性和学习效果的累积性，不可急于求成。②要以科学为依据，在保证知识准确、技能方法正确的前提下向学习者传授知识，这也是科学工作者应有的工作态度和职业道德。

（二）针对性原则

为使健康教育的实际效果最大化，必须针对学习者的需要开展健康教育活动，从三方面做起：①满足知识需要，不同的学习者所需要的知识有所不同，如对糖尿病病人应重点讲授糖尿病病人的饮食护理及尿糖的检测方法；对高血压病人应重点讲解血压的测量和观察等知识。②满足帮助需要，针对学习者的接受能力不同，必要时发动其社会支持系统，如家属、朋友、同事等帮助其实现预期目标。③满足方法需要，健康教育的形式和方法多种多样，针对学习者人数多少和学习能力的不同，选择不同的教育方式和方法。

（三）程序性原则

由评估、诊断、计划、实施、评价 5 个步骤组成的护理工作程序是一种科学的护理工作方法。应用护理程序的方法开展健康教育，不仅可以将健康教育更好地融入到护理工作中，还可以保证健康教育的及时性、有效性和连续性。

（四）保护性原则

护理人员在开展健康教育时，必须注意对学习者身心的保护。例如，对患有"不治之

症"的病人，当其没有任何心理准备或估计其心理承受力有限时，医护人员均应采取必要的保护措施，避免病人遭受突然的心理打击。

（五）理论与实践相结合的原则

在健康教育的过程中必须注重理论与实践相结合，这样不仅可以激发学习者的学习兴趣，还可以增强其参与意识和提高其解决问题的能力。使他们既掌握了健康知识，又能自觉地应用这些知识去维护和提高自己与他人的健康。

四、护理人员在健康教育中的作用

（一）组织作用

健康教育是有目的、有计划的教育活动，教育对象是整个社会人群，可以是个体，也可以是群体；可以是健康人，也可以是病人。因此，健康教育的服务对象是非常复杂的，护理人员在健康教育中既是组织者，又是计划者，还是决策者。从评估健康状况、确定教育内容、制订教育计划，到具体组织和落实健康教育计划等，都由护理人员来组织、策划和实施。护理人员组织教学能力的强弱直接影响到健康教育的效果，所以护理人员必须掌握健康教育的基本原则和技能，创造性地做好健康教育的组织工作。

（二）桥梁作用

健康教育是一种特殊的教学活动，在教学过程中需要鼓励"教与学"双方的共同参与。因此，护理人员应注重为学习者提供良好的学习环境，营造一定的学习氛围，激发他们的学习兴趣，使他们由被动学习变为主动学习。此时，护理人员的作用就是利用多种教学活动，挖掘学习者的自学潜能，在不健康行为与健康行为之间架起一座传授知识和矫正态度与行为的桥梁。

（三）协调作用

在健康教育系统中，护理人员是其中的主要力量，在这个系统中还有其他医务人员，如医生、专职教育人员、检验人员、营养师、物理治疗师等。实施健康教育需要各类人员的密切配合，才能满足学习者的需求。所以护理人员是联络者，起着协调各部门和各类人员共同完成健康教育任务的作用。

第二节　健康相关行为改变模式

健康教育的核心是通过教育，促使个体或群体的健康相关行为的改变。健康相关行为的改变是一个相当复杂的过程，包括终止危害健康的行为、实践有利于健康的行为和强化已有的健康行为。近些年来行为科学理论发展迅速，护理人员作为健康教育者，学习健康相关行为改变模式，对解释和预测健康相关行为，指导健康教育实施有重要意义。

一、知信行模式

知信行模式（knowledge，attitude，belief，practice，KABP 或 KAP）是有关人们行为改变较成熟的理论模式之一。这一理论将人们行为改变分为获取知识、产生信念和改变行为三个连续的过程。在这个过程中知识和信息是建立积极、正确的信念与态度的基础，而信念和态度又是行为改变的动力。具体讲就是当人们了解和掌握了有关的健康知识，建立起了积极、正确的信念和态度时，才有可能形成有益于健康的行为，改变危害健康的行为。

按照知信行模式开展健康教育活动，首先要将知识传授给学习者，这是行为改变的前提条件。例如，为预防艾滋病，首先要通过各种方法和途径，将艾滋病的严重性、传播途径、预防方法及目前全球蔓延趋势等知识与信息传授给学习者，使其认识这种疾病，并意识到它的危害性，才会产生预防该病的心理需要。其次要帮助学习者确立正确的信念，这是健康教育的关键环节。因为信念通常与感情、意志一起支配人的行动，而知识必须转变成信念才能支配人的行动。由知识产生信念的过程就是人们对知识进行有根据的独立思考的过程。仍以预防艾滋病为例，只有当人们接受了有关艾滋病的知识，通过思考增强了对保护自己和他人健康的责任感时，才能确信只要杜绝艾滋病传播的行为，就一定能预防艾滋病。在这样的信念支配下，方能产生预防艾滋病的积极态度，最终可能摒弃艾滋病相关危险行为，实现健康教育的目标。

人们从接受知识到改变行为是一个非常复杂的过程，知、信、行三者之间只存在着因果关系，并没有必然性。当一个人的信念确立以后，如果没有坚决转变的态度，改变行为的目标也不会实现。例如，许多人明知吸烟有害，且明确表示反对自己的后代吸烟，而自己却仍坚持吸烟。可见只用知信行理论模式指导健康教育实际工作的作用是有限的。

二、健康信念模式

健康信念模式（health belief model，HBM）是运用社会心理学方法解释健康相关行为的重要理论模式。该模式遵循认知理论原则，阐述了健康信念对人们健康行为的影响，强调个体的主观心理过程，即期望、思维、推理、信念等对行为的主导作用，说明健康信念是人们接受劝导、改变不良行为、采纳健康行为的关键。健康信念模式主要由三部分组成。

（一）对疾病的认知

1. 对疾病易患性的认知（认知疾病）　　指个体对自己罹患某种疾病或陷入某种疾病状态的可能性的认识，包括对医务人员判断的接受程度和自己对疾病发生、复发可能性的判断等。一般来讲，个体认为自身容易罹患某种疾病，就可能采取防范这种疾病的健康行为。

2. 对疾病严重性的认知（认知威胁）　　指个体对罹患某种疾病的严重性的看法，包括对疾病临床后果的判断，如死亡、伤残、疼痛等；对疾病社会后果的判断，如工作烦恼、失业、家庭矛盾等。一般来讲，个体相信疾病后果越严重，个体越可能采纳健康行为，避免危险行为。

（二）对行为效果的认识

1. 对行为有效性的认识（知觉受益）　　指人们在意识到摒弃危险行为或实施某种健康行为的代价确实能换取到预防疾病或减轻疾病后果的效果时，人们才会自觉地采取行动。人们对行为有效性的认识越深刻，采取健康行为的可能性越大。

2. 对行为障碍的认识（知觉困难）　　指人们对行为改变困难的认识，如实施某种行为花费太大、可能带来痛苦、与日常生活的时间安排冲突等。个体对这些困难的足够认识和战胜困难的决心，是使行为巩固持久的必要前提。

（三）效能期望

效能期望是指对自己实施和放弃某种行为的能力的自信，即相信自己有能力改变不健康行为，并获得预期结果，也称自我效能。自我效能的作用在于当认识到采取某种行动面临困难时，需要有克服困难的信心和意志，即有克服困难的心理准备，才能完成这种行动。

健康信念理论模式非常重视影响因素的存在，常见的影响因素有：①提示因素，是指诱发健康行为发生的因素，如大众媒介对疾病预防与控制的宣传、医护人员的建议、家人或朋友的忠告等都有可能作为提示因素诱发个体采纳健康行为。提示因素越多，个体采纳健康行为的可能性越大。②个人因素，包括个体的年龄、性别、文化程度、职业、种族、人格、社会层次、社会压力、社会支持系统等因素。一般来讲，不同类型的健康行为，不同个体特征的人采纳行为的可能性有所不同。教育程度及社会地位较高者、曾经患过该病或有一定医学知识的人，较愿意采纳所建议的健康行为。

利用健康信念模式进行健康教育可遵循以下步骤：①让学习者对他们目前的不良行为感到害怕（认知疾病、认知威胁）；②使他们坚信一旦他们摒弃危害健康的行为，会产生非常有价值的后果（知觉受益）；③帮他们充分认识到行为改变中可能出现的困难（知觉困难）；④使他们感到有信心、有能力通过长期努力改变不良行为（自我效能）；⑤重视影响因素对行为改变的影响（提示因素、个人因素）。

尽管信念可以影响行为改变，但实际上并非所有人的行为改变都受信念的影响。因此，在健康教育中健康信念模式需要与其他模式结合应用。

三、行为改变阶段模式

行为改变阶段模式（stages of change model，SCM）是心理学家 James Prochaska 和 Carlos Di Clemente 博士在 20 世纪 80 年代通过大量研究提出的。该模式将行为改变解释为一个连续的、动态的、由 5 个步骤逐渐推进的过程，并且认为改变人们固有的生活方式和行为是一个十分复杂的过程，每个作出行为改变的人都有不同的需求和动机，而处在不同阶段的人的每个行为改变也有着不同的特征和需求。健康教育者必须针对不同阶段、不同特点、不同需求的学习个体，制订个体化的行为转变计划，给予针对性的行为指导和帮助，方能达到教育目标，否则可能会半途而废。行为改变阶段模式的 5 个阶段及各阶段健康教育的应对策略如下。

（一）无转变打算阶段

处在这一阶段的个体根本没有意识到自己存在不健康行为，或以前曾尝试过改变，但因失败而觉得没有能力来改变。所以，他们根本没有转变危险行为的打算。

应对策略：宣传有关知识，推荐有关读物和提供建议，帮助个体提高认识。当个体知觉到如果采取适当行动，可降低不良行为带来的负面作用时，要继续给他们提供帮助和支持，促使他们进入下一阶段。

（二）打算转变阶段

个体开始意识到问题的存在及其严重性，打算在未来采取行动，改变危险行为。但同时也在考虑改变行为面临的困难和阻碍，处于犹豫不决的一种心理状态。例如，一个懒惰的肥胖者在想：肥胖对健康不利，锻炼是最好的减肥办法，可是我现在好像还很正常，锻炼又太辛苦，我是否需要锻炼呢？

应对策略：帮助个体进一步提高认识，坚定信念，在认知和情感上对其健康风险行为进行评价，提供转变行为的技能，指导行为转变的方法和步骤，促使其行为转变。例如，协助他们拟定行为转变计划，开展专题报告和演讲，推荐有关文章或书籍等。

（三）转变准备阶段

进入这一阶段的个体，已经树立起必胜的信念，做出行为转变的承诺，开始有所行动。例如，购买与自我行为改变有关的书籍，制订行为转变时间表，向他人咨询有关问题等。但此时若遇到困难，得不到有效帮助和指导，则行为转变最容易在这一阶段失败。

应对策略：帮助个体充分认识行为转变的困难，提供规范的行为转变指南和行为转变技巧，制订切实可行的目标，确定行为转变的步骤。还应寻求社会支持力量的帮助，如家属、朋友和同事的关心、支持和鼓励。

（四）转变行为阶段

个体已经开始采取行动改变危险行为。个体在这一阶段会遇到各种困难，最需要帮助和支持。

应对策略：争取各种支持力量，帮助个体克服所遇到的各种困难，特别是提高社会支持和环境支持。例如，让戒烟者从家里和办公室移走烟灰缸，张贴"我已戒烟，谢绝敬烟"的标语；以吃口香糖替代吸烟，以饭后百步走替代饭后一支烟；培养参加体育运动、种花、养鱼等爱好；寻找戒烟伙伴介绍经验，互相鼓励和监督等。

（五）行为维持阶段

个体行为转变已经取得初步成果，需要维持并加以巩固。有许多人在此阶段自认为目标已经达到而放松警戒，使行为又退回到原来的早期阶段。

应对策略：增加对健康行为的奖赏，消除诱发不健康行为的因素；增加有利于健康行为的提示，不断巩固和强化健康行为，以取得更加明显的效益和成果。

由上述理论可以看出，行为改变是从无转变打算阶段依次经过 5 个阶段，最终实现健康行为目标的。但是，在实践中个体行为改变并不总是在 5 个阶段间单向移动的，在任何一个阶段都有可能退回到前面的任何一个阶段（图 6-1）。护理人员必须能够准确确定个体行为改变阶段，掌握各阶段应对策略，给予及时帮助和支持，促使个体行为改变向有利于健康的方向单向移动。

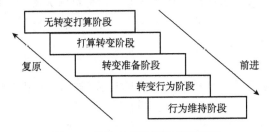

图 6-1　行为改变阶段模式示意图

为了从根本上转变受教育人群的危险行为，提高健康教育效能，护理人员必须根据不同个体、不同行为、不同条件，综合运用各种健康相关行为改变模式，灵活运用健康教育方法，才能最终实现健康教育目标。

第三节　健康教育的过程与方法

一、健康教育过程

（一）评估教育需求

评估教育需求是指收集学习者的有关资料和信息，对其进行整理、分析，对学习者的教育需求作出初步的估计。它对作出正确诊断、确定健康教育内容和方法有重要意义。评估内容主要包括学习者的学习需求、学习能力、社会文化背景、心理状况、学习资源和教育者的准备情况等。

1. 评估学习需求 通过了解学习者的健康状况，评估其目前的知识需求，确定健康教育的主要内容。不同个体教育内容有所不同，例如，对等待手术的病人重点是帮助其解除对手术的恐惧，积极配合术前准备；产妇的重点教育内容是产褥期保健、新生儿喂养及护理；脑血管疾病后遗症病人的教育重点是功能锻炼的意义及方法等。

2. 评估学习能力 了解学习者的年龄、视力、听力、记忆力、反应能力及健康状况对学习的影响程度等，以便选择适宜的学习内容和方法。例如，对小儿以讲故事、看图片和动画片、做游戏等方式进行教育；对视力下降者可采用讲解式教育；对听力障碍者可采用演示、阅读宣传资料、看图片等方式；对老年病人教育内容要简短、明了，便于记忆；对记忆力和反应能力下降者应以足够的耐心和极强的责任心，反复、耐心、细致地进行教育；对有剧烈疼痛、极度疲劳、身体不适等情况的病人，可根据情况推迟实施教育的时间或简单交代重点事项，待病人状况好转时再进行教育。

3. 评估社会文化背景 了解学习者的职业、文化程度、信仰、价值观、生活环境、生活方式、行为习惯、经济条件、以往的学习经验和爱好等，判断学习者缺乏哪些特定的知识和技能，喜欢什么样的学习方法等。

4. 评估心理状态 了解学习者的个性及对目前健康状态和学习的心理反应。例如，病人对生活和疾病的观念以及对健康责任的认识；对所患疾病是积极抗争，还是焦虑、恐惧、绝望；对健康教育是积极主动、渴望获得知识，还是消极反感；目前最关心的问题和对疾病治疗效果的期望等。明确学习者的心理特点，针对性地进行心理调适，适当控制不良情绪，才有可能引发学习者强烈的学习愿望。

5. 评估教学资源 包括需要何种教学环境、需要哪些人参加、需用多长时间、安排在什么时间、需要哪些资料和设备等。针对不同的教育对象、教育内容，选择最为适合的教学资源，以收到最佳的教育效果。

（二）作出诊断

健康教育诊断是指护理人员根据所收集的有关资料，作出与健康教育有关的诊断。2000 年北美护理诊断协会（NANDA）制定的 155 项护理诊断中，有相当部分与病人的学习需要有关，如语言沟通障碍、社交障碍、角色紊乱、照顾者角色困难、个人应对无效、精神困扰、不合作（特定的）、寻求健康行为（特定的）、保持健康能力的改变、知识缺乏（特定的）、执行治疗方案无效等，这些护理诊断构成了健康教育活动的基础。

（三）制订教育计划

1. 拟定教育目标 健康教育的目标是帮助学习者学习有关健康知识，正确对待目前的健康状况，根据健康需要理智地选择有利于健康的行为，有效地维护健康。

（1）教育目标的分类：教育目标大致可分为知识目标、态度目标和技能目标三类。

知识目标：对所需健康知识的理解和接受。例如，认知哮喘的激发因素和先兆症状。

态度目标：健康相关态度的形成或改变。例如，接受患病事实，承认自我保健的责任。

技能目标：学习和掌握某种技能操作，达到一定的熟练程度。例如，能有效实施氧疗。

（2）教育目标的描述：教育目标是指通过健康教育，学习者能够达到的行为标准。

在制订健康教育目标时要注意三点：一是要与学习者共同商讨制订目标，有利于调动学习者的学习兴趣和热情；二是要充分考虑学习者的文化背景和学习能力等，使所定目标切实可行；三是目标要具体、明确，便于检测、观察和比较。

2．确定教育内容　教育内容必须以教育目标为导向，适合学习者的年龄、文化背景和学习能力，同时要有足够的教育时间和条件，才能实现预期的教育目标。

3．选择教育方法和教学资源　根据教育目标、教育内容及学习人数等选择适宜的教育方法和教学资源。

4．教育计划成文　一份完整的教育计划应以书面形式表达出来，其中有详细的进度安排，对每次教育活动参加的人员、具体时间、地点、环境、方法、所需设备、资料等都应有详细说明。

（四）实施教育计划

实施教育计划就是将计划付诸实践的过程。护理人员在实施健康教育计划时应注意做到以下几方面：

1．创造学习环境　与学习者建立友好、和谐的人际关系，创造轻松、愉快的学习环境，使学习者在寓教于乐的氛围中学习知识、接受观念、转变行为。

2．尊重学习者　对学习者的不健康行为要循循善诱，不可横加指责，特别要注意尊重和保护他们的隐私。

3．鼓励学习者参与　要热情鼓励学习者积极参与教育活动，充分利用他们以往的学习经历，允许他们按自己的速度学习。

4．注重个体特征　在教育过程中还应注意学习者的个体特征，尤其对学习态度消极、学习能力低下者，要不厌其烦、反复多次地进行教育，尽量采用直观性好、趣味性强的教育方法，减少学习阻力，提高学习效率。

（五）评价教育效果

评价健康教育效果是将健康教育结果与预期健康教育目标进行比较的过程。评价的内容包括：①结果评价：即衡量学习者知识掌握程度、态度改变与否、行为取向如何；②过程评价：即评价护理人员对学习者学习需求的评估是否准确、有无遗漏，所订计划是否适用、效果如何等。

二、健康教育方法

（一）讲授

讲授是以讲解为主的一种较正式的健康教育方法。它包括讲述、讲解和讲演，可根据教育目的，结合应用或选用其中一种方法。

1．讲述　是向学习者详述内容和要求的方法。讲述时要求重点突出、启发思考、鼓励参与、引导分析、激发兴趣。时间不宜太长，一般 15～20 分钟为宜。多用于个别或少数学习者同时进行健康教育。

2．讲解　是对问题的要领、机制、现象等进行解释的一种教育方法。要求所用语言通俗易懂，便于对方理解和接受。多用于解答学习者的提问。

3．讲演　是面对人数众多的群体，进行健康知识的宣传、讲授的一种教育方法。此种方法在短时间内能将健康知识系统地传递给较多的学习者，帮助其了解有关健康的知识或信息，是一种经济、有效的教育方法。不足之处是以单向沟通为主，学习者处在被动地位，教育者无法得到更多反馈，对态度目标和技能目标的实现帮助有限。

（二）讨论

讨论是针对学习者的共同需要，以小组或团体为单位，大家相互交换意见、感受、问题等内容的一种教育方法。

讨论法的优点：①可以使学习者有机会发表自己对所学内容的理解、体会和感受，有利于调动其学习积极性。②使学习者得以集思广益，获取知识，分享感受，加深对问题的认识，有利于其态度或行为的改变。其缺点：①比较费时，容易出现离题现象。②可能会出现有些人占主导地位，有些人则较少参与讨论的现象。

组织讨论时应注意：①人数限定，一般以 7～8 人为最佳，最多不超过 15 人。②人员背景限定，选择年龄、健康状况、教育程度等背景相似的人组成讨论小组。③事先向参加人员告知讨论主题，拟出讨论大纲，备好有关资料和教具。④组织与控制，护理人员在讨论中充当好组织者和引导者，以保证讨论顺利进行。

（三）阅读指导

阅读指导是指由护理人员指导学习者阅读一些书面材料，如健康保健书籍、期刊、小册子、报刊、传单等。运用这种方法时可适当配以挂图、图表、照片、壁报等可视性强、色彩明亮、对比适度的材料以帮助理解。对小儿采用卡通图片效果更佳。

阅读指导的优点：①不受时间空间限制。②资料保存时间长久。③有一定阅读和理解能力的人均可接受。其缺点：①资料准备难度大，学习者往往只阅读与自己相关或感兴趣的资料，提前准备适合每位学习者需求的资料难度较大。②资料信息更新难度大，一旦资料印刷成册，其信息变动周期较长。

（四）演示

演示是指护理人员演示某种技术操作过程，同时给予详细的讲解，学习者模仿、练习、掌握技术操作的一种教育方法。适用于技能方面的学习，如糖尿病病人自己注射胰岛素。

演示法的优点：①直观性强，有利于激发学习者的学习兴趣。②当学习者掌握某种技能时，可获得成就感，对学习有促进作用。其缺点：①对教育者要求高，要求教育者理论知识、动手能力和表达能力并重，使学习者看得清、听得明，易于理解，容易掌握。

对学习者演示的注意事项：①分解过程：将整个操作过程分解成段，便于学习者接受。②操作规范：将操作过程的每个环节、动作规范化，切不可在演示过程中一次一个样，一个教育者一个样，使学习者无所适从。

（五）参观

参观是指配合教育内容，带领学习者实地观看，使学习者获得第一手资料，帮助实现教育目标的一种教育方法。如参观产房，以降低初产妇对分娩的恐惧感；会见术后恢复较理想的病人，以增强术前病人对手术治疗的信心。

参观的优点：①有利于学习者寻找更多成功的榜样，向他们学习和借鉴经验。②可以提高学习者的观察能力。其缺点是有时很难找到合适的参观对象或场所。

（六）视听材料

视听材料是采用计算机多媒体课件、电视、电影、录像、幻灯、投影等视听材料进行教育的方法。

视听材料应用的优点：①教育内容形象化、多样化，趣味性强，使学习者的视觉、听觉并用，可以激发学习者的学习兴趣，教育效果好。②适用于所有教育对象，尤其适合阅读能力低下者。其缺点是只有在物质条件达到一定程度后方能实现，在贫困地区难以开展。

上述各种教育方法各有特点，护理人员可以根据情况采用一种或几种方法综合利用。

三、健康教育的技巧

临床护理工作中常用的健康教育技巧有：

（一）激发兴趣

学习兴趣是学习者学习的动力，因此健康教育过程中应注意调动学习者的学习积极性，激发其学习兴趣。可与学习者一起共同商讨学习需要，确定学习内容和学习进程。对于学习效果及时给予肯定和反馈。

（二）由浅入深

以学习者现有知识为基础，一次传授知识不宜太多太难，应循序渐进，由浅入深，由简单到复杂，由具体到抽象，使学习者逐渐理解和掌握学习内容。

（三）重点突出

健康教育内容繁多，对重点内容应反复强调。例如，给糖尿病病人讲授饮食知识时，其饮食原则是重点。在讲授时要特别强调，还可以在病人进餐后针对其所吃食物，围绕饮食原则做具体指导，这样既强化了病人对饮食原则的理解与记忆，又将其所学知识与实践相结合，使学习者感到学有所用。

（四）检查效果

以多种方式检查学习者的学习效果，不仅对学习者有督促作用，还可以及时发现不足，给予矫正。例如，教初产妇哺育婴儿，需要督促和指导她们及时、正确地哺乳和护理婴儿，也可以提问的方式了解她们对哺育知识的掌握程度，使她们在有限的时间内掌握正确的哺育方法和相关知识。

（五）把握机会

护理人员应注意把健康教育贯穿在每一次与学习者接触的机会中。例如，为病人扫床时教给病人和家属翻身技巧，为病人擦浴时讲解皮肤护理的重要性及方法，测血压时告诉他们血压的正常值范围等，使学习者在不经意中获得知识，既省时又增效，还不会给学习者带来学习的压力。

（六）利用支持系统

邀请学习者的亲属、朋友、同事一同参与学习，便于他们之间回忆、强化、督促和运用所学知识，既可提高学习效率，又能达到普及健康知识的目的。

总之，在健康教育中，护理人员应清醒地认识到灵活的教育方法和娴熟的教育技巧是护理人员顺利开展健康教育的保证。

目标检测

选择题

1. 护理健康教育学研究的对象是
A. 患者及家属
B. 患者、家属及护士
C. 所有医务人员
D. 患者、家属、社会人群及护士
E. 所有工作人员

2. 护理健康教育的原则不包括
A. 科学性　　　　B. 通俗性
C. 直观性　　　　D. 普及性
E. 启发性

3. 护理健康教育的内容包括

A. 入院教育　　B. 出院教育

C. 作息指导　　D. 饮食指导

E. 全选

4. 出院教育的主要内容不包括

A. 向患者交代住院治疗结果

B. 出院后的注意事项

C. 复诊时间

D. 向患者交代住院治疗费用

E. 指导患者合理饮食、功能锻炼和生活起居

5. 护理健康教育最常用的方法为

A. 示教法　　　B. 讲授法

C. 角色扮演法　D. 实地参观

E. 小组讨论法

6. 护理健康教育的程序不包括

A. 评估　　　　B. 确定教育目标

C. 制订教育计划　D. 评价教育效果

E. 提出教育方案

7. 健康教育的注意事项为

A. 根据教育对象的学习需要制订教育计划

B. 根据教育对象的特点选择恰当的教育方法

C. 教学内容应从简单到复杂,由具体到抽象

D. 健康教育应强调理论与实践相结合

E. 以上全是

8. 介绍空调使用方法,用电、用水安全措施属于

A. 入院教育　　B. 出院教育

C. 作息指导　　D. 饮食指导

E. 心理指导

9. 下列不属于护士在健康教育中作用的是

A. 为服务对象提供有关健康的信息

B. 帮助服务对象认识影响健康的因素

C. 帮助服务对象确定存在的健康问题

D. 指导服务对象采纳健康行为

E. 帮助服务对象解决家庭困难

第七章 护理实践中的伦理和法律

　　护理专业的特性决定护士在做出以最佳方式护理患者，解决健康问题，保证护理质量的决定时应考虑所涉及的伦理与法律问题，并且在实施护理的过程中，严密防范差错事故的发生。因此，掌握与护理和卫生保健相关的伦理及法律的基础理论知识、医疗事故差错的认定和处理的有关法律知识，可以帮助护士正确认识护理专业实践中常见的伦理和法律方面的问题，在实践中遵循伦理守则和法律规范，避免差错事故的发生，保持较高的专业水平和良好的执业质量。

第一节 护理实践中的伦理

　　护理伦理研究护理行为对与错的准则。护理伦理阐述了护士对患者、对其他医务人员、对专业和社会的责任与义务，为护理专业行为提供了标准。

一、伦理的基本概念

　　伦理是研究与行为相关的对与错、善与恶的原则。护理功能和职责的不断拓展要求护士学习有关伦理的基本知识，以确定护理实践中的伦理问题，有能力参与实践中的伦理抉择。

（一）自主权

　　自主权（autonomy）指个体做自我决定的权利。尊重他人的自主权是健康实践的基础。在所有的治疗和护理过程中，应尊重患者的医护问题和患者经过思考所做出的理性的决定和据此采取的行动。在护理实践中，护士尊重患者自主地决定意愿的能力与权利具体体现为患者的知情同意。如选用治疗和护理方案或参与临床试验都要取得患者的知情同意。护士应尊重患者的自主性，调动其参与有关健康决策的主观能动性，以利于建立和谐的护患关系，保证有关健康决策的合理性及其顺利实施。

　　患者自主权的实现有以下几方面的前提条件：①它是建立在医护为患者提供适量、正确且患者能够理解的信息之上，对患者缺乏必要的信息公开，患者则难以实现其自主权；②患者必须具有决策能力；③患者的情绪必须处于稳定状态；④患者在做出决定时，必须知道医护问题的种种选择办法及它们的可能后果，并且对这些后果做出利弊评价，最后经权衡做出抉择；⑤患者的自主性决定不能与他人的利益、社会的利益发生严重冲突。

需要指出的是，每个人都不可能拥有完全的自主权，个人的行为不能只满足个人的目的。考虑与尊重他人的权力也是尊重自主原则中的一部分。当患者没有自主能力作决定，如护理对象是婴幼儿、精神障碍、意识丧失的患者等，在所有的相关医务人员都认同护士的决定对该患者有益时，护士可以行使自主权，做出有利于患者的护理决定。

（二）有利

有利（beneficence）指实施有助于他人的积极行为或做有益于他人的好事。在护理实践中有利原则要求护士承担以下几方面责任：①护士的行为不能造成对患者的伤害和痛苦；②护士的行为可预防患者的伤害和痛苦；③护士的行为可能去除患者的伤害和痛苦，或促进和带来益处；④在确定护理行为是否有利于患者健康保健时，要考虑利弊两个方面。利弊的权衡应该包括所有相关的技术和道德方面的因素。在健康保健方面，利弊常常共存，很少有完全没有危险的选择。有利的原则要求护士要权衡为患者带来的益处和伤害的危险，考虑怎样做对患者最有帮助，为患者提供最大的益处。例如，任何一个外科手术都会给身体带来创伤，但它会给患者带来长远的益处，如挽救生命、消除疼痛或增加自主活动度。在这样的情况下，即使手术将给患者造成暂时的伤害，但却是必须实施的，因为它带给患者长期受益的结果。

（三）不伤害

不伤害（nonmaleficence）即避免伤害。不伤害给医护工作者提出了健康保健实践中的最低标准。不伤害原则要求护士避免故意伤害、避免引起伤害的危险，或使护理过程中不可避免的伤害降低到最低限度。例如，根据不伤害原则，护士在任何情况下都不能使用污染的注射器给患者抽血。

（四）公正

公正（justice）即公平或正义的意思。公正原则是指在社会人际交往中待人处事公道平等、合乎道理。换言之，在诊疗护理过程中，同样诊断和具有同样健康保健需求的护理对象应该得到同样的护理。而那些因病情需要而有特殊需求的患者应得到不同的护理。健康护理实践中的公正首要的是卫生资源分配得公正，即在进行卫生资源分配时，每位接受护理者应得到相同的卫生资源（绝对公正），因病情需要而有更多需求的患者应得到保证其生存的卫生资源（相对的公正）。护理的分配是由患者的需求决定的。因而，对护士来说，根据患者的需要来分配护理资源是非常重要的，如护理人数的分配、不同级别护士的搭配、实施护理的先后等，特别是对老年患者、精神病患者、残疾患者、年幼患者等。

（五）诚实守信

诚实守信（fidelity）是指信守承诺。诚实守信是建立良好的护患关系的基础。在护理实践中，诚实守信的原则要求护士对所护理的患者诚实善意，讲究信用。作为专业护士，诚实守信的标准包括始终按计划实施护理。护士应对患者、工作单位、国家、社会及自身做到诚实守信。

二、卫生保健伦理原则

国际护士协会颁布的《国际护士伦理守则》、美国护理协会颁布的《美国护士伦理守则》，以及我国卫生部发布的《医务人员医德规范及实施办法》成为护理实践的指南。尽管由于社会历史文化背景不同，各国在护理伦理规范的具体要求的侧重面上有所不同，但都反映了相同的基本伦理原则。

（一）责任

责任即可信赖、可依靠。在专业护理中，责任意味着护理行为考虑周到、细心体贴，符合护士的角色和规范。如给药时，护士有责任评估患者的给药需求，安全正确地给药，并评价给药后患者的反应。一个有责任的护士应具有维持自己的专业知识和技能的能力并自愿在专业伦理指导下实践。护士通过承诺责任，赢得患者和其他专业人员的信任。

（二）义务

义务是指有能力对自己的行为负责任。护理专业有义务评估现有的实践，评价新的实践，保持健康保健的标准，促进每个护士进行个人的反思、伦理的思考及个人在健康保健专业方面的成长，为护士做出伦理决策提供基础。护士有义务对自己、患者、专业、所在单位和社会负责任。如果一个护士发错药，她就要对该患者负责、对开医嘱的医生负责、对期待执行专业操作标准的护理部门负责、对社会负责，并承担相应的责任。为了履行护理义务，护士应按照专业伦理守则与护理实践标准提供服务。

（三）保密

保密就是尊重个人隐私，保守信息秘密。保密是确保患者隐私权的一个基本的伦理原则。如未经患者的同意，不得复印或转发患者的病历。患者的健康保健信息，包括患者的个人资料，如既往病史、家族史、婚姻状况、身体残疾、实验室检查结果、诊断和预后等不得透露给与该患者治疗和护理无关的其他人员。特殊情况下甚至包括患者的亲属和朋友。但是，在下列情况下可以向获得授权的人员提供患者资料：①患者签署同意后；②患者有传染性疾病；③患者的资料用于教育和研究的目的，而患者的名字不公开；④法律诉讼需要患者的资料；⑤患者的秘密对他人或社会构成了伤害的危险。

保密原则有助于建立密切的护患关系，改进护理质量，避免因泄密而发生护患纠纷。

（四）真实

真实即陈述事实。真实是发展和保持人际间信任的基础，在护理实践中真实的原则不仅要求护士不能欺骗患者，而且应在给患者提供治疗和护理的过程中，对有关疾病的诊断、治疗、护理、预后和医疗费用等，做出客观、通俗易懂的解释。例如，对一个准备接受肾移植的年轻患者，护士应讲明有关肾移植手术和术后终身用药的作用及副作用，即使该患者在了解了相关的副作用后打算取消肾移植，护士也应该客观地提供相关信息。

三、护理伦理守则

专业伦理守则反映了这个专业成员普遍接受的准则。制定专业伦理守则的目的是规定专业的行为标准，描述专业的目标和价值，即作为专业人员满足社会需求，提供高质量护理的指南。

（一）国际护士协会伦理守则

1953 年国际护士协会制定了《国际护士伦理守则》（The International Council of Nurses Code）。该守则于 1965 年和 1973 年做了两次修改（见附 3）。该守则包涵 4 个方面的内容：①护士的权利和责任；②护理的本质是尊重人的生命、人的尊严和人的权利，而不论其国籍、信仰、肤色、年龄、性别、政治和社会地位；③护士的基本任务有增进健康，预防疾病，恢复健康和减轻痛苦四个方面；④护士在护理实践中，个人行为必须符合职业标准。

（二）美国护理协会伦理守则

美国护士学会于 1950 年通过了所制定的《美国护士伦理守则》（American Nurses Association Code for Nursing），并于 1976 年与 1985 年将该章程加以修改和扩充（见附4）。其主要特点包括以下几方面：①强调护士在疾病预防和健康促进中的广泛作用；②鼓励护士参与终身教育；③强调护患关系；④原"患者"（patient）一词由更赋有内涵的"服务对象"（client）一词取代；⑤强调违反守则所带来的后果；⑥更强调尊重患者的权利。

（三）我国医务人员医德规范及实施办法

1988 年 12 月 15 日，我国卫生部颁布了《医务人员医德规范及实施办法》（见附 5），旨在规范医务人员在实践过程中的伦理道德行为。

护理专业的伦理守则和规范是护理专业人员行为的指南和对公众的承诺。

四、护理实践中伦理问题的处理

伦理困惑即两难选择的问题。在护理实践中常常会遇到伦理困惑问题。伦理问题常产生于护患之间、医护之间和护士之间，以及护士与所服务的医疗机构之间。伦理问题可导致当事人的苦恼和困惑。在护理实践中如何恰当地解决伦理问题，为患者提供最适合的护理给护士带来了挑战。护士需要在实践中培养和提高分析问题、解决问题的能力以解决伦理难题。

处理伦理困惑的过程与护理程序相似之处是都需要运用评判性思维技能，通过系统地考虑所有解决伦理困惑的途径，从而较好地解决伦理困惑。处理伦理困惑问题的基本步骤分为六步，每一步都需要运用评判性思维。

（一）确认现存的问题是否是伦理困惑问题

事实上，并非所有的问题都与伦理有关。护士应学会把操作程序、法律和医疗诊断中出现的问题与伦理问题相区别。如果一个问题复杂和令人困惑，不能仅通过查阅科学资料解决，而且与人类关心的若干领域相关，那么这个问题就是一个伦理困惑问题。

（二）收集大量相关客观资料

收集的客观资料应包括患者的爱好，如患者不能表达则包括家庭的偏好、家庭系统、日常生活、社会因素、计划执行的医护措施、社区环境、医护人员的信息和在解决伦理困惑中医护人员预期的理想结果，同时考虑所涉及的相关法律、行政和人员因素方面的问题。

（三）检查和确认在该伦理问题中自身的价值取向

这一步对于所有参与讨论某个伦理问题的人员来说是至关重要的。护士与健康保健队伍中的其他人员都应澄清和区别自身价值取向与患者价值取向的不同。

（四）描述问题

在讨论中应清楚地陈述伦理问题，然后针对问题进行有的放矢的讨论。

（五）考虑所有可能解决问题的行动方案并作决定

讨论所有可能解决问题的行动方案，并确定哪种方案最适用于问题情境和患者的价值观，以及该方案对患者产生的近期效果和对机构产生的远期效果。

（六）实施与评价方案

护士实施被大家所认可的方案，并将实际结果与先前预期的结果进行比较，思考下次如何改进处理过程。

第二节　护理实践中的法律

法是各种社会关系强有力的调整者，法的特征决定了它对护理学科发展的作用是直接、稳定和强制的。只有把护理系统规范化，专业护士才能为患者提供身心护理，达到减轻痛苦、预防疾病、促进健康、提高人们生活质量的目的。

一、概　述

护理角色与职能的拓展，使得护理的法律责任扩大。为了保证护士在护理实践中的护理行为与法的原则一致，及保护自身的正当权益，护士有必要学习和掌握法的基本知识，了解和懂得护理中各种与法有关的问题。

（一）法的概念

法（law）是由国家制定或认可的，以国家强制力保证实施的，调整社会个体与政府之间关系的行为规范。各国由于社会体制不同，法的分类方法也不一样。在我国，法的分类方法有两种：一种是根据法的调节手段，分为民法、行政法和刑法；另一种是根据法所调节的社会关系，分为经济法、劳动法、教育法和卫生法等。其中，民法、刑法及卫生法与护理实践密切相关。

刑法是处理侵犯公共安全和利益行为的法律规范，如处理盗窃和杀人，护士使用毒麻药品等。

民法是调整公民之间人身和财产关系的法律规范。护士在工作中的疏忽大意、医疗事故、侵犯隐私、攻击和殴打等属于民法处理的范畴。

卫生法是由国家制定或认可，并由国家强制力保证实施，旨在保护人体健康，调整人们在与卫生有关的活动中形成的各种社会关系的法律规范。

（二）护理中法的功能

法在护理实践中的功能表现为以下几方面：

1. 保障护理行为的合法性。
2. 将护理专业人员的责任与其他医药卫生人员的责任相区别。
3. 界定自主性护理措施的范围。
4. 保证护理标准并帮助护士在法律范围内对其护理行为负责。

（三）护理立法的历史与现状

护理立法源于 20 世纪初。1903 年美国北卡罗莱、新泽西、纽约和弗吉尼亚四个州率先颁布了《护士执业法》。1919 年英国颁布了护理法，1921 年荷兰颁布了护理法，随后，芬兰、意大利、波兰等许多国家也相继颁布了护理法律、法规。在有关国际组织的推动下，护理立法工作得到了很快的进展。1947 年国际护士委员会发表了一系列有关护理立法的专著。1953 年 WHO 发表了第一份有关护理立法的研究报告。1968 年国际护士委员会成立了护理立法委员会，制定了第一个护理立法的纲领性文件《系统制定护理法规的参考指导大纲》，为各国护理立法中涉及的许多问题提供了指导。近年来，许多国家反复修改完善了本国的护理法，对促进本国的护理工作法制化起到了重要的作用。各国的护理法主要内容包括总纲、护士注册、护士教育、护理服务四个方面内容。

在新中国成立前，国民党政府卫生署于 1936 年公布了《护士暂行规则》。新中国成立后，政府和有关部门十分关注护理教育和护理质量，先后发布了涉及护士管理方面的法规、规章。1982 年卫生部在发布的《医院工作制度》和《医院工作人员职责》中，规定了护理工作制度和各级各类护士的职责。1988 年卫生部制定了包括护士在内的《医务人员医德规范及实施办法》。为了加强护士管理，提高护理质量，保障医疗和护理安全，保证护士的合法权益，1993 年 3 月 26 日卫生部颁布了《中华人民共和国护士管理办法》（Administration Rules for Nurses in PR. China）（以下简称《护士管理办法》）（见附6），自 1994 年 1 月 1 日起施行。《护士管理办法》主要确立了护士执业资格考试和护士执业许可两个制度。该办法对保证公民就医安全有着重要意义。2002 年 4 月 4 日国务院颁布了《医疗事故处理条例》，自 2002 年 9 月 1 日起施行。2002 年 7 月 31 日卫生部颁布了《医疗事故技术鉴定暂行办法》、《医疗事故分级标准（试行）》。2002 年 8 月 2 日和 2002 年 8 月 16 日卫生部又分别颁布了《医疗机构病历管理规定》和《病历书写基本规范》。旨在规范医务人员的医疗和护理行为。

（四）护理立法的基本原则

1. 国家宪法是护理立法的最高守则　宪法是国家的根本大法，在法律方面，它有至高无上的权威，护理法的制定必须在国家宪法的总则下进行，不允许有任何与其相抵触之处。护理法规不能与国家已经颁布的其他任何法律条款有任何冲突。

2. 符合本国护理专业的实际情况　护理法的制定，一方面要借鉴和吸收发达国家的护理立法经验，确立一些先进目标；另一方面也要从本国的文化背景、经济水平和政治制度出发，兼顾全国不同地区发展水平的护理教育和护理服务实际，确立更加切实可行的条款。

3. 反映科学的现代护理观　近几十年来，护理学已发展为一门独立的学科，护理学从护理教育到护理服务，从护理道德到护理行为，从护理诊断到护理计划的实施、评价，均已形成较为完整的理论体系。只有经过正规培训且通过执业考试和注册的护理人员才有资格从事实际护理服务工作。护理法应能反映护理工作的专业性、技术性、安全性和公益性特点，以增强护理人员的责任感，提高护理服务的合法度。

4. 条款要显示法律特征　护理法与其他法律一样，应具有权威性、强制性的特征，故制定的条款措辞必须准确精辟、科学且通俗易懂。

5. 要注意国际化趋势　当今世界，科学、文化、经济的飞速发展势必导致法制上的共通，一国法律已不可能在本国法律中孤立地长期存在。所以，制定护理法必须站在世界法治文明的高峰，注意国际化趋势，使各条款尽量同国际上的要求相适应。

二、护士的执业资格

根据《护士管理办法》，我国从 1994 年开始实行全国护士执业水平考试，每年举行一次。全国护士执业考试采用国际上通行的测量方法，即从试题编制、考试实施、阅卷评分、分数转换等方面建立统一的标准。考试主要内容为：基础护理学、内科护理学、外科护理学、妇产科护理学、儿科护理学等。测试方法采用多选题书面考试形式。考试工作由国家医学考试中心负责组织实施。该中心从全国各地聘任一批护理专家担任命题委员，承担考试命题、审题和制定考试大纲等工作，并在考试前向考生提供《考试大纲》及《考试复习资料》等考务信息。

根据《护士管理办法》，个人只有取得《中华人民共和国护士执业证书》，即取得护士执业资格，经过护士执业注册后，才能成为法律意义上的护士，享有护士的权利，并履行护士的义务。

《护士管理办法》实施后，各省、自治区、直辖市先后发布了《护士管理办法实施细则》，并开始着手进行护士执业注册工作。护士执业注册机构一般为护士执业所在地的县（区）级以上卫生行政部门；省、市、地卫生行政部门负责直属医疗卫生机构中执业护士的注册工作。

护士注册的有效期为 2 年。注册期满前 60 日可按规定办理再次注册。许多省、自治区、直辖市还规定了把参加继续教育作为再次注册的条件。这些条件的规定有力地促进了护士的知识更新和专业水平的提高。

三、护理行为的法律限定

作为专业护士，要为患者的健康和生命负责，因此要学习和掌握护理实践中有关法律界定方面的知识，通过合理的判断和决定来保证安全、恰当的护理。

（一）侵权行为

侵权行为（tort）一般指侵害他人的财产或人身权利并造成损害的行为。侵权行为分为有意侵权行为和无意侵权行为。有意侵权行为表现为当事人具有相关的法律知识，但仍故意侵犯他人的权益，在护理实践中，有意侵权行为包括威胁、侵犯患者身体，侵犯患者隐私和诽谤；无意侵权行为包括疏忽大意、渎职。

1. 有意侵权行为（intentional tort） 包括以下 4 类：

（1）威胁他人身体：未经他人的知情同意，企图接触他人身体或造成他人身体接触的威胁，但没有实际的身体接触的行为，如紧握拳头对着他人。

（2）侵犯他人身体：未经他人的知情同意，有意接触他人身体，并造成困窘或伤害的行为。侵犯他人身体与威胁他人身体可以交替出现。在护理工作中如患者拒绝签署知情同意书，护士仍用接触他人身体的行为，如用注射相威胁，即是威胁他人身体，如果护士对这位患者进行注射就属于侵犯他人身体。是否属于侵犯他人身体，知情同意与否是最基本的界限。

知情同意（informed consent）是指在医疗护理过程中，患者在获得关于自己疾病治疗和护理措施利弊等信息的前提下做出同意接受或拒绝该项治疗和护理的书面承诺。如果患者同意，通常会在医疗机构提供的书面知情同意书上签字。知情同意包括以下几方面的内涵：提供给患者的信息是真实和可以理解的，患者是有独立行为能力的个体，签署人是自愿的。在接受特殊诊断程序、内外科治疗或临床实验前须由患者或患者的法定责任人签署知情同意书。但在抢救患者的紧急情况时，如果患者没有能力，且其法定责任人不能及时到场的情况下，没有知情同意，医务人员也可以实施抢救措施。

（3）侵犯隐私权：隐私权指公民隐私不受非法侵害的权利。侵犯隐私权即非法侵入他人私生活，伤害他人的感情，不考虑所带来的社会影响。在护理实践中侵犯隐私权表现为四个方面：

1）未经患者知情同意，随意使用患者的姓名获取利润，如利用患者的照片或姓名资料做广告。

2）不正当的侵入，如未经患者同意让护生观察治疗护理过程或将治疗护理过程拍摄照片、录音。

3）扩散患者的资料，如把患者的资料随意给与该患者治疗和护理无关的医务人员或者与之讨论患者的资料。

4）发表攻击性的虚假信息。

一个公民的隐私权可能与其他权利相冲突。如果护士不能确定有关患者的哪些信息可以公开或保密，应咨询上级护士和相关部门。在临床实践中，既要考虑患者资料的保密性，又要保证给患者提供治疗和护理的医护人员的信息需求。医疗护理人员之间对患者的病情、治疗和护理信息进行交流和讨论是必要的、合法的。

许多国家的司法部门都颁布各种法令法规要求医务人员必须上报有关患者的以下信息：①出生和死亡资料；②虐待妇女、儿童、老人；③传染病和传播性疾病，如艾滋病、非典型肺炎、白喉等；④暴力事件如枪伤或刀伤。

（4）诽谤：是一种散布虚假信息并对他人名誉造成损害的行为。诽谤包括口头诽谤和书面诽谤。

2. 无意侵权行为　疏忽大意和渎职是卫生保健场所中无意侵权行为的表现。

（1）疏忽大意：是指行为人因不专心履行职责而造成客观上的过失行为。

（2）渎职：行为人在履行专业职责的过程中的失职行为导致当事人受到伤害称之为渎职。在护理实践中，渎职的认定取决于以下四个指标：

1）护士有义务提供恰当的护理给患者。

2）护士未履行职责。

3）患者受到伤害。

4）护士没有履行职责而造成患者的伤害。

尽管护士并不是有意伤害患者，但由于其没有尽职尽责，所提供的护理没有达到应有的护理标准，他仍然需为渎职负责。

（二）收礼与受贿

救死扶伤是医护人员的神圣职责，医护人员不得借工作之便谋取额外报酬。但患者康复或得到了护理人员的精心护理后，由于感激的心理而自愿向护理人员馈赠少量纪念性礼品，原则上不属于贿赂范畴，如果护理人员主动向患者及其家属索要欠款、物品等，则是犯了索贿、受贿罪。

四、护理实践中的法律责任

（一）护士的法律责任

1. 护理质量标准　护理质量是指护理工作为患者提供的知识、技术和生活服务的作用与效果的优劣程度，是完成预定质量标准的合格程度。各类护理工作的质量标准、操作程序和规范是供护士共同遵守的护理行为准则，是衡量护理服务质量和技术质量的尺度。任何标准、程序、规范都是经过实践统筹的最佳选择，不可任意更改。按标准、程序、规矩运作是实现质量目标的根本途径。常用的护理质量控制标准包括：

（1）基础护理质量合格率。

（2）特护、一级护理质量合格率。

（3）急救药品器材准备合格率。

（4）五种护理文书（病区报告、体温单、医嘱记录单、特护记录单、医嘱单）书写合格率。

（5）病区管理合格率。

（6）一般护理差错发生率。

2. 护理文书　作为病历的一部分，是严肃的法律性文件。文件记录的准确性、一致性和真实性对于司法正确、公正具有非常重要的意义。护士应根据所在医疗机构文件书写格式，记录自己为患者所做的每项护理工作，如在值班期间所做的常规护理，包括生命体征的测量、变换体位、确保患者的安全、患者的反应。另外，还必须完整地记录病情的突然变化、通知医生的时间及护理的应对措施。当涉及法律纠纷时，完整地护理记录可以为护士免于渎职的法律诉讼提供充分的依据。因此，护士应保证护理文书书写的及时、客观、准确和完整。

3. 执行医嘱　从法律角度而言，护士应严格执行医生的医嘱，随意篡改医嘱或无故不执行医嘱被认为是违法行为，除非护士认为医生的医嘱不正确，可能对患者造成伤害，或非抢救时的口头医嘱。在执行医嘱的过程中，护士必须做好以下四方面的工作以合法保护患者和自己。

（1）质疑任何患者提出疑问的医嘱：如一位一直接受肌内注射的患者说分管医生已经将肌内注射改为口服给药，护士在执行医嘱前应再次复核医嘱。

（2）质疑病情发生变化的患者的医嘱：无论医生要求护士报告病情变化与否，护士都有责任报告患者的病情变化，以给医嘱的修改提供依据。

（3）质疑和记录口头医嘱以避免转达错误：在抢救患者时如医生给予口头医嘱，护士需向医生复述一遍，证实准确无误后方可执行，并记录口头医嘱内容、给予的日期、时间和医生的姓名。

（4）质疑难辨认、不清楚、不完整的医嘱：药物名称、剂量在书写过程中容易发生错误，护士有责任确认医嘱中的药物名称、应用途径是否正确，是否安全适当。

护士必须评估所有的医嘱，若发现医嘱有明显的错误或会对患者造成伤害，应向医生阐明，如医生仍执意要求其执行，护士则有权拒绝执行，并按事件发生的顺序书写书面报告，向上级护士反映。反之，若明知该医嘱可能造成对患者的损害，却听之任之，倘若酿成严重后果，护士将与医生共同承担由此所引起的法律责任。

4. 药品器材管理　做好药品管理工作十分重要。药品应根据种类与性质妥善放置，设专人负责。定期检查药品质量，如发现变质、过期，药瓶的标签与瓶内药品不符，标签污染模糊等，不得使用。血清制品、疫苗、某些抗生素和胰岛素应置于冰箱保存。对控制使用的药品，如麻醉、镇静和抗精神病药品按特殊药品管理规定保管和使用，防止个别护士因工作之便挪用药品。

护士应保持所有的医疗器材处于功能状态。应掌握仪器的操作程序，按照操作程序正确使用各种医疗仪器。对不熟悉的仪器不要随意使用。在实践中对患者进行使用器械的指导时，所有的护士应使用操作指南并保证所指导的操作程序是相同的，在允许患者使用仪器前，要求患者回示使用仪器的方法，以确定患者已具备独立使用的能力。护士应通过在职教育更新与保持有关仪器安全使用的知识和技能。

（二）护生的法律责任

护生是正在学习护理专业的学生。护生只能在身为注册护士的指导者的严密监督和指导下，严格按照护理操作规程去工作。护生的法律责任包括：

1. 为每个临床体验作好充分的准备。
2. 如果对某项操作不熟悉或没有准备好应告诉带教护士。
3. 熟悉所在实习医院的医疗护理政策和操作规程。

4. 由于患者病情变化很快，特别是急救情况下，应及时向带教护士或相关护士汇报患者的病情变化，即使并不能确定这些变化的临床意义。

在临床实践过程中，护生要为自己的行为和被认定的渎职负责任。

带教护士对护生负有指导和监督的责任。如护生在对所指派的工作没有准备好，或所指派的工作超出其能力，或带教护士没有给予合理、审慎的临床指导的情况下发生了护理差错或事故，其带教护士也要负法律责任。

护生如发生护理差错或事故，其所在的医院也要负法律责任。因为医院为护生提供实习场所，护生被视为医院的一员。因此，护生进入临床实习前，应该明确自己的法定职责范围，认真执行护理法规和操作规程。

第三节　护理实践中的伦理和法律问题

护理实践中的伦理和法律问题反映了当代社会人们生活方式的变化趋势。以下几方面问题是护理实践中最常见的伦理和法律问题。护理人员必须依据有关法律和专业伦理守则妥善处理这些问题，以确保自己的专业行为合法、合理，保障患者的合法权益，也保证自己的执业安全。

一、护理工作中的伦理和法律问题

（一）残疾人

残疾人即由于身体和精神的损伤而造成一种及一种以上日常活动明显受限的人。残疾人由于可能在就业、住房、接受教育、交通、沟通和保健服务等方面受到不公平的待遇而产生抑郁。当残疾人到医院就医时，应像对待其他普通患者一样对待他们，提供护理服务时应体现对他们的尊重，同时应指导他们使用医院和病区的公共设施。

（二）艾滋病

自 1981 年美国发现第一例艾滋病患者至今，这一致命性疾病已成为全球性的疾病。我国也于 1985 年发现首例艾滋病患者，至今 31 个省市均发现了艾滋病病毒感染者。1988 年经国务院批准，卫生部等部委联合发布了《艾滋病监测管理的若干规定》；1995 年经国务院批准下发了《关于加强预防和控制艾滋病工作的意见》；1999 年卫生部颁布了《关于对艾滋病病毒感染者和艾滋病患者的管理意见》。上述法规为在护理艾滋病病毒感染者和艾滋病患者过程中所涉及的隐私权、合理的公开与保密等方面提供了标准和指南。

医疗机构和医护人员不得拒绝为艾滋病病毒感染者、艾滋病患者提供服务和护理。护士应尊重艾滋病病毒感染者和艾滋病患者的权利，像对待其他普通患者一样提供其所需的医疗和护理服务，同时保护自己避免受感染。对检测发现艾滋病病毒抗体阳性结果的报告不得泄漏给与该患者无关的医护人员，但需向传染性疾病控制中心报告。

（三）生殖技术和生育控制

1. 生殖技术　又称人类辅助生殖技术，是指运用医学技术和方法对配子、合子、胚胎进行人工操作，以达到受孕目的的技术。

生殖技术应用、推广于社会，不是一个单纯的、孤立的科技问题，它不可避免地会受到传统习俗与道德观念的强烈冲击。生殖技术利用得当，造福人类，利用不当则危害人类。而通过立法可以促进其健康发展，造福人类，防止其异化对社会造成的危害。立法可以克服社会的某些阻碍作用，促进生殖技术与社会的协调。同时立法可以保障生殖技术的安全，并禁止生殖技术商业化，保证其纯洁性。生殖技术在一定程度上取代了自然生殖的环节，必然会引发一系列的伦理道德问题。立法可以明确有关婴儿的法律地位、父母子女身份，使生殖技术产生的复杂人际关系得到理顺，有助于家庭的和睦、社会的稳定，有助于充分保障公民的生育权利，促进计划生育。

2. 生育控制　计划生育是指依据人口与社会经济发展的客观要求，在全社会范围内，实行人类自身生产的计划。公民有依法实行计划生育的义务，夫妻双方在实行计划生育中负有共同的责任。国家鼓励公民晚婚晚育，提倡一对夫妻生育二个子女。同时依照法律法规合理安排确有困难的、要求生育第三个孩子的夫妇生育第三个孩子。

我国实行计划生育，以避孕为主。国家鼓励有生育能力的已婚夫妇在国家指导下自愿选择适宜的避孕措施和方法。国家创造条件，保障公民对避孕措施享有知情权、选择权和安全保障权。实施避孕节育手术，应当征得受术者及其配偶的同意，并保证受术者的安全。

（四）人体实验

从医学的产生和发展史看，没有人体实验便没有医学，也没有医学的发展和进步。医学上任何一项新成就，不论通过动物试验创立了多少假说，也不管在动物身上重复了多少次试验，在广泛应用到临床之前，为了确定其疗效和安全性，必须在人体（患者或健康志愿者身上）进行系统性实验研究。例如，新药的研制开发过程中，人体实验（临床研究）是必不可少的一个过程，其主要目的是对新药的安全性和有效性进行客观、科学的评价，从而使更多患者在今后真正受益。对于一种全新物质，以人体为对象进行试验，必须保证其合理性、合法性，其中为保障受试者的权益，必须考虑到伦理学的问题，使试验符合道德标准。

临床试验以前，一系列有关非临床试验结果和文献资料必须为进入临床研究提供充分的理由和依据，临床试验方案应由研究者和申办者共同商定并签字，在临床试验开始前报伦理委员会审批后实施。受试者参加试验应是自愿的，而且在试验的任何阶段有权随时退出试验而不会遭到歧视或报复，其医疗权益不受影响。研究者或其指定的代表必须向受试者说明有关临床试验的详细情况，受试者自愿确认同意参加该项临床试验的过程后，须以签名和注明日期的知情同意书作为文件证明，保证进入临床试验时，受试者得到最大权益，并将可能遇到的风险降到最低限度，从最大程度上保护受试者的权益。

（五）死亡、濒死和安乐死

死亡的基本定义是围绕死亡引发的很多法律问题中的一个。目前有两个死亡定义。传统死亡标准是以个体的循环和呼吸功能不可逆转的停止为标志。现代死亡标准是以个体的包括脑干在内的全部脑功能不可逆转的停止为标志。然而，医学界对脑死亡的标准仍存有争议。在护理实践中护士应熟悉两种死亡定义，做好病危患者病情变化的记录，为死亡的诊断提供法律依据。

现代人工维持心肺功能的技术和药物的应用使得做出是促进生命质量还是不必要地延长死亡过程的决定变得复杂了。当患者和家属在做出终止生命与否决定的思想斗争中，往往会向护士寻求信息、建议和支持。护士面对如何处理死亡和濒死的最困惑的伦理问题是安乐死的实施。

安乐死是指用致死的药物或其他方式帮患者结束生命和痛苦的行为。安乐死可分为主动安乐死和被动安乐死。主动安乐死是指无论患者有无知情同意，医务人员或其他人采取措施主动帮助患者结束生命或加速患者死亡的过程。主动安乐死包括协助患者自杀（如提供致命药物或武器）。被动安乐死是指对治疗无效又极为痛苦的患者，终止维持其生命的支持，如撤除呼吸机、停止维持生命的治疗措施、停止胃管输入食物和水等基础生命支持、治疗抢救设施，任其自然死亡。

安乐死的问题一直是社会上争论的一个伦理和法律难题。尽管我国目前没有颁布相关的法律，但护士关注和理解有关主动安乐死和被动安乐死的争议是非常重要的。在患者死亡后，护士要做好尸体料理，体现医务人员对死者的尊敬和对亲属的安慰。

（六）确立遗嘱

确立遗嘱是信息传递的形式。患者通过确立遗嘱表达一旦当他们病重不能说话时，他们被他人对待的方式。遗嘱包括生前意愿，是由患者选择列出的在其不能做决定或疾病到达终末期时，撤除或停止医疗措施的文件。由遗嘱或指定的代理人（亲属或朋友）来表达患者临终时同意或拒绝某种治疗或抢救措施，或逐渐停止或撤除一些支持生命治疗措施；或仅给患者提供减轻痛苦的治疗和护理；或不进行心肺复苏等决定。

熟悉所在医疗机构的确立遗嘱（或生前意愿）书写表格，并给有需求的患者提供该表是护士的法律责任。患者在书写及签署"遗嘱或生前意愿"时需要有至少两个目击证人在场（亲属，或律师，或医生，或护士）。如果医务人员是按规定的程序让患者完成生前意愿的签署，在患者临终前停止抢救措施就不负法律责任。

（七）器官捐赠

18 岁以上的个人可以在死后捐赠他身体的全部或一部分如心脏、角膜、肝脏、肺和肾脏等器官，用于教学、研究、治疗或移植的目的。已故患者的亲属也有权做出捐赠的决定，除非他们知道已故者反对。患者的捐赠决定不能被其亲属取消。

捐赠意愿必须由捐赠者书写和签名，如果捐赠者不能签署，则必须在有两个见证人的情况下由其他人签署。护士应了解有关器官捐赠的观点，为有捐赠意愿的患者或亲属提供捐赠表。如果护士被请求作为希望获得捐赠许可的个体的见证人时，必须知晓所在医疗机构的政策和有关捐赠的法律程序。

二、护理专业领域中的伦理和法律问题

（一）社区保健护理

社区保健护理是一项综合性卫生保健服务，主要提供给社区机构，如工厂、学校和社区保健机构。社区保健护理工作主要是为社区成员提供预防工作和开展初级保健，以及提供连续性的护理。在社区保健护理中，护士应对自主性判断负责任，与其他社区保健服务人员合作，确认提供的信息及时准确，提供的护理规范合法。

很多国家都颁布了公共卫生法，其目的是保护公众健康，调节社区保健及其资源，确保提供保健护理的专业责任。对于在社区保健机构工作的护士而言，了解公共卫生法是非常有必要的。护士负有维护公共卫生法的效力，保护公民健康的责任。

（二）儿童护理

在护理实践的所有范围都可能发生涉及儿童患者的疏忽大意。护士有责任监护患儿，防范意外伤害事件的发生。所有有毒物质、尖锐物品都应置于患儿接触不到的地方。任何时候都要密切看护好幼儿，避免意外伤害。作为卫生保健专业成员的护士有权力和义务报告可疑的虐待或忽视儿童事件。

（三）成人和老年人护理

对于无判断力、意识不清的成年患者需要采取某种约束装置来预防意外自伤的发生。在医院里，对患者采取约束的最常用的指标有：①有自我伤害（如坠床）或伤害他人的倾向；②干扰治疗；③有暴力行为。医院病床必须安装床栏和床旁信号灯。护士必须熟悉什么时候和怎样正确使用约束器械。患者使用约束措施后，护士必须经常评估患者并定时松解约束装置。无论是患者因坠床而受伤或因不恰当的约束而受伤都将导致护士和医疗机构面临法律诉讼。

（四）重症监护

在重症监护病房工作的护士对实施的各项护理和抢救措施负有法律责任。因此，重症监护病房的护士需要接受专门的训练和持续的在职教育，以获取重症监护和管理的新知识和技能信息。对重症监护病房的患者，通常需要仔细观察和经常评估，以及治疗和护理。重症监护病房的护患比例应达到 1∶1，或者根据患者的病情，护患比例最多为 1∶2.5。

对于重症监护病房的护士，其他的潜在性法律问题是电子监护设备的使用。因电子监护设备有可能出现故障，在使用过程中护士不能完全依赖监护仪器，而是要持续地进行人工测量以确认仪器所得数据的准确性。护士应定期检查所有监护和抢救器械，使其保持功能状态，避免伤害患者。

（五）手术室护理

清点核对手术器械、敷料和针头是手术室护士避免法律诉讼的常规标准。在手术过程中每一件器械和物品都必须小心使用，以免伤害患者。如果由于未仔细清点核对手术器械和敷料，导致器械或敷料遗留于患者体内，或由于体位不当、防护垫放置不当而造成对患者的伤害将被追究法律责任。

（六）精神病护理

住院精神病患者护理的主要目的是帮助患者康复，重返社会。精神科护理中可能发生的问题是精神病患者悄悄溜走或私自出走。如果护士未能防止患者私自出走而致患者受到意外伤害，护士和医院均要承担法律责任。另一个可能发生的问题是精神病患者自杀。如果患者的病史与医疗记录都提示该患者有自杀的倾向，护士必须加强监护并做记录。如果医护人员没有提供完善的监护和安全的设施，则可能受到法律诉讼。因为精神疾病患者的人身权利同样应受到尊重和保护，不得予以歧视和非法利用。

（七）家庭保健护理

家庭保健护理不同于医院护理。在家庭护理中，护士负有更大责任和拥有更多的自主性，因而所涉及的法律问题也多于医院护理。护士应严格按照家庭卫生保健指南和标准提供合理的护理服务，应熟悉所在医疗保健机构的政策、操作程序，知道什么时候召唤主管者或医师。最重要的是，护士必须确实记录自己评估资料和采取的护理措施，实施规范的护理，以避免家庭保健护理中的法律纠纷。

第四节　医疗护理差错事故的预防与处理

随着我国法制化建设的推进，国务院和卫生部相继分别颁布的新的《医疗事故处理条例》和《医疗事故分级标准》（试行），对我国医疗事故的认定标准、有效预防和正确处置做出了明确的法律规定，以保护患者和医疗机构以及医护人员的合法权益，维护医疗秩序，保障医疗安全，促进医学科学发展。护理人员应熟悉和了解有关内容，以预防医疗护理差错事故的发生。

一、医疗事故

（一）医疗事故的概念

医疗事故（medical accidents）指医疗机构及其医务人员在医疗活动中，违反医疗卫生管理法律、行政法规、部门规章和诊疗护理规范、常规，过失造成患者人身损害的事故。

（二）医疗事故的分级

根据对患者人身造成的损害程度，医疗事故分为四级。一级医疗事故：造成患者死亡、重度残疾的；二级医疗事故：造成患者中度残疾、器官组织损伤导致严重功能障碍的；三级医疗事故：造成患者轻度残疾、器官组织损伤导致一般功能障碍的；四级医疗事故：造成患者明显人身损害的其他后果的。

卫生部颁布的《医疗事故分级标准》（试行）中规定了医疗事故的具体分级标准。

（三）不属于医疗事故的情形

在医疗护理过程中有下列情形之一的，不属于医疗事故：

1. 在紧急情况下为抢救垂危患者生命而采取紧急医学措施造成不良后果的。
2. 在医疗活动中由于患者病情异常或者患者体质特殊而发生医疗意外的。
3. 在现有医学科学技术条件下，发生无法预料或者不能防范的不良后果的。
4. 无过错输血感染造成不良后果的。
5. 因患方原因延误诊疗导致不良后果的。
6. 因不可抗力造成不良后果的。

（四）医疗事故的法律责任

1. 行政责任　医疗机构发生医疗事故，由卫生行政部门根据医疗事故等级和情节，给予警告、责令限期停业整顿直至由原发证部门吊销执业许可证。对负有责任的医务人员依法给予行政处分或者纪律处分，情节严重的吊销其执业证书。

2. 刑事责任　对构成犯罪行为的医务人员依照刑法关于医疗事故罪的规定，依法追究刑事责任。

3. 民事责任　根据民法的规定，发生医疗事故的医疗机构和医护人员还须承担损害赔偿责任。

（五）医疗事故的处置程序

1. 报告事故　医务人员在医疗活动中发生或者发现医疗事故、可能引起医疗事故的医疗过失行为或者发生医疗事故争议的，应当立即向所在科室负责人报告，科室负责人应当及时向本医疗机构负责医疗服务质量监控的部门或者专（兼）职人员报告；负责医疗服务质量监控的部门或者专（兼）职人员接到报告后，应当立即进行调查、核实，将有关情况如实向本医疗机构的负责人报告，并向患者通报、解释。

2. 收集保管原始资料，封存现场实物　有关事故的原始资料和现场实物是认定医疗事故的重要依据。因此，当发生医疗事故争议时，有关的原始资料，如死亡病例讨论记录、疑难病例讨论记录、上级医师查房记录、会诊意见、病程记录等应在医患双方在场的情况下封存和启封。严禁涂改、伪造、隐匿、销毁或者抢夺病历资料的情况发生。因抢救急危患者，未能及时书写病历的，有关医务人员应当在抢救结束后 6 小时内据实补记，并加以注明。如果疑似输液、输血、注射、药物等引起不良后果的，医患双方应当共同对现场实物进行封存和启封，封存的现场实物由医疗机构保管。患者死亡，医患双方当事人不能确定死因或者对死因有异议的，应当在患者死亡后 48 小时内进行尸检，尸检应当经死者近亲属同意并签字。

3．调查医疗事故 医疗事故发生后，负责组织医疗事故技术工作的医学会应立即组织专家鉴定组对医疗事故进行调查鉴定。专家鉴定组应当认真审查双方当事人提交的材料，听取双方当事人的陈述及答辩并进行核实。在事实清楚、证据确凿的基础上，综合分析患者的病情和个体差异，做出鉴定结论。

4．查处与赔偿 医疗事故一旦确认后，为保障患者及其家属的合法利益，必须对造成医疗事故的医疗机构和事故责任人进行查处。根据责任人所犯过失的性质、事故等级、后果严重程度及责任的主次，依法承担相应法律责任和对当事人的经济补偿。

二、护理差错

（一）护理差错的概念

凡在护理工作中因责任心不强，粗心大意，不按规章制度办事或技术水平低而对患者产生直接或间接影响，但未造成严重不良后果的过失行为，称为护理差错（nursing practice errors）。凡影响治疗效果并给患者带来痛苦，以及延长住院时间的过失行为，称严重差错。

（二）护理差错的分类及评定标准

以下在护理活动过程中发生的过失行为属于护理差错：

1．错抄、漏抄医嘱，而影响患者治疗。

2．错服、多服、漏服药（包括未服药到口），按给药时间延迟或提前超过 2 小时。

3．漏做药物过敏试验或做过敏试验后，未及时观察结果，导致重做；错做或漏做滴眼药、滴鼻药，冷、热敷等临床处置。

4．发生Ⅱ度压疮、Ⅱ度烫伤，经短期治疗痊愈，未造成不良后果。

5．误发或漏发各种治疗饮食，对病情有一定影响；手术患者应禁食而未禁食，以致拖延手术时间。

6．各种检查、手术因漏做皮肤准备或备皮划破多处，而影响手术及检查。

7．抢救时执行医嘱不及时，以致影响治疗而未造成不良后果。

8．损坏血液、脑脊液、胸腔积液、腹水等重要标本或未按要求留取、及时送验，以致影响检查结果。

9．由于手术器械、敷料等准备不全，以致延误手术时间，但未造成不良后果者；手术标本丢失或未及时送验，增加患者痛苦，影响诊断。

10．供应室发错器械包或包内遗漏主要器械，影响检查、治疗；发放灭菌已过期的器械或器械清洗、灭菌不彻底，培养有细菌生长，但未造成严重后果。

（三）护理差错的报告、处理和登记

为预防护理差错的发生，各医疗机构应建立严格的护理差错登记报告制度。一旦发生护理差错事故，应根据差错的性质给予当事人处罚。

1．各科室应建立差错登记本，由本人及时登记发生差错的经过、原因、后果。护士长及时组织讨论与总结。

2．发生差错后，要积极采取补救措施，以减少或消除由于差错造成的不良后果。

3．发生严重差错的各种有关记录、检验报告及造成差错的药品、器械等均应妥善保管，不得擅自涂改、销毁，并保留患者的标本，以备鉴定。

4．差错发生后，按其性质与情节，给予当事人行政或经济处罚，并分别组织全科有关人员进行讨论，以提高认识，吸取教训，改进工作，并提出处理意见。

5．发生差错的单位或个人，如不按规定报告，有意隐瞒，事后经领导或他人发现时，须按情节轻重给予处分。

6．为了弄清事实真相，应注意倾听当事人的意见。讨论差错时吸收本人参加，允许个人发表意见。决定处分时，应进行思想工作，以达到教育的目的。

7．护理部应定期组织护士长分析差错发生的原因，并提出防范措施。

目标检测

选择题

1．《护士条例》的根本宗旨是

A．维护护士的合法权益

B．促进护理事业发展，保障医疗安全和人体健康

C．规范护理行为

D．保持护士队伍稳定

E．保证护理专业性

2．《护士条例》施行的时间是

A．1993 年 3 月 26 日

B．1994 年 1 月 1 日

C．2008 年 1 月 31 日

D．2008 年 5 月 12 日

E．2004 年 5 月 20 日

3．申请注册的具有护理专业硕士研究生， 在教学或综合医院完成临床实习，其时限至少为

A．1 个月　　　　B．3 个月

C．8 个月　　　　D．10 个月

E．12 个月

4．护士在执业过程中，应当遵守

A．法律　　　　　B．法规

C．规章　　　　　D．诊疗技术规范

E．以上都对

5．关于紧急救护，以下说法不正确的是

A．遇有患者病情危急时，护士应立即通知医生

B．医生不能马上赶到时，护士应当先行实施必要的紧急救护

C．护士实施必要的抢救措施，要避免对患者造成伤害

D．护士有权独立抢救危重患者

E．必须依照诊疗技术规范救治患者

6．遵照《医疗事故处理条例》的规定，造成患者中度残疾、器官组织损伤导致严重功能障碍的医疗事故，属于

A．四级医疗事故　　B．二级医疗事故

C．三级医疗事故　　D．一级医疗事故

E．严重医疗事故

7．护理伦理中的基本原则是

A．公正原则、不伤害原则、行善原则、平等原则

B．公正原则、平等原则、行善原则、尊重原则

C．维护患者利益原则、公平原则、主动原则、自主原则

D．公正原则、不伤害原则、行善原则、自主原则

E．尊重原则、平等原则、自主原则、行善原则

8．护士执业注册的有效期为

A．2 年　　　　　　B．5 年

C.8年　　　　D.10年

E.终生

9.为了切实做到尊重患者的自主性,医生向患者提供信息时要避免

A.理解　　　　B.诱导

C.适量　　　　D.适度

E.开导

10.某中年男患者因心脏病发作被送到急诊室,症状及检查结果均明确提示心肌梗死。患者很清醒,但拒绝住院,坚持要回家。此时医生应该

A.尊重患者自主权,自己无任何责任,同意他回家

B.尊重患者自主权,但应尽力劝导患者住院,无效时办好相关手续

C.尊重患者自主权,但应尽力劝导患者住院,无效时行使干涉权

D.行使医生自主权,为救治患者,强行把患者留在医院

E.行使家长权,为救治患者,强行把患者留在医院

11.一因车祸受重伤的男子被送去医院急救,因没带押金,医生拒绝为患者办理住院手续,当患者家属拿来钱时,已错过了抢救最佳时机,患者死亡。本案例违背了患者的

A.享有自主权

B.享有知情同意权

C.享有保密和隐私权

D.享有基本的医疗权

E.享有参与治疗权

12.某肝癌患者病情已到晚期,处于极度痛苦之中,自认为是肝硬化,寄希望于治疗,病情进展和疼痛发作时,多次要求医生给予明确说法和治疗措施。此时,医生最佳的伦理选择应该是

A.正确对待保密与讲真话的关系,经家属同意后告知实情,重点减轻病痛

B.恪守保密原则,继续隐瞒病情,直至患者病死

C.遵循患者自主原则,全面满足患者要求

D.依据知情同意原则,应该告知患者所有信息

E.依据有利原则,劝导患者试用一些民间土方

第八章 医院与住院环境

教学目标

熟悉：环境的含义与范围；环境中影响健康的常见因素；护理与环境的关系；医院的种类；医院的组织结构；病区的设置和布局。

掌握：医院的性质和任务；门诊、急诊、病区环境的管理；病床单位及设备；铺床法；解释环境、医院环境；了解住院的性质与任务，医院的结构与种类；能正确说出环境中影响健康的常见因素；掌握门诊、急诊、病区的护理工作内容；铺备用床、暂空床、麻醉床的方法及注意事项。

第一节 医 院

医院是对患者或特定人群进行防病治病的场所。对象不仅包括患病的人，也包括健康的人。其内容涉及人的生理、心理、社会、精神、文化等各个层次方面的护理。医院应具备一定数量的病床、必要的设备，以及相应的医务人员。通过医务人员的集体协作，为服务对象提供防病治病和健康保健的场所。

一、医院的性质和任务

（一）医院的性质

中华人民共和国卫生部颁发的《全国医疗卫生工作条例》明确了医院的基本性质，"医院是治病防病、保障人民健康的社会主义卫生事业单位，必须贯彻国家的卫生工作方针、政策，遵守政府法令，为社会主义现代化建设服务"。

（二）医院的任务

卫生部颁发的《全国医院工作条例》提出，医院的任务是"以医疗工作为中心，在提高医疗质量的基础上，保证教学和科研任务的完成，并不断提高教学质量和科研水平。同时做好扩大预防、指导基层和计划生育的技术工作"。

二、医院的种类

（一）按卫生部分级管理制度划分

从 1989 年开始，我国医院实行分级管理制度。根据医院不同的任务、功能、技术质量、管理水平及设施条件，实施分级管理。将医院分为：三级（一、二、三级），十等（每级分甲、乙、丙，三级医院增设特等）。

1. 三级医院 是跨地区、省、市以及向全国提供医疗卫生服务的医院，是具有全面医疗、护理、预防、教学、科研能力的技术中心。主要指全国、省、市直属的市级大医院及医学院的附属医院，床位数＞500 张。

2. 二级医院 是向多个社区（其半径人口在 10 万及以上）提供全面连续的医疗、护理、预防、保健和康复服务的医院。主要指一般市、县医院及省辖市的区级医院，以及相当规模的工矿、企业单位的职工医院，床位数为 101～500 张。

3．一级医院　是直接为具有一定人口（＜10 万）的社区提供医疗、预防保健和康复服务的基层医院。主要指农村、乡镇卫生院和城市街道医院，床位数≤100 张。

（二）按收治范围划分

1．综合性医院　在各类医院中占有较大的比例。它可分设内科、外科、妇产科、儿科、眼科等各专科，并设有药剂、检验、影像等医技部门及相应的人员和设备。

2．专科医院　为诊治专科疾病而设置的医院，如传染病医院、结核病医院、肿瘤医院等。

（三）按特定任务分类

医院按特定任务分类有军队医院、企业医院和医学院校附属医院。

（四）按所有制分类

医院按所有制分类有全民所有制医院、集体所有制医院、个体所有制医院和中外合资医院。

（五）按经营目的分类

医院按经营目的分类有营利性医疗机构和非营利性医疗机构。我国非营利性医疗机构在医疗服务体系中占主导和主体地位。

三、医院的组织结构

当前医院的组织结构模式，大致分为三大系统，即诊疗部门、诊疗辅助部门和行政后勤部门（图 8-1）。

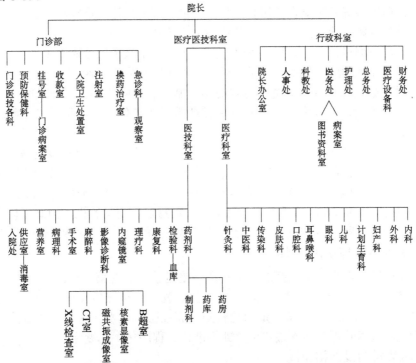

图 8-1　医院的组织结构模式图

第二节 门 诊 部

门诊是医院面向社会的窗口，是医疗工作的第一线，是直接对服务对象进行诊断、治疗和预防保健的场所。门诊部包括两个部门，即门诊与急诊。

一、门诊的环境及护理工作

（一）门诊的设置和布局

门诊设有和医院各科室相对应的诊察室，并设有挂号室、收费室、化验室、药房、治疗室、候诊室等。诊察室内应备有诊察床，床前有遮隔设备，室内设有洗手池，各种检查用具及化验单、检查申请单、处方单等。治疗室内备有必要的急救设备，如氧气、电动吸引器、急救药品等。

门诊应以方便患者为目的，突出公共卫生为原则，做到布局合理，标志、路牌醒目，保持安静、整洁、绿化、美化，使患者感到亲切、宽松，对医院有信任感、安全感。

（二）门诊护理工作

1. 预检分诊 预检护士由临床经验丰富的护士担任，应热情、主动地接待来院就诊的患者，在简要询问病史、观察病情的基础上，做出初步判断，给予合理的分诊指导和传染病管理。做到先预检分诊，后挂号治疗。

2. 安排候诊与就诊 患者挂号后，分别到各科候诊室依次就诊。为保证患者候诊、就诊的次序，护士应做好以下工作：

（1）开诊前准备好各种检查器械和用物，提供良好的候诊、诊疗环境。

（2）分理初诊和复诊病案，收集整理化验单、检查报告等。

（3）根据病情测量体温、脉搏、呼吸、血压等，并记录于门诊病案上。

（4）按挂号先后顺序叫号就诊，必要时护士应协助医生进行诊查工作。

（5）随时观察候诊患者的病情，遇到高热、剧痛、呼吸困难、出血及休克等患者，应立即安排提前就诊或送急诊室处理；对病情较严重或年老体弱者，可适当调整就诊顺序，安排提前就诊。

3. 健康教育 利用候诊时间，采用口头、图片、电视录像、黑板报或赠送有关宣传手册等不同形式，开展科普、防病保健知识的宣传教育，热情耐心地解答患者提出的问题。

4. 门诊治疗 根据医嘱执行需在门诊进行的治疗，如注射、导尿、灌肠、输液等。

5. 消毒隔离 门诊人群流量大，患者集中，容易发生交叉感染，因此要认真做好消毒隔离工作，传染病或疑似传染患者，应分诊到隔离门诊就诊，并做好疫情报告。

二、急诊环境与护理工作

急诊科是医院诊治急、危重症患者的场所，是抢救生命的第一线。24 小时开放，对危及生命的患者及意外伤害事件，应立即组织人力、物力，按照急救程序进行抢救。急诊科的护士应具有良好的素质，具备一定的抢救知识和经验，技术熟练，动作敏捷。急诊科护理的组织管理和技术管理应达到最优化，即标准化、程序化、制度化。

（一）急诊科的设置和布局

急诊科一般设有预检处、诊疗室、抢救室、监护室、观察室、清创室、药房、化验室、X 线室、心电图室、挂号室及收费室，形成相对独立的单元，以保证急救工作的顺利完成。

布局要以方便急诊患者就诊为目的，以最大限度地缩短就诊的时间、争取抢救时机为原则。因此，急诊科应环境宽敞，要有专门通道和宽敞的出入口，标志、路标醒目，夜间有明亮的灯光。

（二）急诊的护理工作

1. 预检分诊　患者被送到急诊科，应有专人负责出迎。预检护士必须掌握急诊的标准，做到一问、二看、三检查、四分诊。遇有急、危重症患者，立即通知值班医生及抢救室护士进行抢救；遇到意外安全事件，立即通知相关部门并积极救治；遇有法律纠纷、刑事伤害、交通事故等事件，尽快通知医院保卫部门或直接与公安部门取得联系，并请家属或陪送者留下。

2. 抢救工作　包括抢救物品的准备和配合抢救。

（1）物品准备：急救物品包括一般用物、无菌物品和急救包、急救设备、急救药品和通信设备。急救物品应做到"五定"，即定数量品种、定点安置、定人保管、定期消毒灭菌及定期检查维修，急救物品完好率应达到 100%。护士要熟悉急救物品的性能及使用方法，且能排除一般性故障。

（2）配合抢救

1）严格按操作规程实施抢救措施，做到分秒必争。

2）做好抢救记录和查对工作，记录要求字迹清晰、及时、准确。在抢救过程中，凡口头医嘱必须向医生复诵一遍，双方确认无误后再执行。抢救完毕后，请医生及时补写医嘱和处方，并在 6 小时内完成记录。

3. 加强病情观察　急诊科设有一定数量的观察床，收治已明确诊断或暂不能确诊者，或病情危重暂时住院困难者。急诊观察时间一般为 3～7 天。急诊观察室护理工作要求：

（1）入室登记、建立病案，认真填写各项记录，书写病情观察报告。

（2）对急诊观察患者要主动巡视，加强观察，及时完成医嘱，做好晨晚间护理，加强心理护理。

（3）做好出入患者及家属的管理工作，保持观察室良好的秩序和环境。

第三节　病　　区

一、病区的设置和布局

病区设有病房、医生护士办公室、治疗室、处置室、盥洗室、厕所、休息室，有的病房如神经内科病房根据需要可能设有理疗室，有条件的医院还设置患者娱乐室等。病区实行科主任、科护士长领导下的主治医生、护士长分工负责制。每个病区设病床 30～40 张，每间病室设 1～6 张床。两床之间应设隔帘，有利于治疗、护理及维护患者的隐私权，两床之间的距离不少于 1m。

二、病区的环境管理

病区环境分物理环境和社会环境。

（一）物理环境

安静、整洁、舒适、安全是环境的主要评估因素。

1. 安静　根据国际噪声标准，白天病区较理想的声音强度应维持在 35～40dB。超过 60dB，患者即可感到疲倦不安，影响休息与睡眠。长时间暴露在 90dB 以上的环境中，可导致焦躁、易怒、头痛、头晕、耳鸣、失眠以及血压升高等。超过 120dB 时，可造成听力丧失或永久性失聪。

护理人员在工作中要做到：①四轻，即说话轻、走路轻、操作轻、开关门轻；②病室的门、窗、桌、椅脚应钉上橡皮垫；③推车的轮轴应注润滑油并定期检查；④向患者及家属宣传保持病室安静的重要性；⑤电话等有声响的设备声音调到最低；⑥避免制造不必要的噪声。

2. 整洁　是指保持病区护理单元、患者及工作人员的整洁。要求达到避免污垢积存，防止细菌滋生的目的。保持病区环境整洁的措施有：

（1）病区陈设齐全，规格统一，布局合理，摆放整齐，方便取用。

（2）做到物有定位，用后归位。

（3）及时清理环境，病区内墙、地面及所有物品采用湿式清扫法。

（4）及时清除治疗护理后的废弃物及患者的排泄物。

（5）保持患者及床单位清洁，同时床单、被套、衣裤要及时更换。

（6）非患者生活及医疗护理必需品不得带入病区。

（7）工作人员仪表端庄，服装整洁、大方得体。

3. 舒适　主要指病室的温度、湿度、通风、采光、装饰等方面。

（1）温度：适宜的温度为 18～22℃。适宜的温度有利于患者休息、治疗及护理工作的进行，患者可以感到舒适、安宁，能减少消耗，利于散热，并可降低肾脏负担。室温过高，机体散热受到影响，不利于体力的恢复，患者感到烦躁，呼吸、消化均受干扰。室温过低，冷的刺激可使患者肌肉紧张，缺乏活力，而且容易受凉。新生儿、老年人不太容易适应突然、明显的温度变化，而出现异常表现，所以新生儿室、产房、手术室、老年病房的室温应当略高，在 22～24℃。

（2）湿度：以 50%～60% 为宜。湿度和温度都高，影响蒸发，抑制排汗，患者会觉得潮湿、憋闷；湿度高、温度低时，患者会感到潮冷，尤其关节不舒服；湿度过低，空气干燥，水分大量蒸发，导致口干舌燥、咽痛、烦渴、鼻出血等，对气管切开、呼吸道疾病的患者尤为不利。

（3）通风：病室应定时开窗通风，每次 30 分钟左右。减少空气污染、调节温湿度，增加舒适感。

（4）采光：病室采光分为自然光源和人工光源。采用自然光源时，应避免阳光直接照射眼睛，以免引起目眩；午睡时应用窗帘遮挡光线，夜间睡眠时，可打开地灯或罩壁灯，既能保证巡视工作的进行，又不影响患者睡眠。

（5）装饰：保持病房环境优美，整洁美观。颜色对心理可产生影响，如白色使人感觉冷漠、单调，病房最好不用全白色；绿色给人清凉感，适合于发热的患者；灰色与蓝色有安抚镇静的功能；黄色有兴奋刺激的作用，适合于抑郁的患者；蓝绿色可以令注意力集中，使工作有条不紊。室内摆放一些花卉、盆景，既美观，又增添生机；儿科病房涂暖色调，布置适合儿童心理的饰品，床、桌椅做成各种卡通玩具样。

（二）社会环境

医院是社会的一个特殊的组成部分。护士应和患者建立良好的护患关系，创建和谐的氛围，帮助患者解除不良心理反应，尽快适应医院的社会环境。

1. 医疗服务环境 指以医疗护理技术、人际关系、精神面貌及服务态度等为主的人文社会环境，属于软环境。它是深层次的、抽象的、无形的，包括学术氛围、服务理念、人际关系、文化价值观等。医疗服务环境的好坏可促进或制约医院的发展。

2. 医院管理环境 包括医院的规章制度、监督机制及各部门协作的人际关系等，也属于软环境。医院管理环境应以人为本，体现医院文化，旨在提高工作效率，满足患者需求。

良好的医院环境需要软、硬环境相互促进、共同发展，亦是医院树立良好的社会形象及影响广大患者对医院整体印象的综合评价和心理认同的重要因素。

（三）单位及设置患者床

患者床单位是指医疗机构为住院期间的患者提供使用的家具和设备。它是患者在住院期间进行休息、睡眠、饮食、排泄、活动和开展治疗的最基本的生活单位，其设施及管理应以患者的舒适、安全、有利于治疗、护理和康复为前提。患者床单位的固定设备有：床、床垫、床褥、枕芯、棉胎或毛毯、大单、被套、枕套、橡胶单和中单（需要时）、床旁桌、床旁椅及床上桌，床头墙壁上有照明灯、呼叫装置、供氧和负压吸引管道等设施（图8-2）。

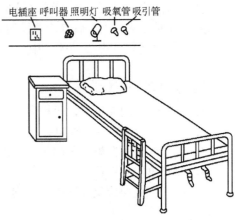

图8-2 患者床单位

（四）患者床单位的设施

1. 病床 是患者睡眠和休息的用具，是病室中的主要设备。卧床患者的饮食、排泄、活动、娱乐都在床上，所以病床一定要符合实用、耐用、舒适、安全的原则。一般为钢丝床，长2m、宽0.9m、高0.6m。床头和床尾可抬高的手摇式摇床，以方便患者更换卧位。床脚有脚轮，便于移动。另一种为电动控制的多功能床，可以自由升降及更换患者的姿势，控制钮设在患者可触及的范围内，便于患者随时调节。

2. 床上用品

（1）床垫：长宽与床的规格相同，厚10cm。用棕丝、棉花、木棉、马鬃或海绵作垫芯，包布应选用牢固的布料制作。患者大多数时间卧于床上，所以床垫要坚硬，以免承受重力较多的部位凹陷。

（2）床褥：长宽与床垫的规格相同，一般以棉花为褥芯。铺于床垫上，吸水性强，并可防床单滑动。

（3）枕芯：长0.6m，宽0.4m，内装木棉、蒲绒或人造棉。

（4）棉胎：长2.3m，宽1.6m，多用棉花胎，也可用人造棉或羽绒被。

（5）大单：长2.5m，宽1.8m，用棉布制作。

（6）被套：长2.5m，宽1.7m，用棉布制作，开口应在尾端并订有布带或纽扣。

（7）枕套：长0.65m，宽0.45m，用棉布制作。

（8）中单：长1.7m，宽0.85m，一次性使用。

3. 床旁桌　放在患者床旁，通常放置一些患者个人所属的物品或护理用具。

4. 床旁椅　患者床单位内的椅子供患者或探视者坐用。探视者来访时，应坐于床旁椅，不可坐在床上，以防细菌散播。

5. 床上桌　是由床档托起而立，可调整合适的高度。以供患者在床上进食、写字、阅读之用。也可暂时放置医护人员所需的清洁或无菌物品。用完须将桌面清洁并放还原处。

6. 床头墙壁上的装置

（1）床头灯：靠近床头墙壁进行装设，可调节灯的亮度。用于患者阅读或医护人员治疗护理时的照明。

（2）呼叫系统：讯号灯或红灯是患者需要帮助时所发出的救援信息。因此，按钮或拉绳必须放在方便触及处。当按钮按下或拉红灯线时，护士站讯号灯会亮并发出警告声以显示出哪一床的患者求援，如有对讲设备，还可以与患者对谈。呼叫设备的使用方法应在患者入院护理时介绍。当患者寻求帮助时，护理人员应立即给予回应。

（3）其他装置：中心供氧、中心负压吸引等设备，使用简单，操作方便，一般在患者需要时使用。

（五）各单的折叠方法

1. 床褥　纵向3折后，再横向S形折叠。

2. 大单　反面在外，纵向对折两次后，边与中线对齐，再将两端分别横向向中线对折。

3. 中单　反面在外，横向对折两次后，边与中线对齐，再纵向对折。

4. 橡胶单　同中单。

5. 被套　正面或反面在外，纵向对折两次后，边与中线对齐，再将两端分别横向向中线对折。

6. 棉胎或毛毯　纵向3折后，再横向S形折叠。

三、铺床法

铺床是为了保持床单位整齐，满足患者休息的需要。病床的铺法要求舒适、平整、安全、实用、耐用。常用的铺床法有备用床、暂空床、麻醉床和卧床患者更换床单法。

（一）备用床

【目的】保持病室整洁、美观，准备接收新患者。

【评估】

1. 病室内有无患者进行治疗或用餐。

2. 病床及床垫是否完好、安全，床单、被套是否符合床及棉胎的尺寸及季节需要。

3. 床旁设施　如呼叫系统、照明灯是否完好，供氧和负压吸引管道是否通畅，有无漏气。

【计划】

1. 护士准备　着装整齐，修剪指甲，洗手，戴口罩。熟悉铺备用床的操作方法。

2. 用物准备　床、床垫、床褥、枕芯、棉胎或毛毯、大单、被套、枕套。

3. 环境准备　病室内无患者进餐或治疗，清洁、通风。

【实施】

1. 护士着装整齐，取下手表，洗手、戴口罩　避免交叉感染，方便操作。

2. 按使用顺序备好用物携至床旁，再次检查床垫或根据需要翻转床垫　避免多次走动，提高工作效率及节省体力；避免床垫局部经常受压而凹陷。

3. 移开床旁桌，离床约 20cm；移开床旁椅至床尾正中，离床尾约 15cm；用物置于椅上，方便操作，便于拿取。

4. 翻床垫、铺床褥，上缘紧靠床头，铺床褥于床垫上，使患者睡卧舒适。

5. 铺大单

（1）取大单放于床褥上，大单的中线对齐床中线，分别向床头、床尾展开；护士站在床头一侧，减少走动，省力。

（2）先铺近侧床头大单：一手托起床垫一角，一手伸过床头中线将大单包折入床垫下，在距离床头约 30cm 处，向上提起大单边缘使大单头端呈等边三角形，然后分别塞于床垫下（图 8-3）。正确运用人体力学原理，用肘部力量，双脚分开，两膝稍弯曲，并确保身体平稳。

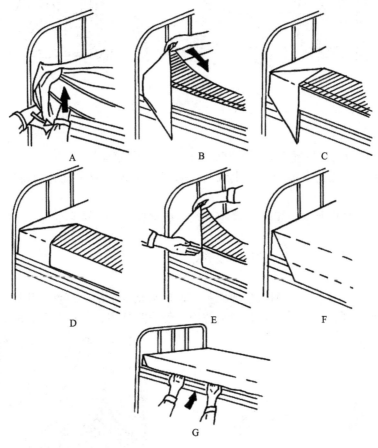

图 8-3　铺大单法

（3）至床尾将大单拉紧，对齐床中线，同法铺床尾。铺大单的顺序是：先床头后床尾，先近侧后远侧。

（4）两手将大单中部边缘拉紧，塞入床垫下：使大单平紧、美观，患者睡卧舒适。

（5）护士转至对侧，同法铺好对侧大单。

6. 套被套

（1）"S" 形式

1）被套正面向外放在铺好的大单上，中线与床中线对齐，开口端向床尾。

2）将被套尾部开口端的上层打开至 1/3 处，有利于棉胎放于被套内。

3）再将"S"形折叠的棉胎放入被套端的开口处，底边与被套开口边缘平齐（图 8-4A）。

4）拉棉胎上缘至被套封口端（图 8-4B，图 8-4C），对好两上角，展开棉胎，平铺于被套内，至床尾逐层拉平被套。被套尾端用系带系好。棉胎上端与被套封口处紧贴，保持被头充实。

5）盖被上端与床头平齐，两侧边缘向内折并与床缘平齐，尾端塞于床垫下或内折与床尾平齐。床面整齐、美观。

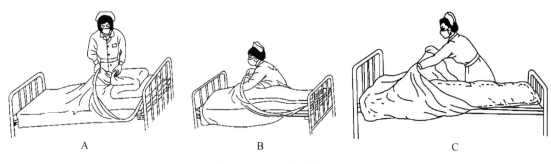

图 8-4 "S"形套被套法

（2）卷筒式

1）将被套正面向内平铺于床上，开口端向床尾。方便操作。

2）将棉胎或毛毯铺在被套上，上缘与被套封口边齐。便于整齐地将棉胎和被套一同卷起。

3）将棉胎同被套上层一起从床尾卷至床头或从床头卷至床尾，自开口处翻转（图 8-5），拉平，系带。

4）按"S"形式折成被筒，使床面整齐、美观。

7．套枕套

（1）将枕套套于枕芯上，拍松整理枕头：使枕头充实平整，患者睡卧舒适。

（2）枕头横放于床头盖被上，开口端背门：使病室整齐、美观（图 8-6）。

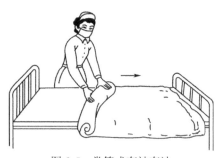

图 8-5 卷筒式套被套法

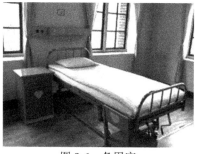

图 8-6 备用床

8．移回床旁桌椅 保持病室整齐、美观。

9．推治疗车离开病室 放于指定位置。

10．洗手。

【注意事项】

1．病室内有患者进餐或治疗时应暂停铺床。

2．用物备齐，折叠正确，放置有序，省时省力。

3．动作轻稳，避免尘埃扬起。

4．操作中正确应用节力原理。

【评价】

1．病床外观平、整、紧、挺，符合实用、耐用、舒适、安全的原则。

2．护士动作协调，连贯，省力，有效。

（二）暂空床

【目的】

1．保持病室整洁、美观。

2．供新入院患者或暂离床活动的患者使用。

【评估】

1．新入院患者的病情、诊断。

2．住院患者的病情是否可以暂时离床。

3．床旁设施是否完好。

4．病室内有无患者进行治疗或用餐。

【计划】

1．护士准备　着装整齐，修剪指甲，洗手，戴口罩。熟悉铺暂空床的操作方法。

2．用物准备　按备用床准备用物，必要时备橡胶单、中单。

3．环境准备　病室内无患者进餐或治疗，清洁、通风。

【实施】

1．同备用床步骤1～6。

2．将备用床的盖被扇形三折于床尾　方便患者使用，保持病室整齐美观。

3．同备用床步骤7～10（图8-7）。

【评价】

1．病床符合实用、耐用、舒适、安全的原则。

2．操作方法正确，符合省力原则。

3．用物准备符合病情需要。

4．患者上下床方便，躺卧时感觉舒适。

【注意事项】　同备用床。

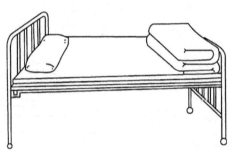

图8-7　暂空床

（三）麻醉床

【目的】

1．便于接受和护理麻醉手术后的患者。

2．使患者安全、舒适，预防并发症。

3．保护床上用物不被血液、呕吐物、排泄物等污染，便于更换。

【评估】

1．患者的诊断、病情、手术部位、麻醉方式、术后需要的抢救或治疗物品等。

2．铺床用物是否洁净、齐全，折叠是否正确。

3．床旁设施，如呼叫系统、照明灯是否完好，供氧和负压吸引管道是否通畅，有无漏气。

4．病室内有无患者进行治疗或用餐。

【计划】

1．护士准备　着装整齐，修剪指甲，洗手，戴口罩。熟悉铺麻醉床的操作方法。

2．用物准备

（1）床上用物：床褥、枕芯、棉胎或毛毯、大单、被套、枕套、一次性中单。

（2）麻醉护理盘

1）治疗巾内：舌钳、开口器、通气导管、牙垫、治疗碗、氧气导管或鼻塞管、吸痰导管、棉签、压舌板、平镊、纱布或治疗巾。

2）治疗巾外：电筒、血压计和听诊器（有条件的准备心电监护仪）、治疗巾、弯盘、胶布、护理记录单、笔。

（3）其他：输液架，必要时备吸痰器、氧气筒、胃肠减压器等。天冷时备热水袋（加布套）、毛毯。

3．环境准备　病室内无患者进餐或治疗，清洁、通风。按季节调节室内温度。

【实施】

1．同备用床步骤1～5。

2．根据患者的麻醉方式和手术部位铺橡胶单和中单。

（1）将中单对好中线，铺在床头、床中部或床尾，边缘平整地塞入床垫下，若需要铺在床中部，则橡胶单和中单的上端距床头45～55cm。

（2）齐床头铺另一中单，下端压在中部的中单上，边缘平整地塞入床垫下，防止呕吐物、分泌物或伤口渗液污染病床。

3．转至对侧，铺好大单、橡胶单和中单，中线要齐，各单应铺平、拉紧，防皱褶。

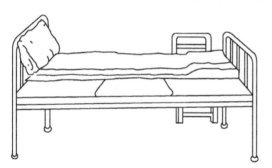

图 8-8　麻醉床

4．按备用床套被套法套好被套。

5．盖被上端与床头平齐，两侧内折与床边缘对齐，被尾内折与床尾平齐。

6．将盖被三折叠于背门一侧，开口对门，盖被三折上下对齐，便于患者术后被移至床上。

7．套好枕套并横立于床头，开口端背门（图 8-8），使病室整齐、美观，可防止患者因躁动撞伤头部。

8．移回床旁桌，床旁椅放在接收患者对侧床尾，便于患者手术后由平车移至床上。

9．将麻醉护理盘放置于床旁桌上，其他物品按需要放置。

10．推治疗车离开病室，放于指定位置。

11．洗手。

【评价】

1．病床符合实用、耐用、舒适、安全的原则。

2．护士动作协调、连贯、省力、有效。

3．患者舒适、安全。

4．用物齐备，患者能及时得到抢救和护理。

【注意事项】

1. 同备用床。

2. 铺麻醉床时应更换洁净的被单，保证术后患者舒适，避免发生感染。

3. 中单放置的位置应符合病情的需要。

4. 麻醉护理盘及其他所需用物应齐备，放置合理，以方便使用。

（四）卧床患者更换床单法

【目的】保持患者的清洁，使患者感觉舒适。预防压疮等并发症发生。

【评估】

1. 患者的病情、意识状态、活动能力及合作程度等。

2. 患者是否需要便器，病室内有无患者进行治疗或用餐。

3. 床单位的清洁程度，环境是否安全，以及室内的温度。

【计划】

1. 护士准备。着装整齐，修剪指甲，洗手，戴口罩。熟悉卧床患者更换床单法的操作方法。

2. 向患者及家属解释更换床单的目的、方法、注意事项及配合要点。

3. 用物准备。大单、中单、被套、枕套、床刷及床刷套，需要时备清洁衣裤。

4. 环境准备。病室内无患者进餐或治疗，清洁、通风，必要时行屏风遮挡。按季节调节室内温度。

【实施】

1. 护士着装整齐，取下手表，洗手、戴口罩，避免交叉感染，方便操作。

2. 按使用顺序备好用物携至床旁，放于床尾正中处，距离床尾 20cm 左右。

3. 再次向患者及家属解释操作目的和配合方法，取得患者的理解和合作。

4. 放平床头和膝下支架，意识不清者设床档，方便操作，保护患者，防止坠床。

5. 同备用床移开床旁桌椅。

6. 松开盖被，把枕头移向对侧，并协助患者移向对侧，协助患者侧卧、背向护士。注意遮挡患者，防止受凉，患者卧位安全。

7. 从床头至床尾将各层床单从床垫下拉出。

8. 清扫近侧床褥。

（1）上卷中单至中线处，塞于患者身下，中单污染面向上内卷。

（2）将大单上卷至中线处，塞于患者身下，大单污染面向内卷。

（3）清扫床褥，清扫原则：自床头至床尾；自床中线至床外缘。

9. 铺近侧清洁大单、近侧清洁中单

（1）同备用床放置大单，大单中线与床中线对齐。

（2）将近侧大单向近侧下拉散开，将对侧大单内折后卷至床中线处，塞于患者身下；按铺床法铺好近侧大单，铺清洁中单，将对侧清洁中单卷至床中线处，塞于患者身下，将近侧中单一起塞于床垫下铺好。

10. 协助患者平卧，将患者枕头移向近侧，并协助患者移向近侧，患者侧卧、面向护士，躺于已铺好床单的一侧。注意观察患者，并询问患者有无不适，注意保护患者的安全。

11. 护士转至对侧，从床头至床尾将各层床单从床垫下依次拉出。

（1）上卷污中单至中线处，取出污中单，放于护理车污衣袋内。

（2）将污大单自床头卷至床尾处取出，放于护理车污衣袋内。

（3）清扫床褥，取下床刷套放于护理车下层，床刷放于护理车上层。

12．清扫对侧床褥。

13．同法铺好各层床单，各层拉紧铺好。

14．协助患者平卧，将患者枕头移向床中间，避免患者受凉。

15．铺清洁被套于盖被上，打开被套尾端开口，从污被套里取出棉胎（"S"形折叠），放于清洁被套内。如果患者能够配合，可请患者抓住被套两角，方便操作。

16．撤出污被套。

17．将棉胎展平，系好被套尾端开口处系带，折被筒。

18．更换枕套。

19．移回床旁桌椅，根据患者病情摇起床头和膝下支架。

20．帮助患者取舒适卧位，整理床单位，酌情开窗通风。

21．推治疗车离开病室，放于指定位置。

22．洗手。

【评价】

1．病床符合实用、耐用、舒适、安全的原则。

2．护士动作协调、连贯、省力、有效。

3．患者舒适、安全。

【注意事项】

1．同备用床。

2．患者感觉舒适、安全。

3．与患者进行有效沟通，满足患者身心需要。

目标检测

选择题

1．下列关于护患关系的理解不正确的是

A．护患关系是一种帮助与被帮助的关系

B．护患关系是一种治疗关系

C．护患关系是以护士为中心的关系

D．护患关系是多方面、多层面的专业性互动关系

E．护患关系是在护理活动中形成的

2．对于肺炎患儿，病室适宜的温度和相对湿度是

A．16～18℃，40%

B．18～22℃，55%～60%

C．20～22℃，70%

D．22～24℃，80%

E．24～26℃，90%

3．病区良好的社会环境不包括

A．建立良好的护患关系

B．病室环境清洁、整齐

C．老患者对新患者的关心

D．保护患者的隐私权

E．家属对患者的关心

4．为减少儿童的恐惧感，儿科护士服适宜采用

A．粉色   B．深绿色

C．蓝色   D．黄色

E．灰色

5．门诊发现传染病患者时应立即采

取的措施是

　　A．安排患者提前就诊

　　B．将患者隔离诊治

　　C．进行卫生宣教与候诊教育

　　D．转急诊室处理

　　E．消毒候诊环境

　6．门诊就诊顺序应先

　　A．挂号　　　　B．预检分诊

　　C．测体温　　　D．提供检验单

　　E．卫生宣教

　7．为保持病区安静，下列措施不妥的是

　　A．推平车进门，先开门后推车

　　B．医务人员讲话应附耳细语

　　C．轮椅要定时注润滑油

　　D．医务人员应穿软底鞋

　　E．病室门应钉橡胶垫

　8．某破伤风患者，神清，全身肌肉阵发性痉挛，抽搐，所住病室环境下列不符合要求的是

　　A．室温 18～22℃

　　B．相对湿度 50%～60%

　　C．门、椅脚钉橡胶垫

　　D．保持病室光线充足

　　E．开门、关门动作轻

　9．一患儿，10 岁，在全麻下行疝修补术，下列不属于麻醉恢复前需准备的物品的是

　　A．铺麻醉床

　　B．备注射盘

　　C．备输液架、吸引器

　　D．备氧气

　　E．备麻醉护理盘

（10～12 题共用备选答案）

　　A．提前就诊

　　B．做疫情报告

　　C．到隔离门诊就诊

　　D．按挂号顺序就诊

　　E．立即送抢救室抢救

　10．王女士，76 岁。因呼吸困难不能平卧，家属给予吸氧后前来就诊，门诊护士应该让患者

　11．吴女士，57 岁。因心慌、心前区不适前来就诊。张护士在巡视候诊患者时发现患者面色苍白，呼吸困难，前去询问无应答。查体：脉搏 52 次/分，呼吸 24 次/分，该患者应

　12．陈护士在巡视候诊患者时发现一患者面色及巩膜黄染，表情痛苦，对该患者应

（13～14 题共用备选答案）

　　A．闷热、难受不适

　　B．头晕、疲倦、食欲减退

　　C．消化不良、腹胀、便秘

　　D．机体散热不畅，皮肤干燥

　　E．呼吸道黏膜干燥、咽痛

　13．病室湿度过高，使患者感到

　14．病室湿度过低，使患者感到

第九章 患者入院和出院护理

教学目标

熟悉：入院程序；轮椅运送技术；平车运送技术；担架运送技术。
掌握：入病区后的初步护理工作；出院前护理工作；出院后护理工作。

做好患者入院、出院护理是将整体护理理念贯穿于护理始终，也是照顾患者身心需要的具体体现。护士通过对入院和出院患者提供周到的护理服务，使患者入院后能尽快适应环境。并建立良好的护患关系，树立良好的护士形象。

第一节 入 院 护 理

患者入院护理是指患者经门诊或急诊医生初步诊查后，确定住院治疗时医生签发住院证，护理人员根据患者情况提供相关的护理措施，协助患者入院。

一、入院程序

（一）办理住院手续

患者或家属持医生签发的住院证到住院处办理入院手续，如缴纳住院保证金、填写登记表格等。住院处接受患者后，立即电话通知相关病区值班护理人员，提前做好接收新患者的准备。对需急诊手术的患者，先手术后办理入院手续。

（二）进行卫生处置

根据患者的病情及身体情况，在卫生处置室对其进行卫生处置，如理发、沐浴、更衣、修剪指甲等。危、重、急的患者可酌情免浴。对有虱、虮者，应先行灭虱，再做以上的卫生处置。传染病或疑似传染病者应送隔离室处置。患者换下的衣服和不需用的物品可交家属带回或按相关手续存放。

（三）护送患者入病区

住院处护理人员携门诊患者入病区。根据患者病情可酌情运用步行、轮椅、平车或担架护送。护送时注意保暖，不能中断必要的治疗，如吸氧、输液等。护送入病室后，与病区值班护士根据患者的病情、所采取或需要继续进行的治疗护理措施、个人卫生情况及物品等进行交接。

二、患者入病区后的初步护理

（一）一般患者入病区后的护理

1. 准备床单位　病区护士接到住院处的通知后，根据病情及治疗需要准备床单位，将备用床改为暂空床，并备齐所需用物。传染患者安置在隔离室，危重患者安置在危重病室，以便隔离或抢救。

2. 迎接新患者　将新患者安置在指定床位。向患者做自我介绍，说明自己将为患者提供的服务及工作职责，为患者介绍同病室病友，以自己的行动和语言消除其不安情绪，增加患者的安全感及对护理人员的信任感。

3．通知主管医生诊查患者，必要时协助查体或治疗。

4．协助患者佩戴腕带标志，进行入院护理评估。为患者测量体温、脉搏、呼吸、血压和体重，必要时测量身高，并记录在体温单上。

5．建立住院病案，填写有关护理表格。

（1）用蓝黑钢笔逐页填写住院病历及各种表格眉栏项目。住院病案排列顺序：体温单、医嘱单、入院记录、病史及体格检查、病程记录、会诊记录、各种检验检查报告单、护理病案、住院病案首页、住院证及门诊病案。

（2）用红色钢笔在体温单 40～42℃横线之间的相应时间栏内竖写入院或转入时间（24小时制）。

（3）填写入院登记本、诊断卡（插入住院患者一览表上）、床尾卡（置于病床床尾牌内）。

6．介绍与指导 向患者及家属介绍病区环境、有关规章制度、床单位及相关设备的使用方法，指导常规标本的留取方法、时间及注意事项。

7．通知营养室为患者准备膳食。

8．执行入院医嘱及给予紧急护理措施。

9．根据住院患者首次护理评估单收集患者的健康资料。通过对患者健康状况进行评估，了解患者身体情况、心理需要及健康问题，24 小时内完成护理评估单，为制订护理计划提供依据。

（二）急诊患者入院的护理

病区接收的急诊患者多从急诊室直接送入或由急诊经手术室手术后转入，病区护士接到通知后应根据患者情况做好护理工作。

1．通知医生 接到住院处电话通知后，护士应立即通知有关医生做好抢救准备。

2．准备床单位 将危重患者安置危重病室或抢救室，并在床上加铺橡胶单和中单；对急诊手术患者，需铺麻醉床，并准备麻醉护理盘。

3．备好抢救物品及药品 准备急救车、氧气、吸引器、输液器具及各种无菌包。

4．入院护理评估 对于不能正确叙述病情和需要的患者、意识不清的患者、婴幼儿患者等，需暂留陪送人员，以便询问患者病史。

5．配合抢救 密切观察病情变化，积极配合医生进行救治，并做好护理记录。

（三）患者分级护理

分级护理是指根据患者病情的轻、重、缓、急及自理能力的评估结果，给予不同级别的护理。通常将护理级别分为四个等级，即特级护理、一级护理、二级护理和三级护理。各级护理级别的适用对象及相应的护理要点见表9-1。

临床工作中，为了更直观地了解患者的护理级别，及时观察患者病情和生命体征变化，做好基础护理及完成护理常规以满足患者身心需要，通常需要在护士站住院病员一览表和病员床尾卡上设不同标记（一览表：特别护理和一级护理为红色标志，二级护理为黄色标志，三级护理为绿色标志）。

表 9-1　各级护理级别的适用对象及护理

护理级别	适用对象	护理要点
特级护理	病情危重，随时可能发生病情变化、需要进行抢救的患者；重症监护患者；各种复杂或者大手术后患者；使用呼吸机辅助呼吸，并需要严密监护病情的患者；实施连续性肾脏替代治疗（CRRT），并需要严密监护生命体征的患者；其他有生命危险，并需要严密监护生命体征的患者	安排专人 24 小时严密观察患者病情变化，监测生命体征；根据医嘱，正确实施治疗、给药措施，准确测量出入量；根据患者病情，正确实施基础护理和专科护理，如口腔护理、压疮护理、气道护理及管路护理等，实施安全措施；保持患者的舒适和功能体位；实施床旁交接班
一级护理	病情趋向稳定的重症患者；手术后或者治疗期间需要严格卧床的患者；生活完全不能自理且病情不稳定的患者；生活部分自理，病情随时可能发生变化的患者	每 15～30 分钟巡视患者，观察患者病情变化；根据患者病情，测量生命体征；根据医嘱，正确实施治疗、给药措施；根据患者病情，正确实施基础护理和专科护理，如口腔护理、压疮护理、气道护理及管路护理等，实施安全措施；提供护理相关的健康指导
二级护理	病情稳定，仍需卧床的患者；生活部分自理的患者	每 1～2 小时巡视患者，观察患者病情变化；根据患者病情，测量生命体征；根据医嘱，正确实施治疗、给药措施；提供护理相关的健康指导
三级护理	生活完全能自理且病情稳定的患者；生活完全能自理且处于健康恢复期的患者	每日 2 次巡视患者，观察患者病情变化；根据患者病情，测量生命体征；根据医嘱，正确实施治疗、给药措施；提供护理相关的健康指导

第二节　运送患者法

在患者入院、接受检查或治疗、出院时，凡不能自行移动的患者护士均需根据其病情选用不同的运送方法，常用的有：轮椅运送法、平车运送法和担架运送法。在运送过程中，护士应正确运用人体力学原理，既保证患者安全、舒适，又注意到自身安全防护，避免发生损伤，做到省时节力，提高工作效率。

一、轮椅运送法

【目的】

1. 运送不能行走但能坐起的患者。
2. 帮助患者离床活动，促进血液循环和体力恢复。

【评估】

1. 患者的一般情况，病情、体重、躯体活动能力、病损部位。
2. 患者的认知反应、意识状态、心理反应、理解合作程度。
3. 轮椅性能是否完好。
4. 地面是否干燥、平坦。

【计划】

1. 操作者准备　衣帽整洁，修剪指甲，洗手，戴口罩。
2. 患者准备　了解使用轮椅的目的、注意事项及配合方法。
3. 用物准备　轮椅（性能良好），外套或毛毯（根据季节准备），别针，软枕（按需要准备）。
4. 环境准备　地面整洁、干燥、平坦，环境宽敞，便于轮椅通行。

【实施】

1. 检查轮椅性能，推轮椅至患者床旁，核对患者床号、姓名，解释操作目的、方法及注意事项（检查轮椅性能，确保患者安全）。

2. 将轮椅推至床旁，椅背和床尾平齐，面向床头，将车闸制动，翻起脚踏板，缩短距离，方便患者入座，防止轮椅滑动。

3. 天冷需用毛毯保暖时，将毛毯平铺于轮椅上，上端高过患者颈部 15cm 左右，寒冷季节注意保暖。

4. 撤掉盖被，扶患者坐起，嘱其以手掌撑在床面维持坐姿，协助患者穿衣及鞋袜，询问患者有无眩晕和不适。

5. 协助患者坐入轮椅。护士站在轮椅后面，固定轮椅，嘱患者扶着轮椅的扶手，身体置于椅座中部向后靠，坐稳。对于不能自行下床的患者，可扶患者坐起并移至床旁。护士面向患者双脚分开站立，请患者双手置于护士肩上，护士双手环抱患者腰部，协助患者下床，告知患者用其近轮椅手扶住轮椅外侧把手，转身坐入轮椅中。或由护士环抱患者，协助患者坐入轮椅中。移动中随时观察患者病情变化，如患者身体不能保持平衡，应系安全带，避免发生意外（图 9-1）。

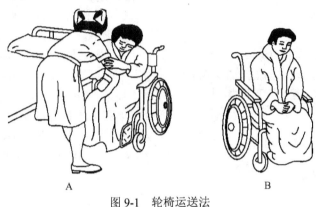

图 9-1　轮椅运送法

6. 翻转脚踏板，患者双脚置于脚踏板上，使足部获得支托，保持舒适。

7. 嘱患者扶着轮椅的扶手，尽量靠后坐，勿向前倾身或自行下车，以免跌倒，确保患者安全。

8. 将毛毯上端的边缘翻折约 10cm 围在患者颈部，需毛毯保暖者，用别针固定；两侧围裹患者双臂，用别针固定；再用余下部分围裹患者上身、下肢和双足。

9. 整理床单位，铺暂空床。

10. 观察患者，确定无不适后，打开车闸，推患者至目的地。推行中注意观察病情，下坡时减慢速度，过门槛时翘起前轮，使患者的头、背后倾，并嘱其抓住扶手。

11. 下轮椅时，将轮椅推至床尾，将车闸制动，翻起脚踏板。

12. 护士立于患者面前，双脚分开，屈膝屈髋，双手置于患者腰部，患者双手置于护士肩上。协助患者站立，慢慢坐回床沿；协助脱去鞋子和保暖外衣。防止患者摔倒。

13. 协助患者取舒适卧位，盖好盖被。

14. 整理床单位，观察病情，推轮椅回原处放置，需要时做记录。

【注意事项】

1. 检查轮椅性能，确保患者安全。

2. 推行时速度要慢，嘱患者手握扶手，尽量靠后坐，勿向前倾身或自行下车。下坡时减慢速度，过门槛时翘起前轮，使患者的头、背后倾，避免产生不适和发生意外。

3. 推行过程中注意观察病情，询问有无不适。

4. 天冷外出时，注意保暖。

【健康教育】

1. 向患者及家属介绍搬运的过程、配合方法及注意事项。

2. 告知患者在搬运的过程中，如感不适立刻向护士说明，防止意外发生。

二、平车运送法

【目的】运送不能起床的患者入院、外出检查、治疗或手术。

【评估】

1. 患者的一般情况　病情、体重、躯体活动能力、病损部位。

2. 患者的认知反应　意识状态、心理反应、理解合作程度。

3. 平车性能是否完好。

4. 地面是否干燥、平坦。

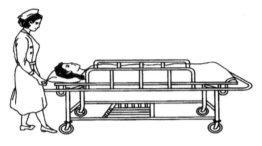

图 9-2　平车运送法

环境宽敞，便于平车通行。

【计划】

1. 操作者准备　着装整洁、规范，洗手、剪指甲。

2. 患者准备　神志清醒的患者应清楚使用平车的目的、注意事项及配合方法。

3. 用物准备　平车（性能良好，置用橡胶中单和大单包好的垫子及枕头），带套的毛毯或棉被，按需要备中单、木板（图 9-2）。

4. 环境准备　地面整洁、干燥、平坦，

【实施】

1. 将平车推至患者床旁，核对患者床号、姓名，解释操作目的、方法与注意事项，检查平车性能，确保患者安全。

2. 妥善固定好患者身上的导管、输液管等，避免松脱、受压或逆流，确保通畅。

3. 搬运患者　根据患者体重及病情确定需几人搬运。

（1）挪动法：病情许可，能在床上配合动作者。

1）移开床旁桌椅，松开盖被，嘱患者自行移动至床边。平车贴近床边便于搬运。

2）推平车紧靠床边，大轮端靠床头，轮闸制动。

3）协助患者按上身、臀部、下肢顺序移向平车，患者头部卧于大轮端，使患者卧于舒适位置。搬运者应固定平车，防止平车移动；回床时，先助其移动下肢，再移动上半身。

（2）一人搬运法（图 9-3）：适用于患儿及病情许可、体重较轻者。

1）将平车推至患者床旁，大轮端靠近床尾，使平车头端与床尾成钝角，用制动闸制动。搬运者站在钝角内的床边，缩短了搬运距离。

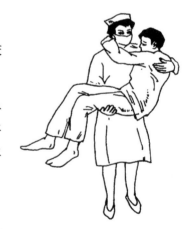

图 9-3　一人搬运法

2）搬运者一臂自患者腋下伸至肩部外侧，一臂伸入患者臀下，患者双臂交叉，依附于搬运者颈部并双手用力握住搬运者。

3）搬运者托起患者，移步转身，将患者轻轻放于平车上。

（3）两人搬运法（图9-4）：适用于病情较轻，但不能自己活动者。

1）同一人搬运法1）。

2）松开盖被，将患者上肢交叉置于胸前。

3）搬运者甲、乙站在床边，甲托住患者颈肩部与腰部，乙托住臀部与腘窝处；两人同时抬起患者，并使之身体稍向搬运者倾斜移至平车上。身高者托住患者上半身，使患者头处于高处，以减轻不适。患者靠近搬运者，缩短阻力臂，省力。

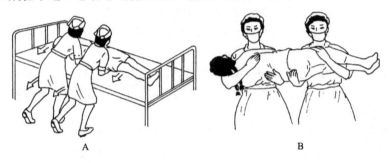

A   B

图 9-4 两人搬运法

（4）三人搬运法（图9-5）

1）同两人搬运法1）。

2）搬运者甲、乙、丙站在同侧床边，甲托住患者的头颈、肩背部，乙托住腰、臀部，丙托住腘窝、腿部之后，同时抬起患者，并使之身体稍向搬运者倾斜移至平车上。三位搬运者由床头按身高顺序排列，高者在患者头侧，使患者头处于高位，以减轻不适，由一人喊口令，同时用力，以保持平衡，减少意外伤害的发生。

（5）四人搬运法（图9-6）：用于危重或颈椎、腰椎骨折患者。

1）移开床旁桌、椅，将铺好棉被的平车紧靠床边。在患者腰、臀下铺大单或中单（布质应牢固）。中单的质量一定要能承受住患者的体重。

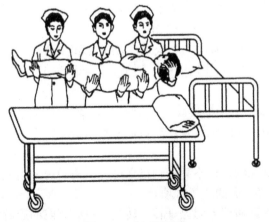

图 9-5 三人搬运法

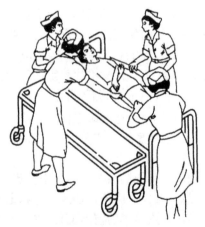

图 9-6 四人搬运法

2）甲站于床头，托住患者的头与肩部，乙立于床尾托住患者的两腿，丙和丁分别站在病床及平车的两侧，抓紧大单或中单四角，同时抬起患者，轻轻将患者放在平车中央。骨折患者搬运时应在车上垫木板，并做好骨折部位的固定。多人搬运时，动作要协调一致，护士应站于患者头侧，以便观察病情变化。

4．用大单或盖被包裹病员，露出头部，先盖脚部，然后盖好两侧，上层边缘及两侧向内折叠，使之整齐。方便患者保暖，整齐美观。

5．整理床单位，铺暂空床。

6．打开车闸，推患者至指定地点。

【注意事项】

1．搬运时动作轻稳，协调一致，确保患者的安全、舒适。

2．应用节力原理，搬运时尽量让患者身体靠近搬运者，使重力线通过支撑面保持平衡，缩短重力臂距离，达到省力的目的。

3．推车时护士应站在患者头侧，以便观察病情。患者头部应卧于大轮一端，以减少颠簸产生的不适。上下坡时，患者的头部应在高处一端。进出门时应先将门打开，不可用车撞门，避免震动患者或损坏建筑物。

4．搬运骨折患者，平车上应垫木板，注意固定好骨折部位再搬运。

5．有静脉输液管及引流管的患者，须注意妥善固定并保持通畅。

【健康教育】

1．向患者及家属介绍搬运的过程、配合方法及注意事项。

2．告知患者在搬运的过程中，如感不适立刻向护士说明，防止意外发生。

三、担架运送法

目的、操作同平车运送技术，由于担架位置低，运送患者时，应由两人将担架抬起（高个子在头端，矮个子在脚端），与病床平齐，便于搬运患者；运送时步伐一致，确保平稳。

第三节　出　院　护　理

患者经过住院期间的治疗和护理，病情好转、稳定、痊愈需出院或需转院（科），或不愿接受医生的建议而自动离院时，护士均应对其进行一系列的出院护理工作。

出院护理的目的包括：对患者进行出院指导，协助其尽快适应原工作和生活，并能遵照医嘱继续按时接受治疗或定期复诊；指导患者办理出院手续；清洁、整理床单位。

一、出院前的护理

当医生根据患者康复情况，决定出院日期，开出院医嘱后，护士应做好下列工作：

1．通知患者和家属　护士根据医生开的出院医嘱，将出院日期通知患者和家属，并协助患者做好出院准备。

2．进行健康教育　护士根据患者的康复现状，按不同病种指导患者，告知患者出院后在休息、饮食、用药、功能锻炼和定期复查等方面的注意事项。

3．注意患者的情绪变化　护士应特别注意病情无明显好转、转院、自动离院的患者并做好相应的护理。如进行有针对性的安慰与鼓励，增进患者的康复信心。自动出院的患者应在出院医嘱上注明"自动出院"，并要求患者或家属签名认可。

4．征求意见　征求患者及家属对医院、护理等各项工作的意见，以便不断提高医疗护理质量。

二、出院当日的护理

护士在患者出院当日应根据出院医嘱停止相关治疗并处理各项医疗护理文件，协助患者或家属办理出院相关手续，整理病室及床单位。

（一）有关医疗护理文件的处理

1．停止一切医嘱。

2．填写出院时间　用红色水笔在体温单 40～42℃横线之间相应的时间栏内纵行填写出院时间。

3．注销各种卡片　注销各种治疗单或卡，如诊断卡、床头卡、服药单（卡）、注射单（卡）、饮食单（卡）、治疗单（卡）等。

4．整理出院病历　将病案按出院顺序整理好，交病案室保存。出院病案排列顺序是：病案首页、出院记录或死亡记录、入院记录、病史及体格检查、病程记录、各种检验及检查报告、护理病案、医嘱记录、体温单。

（二）病床单位的处理

1．将污被服撤下，放入污衣袋，送洗衣房清洗。

2．床垫、褥、枕芯、棉胎放于日光下暴晒 6 小时，或用紫外线灯照射消毒。

3．病床及床旁桌、椅用消毒溶液擦拭；脸盆、痰杯用消毒溶液浸泡（一次性除外）。

4．病室开门窗通风。

5．铺备用床，准备迎接新患者。

6．传染病患者需要按照传染病终末消毒法处理（消毒—清洗—消毒）。

目标检测

选择题

1．孟先生，56 岁，行胃大部切除术后第 2 天，须密切观察病情，巡视患者的适宜时间为

A．每 5～10 分钟 1 次

B．每 15～30 分钟 1 次

C．每 30～60 分钟 1 次

D．每 1～2 小时 1 次

E．每日 2 次

2．住院处为患者办理入院手续的主要依据是

A．单位介绍信　　B．转院证明

C．门诊病历　　　D．住院证

E．公费医疗单

3．一般病员入院，值班护士接住院处通知后，应首先

A．准备病床单位　B．迎接新患者

C．填写入院病历　D．通知医生

E．通知营养室

4．特级护理适用于

A．肝移植患者　　B．肾移植患者

C．昏迷患者　　　D．择期手术者

E．年老体弱者

5．协助患者向平车挪动的顺序为

A．上身、臀部、下肢

B．上身、下肢、臀部

C．下肢、臀部、上肢

D．臀部、下肢、上身

E．臀部、上身、下肢

6. 护送坐轮椅的患者下坡时应做到

A. 患者的头及背应向后靠

B. 轮椅往前倾

C. 拉上手闸

D. 为患者加上安全带

E. 护士走在轮椅前面

7. 下列关于患者出院当日的护理项目不正确的是

A. 办理出院手续

B. 停止病区内的治疗

C. 给予卫生指导

D. 征求患者意见

E. 铺好暂空床，迎接新患者

8. 李某，女性，53 岁。因哮喘急性发作，急诊入院。护士在入院初步护理中，下列不妥的是

A. 护士自我介绍，消除陌生感

B. 立即给患者氧气吸入

C. 安慰患者，减轻焦虑

D. 详细介绍环境及规章制度

E. 通知医生，给予诊治

9. 患者，男性，65 岁。胃癌，行胃大部切除术，术中生命体征正常，术后回房。护士应遵照医嘱给予该患者

A. 特级护理

B. 一级护理

C. 二级护理

D. 三级护理

E. 四级护理

（10～11 题共用题干）

患者李某，男，25 岁。身高170cm，体重 75kg，从高处坠落，腰椎骨折收入院需立即手术。

10. 住院处护士首先应

A. 急速给予卫生处置

B. 通知负责医生

C. 协助办理住院手续

D. 确定患者的护理问题

E. 护送患者入病房

11. 病房护士首先应

A. 急速给予卫生处置

B. 准备好床单位，铺好麻醉床

C. 通知负责医生

D. 测量患者生命体征，确定患者的护理问题

E. 填写住院病历和有关护理表格

第十章 患者卧位与安全护理

第一节 舒 适

一、概念

舒适（comfort）是指个体身心处于轻松自在、满意、无焦虑、无疼痛的健康、安宁状态时的一种自我感觉。也是患者最希望能通过护理而得到满足的基本需要之一。

不舒适（discomfort）是指个体身心不健全或有缺陷，生理、心理需求不能全部满足，或周围环境有不良刺激，身体出现病理改变，身心负荷过重的一种自我感觉。

二、不舒适的原因

（一）身体因素

1. **个人卫生** 因疾病导致日常活动受限，生活不能自理，个人卫生状况不佳。如口臭、汗臭、皮肤污垢、瘙痒等均可引起个体不适。

2. **姿势或体位不当** 如关节过度屈曲或伸张、肌肉过度紧张或牵拉、疾病所致的强迫体位以及身体局部组织长期受压等原因致使局部肌肉和关节疲劳、麻木、疼痛等均可引起不适。

3. **保护具或矫形器械使用不当** 如约束带或石膏、绷带、夹板过紧，使局部皮肤和肌肉受压，引起不适。

4. **疾病影响** 疾病所致的疼痛、恶心、呕吐、咳嗽、饥饿、腹胀、腹泻及发热等造成机体不适。

（二）心理社会因素

1. **焦虑或恐慌** 担心疾病带来的危害，安全、生存需求得不到保障，惧怕死亡，过分担忧疾病对家庭、经济、工作造成的影响等均会给患者带来心理压力，进而出现烦躁、紧张、失眠等心理不适的表现。

2. **角色适应不良** 患者因担心家庭、孩子或工作等，出现角色适应不良，如角色行为冲突、角色行为紊乱等，往往使患者不能安心养病，影响康复。

3. **生活习惯改变** 住院后生活习惯发生改变，如起居、饮食等，而使患者一时适应不良。

4. **自尊受损** 如被医护人员疏忽、冷落，照顾与关心不够，或操作时身体暴露过多、缺少遮挡等，均可使患者感觉不被尊重，自尊心受挫。

5. **缺乏支持系统** 如住院后与家人隔离或被亲朋好友忽视，缺乏经济支持等。

（三）环境因素

1. 不适宜的社会环境　如新入院患者对医院和病室环境以及医务人员感到陌生或不适应，缺乏安全感而产生紧张、焦虑情绪。

2. 不适宜的物理环境　包括周围环境中的温度、湿度、色彩、光线、声音等诸多不适宜的情况。如病室内温度过高或过低、空气污浊有异味、噪声过强或干扰过多、病室内探视者过多、同室病友的呻吟和痛苦表情或治疗仪器的嘈杂声、被褥不整洁、床垫软硬不当等都会使患者感到不适。

三、护理不舒适患者的原则

（一）预防为主，促进舒适

为了使患者经常保持舒适状态，护理人员应熟悉舒适的四种类型及导致不舒适的原因，从身心两方面对患者进行全面评估，做到预防在先，积极促进患者舒适。如保持病室环境整洁，加强生活护理，协助重症患者保持良好的个人卫生，维持适当的姿势和舒适的卧位等均是增进舒适的护理措施。

医护人员的言行对患者的心理舒适有很大影响。护理人员要有良好的服务态度，除了使用亲切的语言、尊敬的称呼以外，还应不断地听取患者对治疗、护理的意见，并鼓励他们积极主动地参与护理活动，促进康复。

（二）加强观察，去除诱因

不舒适属于自我感觉，客观估计比较困难，尤其是对重症患者。若出现语言沟通障碍，患者更难表达自身的感受。这就需要护理人员细心观察，通过患者非语言行为，如面部表情、手势、体态、姿势及活动或移动能力、饮食、睡眠、皮肤颜色、有无出汗等，判断患者舒适程度，找出并积极去除影响舒适的因素。

（三）采取措施，消除或减轻不适

对于身体不适的患者，应采取积极有效的措施。如对尿潴留的患者，可采取适当的措施诱导排尿，必要时行导尿术，以解除因膀胱过度膨胀而导致的不适。

（四）互相信任，给予心理支持

护理人员与患者、家属建立起互相信任的关系是提供心理护理的基础。对因心理社会因素引起不适的患者，护理人员可采用不作评判的倾听方式，取得信任，使患者郁积在内心的苦闷或压抑得以宣泄。通过有效的沟通，正确指导患者调节情绪，并及时与家属及单位取得联系，使其配合医务人员，共同做好患者的心理护理。

第二节　卧　位

一、概念

卧位（lying position）是指患者休息和适应医疗护理需要时采取的卧床姿势。临床上常根据患者的病情与治疗需要为之调整相应的卧位。正确的卧位对增进患者舒适、治疗疾病、减轻症状、预防并发症及进行各种检查等均能起到良好的作用。护士在临床护理工作中应熟悉各种卧位的要求及方法，协助或指导患者取正确、舒适和安全的卧位。

二、卧位的分类

根据卧位的平衡性，可将卧位分为稳定性卧位和不稳定性卧位。卧位的平衡性与人体

的重量、支撑面成正比，而与重心高度成反比。在稳定性卧位状态下，患者感到舒适和轻松；反之，在不稳定性卧位状态下，大量肌群处于紧张状态，容易疲劳，患者感到不舒适。

根据卧位的自主性可将卧位分为主动卧位、被动卧位和被迫卧位三种。

1．主动卧位（active lying position）　即患者身体活动自如，能根据自己的意愿和习惯随意改变体位，称主动卧位。见于轻症患者、术前及恢复期患者。

2．被动卧位（passive lying position）　即患者自身无力变换卧位，躺卧于他人安置的卧位，称被动卧位。常见于昏迷、极度衰弱、瘫痪的患者。

3．被迫卧位（compelled lying position）　即患者意识清晰，也有变换卧位的能力，但由于疾病的影响或治疗的需要，被迫采取的卧位，称被迫卧位。如支气管哮喘急性发作的患者由于呼吸极度困难而被迫采取端坐位。

根据卧位时身体的姿势，可分为仰卧位、侧卧位、半坐卧位等。

三、常用卧位

（一）仰卧位

仰卧位又称平卧位。根据病情或检查、治疗的需要又可分为以下三种类型：

1．去枕仰卧位

（1）姿势：去枕仰卧，头偏向一侧，两臂放于身体两侧，两腿伸直，自然放平，将枕横立于床头（图 10-1）。

（2）适用范围

1）昏迷或全身麻醉未清醒的患者。可避免呕吐物误入气管而引起窒息或肺部并发症。

2）椎管内麻醉或脊髓腔穿刺后的患者。可预防颅内压降低而引起的头痛。

2．中凹卧位（休克卧位）

（1）姿势：用垫枕抬高患者的头胸部10°～20°，抬高下肢 20°～30°（图 10-2）。

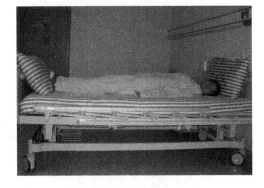

图 10-1　去枕仰卧位图

（2）适用范围：休克患者。抬高头胸部，有利于保持气道通畅，改善通气功能，从而改善缺氧症状；抬高下肢，有利于静脉血回流，增加心排血量而使休克症状得到缓解。

3．屈膝仰卧位

（1）姿势：患者仰头，头下垫枕，两臂放于身体两侧，两膝屈起，并稍向外分开（图 10-3）。检查或操作时注意保暖及保护患者隐私。

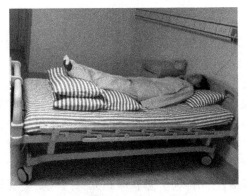

图 10-2　中凹卧位图

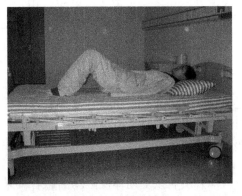

图 10-3　屈膝仰卧位

（2）适用范围：胸腹部检查或行导尿术、会阴冲洗等。该卧位可使腹部肌肉放松，便于检查或暴露操作部位。

（二）侧卧位

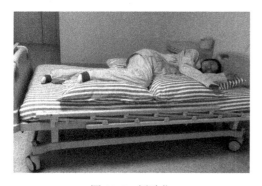

图 10-4　侧卧位

1. 侧卧位姿势　患者侧卧，臀部稍后移，两臂屈肘，一手放在枕旁，一手放在胸前，下腿稍伸直，上腿弯曲。必要时在两膝之间、胸腹部、后背部放置软枕，以扩大支撑面，增加稳定性，使患者感到舒适与安全（图 10-4）。

2. 适用范围

1）灌肠，肛门检查，配合胃镜、肠镜检查等。

2）预防压疮。侧卧位与平卧位交替，便于护理局部受压部位，可避免局部组织长期受压。

3）臀部肌内注射。下腿弯曲，上腿伸直，可使注射部位肌肉放松。

（三）半坐卧位

1. 半坐卧位姿势

（1）摇床法：患者仰卧，先摇起床头支架使上半身抬高，与床成 30°～50° 角，再摇起膝下支架，以防患者下滑。必要时，床尾可置一软枕，垫于患者的足底，增进患者的舒适感，防止足底触及床尾栏杆。放平时，先摇平膝下支架，再摇平床头支架（图 10-5）。

（2）靠背架法：如无摇床，可将患者上半身抬高，在床头垫褥下放一靠背架；患者下肢屈膝，用大单包裹膝枕垫于膝下，大单两端固定于床缘，以防患者下滑；床尾足底垫软枕。放平时，先放平下肢，再放平床头。

2. 适用范围

（1）某些面部及颈部手术后的患者。采取半坐卧位可减少局部出血。

（2）胸腔疾病、胸部创伤或心脏疾病引起呼吸困难的患者。采取半坐卧位，由于重力作用，部分血液滞留于下肢和盆腔，回心血量减

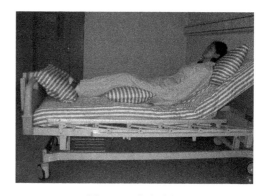

图 10-5　半坐卧位

少，从而减轻肺淤血和心脏负担；同时可使膈肌位置下降，胸腔容量扩大，减轻腹腔器官对心肺的压迫，肺活量增加，有利于气体交换，使呼吸困难的症状得到改善。

（3）腹腔、盆腔手术后或有炎症的患者。采取半坐卧位，可使腹腔渗出液流入盆腔，促使感染局限，便于引流。因为盆腔腹膜抗感染性较强，而吸收较弱，故可防止炎症扩散和毒物吸收，减轻中毒反应。同时采取半坐卧位还可防止感染向上蔓延引起膈下脓肿。此外，腹部手术后患者采取半坐卧位可松弛腹肌，减轻腹部切口缝合处的张力，缓解疼痛，促进舒适，有利于切口愈合。

（4）疾病恢复期体质虚弱的患者。采取半坐卧位，有利于患者向站立位过渡，使其逐渐适应体位改变。

（四）端坐位

1. 端坐位姿势　扶患者坐起，身体稍向前倾，床上放一跨床小桌，桌上放软枕，患者可伏桌休息。用床头支架或靠背架将床头抬高70°～80°，背部放置一软枕，使患者同时能向后倚靠，膝下支架抬高 15°～20°。必要时加床档，以保证患者安全（图 10-6）。

2. 适用范围　左心衰竭、心包积液、支气管哮喘发作的患者。由于极度呼吸困难，患者被迫日夜端坐。

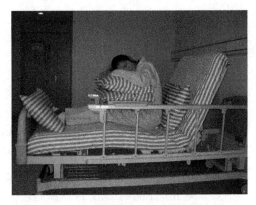

图 10-6　端坐位

（五）俯卧位

1. 俯卧位姿势　患者俯卧，两臂屈肘放于头的两侧，两腿伸直；胸下、髋部及踝部各放一软枕，头偏向一侧（图 10-7）。

2. 适用范围

（1）腰、背部检查或配合胰、胆管造影检查时。

（2）脊椎手术后或腰、背、臀部有伤口，不能平卧或侧卧的患者。

（3）胃肠胀气所致腹痛的患者。采取俯卧位，可使腹腔容积增大，缓解胃肠胀气所致的腹痛。

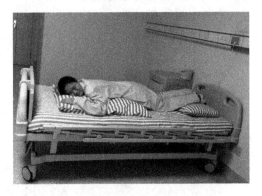

图 10-7　俯卧位

（六）头低足高位

1. 头低足高位姿势　患者仰卧，枕横立于床头，以防碰伤头部。床尾用支托物垫高 15～30cm（图 10-8）。此卧位易使患者感到不适，不可长时间使用，颅内高压者禁用。

2. 适用范围

（1）肺部分泌物引流，使痰易于咳出。

（2）十二指肠引流术，有利于胆汁引流。

（3）妊娠时胎膜早破，防止脐带脱垂。

（4）跟骨或胫骨结节牵引时，利于人体重力作为反牵引力，防止下滑。

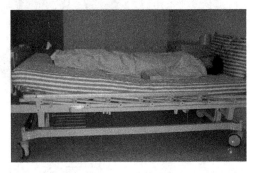

图 10-8　头低足高位

（七）头高足低位

1. 头高足低位姿势　患者仰卧，床头用支托物垫高 15～30cm 或根据病情而定，床尾横立一枕，以防足部触及床尾栏杆。若为电动床可调节整个床面向床尾倾斜（图 10-9）。

2. 适用范围

（1）颈椎骨折患者作颅骨牵引时，用作反

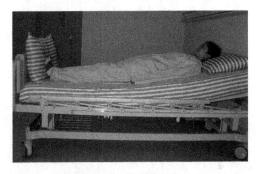

图 10-9　头高足低位

牵引力。

（2）减轻颅内压，预防脑水肿。

（3）颅脑手术后的患者。

（八）膝胸卧位

1. 膝胸卧位姿势　患者跪卧，两小腿平放于床上，稍分开；大腿和床面垂直，胸贴床面，腹部悬空，臀部抬起，头转向一侧，两臂屈肘，放于头的两侧（图 10-10）。若孕妇取此卧位矫正胎位时，应注意保暖，每次不应超过 15 分钟。

2. 适用范围

（1）肛门、直肠、乙状结肠镜的检查及治疗。

（2）矫正胎位不正或子宫后倾。

（3）促进产后子宫复原。

（九）截石位

1. 截石位姿势　患者仰卧于检查台上，两腿分开，放于支腿架上，支腿架上放软垫，臀部齐台边，两手放在身体两侧或胸前（图 10-11）。采取此卧位时，应注意遮挡和保暖。

2. 适用范围

（1）会阴、肛门部位的检查、治疗或手术，如膀胱镜、妇产科检查、阴道灌洗等。

（2）产妇分娩。

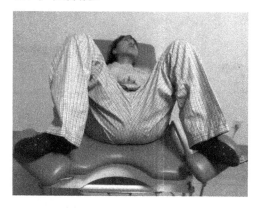

图 10-10　膝胸卧位

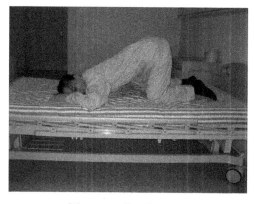

图 10-11　截石位

第三节　协助患者更换卧位

因疾病或治疗的限制，患者若需长期卧床，容易出现精神委靡、消化不良、便秘、肌肉萎缩等症状；由于局部组织持续受压，血液循环障碍，易发生压疮；呼吸道分泌物不易咳出，易发生坠积性肺炎。因此，护士应定时为患者变换体位，以保持舒适和安全以及预防并发症的发生。

一、协助患者翻身法

（一）协助患者翻身侧卧

【目的】

1. 协助不能起床的患者更换卧位，使患者感觉舒适。

2. 满足检查、治疗和护理的需要，如背部皮肤护理、更换床单或整理床单位等。

3. 预防并发症，如压疮、坠积性肺炎等。

【操作前准备】

1. 评估患者并解释

（1）评估：患者的年龄、体重、病情、治疗情况、心理状态及合作程度。

（2）解释：向患者及家属解释翻身侧卧的目的、方法及配合要点。

2. 患者准备　了解翻身侧卧的目的、过程及配合要点，且愿意合作。

3. 护士准备　衣帽整洁，洗手，视患者情况决定护士人数。

4. 用物准备　视病情准备好枕头、床档。

5. 环境准备　整洁、安静，温度适宜，光线充足，必要时进行遮挡。

【操作步骤】

1. 核对床号、姓名。

2. 向患者及家属解释操作的目的及有关注意事项。

3. 固定床脚轮。

4. 将各种导管及输液装置安置妥当，必要时将盖被折叠至床尾或一侧。

5. 协助患者仰卧，两手放于腹部，两腿屈膝。

6. 翻身

（1）一人协助患者翻身侧卧法（图 10-12），适用于体重较轻的患者。

1）将患者肩部、臀部移向护士侧床沿，再将患者双下肢移近护士侧床沿，协助或嘱患者屈膝。不可拖拉，以免擦破皮肤。

2）护士一手托肩，一手扶膝部，轻轻将患者转向对侧，使其背向护士。

（2）两人协助患者翻身侧卧法（图 10-13），适用于体重较重或病情较重的患者。

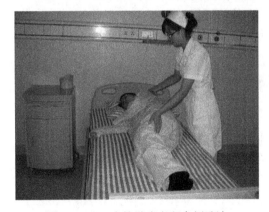

图 10-12　一人协助患者翻身侧卧法

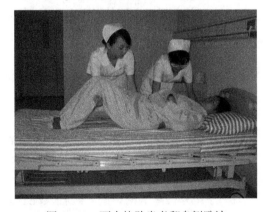

图 10-13　两人协助患者翻身侧卧法

1）两名护士站在床的同一侧，一人托住患者颈肩部和腰部，另一人托住臀部和腘窝部，同时将患者稍抬起移向近侧。患者的头部应予以托持。

2）两人分别托扶患者的肩、腰部和臀、膝部，轻轻将患者转向对侧。扩大支撑面，确保患者卧位稳定、安全。

7. 按侧卧位的要求，在患者背部、胸部及两膝间放置软枕，使患者安全舒适；必要时使用床档。

8. 检查并安置患者肢体各关节，使其处于功能位置；各种管道保持通畅。

9. 观察背部皮肤并进行护理，记录发生时间及皮肤状况，做好交接班。

（二）轴线翻身法

【操作步骤】

1. 核对床号、姓名。

2. 向患者及家属解释操作的目的及有关注意事项。

3. 固定床脚轮。

4. 将各种导管及输液装置安置妥当，必要时将盖被折叠至床尾或一侧。

5. 协助患者取仰卧位。

（1）两人协助患者轴线翻身法，适用于脊椎受损或脊椎手术后的患者。

1）移动患者：两名护士站在床的同侧，将大单置于患者身下，分别抓紧靠近患者肩、腰部、髋部、大腿等处的大单，将患者拉至近侧并放置床档。

2）安置体位：护士绕至对侧，将患者近侧手臂置于头侧，远侧手臂置于胸前，两膝间放一软枕。翻转时勿让患者身体屈曲，以免脊柱错位。

3）协助侧卧：护士双脚前后分开，两人双手分别抓紧患者肩、腰部、髋部、大腿等处的远侧大单，一名护士发口令，两人动作一致地将患者整个身体以圆滚轴式翻转至侧卧。

（2）三人协助患者轴线翻身法：适用于颈椎损伤的患者。

1）移动患者：由三名护士完成。①第一名护士固定患者头部，纵轴向上略加牵引，使头、颈部随躯干一起慢慢移动。②第二名护士双手分别置于患者肩、背部。③第三名护士双手分别置于患者腰部、臀部，使患者头、颈、腰、髋保持在同一水平线上，移至近侧；保持患者脊椎平直。

2）翻转至侧卧位，翻转角度不超过60°，保持双膝处于功能位置。

6. 将软枕放于患者背部支撑身体，另一软枕置于两膝间。

7. 检查并安置患者肢体各关节保持功能位；各种管道保持通畅。

8. 观察背部皮肤并进行护理，记录翻身时间及皮肤状况，做好交接班。

二、协助患者移向床头法

【目的】 协助滑向床尾而不能自行移动的患者移向床头，恢复舒适而安全的卧位。

【操作前准备】

1. 评估患者并解释

（1）评估：患者的年龄、体重、病情、治疗情况、心理状态及合作程度。

（2）解释：向患者及家属解释移向床头的目的、方法及配合要点。

2. 患者准备

（1）了解移向床头的目的、过程及配合要点。

（2）情绪稳定，愿意合作。

3. 护士准备 衣帽整洁，洗手，视患者情况决定护士人数。

4. 用物准备 根据病情准备好枕头等物品。

5. 环境准备 整洁、安静，温度适宜，光线充足。

【操作步骤】

1. 核对床号、姓名。

2. 向患者及家属解释操作的目的、过程及配合事项，说明操作要点。

3. 固定床脚轮。

4. 将各种导管及输液装置安置妥当，必要时将盖被折叠至床尾或一侧。

5. 视患者病情放平床头支架或靠背架，枕横立于床头。

6. 移动患者

（1）一人协助患者移向床头法（图10-14）

1）协助患者仰卧屈膝，双手握住床头栏杆，也可搭在护士肩部或抓住床沿。适用于体重较轻且生活能部分自理的患者。

2）护士靠近床侧，两腿适当分开，一手托住患者肩背部，另一手托住臀部。

3）护士在托起患者的同时，嘱患者两脚蹬床面，挺身上移。

（2）两人协助患者移向床头法（图10-15）

1）患者仰卧屈膝，适用于重症或体重较重的患者。

2）护士两人分别站于床的两侧，交叉托住患者颈肩部和臀部，或一人托住颈、肩部及腰部，另一人托住臀部及腘窝部，两人同时抬起患者移向床头。不可拖拉，以免擦伤皮肤。

7. 放回枕头，视病情需要支起靠背架，协助患者取舒适卧位，整理床单位。

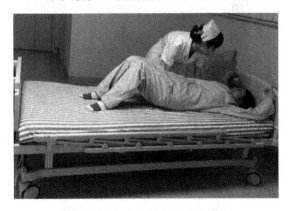　　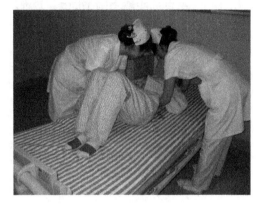

图10-14　一人协助患者移向床头　　　　图10-15　两人协助患者移向床头

【注意事项】

1. 翻身时，护士应注意节力原则。如尽量让患者靠近护士，使重力线通过支撑面来保持平衡，缩短重力臂而省力。

2. 移动患者时动作应轻稳，协调一致，不可拖拉，以免擦伤皮肤。应将患者身体稍抬起再行翻身。轴线翻身法翻转时，要维持躯干的正常生理弯度，以防加重脊椎骨折、脊髓损伤和关节脱位。翻身后，需用软枕垫好肢体，以维持舒适而安全的体位。

3. 翻身时应注意为患者保暖并防止坠床。

4. 根据患者病情及皮肤受压情况，确定翻身间隔时间。如发现皮肤发红或破损应及时处理，酌情增加翻身次数，同时记录于翻身卡上，并做好交接班。

5. 若患者身上有各种导管或输液装置时，应先将导管安置妥当，翻身后仔细检查导管是否有脱落、移位、扭曲、受压，以保持导管通畅。

6. 为手术患者翻身前应先检查伤口敷料是否潮湿或脱落，如已脱落或被分泌物浸湿，应先更换敷料并固定妥当后再行翻身，翻身后注意伤口不可受压；颈椎或颅骨牵引者，翻身时不可放松牵引，并使头、颈、躯干保持在同一水平位翻动；翻身后注意牵引方向、位置以及牵引力是否正确；颅脑手术者，头部转动过剧可引起脑疝，导致患者突然死亡，故应卧于健侧或平卧；石膏固定者，应注意翻身后患处位置及局部肢体的血液循环情况，防止受压。

【健康教育】

1. 向患者及家属说明正确更换卧位对预防并发症的重要性。

2. 更换卧位前根据其目的的不同向患者及家属介绍更换卧位的方法及注意事项。

3. 教会患者及家属更换卧位或配合更换的正确方法，确保患者的安全。

第四节　保护具的种类应用

保护具（protective device）是用来限制患者身体某部位的活动，以达到维护患者安全与治疗效果的各种器具。

一、保护具的种类

1. 床档（bedside rail restraint）　主要用于预防患者坠床。常见有多功能床档（图10-16）、半自动床档（图10-17）及围栏式床档（图10-18）。

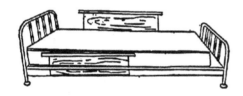

图 10-16　多功能床档

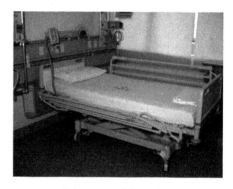

图 10-17　半自动床档

2. 约束带（restraint）　主要用于保护躁动的患者，限制身体或约束失控肢体活动，防止患者自伤或坠床。根据部位的不同，约束带可分为肩部约束带、手肘约束带或肘部保护器、约束手套、约束衣及膝部约束带等。

（1）宽绷带（图 10-19）：常用于固定手腕及踝部。使用时，先用棉垫包裹手腕部或踝部，再用宽绷带打成双套结，套在棉垫外，稍拉紧，确保肢体不脱出，松紧以不影响血液循环为宜，然后将绷带系于床缘。

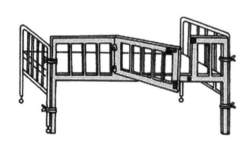

图 10-18　围栏式床档

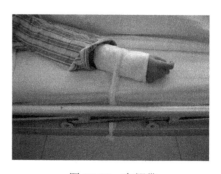

图 10-19　宽绷带

（2）肩部约束带（图 10-20）：用于固定肩部，限制患者坐起。肩部约束带用宽布制成，宽 8cm，长 120cm，一端制成袖筒。使用时，将袖筒套于患者两侧肩部，腋窝衬棉垫。两袖筒上的细带在胸前打结固定，将两条较宽的长带系于床头。必要时亦可将枕横立于床头，将大单斜折成长条，作肩部约束。

（3）膝部约束带（图 10-21）：用于固定膝部，限制患者下肢活动。膝部约束带用宽布制成，宽 10cm，长 250cm，宽带中部间距 15cm 分别钉两条双头带。使用时，两膝之间衬棉垫，将约束带横放于两膝上，宽带下的两头带各固定一侧膝关节，然后将宽带两端系于床缘。亦可用大单进行膝部固定。

（4）尼龙搭扣约束带：用于固定手腕、上臂、踝部及膝部。操作简便、安全，便于洗涤和消毒。约束带由宽布和尼龙搭扣制成。使用时，将束带置于关节处，被约束部位衬棉垫，松紧适宜，对合约束带上的尼龙搭扣后将带子系于床缘。

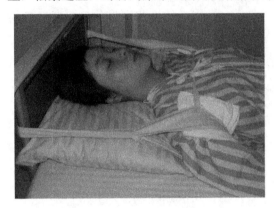

图 10-20　肩部约束带

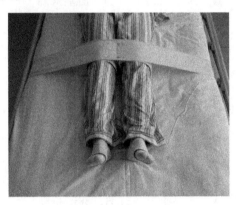

图 10-21　膝部约束带

3．支被架（overbed cradle）　主要用于肢体瘫痪或极度衰弱的患者，防止盖被压迫肢体而造成不舒适或足下垂等并发症。也可用于灼伤患者采用暴露疗法需保暖时。使用时，将支被架罩于防止受压的部位，盖好盖被。

【注意事项】

1．使用保护具时，应保持肢体及各关节处于功能位，协助患者经常更换体位，保证患者的安全、舒适。

2．使用约束带时，首先应取得患者及家属的知情同意。使用时，约束带下须垫衬垫，固定松紧适宜，并定时松解，每 2 小时放松约束带一次。注意观察受约束部位的末梢循环情况，每 15 分钟观察一次，发现异常及时处理。必要时进行局部按摩，促进血液循环。

3．确保患者能随时与医务人员取得联系，如呼叫器的位置适宜或有陪护人员监测等，保障患者的安全。

4．记录使用保护具的原因、时间、观察结果、相应的护理措施及解除约束的时间。

二、保护具的适用范围

1．小儿患者　因认知及自我保护能力尚未发育完善，尤其是未满 6 岁的儿童，易发生坠床、撞伤、抓伤等意外或不配合治疗等行为。

2．坠床发生概率高者　如麻醉后未清醒者、意识不清、躁动不安、失明、痉挛或年老体弱者。

3．实施某些眼科特殊手术者　如白内障摘除术后患者。

4. 精神病患者　如躁狂症、自我伤害者。

5. 易发生压疮者　如长期卧床、极度消瘦、虚弱者。

6. 皮肤瘙痒者　包括全身或局部瘙痒难忍者。

✧ 目标检测 ✧

选择题

1. 用于限制患者坐起的约束方法是

A. 加床栏　　　　B. 约束腕部

C. 约束踝部　　　D. 固定双膝

E. 固定肩部

2. 使用约束带时，错误的做法是

A. 使用约束带前应向家属解释目的和意义

B. 严格掌握约束带的适应证

C. 带下应垫衬垫，固定时松紧适宜

D. 为便于松解，宽绷带应打活结

E. 注意观察约束部位的血液循环

3. 屈膝仰卧位适用于何种患者

A. 腰部检查　　　B. 胸部检查

C. 胸腹部检查　　D. 会阴检查

E. 背部检查

4. 使用约束带时，多长时间放松一次

A. 30 分钟　　　　B. 1 个小时

C. 40 分钟　　　　D. 2 个小时

E. 1 小时 30 分钟

5. 可促进产后子宫复原的卧位是

A. 膝胸卧位　　　B. 截石位

C. 去枕仰卧位　　D. 端坐位

E. 中凹卧位

6. 三人协助患者轴线翻身时，翻转至侧卧位，翻转角度不超过

A. 30°　　　　　B. 60°

C. 40°　　　　　D. 80°

E. 90°

7. 采取中凹卧位时，需将患者的头胸部抬高 10°～20°，抬高下肢约

A. 10°~20°　　　B. 25°~35°

C. 15°~20°　　　D. 30°~40°

E. 20°~30°

8. 张某，妊娠 32 周，产前检查发现为臀先露胎位，护士应指导其采取

A. 头低足高位　　B. 截石位

C. 侧卧位　　　　D. 膝胸卧位

E. 俯卧位

第十一章 医院感染的预防与控制

教学目标

了解： 医院感染的分类、形成原因及条件；干热、湿热消毒灭菌法的特点。

熟悉： 常用消毒灭菌方法的种类及注意事项；医院感染的预防与控制措施；清洁区、半污染区、污染区及特殊隔离区域的划分；标准预防、医院感染、无菌技术的概念及手卫生的管理。

掌握： 手卫生及手消毒的指征及操作方法；无菌技术操作原则及方法；隔离技术的操作方法；树立良好的消毒隔离意识，在临床上熟练应用各项消毒隔离技术。

第一节 医院感染概述

医院是各种患者集中的场所，病原微生物种类繁多且耐药性强，大量抗生素和免疫抑制剂的广泛使用，以及各种侵入性诊疗技术的广泛应用等，导致医院感染不断增多，这不仅使医院耗费了大量的人力、物力、财力，也增加了患者的身心痛苦，因此防治医院感染成为当务之急。WHO 提出有效控制医院感染的关键措施为：清洁、消毒、灭菌、无菌技术、隔离技术、合理使用抗菌药物、消毒与灭菌效果监测。

一、医院感染的概念与分类

（一）医院感染的概念

医院感染又称医院获得性感染、医院内感染。广义地讲，任何人在医院活动期间由于遭受病原体侵袭而引起的诊断明确的感染或疾病均为医院感染。由于门急诊患者、陪护人员、探视人员及其他流动人员在医院内停留时间相对短暂，常常难以确定其感染是否来自于医院，所以医院感染研究的对象主要为住院患者。

实际工作中通常引用我国卫生部 2006 年 9 月施行的《医院感染管理办法》中关于医院感染的定义：住院患者在医院内获得的感染，包括在住院期间发生的感染和在医院内获得出院后发生的感染，但不包括入院前已开始或者入院时已处于潜伏期的感染。医院工作人员在医院内获得的感染也属于医院感染。在医疗机构或其科室的患者中，短时间内发生 3 例以上同种同源感染病例的现象称为医院感染暴发。

（二）医院感染的分类

1. 根据病原体的来源分类　可将医院感染分为内源性感染和外源性感染。

（1）内源性感染：又称自身感染，指各种原因引起的患者在医院内遭受自身固有病原体侵袭而发生的医院感染。病原体来自患者自身，为患者体表或体内的常居菌或暂居菌，正常情况下不致病，只有当个体的免疫功能受损、健康状况不佳或抵抗力下降时才会成为条件致病菌而致患者感染。

（2）外源性感染：又称交叉感染，指各种原因引起的患者在医院内遭受非自身病原体侵袭而发生的医院感染。病原体来自患者体外，通过直接或间接的途径导致患者发生感染。

2．根据病原体的种类分类　可将医院感染分为细菌感染、真菌感染、病毒感染、支原体感染、衣原体感染及原虫感染等，其中以细菌感染最常见。每一类感染又可根据病原体的具体名称分类，如铜绿假单胞菌感染、耐甲氧西林的金黄色葡萄球菌感染、白假丝酵母菌感染、柯萨奇病毒感染、肺炎支原体感染、沙眼衣原体感染、阿米巴原虫感染等。

3．根据感染发生的部位分类　全身各系统、各器官、各组织都可能发生医院感染（表 11-1）。

表 11-1　医院感染分类（按发生的部位）

发生部位	举例
呼吸系统	上呼吸道感染、下呼吸道感染、胸腔感染
泌尿系统	肾盂肾炎、膀胱炎、尿道炎
运动系统	骨髓炎、关节感染、感染性肌炎
神经系统	颅内感染、椎管内脓肿
循环系统	心内膜炎、心包炎、心肌炎
血液系统	血管相关性感染、输血相关性肝炎
生殖系统	急性盆腔炎、外阴切口感染、前列腺炎
腹部与消化系统	感染性腹泻、肝炎、腹腔感染
皮肤与软组织	压疮感染、疖、坏死性筋膜炎、乳腺炎、脐炎
手术部位	浅表性切口感染、深部切口感染、腔隙感染
全身多个部位	多系统感染、多器官感染
其他	口腔感染、中耳炎、结膜炎

二、医院感染发生的原因

（一）机体内在因素

机体内在因素包括生理因素、病理因素及心理因素，这些因素可使个体抵抗力下降、免疫功能受损，从而导致医院感染的发生。

1．生理因素　包括年龄、性别等。婴幼儿和老年人医院感染发生率高，主要原因为婴幼儿尤其是低出生体重儿、早产儿等免疫系统发育不完善、防御功能低下；老年人器官功能衰退、抵抗力下降。医院感染是否因性别不同而存在差异，目前尚无定论；但在女性特殊生理期如月经期、妊娠期、哺乳期时，个体敏感性增加，抵抗力下降，是发生医院感染的高危时期；而且某些部位的感染存在性别差异，如泌尿道感染女性多于男性。

2．病理因素　由于疾病使患者对病原微生物的抵抗力降低，如恶性肿瘤、血液病、糖尿病、肝脏疾病等造成个体自身抵抗力下降；放疗、化疗、皮质激素的应用等对个体的免疫系统功能产生抑制甚至是破坏作用；皮肤或黏膜的损伤，局部缺血，伤口内有坏死组织、异物、血肿、渗出液积聚等均有利于病原微生物的生长繁殖，易诱发感染。个体的意识状态也会影响医院感染的发生，如昏迷或半昏迷患者易发生误吸而引起吸入性肺炎。

3．心理因素　个体的情绪、主观能动性、暗示性作用等在一定程度上可影响其免疫功能和抵抗力。如患者情绪乐观、心情愉快、充分调动自己的主观能动性可以提高个体的免疫功能，从而减少医院感染的机会。

（二）机体外在因素

机体外在因素主要包括诊疗活动、医院环境和医院管理体制等，这些因素可为医院感染的发生创造条件。

1. 诊疗活动 现代诊疗技术和先进的药物应用对医学的发展具有强大的推动作用，在造福人类健康的同时，也增加了医院感染的危险性。

（1）侵入性诊疗机会增加：现代诊疗技术尤其是各种侵入性诊疗的增加，如器官移植、中心静脉置管、气管插管、血液净化、机械通气等破坏了机体皮肤和黏膜的屏障功能，损害了机体的防御系统，把致病微生物带入机体或为致病微生物侵入机体创造了条件，从而导致医院感染。

（2）抗菌药物使用不合理：治疗过程中不合理使用抗菌药物，如无适应证地预防性用药、术前用药时间过早、术后停药过晚、用药剂量过大或联合用药过多等，均易破坏体内正常菌群，导致耐药菌株增加、菌群失调和二重感染。由于抗菌药物滥用引起的医院感染，其病原体多以条件致病微生物、机会致病微生物和多重耐药细菌为主。

2. 医院环境 医院是各类患者聚集的场所，其环境易受各种病原微生物的污染，从而增加医院感染的机会。如某些建筑布局不合理、卫生设施不完善、污物处理不当等会增加医院空气中病原微生物浓度，医院的设备、器械等受污染后适合病原体的生长繁殖和变异。而且居留越久的病原体，由于其耐药、变异，病原微生物的毒力和侵袭性越强，常成为医院感染的共同来源或持续存在的流行菌株。

3. 医院管理机制 医院感染制度不健全，或者虽然建立了医院感染管理组织，但只是形式主义；医院感染管理资源不足，投入缺乏；医院领导和医务人员缺乏医院感染的相关知识，对医院感染的严重性认识不足、重视不够等都会影响医院感染的发生。

三、医院感染发生的条件

医院感染的发生包括三个环节，即感染源、传播途径和易感宿主。三者同时存在并互相联系，就构成了感染链，缺少或切断任一环节，将不会发生医院感染。

（一）感染源

感染源，又称病原微生物贮源，是指病原体自然生存、繁殖并排出的宿主（人或动物）或场所。

内源性感染的感染源是患者自身，包括寄居在患者身体某些特定部位（皮肤、泌尿生殖道、胃肠道、呼吸道及口腔黏膜等）或来自外部环境并定植在这些部位的正常菌群，也包括身体其他部位感染的病原微生物，在一定条件下，个体的抵抗力下降或发生菌群易位时，可能引起患者自身感染或传播感染。

外源性医院感染的感染源主要有：

1. 已感染的患者及病原携带者 病原微生物侵入人体所引起的局部组织和全身性炎症反应称为感染。感染后可表现为有临床症状的患者或无症状的病原携带者。

2. 环境贮源 医院的空气、水源、设备、器械、药品、食品以及垃圾等容易受各种病原微生物的污染而成为感染源，如铜绿假单胞菌、沙门菌等兼有腐生特性的革兰阴性杆菌可在潮湿的环境或液体中存活并繁殖达数月以上。

3. 动物感染源 各种动物如鼠、蚊、蟑螂、螨等都可能感染或携带病原微生物而成为动物感染源，其中以鼠类的意义最大。鼠类在医院的密度高，不仅是沙门菌的重要宿主，而且是鼠疫、流行性出血热等传染病的感染源。

（二）传播途径

传播途径是指病原体从感染源传播到易感宿主的途径。内源性感染主要通过病原体在机体的易位而实现，属于自身直接接触感染。

外源性感染的发生可有一种或多种传播途径，主要的传播途径有：

1. 接触传播　指病原体通过手、媒介物直接或间接接触导致的传播，是医院感染中最常见也是最重要的传播方式之一。

（1）直接接触传播：感染源直接将病原微生物传播给易感宿主，如母婴间风疹病毒、艾滋病病毒等传播感染；患者之间、医务人员与患者之间可通过手的直接接触而感染病原体。

（2）间接接触传播：感染源排出的病原微生物通过媒介传递给易感宿主。①最常见的传播媒介是医务人员的手；②通过各种医疗设备如侵入性诊疗器械和病室内物品传播，如呼吸机相关性肺炎、导管相关血液感染、输血导致的丙型肝炎等；③还可因医院水源和食物被病原微生物污染，通过消化道传播，如脊髓灰质炎、霍乱、狂犬病等，可导致医院感染；④通过动物或昆虫携带病原微生物作为人类感染性疾病传播的中间宿主的传播方式又称为生物媒介传播。病原体在动物或昆虫中感染、繁殖并传播，通过接触、叮咬、注毒、食入等方式使易感宿主致病。如蚊子通过叮咬可传播的病原体有疟原虫、乙型脑炎病毒、登革热病毒、血丝虫等。

2. 空气传播　指带有病原微生物的微粒子（≤5μm）如飞沫、菌尘，通过空气流动导致的疾病传播。如开放性肺结核患者排出结核杆菌通过空气传播给易感人群。

3. 飞沫传播　指带有病原微生物的飞沫核（＞5μm）在空气中短距离（1m 内）移动到易感人群的口、鼻黏膜或眼结膜等导致的传播。个体在咳嗽、打喷嚏、谈笑时可从口、鼻腔喷出许多小液滴或医务人员进行某些诊疗操作如吸痰时也可产生许多液体微粒，这些液滴或液体微粒都称为飞沫。飞沫含有呼吸道黏膜的分泌物及病原体，其直径较大，在空气中悬浮时间不长，只能近距离地传播给周围的密切接触者。飞沫传播是猩红热、白喉、麻疹、急性传染性非典型性肺炎（SARS）、流行性脑脊髓膜炎、肺鼠疫等的主要传播途径。

（三）易感宿主

易感宿主指对某种疾病或传染病缺乏免疫力的人。如果将易感者作为一个总体，则称为易感人群。医院是易感人群相对集中的地方，易发生感染，且感染容易流行。

病原体传播到宿主后是否引起感染取决于病原体的毒力和宿主的易患性。病原体的毒力取决于其种类和数量；而宿主的易患性取决于病原体的定植部位和宿主的防御功能。影响宿主防御功能的因素包括：①年龄、性别、种族及遗传；②正常的防御机制（包括良好的生理、心理状态）是否健全；③疾病与治疗情况；④营养状态；⑤生活型态；⑥精神面貌；⑦持续压力等。

由此可见，医院感染常见的人群主要有：①婴幼儿及老年人；②机体免疫功能严重受损者；③营养不良者；④接受各种免疫抑制剂治疗者；⑤不合理使用抗生素者；⑥接受各种侵入性诊疗操作者；⑦手术时间长者；⑧住院时间长者；⑨精神状态差、缺乏主观能动性者。

三、医院感染的预防与控制

为保障医疗安全、提高医疗质量，各级各类医院应将医院感染管理纳入到医院日常管理工作中，建立医院感染管理责任制，制定并落实医院感染管理的规章制度和工作规范，严格执行有关技术规范和工作标准，有效预防和控制医院感染，防止传染病病原体、耐药菌、条件致病菌及其他病原微生物的传播。

（一）建立医院感染管理机构、加强三级监控

医院感染管理机构应有独立完整的体系，住院床位总数在 100 张以上的医院通常设三级管理组织，即医院感染管理委员会、医院感染管理科、各科室医院感染管理小组；住院床位总数在 100 张以下的医院应当指定分管医院感染管理工作的部门，其他医疗机构应当有医院感染管理专（兼）职人员。

医院感染管理委员会由医院感染管理部门、医务部或（医务科）、护理部、临床科室、消毒供应室、手术室、临床检验部门、药事管理部门、设备管理部门、后勤管理部门及其他有关部门的主要负责人组成，主任委员由医院院长或主管医疗工作的副院长担任。医院感染管理部门、分管部门及医院感染管理专（兼）职人员具体负责医院感染的预防与控制方面的管理和业务工作。

应在医院感染管理委员会的领导下，建立层次分明的医院感染管理体系（一级管理——病区护士长和兼职监控护士；二级管理——科护士长；三级管理——护理部副主任，为医院感染管理委员会的副主任），加强医院感染管理，做到预防为主，及时发现、及时汇报、及时处理。

（二）健全各项规章制度，依法管理医院感染

《医院消毒供应中心清洗消毒及灭菌效果监测标准》《抗菌药物临床应用指导原则》等。

（三）落实医院感染管理措施，阻断感染链

落实医院感染管理措施必须严格执行消毒技术规范、隔离技术规范，切实做到控制感染源、切断传播途径、保护易感人群，加强对重点部门、重点环节、高危人群及主要感染部位的感染管理。

具体措施主要包括：医院环境布局合理，二级以上医院必须建立规范合格的感染性疾病科；加强重点部门如 ICU、手术室、母婴同室病房、消毒供应室、导管室、门诊和急诊等的消毒隔离；做好清洁、消毒、灭菌及其效果监测；加强抗菌药物临床使用和耐药菌监测管理；开展无菌技术、洗手技术、隔离技术的监督和监测；加强重点环节的监测如各种内镜、牙钻、接触血及血制品的医疗器械、医院污水、污物的处理等；严格执行探视与陪护制度、对易感人群实施保护性隔离措施，加强主要感染部位如呼吸道、手术切口等的感染监测管理。

（四）加强医院感染知识的教育，督促各级人员自觉预防与控制医院感染

重视医院感染管理学科的建设，建立专业人才培养制度，充分发挥医院感染专业技术人员在预防和控制感染工作中的作用。

卫生行政部门应当建立医院感染专业人员岗位规范化培训和考核制度，加强继续教育，及时引入医院感染防控的新理念，提高医院感染专业人员的业务技术水平；医疗机构应当制订对本机构工作人员的培训计划，对全体工作人员进行医院感染相关法律法规、医院感染相关工作规范和标准、专业技术知识的培训；医院感染专业人员应当具备医院感染预防与控制工作的专业知识，并能够承担医院感染管理和业务技术工作。

医务人员应当掌握与本职工作相关的医院感染预防与控制方面的知识，落实医院感染管理规章制度，重视职业暴露的防护。工勤人员应当掌握有关预防与控制医院感染的基础

卫生学和消毒隔离知识，并在工作中正确运用。

【小 结】

患者或工作人员在医院获得并产生临床症状的感染称为医院内感染。感染者包括与医院相关的所有人群，其中最容易感染的是住院患者，其次为医院工作人员。医院感染按感染源分为外源性感染、内源性感染两大类，通过感染链中的传染源、传播途径、易感者三个环节引起发病。

医护人员对医院感染认识不足，医院内隔离、消毒制度执行不严格，管理、监督不到位等是发生医院内感染的主观因素；侵入性诊疗手段增多、使用可抑制免疫的治疗方法、大量抗生素的开发和使用、环境污染严重、对探视者未进行必要的限制是发生医院内感染的客观因素。

预防与控制是医院内感染防治工作的两大支柱，预防是先行，监测是依据，控制是目的。通过建立分级监控体系、健全各项制度、医院布局和设施合理、做好人员控制等综合预防措施来控制医院内感染。

 【案例分析】

深圳市某医院发生严重医院感染事件

1998 年 4~5 月份，深圳市某医院发生了严重的医院感染暴发事件，给患者带来痛苦和损害，造成重大经济损失。该院 1998 年 4 月 3 日~5 月 27 日，共计手术 292 例，发生切口感染 166 例，切口感染率为 56.85%。术后出现伤口化脓、溃烂且长时间不能治愈。此次感染是以龟分枝杆菌为主的混合感染，感染原因是：浸泡刀片和剪刀的戊二醛因配制错误未达到灭菌效果。戊二醛用于手术器械灭菌浓度应为 2%，浸泡 10 小时，而该院制剂员将新购进未标明有效浓度的戊二醛（浓度为 1%）当作20%的浓度稀释 200 倍供有关科室使用，致使浸泡手术器械的戊二醛浓度仅为 0.005%，且长达半年之久未能发现。由于这一类感染极为罕见，国内外都缺乏成功医案。

思考：这次医院感染暴发事件发生的根本原因是什么？其在医院感染管理和控制方面存在哪些缺陷？作为护士，你应如何避免类似事件发生？

第二节　清洁、消毒、灭菌

清洁、消毒、灭菌是预防与控制医院感染的关键措施之一。清洁是指通过除去尘埃和一切污垢以去除和减少微生物数量的过程。适用于医院地面、墙壁、家具、医疗护理用品等物体表面的处理，也是物品消毒、灭菌前的必要步骤。常用的清洁方法包括：水洗、清洁剂或去污剂去污、机械去污、超声清洗等。

消毒是指用物理、化学或生物的方法清除或杀灭环境中和媒介物上除芽孢以外的所有病原微生物的过程。

灭菌是指用物理或化学的方法杀灭或者消除传播媒介上的一切微生物，包括致病与非致病微生物，也包括细菌芽孢和真菌孢子。

生物消毒灭菌法主要是采用具有体外杀菌作用的生物制品如天然植物提取物、生物酶类、微生物制品等作为消毒剂进行消毒灭菌的方法，目前应用报道不多，应用范围也比较局限。

一、消毒灭菌的方法

常用的消毒灭菌方法有两大类：物理消毒灭菌法和化学消毒灭菌法。物理消毒灭菌法是利用物理因素如热力、辐射、过滤等清除或杀灭病原微生物的方法；化学消毒灭菌法是采用各种化学消毒剂来清除或杀灭病原微生物的方法。

（一）物理消毒灭菌法

1. 热力消毒灭菌法　主要利用热力使微生物的蛋白质凝固变性、酶失活、细胞膜和细胞壁发生改变而导致其死亡，达到消毒灭菌的目的。热力消毒灭菌法是效果可靠、使用最广泛的方法，分干热法和湿热法两类。干热法由空气导热，传热较慢；湿热法由空气和水蒸气导热，传热较快，穿透力强。相对于干热法消毒灭菌，湿热法所需时间短，温度低。

（1）干热法

1）燃烧法：是一种简单、迅速、彻底的灭菌方法。适用于：①不需要保存的物品，如病理标本、尸体、废弃衣物、纸张及医疗垃圾等的处理，可在焚烧炉内焚烧或直接点燃；②微生物实验室接种环、试管口的灭菌，直接在火焰上烧灼；③急用某些金属器械（锐利刀剪禁用此法以免锋刃变钝）、搪瓷类物品时，灭菌前需洗净并干燥，金属器械可在火焰上烧灼 20 秒；④搪瓷类容器可倒入少量 95%以上的乙醇，慢慢转动容器后使乙醇分布均匀，点火燃烧直至熄灭，注意不可中途添加乙醇、不得将引燃物投入消毒容器中，同时要远离易燃、易爆物品等以确保安全。

2）干烤法：利用专用密闭烤箱进行灭菌。适用于耐热、不耐湿，蒸汽或气体不能穿透物品的灭菌，如油剂、粉剂和玻璃器皿等的灭菌；不适用于纤维织物、塑料制品等的灭菌。干烤灭菌所需的温度和时间应根据物品种类和烤箱的类型来确定，一般为：160℃，2 小时；170℃，1 小时；180℃，0.5 小时。干烤灭菌时需注意：①灭菌前处理，物品应清洁，玻璃器皿需保持干燥；②物品包装，体积通常不超过 10cm×10cm×20cm，油剂、粉剂的厚度不超过 0.6cm，凡士林纱布条厚度不超过 1.3cm；③装载要求，高度不超过烤箱内腔高度的 2/3，不与烤箱底部及四壁接触，物品间留有充分的空间；④有机物灭菌，温度不超过 170℃，以防碳化；⑤灭菌时间，从达到灭菌温度时算起，同时需打开进风柜体的排风装置，中途不可打开烤箱放入新的物品；⑥灭菌后，待温度降到 40℃以下时才能打开烤箱。

（2）湿热法

1）压力蒸汽灭菌法：是热力消毒灭菌法中效果最好的一种方法，在临床应用广泛。主要利用高压饱和蒸汽的高热所释放的潜热灭菌（潜热：当 1g 100℃水蒸气变成 1g 100℃的水时，释放出 2255J 的热能）。常用于耐高压、耐高温、耐潮湿物品的灭菌，如各类器械、敷料、搪瓷、橡胶、玻璃制品及溶液等的灭菌，不能用于凡士林等油类和滑石粉等粉剂的灭菌。根据排放冷空气的方式和程度的不同，将压力蒸汽灭菌器分为下排气式压力蒸汽灭菌器和预真空压力蒸汽灭菌器两种。下排气式压力蒸汽灭菌器：利用重力置换的原理，使热蒸汽在灭菌器中从上而下将冷空气由下排气孔排出，排出的冷空气全部由饱和蒸汽取代，再利用蒸汽释放的潜热灭菌。可分为手提式压力灭菌器和卧式（或立式）压力蒸汽灭菌器。

预真空压力蒸汽灭菌器：利用机械抽真空的方法，使灭菌柜室内形成 2.0～2.7kPa 的负压，蒸汽得以迅速穿透到物品内部进行灭菌。可分为预真空法和脉动真空法两种，后者因多次抽真空，灭菌效果更可靠。

应根据待灭菌物品选择适宜的压力蒸汽灭菌器和灭菌程序，灭菌器的操作方法遵循使用说明，灭菌参数见表 11-2。快速压力灭菌法适用于裸露物品的快速灭菌，灭菌时间和温度与灭菌器种类、物品是否带孔有关（表 11-3）。

表 11-2　压力蒸汽灭菌器的灭菌参数

灭菌器类别	物品类别	压力（kPa）	温度（℃）	所需最短时间（分钟）
下排气式	敷料	102.9	121	30
	器械	102.9	121	20
预真空式	敷器、器械	205.8	132～134	4

表 11-3　快速压力蒸汽灭菌（132℃）所需最短时间

物品种类	灭菌时间（分钟）	
	下排式	预真空
不带孔物品	3	3
带孔物品	10	4
不带孔+带孔物品	10	4

压力蒸汽灭菌法注意事项：①安全操作。操作人员要经过专门训练，合格后才能上岗；严格遵守操作规程；设备运行前每日进行安全检查并预热，预真空灭菌器每日开始灭菌运行前还应空载进行 B-D 试验。②包装合适。包装前将待灭菌器械或物品清洗干净并擦干或晾干；包装材料和包装方法符合要求，器械包重量不宜超过 7kg，敷料包重量不宜超过 5kg；物品捆扎不宜过紧，外用化学指示胶带贴封，灭菌包每包内放置化学指示物。③装载恰当。使用专用灭菌架或篮筐装载灭菌物品，灭菌包之间留有空隙；宜将同类材质的物品置于同一批次灭菌，如材质不同，将纺织类物品竖放于上层，金属器械类放于下层；手术器械包、硬式容器应放平，盘、盆、碗等开口朝向一致并斜放，底部无孔的物品倒立或侧放；下排式压力蒸汽灭菌法的物品体积不超过 30cm×30cm×25cm，装载体积不得超过柜室容量的 80%；采用预真空压力蒸汽灭菌的物品体积不超过 30cm×30cm×50cm，装填量不得超过 90%，但不小于柜室容量的 10%，如使用脉动真空式压力蒸汽灭菌器，装填量不得小于柜室量的 5%。④密切观察。灭菌时随时观察压力和温度并准确计时，加热速度不宜过快，只有当柜室的温度达到要求时才开始计算灭菌时间。⑤灭菌后卸载。从灭菌器卸载取出的物品冷却的时间应大于 30 分钟，温度降至室温时才能移动；每批次应检查灭菌是否合格，若灭菌不彻底或有可疑污染如破损、湿包、有明显水渍、掉落地上等则不做无菌包使用；快速压力蒸汽灭菌后的物品 4 小时内使用，不能储存。⑥定期监测灭菌效果。

压力蒸汽灭菌法的效果监测：①物理监测法。每次灭菌应连续监测并记录灭菌时的温度、压力和时间等参数，温度波动范围在 3℃以内，时间能满足最低灭菌时间要求。同时应记录所有临界点的时间、温度和压力值，结果应符合灭菌要求。②化学监测法：通过观察化学指示物颜色的变化判定是否达到灭菌要求。分为包外、包内化学指示物监测，具体要求为灭菌包包外应有化学指示物，高度危险性物品包内应于最难灭菌的部位放置包内化学指示物；采用快速压力蒸汽灭菌程序灭菌时，应直接将一片包内化学指示物置于待灭菌物品旁边进行化学监测。③生物监测法。应每周监测一次。通常将含对热耐受力较强的非致病性嗜热脂肪肝菌芽孢的菌片制成标准生物测试包或生物 PCD（灭菌过程挑战装置），或使用一次性标准生物测试包，放入标准试验包的中心部位或待灭菌容器内最难灭菌的部位，并设阳性对照和阴性对照，灭菌后取出培养，如无指示菌生长表明达到灭菌效果。

2）煮沸消毒法：是应用最早的消毒方法之一，也是家庭常用的消毒方法。在一个大气压下水的沸点是 100℃，煮沸 5～10 分钟可杀灭细菌繁殖体，煮沸 15 分钟可杀灭多数细菌芽孢，某些热抗力极强的细菌芽孢需煮沸更长时间，如肉毒芽孢需煮沸 3 小时才能杀灭。煮沸消毒法简单、方便、经济、实用，适用于耐湿、耐高温的物品，如金属、搪瓷、玻璃和橡胶类制品等的消毒。

方法：物品洗刷干净后全部浸没水中，加热煮沸。消毒时间从水沸后算起，如中途加入物品，则在第二次水沸后重新计时。

注意事项：①消毒前物品刷洗干净，全部浸没水中，要求大小相同的容器不能重叠、放入总物品不超过容量的 3/4，同时注意打开器械轴节或容器盖子、空腔导管内预先灌满水。②根据物品性质决定放入水中的时间，如玻璃器皿、金属及搪瓷类物品通常冷水放入，橡胶制品用纱布包好，水沸后放入。③水的沸点受气压影响，海拔高的地区，气压低，水的沸点低，一般海拔每增高 300m，消毒时间需延长 2 分钟。④为增强杀菌作用、去污防锈，可将碳酸氢钠加入水中，配成 1%～2%的浓度，沸点可达到 105℃。⑤消毒后应将物品及时取出，置于无菌容器内，及时应用，4 小时内未用需要重新煮沸消毒。

3）其他：除压力蒸汽灭菌法和煮沸消毒法外，湿热消毒还可选择低温蒸汽消毒法和流通蒸汽消毒法。低温蒸汽消毒法是用较低温度杀灭物品中的病原菌或特定微生物，可用于不耐高热的物品如内镜、塑料用品等的消毒，将蒸汽温度控制在 73～80℃，持续 10～15 分钟进行消毒；用于乳类、酒类消毒时又称巴氏消毒法，将液体加热到 61.1～62.8℃、保持 30 分钟，或加热到 71.7℃、保持 15～16 秒。流通蒸汽消毒法是在常压下用 100℃的水蒸气消毒，15～30 分钟即可杀灭细菌繁殖体，常用于餐饮具、便器的消毒。

2．辐射消毒法　主要利用紫外线或臭氧的杀菌作用，使菌体蛋白光解、变性而致细菌死亡。

（1）日光暴晒法：利用日光的热、干燥和紫外线作用达到消毒效果。常用于床垫、被服、书籍等物品的消毒。将物品放在阳光直射下暴晒 6 小时，并定时翻动，使物品各面均能受到阳光照射。

（2）紫外线消毒法：紫外线属于波长在 100～400nm 的电磁波，根据波长可分为 A 波、B 波、C 波和真空紫外线。消毒使用的是 C 波紫外线，其波长范围为 200～275nm，杀菌作用最强的波段为 250～270nm、紫外线可杀灭多种微生物，包括杆菌、病毒、真菌、细胞繁殖体、芽孢等。其主要杀菌机制为：①作用于微生物的 DNA 使菌体 DNA 失去转换能力而死亡；②破坏菌体蛋白质中的氨基酸，使菌体蛋白质光解变性；③降低菌体内氧化酶的活性；④使空气中的氧电离产生具有极强杀菌作用的臭氧。由于紫外线辐照能量低，穿透力弱，因此主要适用于空气、物品表面及液体的消毒。

目前常用的紫外线灯有普通直管热阴极低压汞紫外线消毒灯、高强度紫外线消毒灯、低臭氧紫外线消毒灯和高臭氧紫外线消毒灯四种；紫外线消毒器是采用臭氧紫外线杀菌灯制成，主要包括紫外线空气消毒器、紫外线表面消毒器、紫外线消毒箱三种。

消毒方法：①用于空气消毒，首选紫外线空气消毒器，不仅消毒效果可靠，而且可在室内有人时使用，一般开机消毒 30 分钟；也可用室内悬吊式紫外线消毒灯照射，室内安装紫外线消毒灯（30W 紫外线灯，在 1m 处的强度＞70μW/cm²）数量为平均每立方米不小于1.5W，照射时间不少于 30 分钟。②用于物品表面消毒，最好使用便携式紫外线表面消毒器近距离移动照射；小件物品可放入紫外线消毒箱内照射；也可采取紫外线消毒灯悬吊照射，有效距离为 25～60cm，物品摊开或挂起，使其充分暴露以受到直接照射，消毒时间为20～30 分钟。③用于液体消毒，可采用水内照射法或水外照射法，紫外线光源应装有石英玻璃保护罩，水层厚度应小于 2cm，并根据紫外线的辐照的强度确定水流速度。

紫外线灯管消毒时的注意事项：①保持灯管清洁。一般每 2 周用无水乙醇纱布或棉球轻轻擦拭以除去灰尘和污垢。②消毒环境合适。清洁干燥，电源电压为 220V，空气适宜温度为 20～40℃，相对湿度为 40%～60%。③正确计算并记录消毒时间。紫外线的消毒时间须从灯亮 5～7 分钟后开始计时，若使用时间超过 1000 小时，需更换灯管。④加强防护。紫外线对人的眼睛和皮肤有刺激作用，直接照射 30 秒就可引起眼炎或皮炎，照射过程中产生的臭氧对人体亦不利，故照射时人应离开房间，必要时戴防护镜、穿防护衣，照射完毕后应开窗通风。⑤定期监测灭菌效果。由于紫外线灯使用过程中辐照强度逐渐降低，故应定时检测灯管照射强度。普通 30W 直管型新灯辐照强度应≥90μW/cm²，使用中辐照强度≥70μW/cm²；30W 高强度紫外线新灯的辐照强度≥1800μW/cm²。主要应用物理、化学、生物监测法：物理监测法是开启紫外线灯 5 分钟后，将紫外线辐照计置于所测紫外线灯下正中垂直 1m 处，仪表稳定后所示结果即为该灯管的辐照强度值；化学检测法是开启紫外线灯 5 分钟后，将紫外线辐射指示卡置于紫外线灯下正中垂直 1m 处，照射 1 分钟后，判断辐射强度；生物检测法主要通过对空气消毒、物品表面消毒的效果监测，了解其消毒效果，一般每月一次。

（3）臭氧消毒法：臭氧在常温下为强氧化气体，是一种广谱杀菌剂，可杀灭细菌繁殖体、病毒、芽孢、真菌，并可破坏肉毒杆菌毒素。主要用于空气、医院污水、诊疗用水及物品表面的消毒。②臭氧具有强氧化性，可损坏多种物品，且浓度越高对物品损坏越重。③温湿度、有机物、水的浑浊度、pH 等多种因素可影响臭氧的杀菌作用。④空气消毒时，人员必须离开，待消毒结束后 20～30 分钟方可进入。

3. 电离辐射灭菌法　利用放射性核素 ⁶⁰Co 发射高能 γ 射线或电子加速器产生 β 射线进行辐射灭菌，电离辐射作用可分为直接作用和间接作用。直接作用指射线的能量直接破坏微生物的核酸、蛋白质和酶等；间接作用指射线的能量先作用于水分子，使其电离，电离后产生的自由基再作用于核酸、蛋白质、酶等物质。电离辐射灭菌法适用于不耐热的物品如医用塑料制品、食品、药品和生物制品等在常温下的灭菌，故又称"冷灭菌"。注意事项：①应用机械传送物品以防放射线对人体造成伤害；②为增强 γ 射线的灭菌作用，灭菌应在有氧环境下进行；③湿度越高，杀菌效果越好。

4. 微波消毒法　微波是频率在 30～300 000MHz、波长在 0.001～1m 的电磁波，消毒中常用的是 915±25MHz 与 2450±50MHz 的微波。在电磁波的高频交流电场中，物品中极性分子发生极化进行高速运动，并频繁改变方向，互相摩擦，使温度迅速上升，达到消毒作用。微波可杀灭各种微生物，包括繁殖体、病毒、真菌和细菌芽孢、真菌孢子等。常用于食物及餐具的消毒、医疗用品及耐热非金属器械的消毒。

注意事项：①微波对人体有一定的伤害，应避免小剂量长期接触或大剂量照射。②盛放物品时不用金属容器；物品高度不超过柜室高度的 2/3，宽度不超过转盘周边，不接触装置四壁。③微波的热效应需要有一定的水分，用湿布包裹物品或适当增加消毒物品含水量将提高消毒效果。④被消毒的物品应为小件或不太厚。

5. 机械除菌法 指用机械的方法，如冲洗、刷、擦、扫、抹、铲除或过滤等以除掉物品表面、水中、空气中及人畜体表的有害微生物，减少微生物数量和引起感染机会。常用层流通风和过滤除菌法。层流通风主要使室外空气通过孔隙小于 0.2μm 的高效过滤器以垂直或水平两种气流呈流线状流入室内，再以等速流过房间后流出，使室内产生的尘粒或微生物随气流方向排出房间。过滤除菌可除掉空气中 0.5~5μm 的尘埃，达到洁净空气的作用。

【衔 接】

不耐高热的物品能用蒸汽消毒吗？对不耐高热的物品，如内镜、塑料制品和麻醉面罩等的消毒，可采用低温蒸汽消毒法，即将蒸汽输入预先抽空的压力蒸汽灭菌锅中，并控制其温度在 73~80℃，持续 10~15 分钟进行消毒，可杀灭大多数致病微生物。

（二）化学消毒灭菌法

凡不适用于物理消毒灭菌的物品，都可以选用化学消毒灭菌法，如对患者的皮肤、黏膜、排泄物及周围环境、光学仪器、金属锐器及某些塑料制品的消毒。化学消毒灭菌法能使微生物的蛋白凝固变性、酶蛋白失去活性，或能抑制微生物的代谢、生长和繁殖。能杀灭传播媒介上的微生物使其达到消毒或灭菌要求的化学制剂称为化学消毒剂。

1. 理想的化学消毒剂 应具备下列条件：杀菌谱广；有效浓度低；性质稳定；作用速度快；作用时间长；易溶于水；可在低温下使用；不易受有机物、酸、碱及其他物理、化学因素的影响；无刺激性和腐蚀性；不引起过敏反应；无色、无味、无臭、毒性低且易于去除残留药物；不易燃烧和爆炸；用法简单、价格低廉、便于运输等。

2. 化学消毒剂的种类 各种化学消毒剂按其效力可分为四类。

（1）灭菌剂：指可杀灭一切微生物，包括细菌芽孢，使物品达到灭菌要求的制剂。如戊二醛、环氧乙烷等。

（2）高效消毒剂：指可杀灭一切细菌繁殖体（包括分枝杆菌）、病毒、真菌及其孢子，并对细菌芽孢有显著杀灭作用的制剂。如过氧乙酸、过氧化氢、部分含氯消毒剂等。

（3）中效消毒剂：指仅可杀灭分枝杆菌、细菌繁殖体、病毒、真菌等微生物，达到消毒要求的制剂。如醇类、碘类、部分含氯消毒剂等。

（4）低效消毒剂：指仅可杀灭细菌繁殖体和亲脂病毒，达到消毒要求的制剂，如酚类、胍类、季铵盐类消毒剂等。

3. 化学消毒剂的使用原则。

（1）合理使用，能不用时则不用，必须用时则尽量少用，能采用物理方法消毒灭菌的，尽量不使用化学消毒灭菌法。

（2）根据物品的性能和各种微生物的特性选择合适的消毒剂。

（3）严格掌握消毒剂的有效浓度、消毒时间及使用方法。

（4）消毒剂应定期更换，易挥发的要加盖，并定期检测，调整浓度。

（5）待消毒的物品必须先洗净、擦干。

（6）消毒剂中不能放置纱布、棉花等物，以防降低消毒效力。

（7）消毒后的物品在使用前须用无菌生理盐水冲净，以避免消毒剂刺激人体组织。

（8）熟悉消毒剂的毒性反应，做好工作人员的防护。

4．化学消毒剂的使用方法

（1）浸泡法：是将被消毒的物品洗净、擦干后浸没在规定浓度的消毒液内一定时间的消毒方法。注意浸泡前要打开物品的轴节或套盖，管腔内灌满消毒液。浸泡法适用于大多数物品、器械。

（2）擦拭法：是蘸取规定浓度的化学消毒剂擦拭被污染物品的表面或皮肤、黏膜的消毒方法。一般选用易溶于水、穿透力强、无明显刺激性的消毒剂。

（3）喷雾法：是在规定时间内用喷雾器将一定浓度的化学消毒剂均匀喷洒于空间或物品表面进行消毒的方法。常用于地面、墙壁、空气、物品表面的消毒。

（4）熏蒸法：是在密闭空间内将一定浓度的消毒剂加热或加入氧化剂，使其产生气体在规定的时间内进行消毒的方法。如手术室、换药室、病室的空气消毒以及密闭贵重仪器、不能蒸煮、浸泡物品的消毒。在消毒剂或密闭的容器内，也可用熏蒸法对被污染的物品进行消毒灭菌。

5．常用的化学消毒剂

（1）戊二醛：无色透明液体、有醛刺激性气味；通过醛基的烷基化直接或间接与微生物的蛋白质及酶的氨基结合，引起一系列反应导致微生物灭活。适用范围及使用方法：①适用于不耐热的医疗器械和精密仪器的消毒与灭菌。②使用前加入 0.3%碳酸氢钠 pH 调节剂和 0.5%亚硝酸钠防锈剂充分混匀，使溶液的 pH 由 3.5～4.5 调节至 pH 7.5～8，浓度为 2%～2.5%。③灭菌常用浸泡法，时间为 10 小时；消毒可用浸泡法或擦拭法，一般细菌繁殖体消毒 10 分钟，肝炎病毒污染的物品消毒 30 分钟。注意事项：①室温下避光、密封保存于阴凉、干燥、通风处；盛装消毒剂的容器应洁净、加盖，使用前经消毒处理。②应加强日常监测，配制好的消毒液最多可连续使用 14 天，使用期间戊二醛浓度应≥1.8%。③医疗器械消毒或灭菌前需彻底清洗干净以减少有机物的影响；消毒或灭菌后以无菌方式取出，用无菌蒸馏水冲净，再用无菌纱布擦干。④对皮肤、黏膜有刺激性，对人体有毒性，应在通风良好处配制、使用，并注意个人防护。

（2）环氧乙烷：低温下为无色液态，有芳香醚味，超过 10.8℃变为气态，易燃易爆；不损害消毒的物品且穿透力强；与菌体蛋白结合，使酶代谢受阻而杀灭微生物。适用范围及使用方法：①适用于不耐高温、湿热如电子仪器、光学仪器等诊疗器械的灭菌。②根据物品种类、包装大小选择适宜的密闭环氧乙烷灭菌器：大型环氧乙烷灭菌器，一般用于处理大量物品的灭菌，用药浓度为 0.8～1.2kg/m³，55～60℃，6 小时作用时间；小型环氧乙烷灭菌器，多用于处理少量医疗器械和用品，作用浓度为 450～1200mg/L，温度 37～63℃，相对湿度为 40%～80%，作用时间 1～6 小时。注意事项：①存放于阴凉通风，远离火源、静电、无转动的马达处；储存温度低于 40℃，相对湿度为 60%～80%。②由于易燃、易爆，且对人有毒，所以必须在密闭的环氧乙烷灭菌器内进行，工作人员要严格遵守操作程序并做好防护。③物品灭菌前需彻底清洗干净，由于环氧乙烷难以杀灭无机盐中的微生物，所以不可用生理盐水清洗。④有机物会影响环氧乙烷的穿透，所以消毒脓、血、痰、大便和血浆污染物品上的微生物时，应适当加大用量或延长作用时间。⑤物品不宜太厚，多孔和能吸收环氧乙烷的物品表面灭菌效果较无孔表面好。⑥每次消毒灭菌时，应进行效果监测及评价；消毒灭菌后物品应清除残留的环氧乙烷后方可使用。⑦由于环氧乙烷遇水后可形成有毒的乙二醇，故不可用于饮水和食品的灭菌。

（3）过氧乙酸：无色或浅黄色透明液体，有刺激性气味，带有乙酸味能产生新生态氧，主要通过氧化和酸性作用等使细菌死亡。适用范围及使用方法：①适用于一般物体表面、食品用工具和设备、空气以及耐腐蚀医疗器械的消毒灭菌；常用浸泡法、擦拭法、喷洒法。②一般物品表面消毒：0.1%～0.2%溶液喷洒或浸泡 30 分钟。③食品用工具、设备消毒：0.05%（500mg/L）过氧乙酸喷洒或浸泡 10 分钟。④空气消毒：0.2%过氧乙酸喷雾 60 分钟或 15%溶液按 7ml/m³ 加热熏蒸 1～2 小时。⑤耐腐蚀医疗器械的高水平消毒：0.5%过氧乙酸冲洗 10 分钟。注意事项：①稳定性差，应密闭储存于通风阴凉避光处，防高温，避免引起爆炸，远离还原剂和金属粉末。②定期检测其浓度，如原液低于 12%禁止使用。③因温度、浓度，湿度、有机物和作用时间会影响杀菌效力，所以需现配现用，配制时避免与碱或有机物相混合。④浓溶液有刺激性和腐蚀性，应加强个人防护，一般物品表面、食品用工具和设备消毒后应用清水冲洗以去除残留消毒剂；空气消毒后应及时通风换气；耐腐蚀医疗器械消毒后需用无菌水冲洗去除残留消毒剂。

（4）福尔马林（37%～40%的甲醛溶液）：无色透明液体，刺激性强，能使菌体蛋白变性，酶活性消失。适用范围及使用方法：①适用于不耐高温，对湿、热敏感且易腐蚀的医疗器械的消毒灭菌。②常用甲醛灭菌器进行低温甲醛蒸气灭菌，气体浓度 3～11mg/L，温度 50～80℃，相对湿度 80%～90%，时间 30～60 分钟。注意事项：①必须在密闭的灭菌箱中进行，不可采用自然挥发法。②对人体有一定毒性和刺激性，消毒后应去除残留的甲醛气体，需设置专用排气系统。③因有致癌作用，不用于空气消毒。

（5）二溴海因：白色或淡黄色结晶，溶于水后，能水解生成次溴酸，使菌体蛋白变性。适用范围及使用方法：①适用于饮水、游泳池、污水和一般物体表面的消毒；将药剂溶于水，配成一定浓度的有效溴溶液：游泳池水消毒时常用浓度为 1.2～1.5mg/L。②污水消毒用浓度为 1000～1500mg/L，90～100 分钟；一般物体表面消毒用浸泡、擦拭和喷洒等方法，浓度 400～500mg/L，时间 1～20 分钟。注意事项：①密闭储存于阴凉干燥耐酸容器内，远离易燃物及火源，禁止与酸或碱、易氧化的有机物和还原物共同储存。②不适用于手、皮肤黏膜和空气的消毒。③对有色织物有漂白作用；对金属制品有腐蚀作用，消毒时应加入防锈剂亚硝酸钠。④刺激性强，使用时需加强个人防护。

（6）含氯消毒剂（常用液氯、漂白粉、漂白粉精、酸性氧化电位水等）：在水溶液中释放有效氯，有强烈的刺激性气味，通过氧化、氯化作用；破坏细菌酶的活性使菌体蛋白凝固变性。适用范围及使用方法：①主要用于餐具、环境、水、疫源地等的消毒。②常用消毒方法：浸泡、擦拭、喷洒及干粉消毒等。对细菌繁殖体污染的物品，用含有效氯 200mg/L 的消毒液浸泡或擦拭 10 分钟以上；被乙肝病毒、结核杆菌、细菌芽孢污染的物品用含有效氯 2000～5000mg/L 的消毒液浸泡或擦拭 30 分钟以上；如用喷洒法，有效氯的含量、消毒时间均要加倍；按有效氯 10 000mg/L 含氯消毒剂干粉加入排泄物中，略加搅拌后，作用 2～6 小时；按有效氯 50mg/L 加入医院污水中搅拌均匀，作用 2 小时后排放。③酸性氧化电位水有效氯含量（60±10）mg/L，除可用于手工清洗后不锈钢和其他非金属材质器械、器具和物品灭菌前的消毒，还可用于：手消毒（流动浸泡 1～3 分钟），皮肤、黏膜消毒（流动浸泡 3～5 分钟），餐饮具消毒（流动浸泡 10 分钟），瓜果蔬菜消毒（流动浸泡 3～5 分钟），物品表面消毒（擦洗浸泡 10～15 分钟）；内镜冲洗消毒按说明书进行。注意事项：①密闭保存在阴凉、干燥、通风处，粉剂还需防潮。②配制的溶液性质不稳定，应现配现用，定期更换。③有腐蚀及漂白作用，不宜用于金属制品、有色织物及油漆家具的消毒。④消毒时如存在大量有机物，应延长作用时间或提高消毒液浓度。⑤消毒后的物品应及时用清水冲净。⑥配制好的酸性氧化电位水室温下储存不超过 3 天，每次使用前应在出口处检测 pH 和有效氯浓度；使用完毕排放后需排放少量碱性还原电位水或自来水以减少对排水管路的腐蚀。

（7）乙醇：无色澄清透明液体，具有乙醇固有的刺激性气味，能破坏细菌胞膜的通透性屏障，使蛋白质漏出或与细菌酶蛋白反应而使之失活。适用范围及使用方法：①70%～80%乙醇溶液作为消毒剂，适用于手和皮肤消毒，也可用于医疗器械及精密仪器的表面消毒；②卫生手消毒时将消毒剂喷洒或涂擦于手部1～2遍，作用1分钟；外科手消毒时擦拭2遍，作用3分钟；③皮肤和物体表面消毒：将消毒液喷雾或涂擦于皮肤或物品表面2遍，作用3分钟；④体温表消毒：将体温表完全浸没在消毒液中，作用30分钟。注意事项：①密封保存于阴凉、干燥、通风、避光避火处，定期测定，保持有效浓度；②不适于空气消毒及医疗器械的消毒灭菌；不宜用于脂溶性物体表面的消毒；③使用浓度勿超过80%，因乙醇杀菌需一定量的水分，浓度过高或过低均影响杀菌效果；④有刺激性，不宜用于黏膜及创面消毒；⑤对乙醇过敏者慎用。

（8）含碘消毒剂：

1）碘伏，黄棕色澄清液体，有碘气味，碘可直接与菌体蛋白质结合，使之变性。适用范围及使用方法：①适用于外科手及前臂消毒；手术切口部位、注射及穿刺部位皮肤以及新生儿脐带部位皮肤消毒；黏膜冲洗消毒；卫生手消毒；②外科术前手消毒：含有效碘2～10g/L的碘伏涂擦或刷洗前臂和上臂下1/3皮肤，作用3～5分钟；③注射和穿刺部位皮肤、手术切口部位皮肤以及新生儿脐带消毒：含有效碘2～10g/L的碘伏涂擦2～3遍，作用1～3分钟；④黏膜冲洗消毒：含有效碘250～500mg/L的碘伏稀释液直接冲洗或擦洗待消毒部位。注意事项：①避光密闭保存于阴凉、干燥通风处；②稀释后稳定性差，宜现用现配；③皮肤消毒后无需乙醇脱碘；④对二价金属制品有腐蚀性，不做相应金属制品的消毒；⑤对碘过敏者慎用。

2）碘酊，棕红色澄清液，有碘和乙醇气味。适用范围及使用方法：①适用于手术部位、注射和穿刺部位皮肤以及新生儿脐带部位皮肤消毒；②消毒部位皮肤擦拭2遍以上，然后用75%乙醇擦拭脱碘，使用浓度：含有效碘18～22g/L，作用时间：1～3分钟。注意事项①避光密闭保存于阴凉、干燥通风处；②不适用于黏膜及敏感部位的皮肤消毒；③对二价金属制品有腐蚀性，不做相应金属制品的消毒；④对碘过敏者、乙醇过敏者慎用。

（9）胍类消毒剂：氯己定，无色透明，无沉淀、不分层液体，能破坏菌体细胞膜的酶活性，使胞浆膜破裂。适用范围及使用方法：①适用于外科手消毒、卫生手消毒、皮肤黏膜及物品表面等的消毒。②使用浓度为2～45g/L：外科手消毒，擦拭或浸泡，时间≤3分钟；卫生手消毒，擦拭或浸泡，时间≤1分钟；皮肤、黏膜消毒，擦拭或冲洗，时间≤5分钟；物品表面消毒，擦拭或浸泡，时间≤10分钟。注意事项：①密闭存放于避光、阴凉、干燥处；②不适用于结核杆菌、细菌芽孢污染物品的消毒；③不能与肥皂或其他阴离子洗涤剂同用；④物品消毒前应先清洁；⑤黏膜消毒仅限于诊疗过程中使用。

二、医院清洁、消毒、灭菌工作

医院清洁、消毒、灭菌工作是根据一定的规范、原则对医院的环境、各类用品、患者分泌物及排泄物等进行消毒处理的过程，其目的是尽最大可能地减少医院感染的发生。

（一）消毒、灭菌方法的分类

根据消毒因子的浓度、强度、作用时间和对微生物的杀灭能力，可将消毒灭菌方法分为四个作用水平。

1. 灭菌法 可杀灭一切微生物以达到灭菌水平的方法。包括干热灭菌、压力蒸汽灭菌、电离辐射灭菌等物理灭菌法以及用戊二醛、环氧乙烷、甲醛、过氧乙酸、过氧化氢等灭菌剂进行的化学灭菌法。

2. 高水平消毒法 可杀灭一切细菌繁殖体（包括结核分枝杆菌）、病毒、真菌及其孢子和绝大多数细菌芽孢的消毒方法。包括上述的灭菌法及臭氧消毒法、紫外线消毒法、部分含氯消毒剂和一些复配的化学消毒剂等进行消毒的方法。

3. 中水平消毒法 可杀灭和清除细菌以外的各种病原微生物的消毒方法。包括煮沸消毒等进行消毒的方法。

4. 低水平消毒法 只能杀灭细菌繁殖体（结核分枝杆菌除外）和亲脂病毒的消毒方法。包括通风换气、冲洗等机械除菌法和苯扎溴铵、氯己定、金属离子消毒剂等化学消毒方法。

（二）选择消毒、灭菌方法的原则

医院清洁、消毒、灭菌工作应严格遵守消毒程序，通常遵循先清洗后消毒灭菌的程序；但是被朊毒体、气性坏疽及原因不明的突发传染性病原体污染的诊疗器械、器具和物品应先消毒，再按常规清洗消毒灭菌。

1. 根据医院用品的危险性选择消毒、灭菌的方法 医院用品的危险性是指物品污染后对人体造成危害的程度，通常分为三类：

（1）高度危险性物品：是指穿过皮肤、黏膜而进入无菌的组织或器官内部的器械，或与破损的组织、皮肤黏膜密切接触的器材和用品。如手术器械、注射器、注射的药物和液体、血液和血液制品、透析器、器官移植物、导尿管、膀胱镜等。高度危险性物品必须选用灭菌法以杀灭一切微生物。

（2）中度危险性物品：是指仅和皮肤、黏膜相接触，而不进入无菌组织内的物品。如体温表、压舌板、呼吸机管道、胃肠道内镜、气管镜、喉镜、避孕环等。中度危险性物品一般情况下达到消毒即可，要求致病微生物不得检出。通常根据不同要求选择中水平消毒法或高水平消毒法。

（3）低度危险性物品：是指不进入人体组织、不接触黏膜，仅直接或间接地和健康无损的皮肤相接触的物品。这类物品虽有微生物污染，但一般情况下无害，只有当受到一定量致病菌污染时才造成危害，包括生活卫生用品和患者、医务人员生活和工作环境中的物品。如毛巾、面盆、痰盂（杯）、地面、墙面、桌面、床面、被褥，一般诊断用品（听诊器、血压计等）等。低度危险性物品一般可用低水平消毒法或只做一般的清洁处理即可，但如存在病原微生物污染，必须针对所受污染的病原微生物种类选择有效的消毒方法。

2. 根据污染微生物的特性选择消毒、灭菌的方法 依据污染微生物种类、数量及其对消毒因子的敏感性选择消毒、灭菌方法。

（1）对受到致病性芽孢、真菌孢子和抵抗力强、危险程度大的病毒污染的物品，选用灭菌法或高水平消毒法。

（2）对受到致病性细菌、真菌、亲水病毒、螺旋体、支原体、衣原体污染的物品，选用中水平以上的消毒法。

（3）对受到一般细菌和亲脂病毒污染的物品，可选用中水平或低水平消毒法。

（4）消毒物品存在较多有机物或微生物污染特别严重时，应加大消毒剂的剂量并延长消毒时间。

3. 根据消毒物品的性质选择消毒、灭菌的方法 既要保护物品不被破坏，又要使消毒方法易于发挥作用。

（1）耐热、耐湿物品和器材，应首选压力蒸汽灭菌法；耐高温的玻璃器材、油剂类和干粉类可选用干热灭菌法。

（2）怕热、忌湿和贵重物品，可选择环氧乙烷气体或低温甲醛蒸汽消毒、灭菌。

（3）金属器械的浸泡灭菌，应选择腐蚀性小的灭菌剂，同时注意防锈。

（4）物品表面消毒时，应考虑到表面性质：光滑表面可选择紫外线消毒器近距离照射，或用化学消毒剂擦拭；多孔材料表面可选择喷雾消毒法。

（三）医院日常的清洁、消毒、灭菌

清洁、消毒、灭菌工作贯穿于医院日常的诊疗护理活动和卫生处理工作中，主要包括医院环境的清洁消毒、患者日常用品的消毒、皮肤黏膜的消毒、器械物品的清洁消毒灭菌以及医院污物污水的处理等。

1. 预防性消毒和疫源性消毒　根据有无明确感染源，医院消毒分为预防性消毒和疫源性消毒。

（1）预防性消毒（preventive disinfection）：指在未发现明确感染源的情况下，为预防感染的发生对可能受到病原微生物污染的物品和场所进行的消毒。例如，医院的医疗器械灭菌，诊疗用品的消毒，餐具的消毒和一般患者住院期间和出院后进行的消毒等。

（2）疫源性消毒（disinfection of epidemic focus）：指对医院内存在着或曾经存在着感染性疾病传染源的场所进行的消毒，包括随时消毒和终末消毒。①随时消毒（concurrent disinfection）：指对医院存在的疫源地内的传染源在住院期间进行的病室或床边消毒，随时杀灭或清除由感染源排出的病原微生物，应根据病情做到"三分开"（分居室、分饮食、分生活用具）、"六消毒"（消毒分泌物或排泄物、消毒生活用具、消毒双手、消毒衣服和床单、消毒患者居室、消毒生活用水和污物）。②终末消毒（terminal disinfection）：指传染源离开疫源地后进行的彻底的消毒。如医院内的感染症患者出院、转院或死亡后对其住过的病室及污染物品进行的消毒。应根据消毒对象及其污染情况选择适宜的消毒方法，消毒人员应做好充分的准备工作并加强自我防护。

2. 环境消毒　医院环境常被患者、隐性感染者或带菌者排出的病原微生物所污染，成为感染的媒介。因此，医院环境的清洁与消毒是控制医院感染的基础。医院环境要清洁，无低洼积水、蚊蝇滋生地，及时清除垃圾，做到无灰尘、无蛛网、无蚊蝇、窗明几净，环境和物品表面的消毒符合规范。

（1）环境空气消毒：从空气消毒的角度可将医院环境分为四类，可采用的空气消毒方法叙述如下。①Ⅰ类环境：包括层流洁净手术室、层流洁净病房和无菌药物制剂室等，要求空气中的菌落总数$\leq 10 cfu/m^3$，且未检出致病菌。采用层流通风法使空气净化。②Ⅱ类环境：包括普通手术室、产房、婴儿室、早产儿室、普通保护性隔离室、烧伤病区、重症监护病区等，要求空气中的菌落总数$\leq 200 cfu/m^3$，且未检出致病菌。采用低臭氧紫外线灯制备的循环风紫外线空气消毒器或静电吸附式空气消毒器进行空气消毒，循环风量（m^3/h）必须达到房间体积的 8 倍以上。Ⅱ类环境均为有人房间，必须采用对人无毒无害，且可连续消毒的方法。③Ⅲ类环境：包括儿科病区、妇产科检查室、治疗室、注射室、换药室、急诊室、化验室、各类普通病区和诊室等，要求空气中的菌落总数$\leq 500 cfu/m^3$，且未检出致病菌，除可采用Ⅱ类环境中的空气消毒方法外，还可应用臭氧、紫外线灯、化学消毒剂熏蒸或喷雾、中草药空气消毒剂喷雾等空气消毒方法，消毒时要求人离开房间。④Ⅳ类环

境：包括传染病科及病区，可采用Ⅲ类环境中的空气消毒方法。

（2）环境和物品表面消毒：医疗环境中的各种物体表面的消毒要符合细菌学检测要求，根据规定，要求 Ⅰ类、Ⅱ类环境物品表面的细菌总数≤5cfu/cm²，不得检出金黄色葡萄球菌、大肠埃希菌及铜绿假单孢菌，另外母婴同室、早产儿室、婴儿室、新生儿及儿科病区的物品表面不得检出沙门菌；Ⅲ类、Ⅳ类环境物品表面的细菌总数分别要求≤10cfu/cm² 及≤15cfu/cm²，均不得检出金黄色葡萄球菌及大肠埃希菌。消毒方法包括：①地面消毒：如无明显污染，可每日 1～2 次湿式清扫以清除地面的污秽和部分微生物；如受病原微生物污染，选择一定浓度的含氯消毒剂或过氧乙酸进行湿拖擦洗或喷洒地面。②墙面消毒：通常不需常规消毒。如受到病原微生物污染，可用一定浓度的含氯消毒剂或过氧乙酸喷洒或擦拭，墙面消毒高度一般 2～2.5m。③病室内各类用品物品表面消毒：如床头柜、桌子、凳子等一般用清洁湿抹布或蘸取消毒液的抹布每日 2 次擦拭；如受到病原微生物污染，可用一定浓度的含氯消毒剂或过氧乙酸喷洒或擦拭，还可用紫外线灯照射消毒。④病室床单位消毒：包括病床、毯子、棉胎、枕芯、床垫、床单等，可用紫外线灯照射消毒或床单位臭氧消毒器消毒。⑤其他物品表面消毒：如病历夹、门把手、水龙头、洗手池、面盆、门窗、便池等一般每天用洁净水擦抹刷洗处理，保持清洁；如受到病原微生物污染，可根据物品性质选择化学消毒剂喷洒或擦拭消毒。另外，Ⅲ类环境中的治疗室、注射室、换药室、化验室的各种物体表面及台面等需每日用含氯消毒剂擦拭，湿拖把拖地。

3．被服类消毒 包括全院患者衣服和被单、医务人员的工作服帽和值班被服的清洗消毒，主要在洗衣房进行。每个病区应有 3 个衣被收集袋，分别收放有明显污染的患者衣被、一般患者衣被及医务人员的工作服、帽、值班被服。一次性使用衣被收集袋用后焚烧。非一次性使用者采用不同的清洗、消毒方法：①患者的一般衣被如床单、病员服等用 1%洗涤液，70℃以上热水（化纤衣被 40～50℃）在洗衣机中清洗 25 分钟，再用清水漂洗。②感染患者的被服应专机洗涤，用 1%～2%洗涤剂于 90℃以上洗 30 分钟或 70℃含有效氯 500mg/L 的消毒洗衣粉溶液洗涤 30～60 分钟，然后用清水漂净。烈性传染病患者的衣服应先用压力蒸气灭菌后，再送洗衣房洗涤或烧毁。③患者的污染衣被应先去除有机物，然后按感染患者的被服处理；婴儿衣被应单独洗涤；工作人员的工作服及值班被服应与患者的被服分机或分批清洗消毒。另外，还应注意加强工作人员的防护以及衣被的收集袋、接送车、洗衣机、洗衣房、被服室等的消毒。

4．饮水、茶具、餐具和卫生洁具等消毒 ①饮水符合国家饮用水标准，细菌总数＜100 个/ml，大肠埃希菌数＜3 个/1000ml；②患者日常使用的茶具、餐具要严格执行一洗、二涮、三冲、四消毒、五保洁的工作程序，消毒处理后要求清洁、干爽、无油垢，不油腻，无污物，不得检出大肠埃希菌、致病菌和 HBsAg；③痰杯、便器等分泌物和排泄物盛具以及抹布、拖把等洁具应按照污染程度及其潜在危险性，采用清洁或消毒处理。

5．皮肤和黏膜消毒 皮肤和黏膜是人体的防御屏障，其表面有一定数量的微生物，其中有一些是致病性微生物或条件致病菌。对皮肤和黏膜进行消毒时应注意：①医务人员应加强手卫生，以有效避免交叉感染；②患者皮肤、黏膜的消毒应根据不同的部位、病原微生物污染的情况选择相应的消毒剂和消毒方法。

6．器械物品的清洁、消毒、灭菌 医疗器械及其他物品是导致医院感染的重要途径之一。必须严格执行医疗器械、器具的消毒技术规范，并达到以下要求：进入人体组织、无菌器官的医疗器械、器具和物品必须达到灭菌水平；接触皮肤、黏膜的医疗器械、器具和物品必须达到消毒水平；各种用于注射、穿刺、采血等有创操作的医疗器具必须达到灭菌水平。疑似或确诊朊毒体、气性坏疽及突发原因不明的传染病病原体感染者宜选用一次性诊疗器械、器具和物品，使用后进行双层密闭封装焚烧处理；可重复使用的污染器械、器具及物品应双层密闭封装后由消毒供应中心单独回收并处理。普通患者污染的可重复使用诊疗器械、器具和物品与一次性使用物品分开放置；可重复使用的应直接置于封闭容器内，由消毒供应中心回收、清洗、消毒与灭菌；一次性使用的不得重复使用。灭菌后的器械物品不得检出任何微生物；消毒后要求不得检出致病性微生物，对检验微生物的杀灭率≥99.9%，对自然污染的微生物杀灭率≥90%；如使用化学消毒剂消毒灭菌，应定期检测消毒液中的有效成分，使用中的消毒液染菌量≤100cfu/ml，致病性微生物不得检出；消毒后的内镜，细菌总数≤20cfu/件，致病性微生物不得检出。

7. 医院污物、污水的处理

（1）医院污物的处理：医院污物主要指，①医疗垃圾，在诊疗、卫生处理过程中产生的废弃物，包括感染性废物、病理性废物、损伤性废物、药物性废物、化学性废物等五类；②生活垃圾，指患者生活过程中产生的排泄物及垃圾，包括剩余饭菜、果皮、果核、罐头盒、饮料瓶、手纸、各种包装纸及粪、尿等。这些污物均有被病原微生物污染的可能，所以应分类收集，通常设置黑黄红三种颜色的污物袋，要求黑色袋装生活垃圾，黄色袋装医用垃圾，红色袋装放射垃圾，损伤性废物置于医疗废物专用的黄色锐器盒内。垃圾袋需坚韧耐用，不漏水；并建立严格的污物入袋制度。可燃性污物应密闭运送，及时焚烧；非可燃性污物应按要求分别处理以防止污染扩散。

（2）医院污水的处理：医院污水指排入医院化粪池的污水和粪便，包括医疗污水、生活污水和地面雨水。医院污水经预处理和消毒后，最终排入城市下水道网络，污泥供作农田肥料，如不加强管理，可能会致各种病原微生物和有害物质流入社会，造成环境污染和社会公害。所以医院应建立集中污水处理系统并按污水种类分别进行排放，排放质量应符合《污水综合排放标准》。综合医院的感染病区和普通病区的污水应实行分流，分别进行消毒处理。

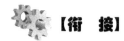 【衔 接】

物品常见特殊污渍的处理

1. 碘酊污渍用乙醇擦拭。
2. 甲紫污渍用乙醇或草酸溶液擦拭。
3. 陈旧血迹用过氧化氢溶液擦拭后洗净。
4. 高锰酸钾污渍用维生素C溶液洗涤或用0.2%～0.5%过氧乙酸溶液浸泡后清洗。
5. 墨水污渍用肥皂、清水洗，不能洗净时用稀盐酸或草酸溶液清洗，也可用氨水或过氧化氢溶液退色。
6. 铁锈污渍浸入1%热草酸溶液中，再用清水洗，也可用热乙酸浸洗。

（四）消毒供应中心（室）工作

消毒供应中心（central sterile supply department，CSSD）是医院内承担所有重复使用诊疗器械、器具、物品的清洗消毒、灭菌以及灭菌物品供应的部门，是预防和控制医院感染的重要科室。消毒供应中心工作质量的好坏，直接影响诊疗和护理质量，关系到患者和医务人员的安危。

1. 消毒供应中心的设置 医院应独立设置消毒供应中心，有条件的医院消毒供应中心应为附近基层医院提供消毒供应。

（1）建筑原则：医院消毒供应中心的新建、扩建和改建，应遵循医院感染预防与控制的原则，遵守国家法律法规对医院建筑和职业防护的相关要求。

（2）基本要求：消毒供应中心宜接近手术室、产房和临床科室或与手术室有物品直接传递专用通道；周围环境应清洁、无污染源，区域相对独立；内部通风、采光良好，气体排放和温度、湿度控制符合要求；建筑面积应符合医院建设标准的规定，并兼顾未来发展规划的需要。

2. 消毒供应中心的布局 应分为工作区域和辅助区域，各区域标志明显、界限清楚、通行路线明确。

（1）工作区域：包括去污区，检查、包装及灭菌区和灭菌物品存放区，其划分应遵循"物品由污到洁，不交叉、不逆流；空气流向由洁到污；去污区保持相对负压；检查、包装及灭菌区保持相对正压"的原则。各区之间应设实际屏障；去污区和检查包装灭菌区均应设洁、污物品通道和人员出入缓冲间（带）。工作区域的洗手设施应采用非手触式水龙头开关，灭菌物品存放区不设洗手池。①去污区：为污染区域，用于对重复使用的诊疗器械、器具和物品进行回收、分类、清洗、消毒（包括运输器具的清洗消毒等），此区域工作人员应采用标准防护；②检查、包装及灭菌区：为清洁区域，用于对已去污的诊疗器械、器具和物品进行检查、装配、包装及灭菌（包括敷料制作等），要求器械和敷料分室包装；③灭菌物品存放区：为清洁区域，用于对已灭菌物品的保管、整理和供应；一次性用物应设置专门区域存放。

（2）辅助区域：包括工作人员更衣室、值班室、办公室、休息室、卫浴间等。

3. 消毒供应中心的工作内容 主要包括七部分。

（1）回收：消毒供应中心应对临床使用过的需重复使用的诊疗器械、器具和物品集中进行回收；被朊毒体、气性坏疽及突发原因不明的传染病病原体污染的诊疗器械、器具和物品，使用后应双层封闭包装并标明感染性疾病名称，由消毒供应中心单独回收处理。应采用封闭式回收，避免反复装卸；不应在诊疗场所对所污染的诊疗器械、器具和物品进行清点，回收工具每次使用后清洗、消毒，干燥备用。

（2）清洗消毒：这是灭菌前准备的一个重要环节。①清洗方法包括机械清洗和手工清洗。机械清洗适用于大部分常规器械的清洗；手工清洗适用于精密、复杂器械的清洗和有机物污染较重器械的初步处理；精密器械的清洗应遵循生产厂家提供的使用说明或指导手册。清洗步骤包括冲洗、洗涤、漂洗、终末漂洗。②清洗后的器械、器具和物品应进行消毒处理。首选热力消毒，也可采用 75%乙醇、酸性氧化电位水或其他国家许可的消毒药液进行消毒。

（3）干燥、检查与保养：首选干燥设备根据物品性质进行干燥处理；无干燥设备及不耐热的器械、器具和物品使用消毒低纤维絮擦布进行干燥处理；管腔类器械使用压力气枪或 95%乙醇进行干燥处理，不应使用自然干燥法进行干燥。使用目测或带光源放大镜对干燥后的每件器械、器具和物品进行检查，要求器械表面及关节、齿牙处光洁无锈，无血渍、无水垢，功能完好无损毁；带电源器械还应进行绝缘性能的安全检查。器械保养时根据不同特性分类处理，如橡胶类物品应防粘连、防老化；玻璃类物品避免碰撞、骤冷骤热；金属类器械使用润滑剂防锈，不损坏锐利刀剪的锋刃；布类物品防霉、防火、防虫蛆等。

（4）包装：包括装配、包装、封包、注明标志等步骤，器械与敷料应分室包装。①包装前应依据机械装配技术规程，核对器械的种类、规格和数量，拆卸的器械应组装。②手术器械应摆放在篮筐或有孔盘中配套包装；盆、盘、碗等单独包装；轴节类器械不应完全锁扣；有盖的器皿应开盖；摆放的物品应隔开，朝向一致；管腔类物品应盘绕放置并保持管腔通畅。纺织品包装材料应无破损、无污渍，一用一清洗；开放式的储槽不应用于灭菌物品的包装；硬质容器的使用遵循操作说明；灭菌手术器械采用闭合式包装，2 层包装材料分 2 次包装；灭菌物品通常采用密封式包装，如是单独包装的器械，可使用一层纸袋、纸塑料等包装。③灭菌包外设有灭菌化学指示物；高度危险性物品包内放置化学指示物；如果透过包装材料可以直接观察包内灭菌化学指示物的颜色变化，则不放置包外灭菌化学指示物；使用专用胶带或医用热封机封包，应保持闭合完好性，胶带长度与灭菌包体积、重量相适宜、松紧适度；纸塑袋、纸袋等密封包其密封宽度应≥6mm，包内器械距包装袋封口≥2.5cm；硬质容器应设置安全闭锁装置；无菌屏障完整性破坏时应可识别。④灭菌物品包装的标志应注明物品名称、数量、灭菌日期、失效日期、包装者等内容。

（5）装载、灭菌及卸载：根据物品的性质选择适宜有效的灭菌方法，按照不同的灭菌器要求装载灭菌包，放置方法恰当，尽量将同类物品同锅灭菌，装载时标志应注明灭菌时间、灭菌器编号、灭菌批次、科室名称、灭菌包种类等，标志应具有追溯性。灭菌后按要求卸载，并且待物品冷却，检查包外化学指示物变色情况以及包装的完整性和干燥情况。

（6）储存与发放：灭菌后物品应分类、分架存放于无菌物品存放区。物品存放架或柜应距地面高度 20～25cm，离墙 5～10cm，距天花板 50cm。物品放置应固定位置、设置标志，定期检查、盘点、记录，在有效期内发放。发放时有专人专窗，或者按照规定线路由专人、专车或容器加防尘罩去临床科室发放。接触无菌物品前应先洗手或手消毒；无菌物品的发放遵循先进先出的原则，确认无菌物品的有效性；发放记录应具有可追溯性。发放无菌物品的运送工具应每日清洁处理，干燥存放；有污染时应消毒处理，干燥后备用。

（7）相关监测：消毒供应中心应安排人员专门负责质量监测，根据《消毒技术规范》及《医院消毒供应中心清洗消毒及灭菌效果监测标准》等定期对清洁剂、消毒剂、洗涤用水、润滑剂、包装材料等进行质量检查，定期进行监测材料的质量检查，对清洗消毒器、超声清洗器、灭菌器等进行日常清洁和检查，根据灭菌器的类型对灭菌效果分别进行检查。

4. 消毒供应中心的管理　应将消毒供应中心纳入医院建设规划，将其工作管理纳入医疗质量管理体系。

消毒供应中心在主管院长或其相关职能部门的直接领导下开展工作，由护理管理部门、医院感染管理部门、人事管理部门、设备及后勤管理等部门协同管理，以保障消毒供应中心的工作需要，确保医疗安全。

消毒供应中心应建立健全岗位职责、操作规程、消毒隔离、质量管理、监测、设备管理、器械管理（包括外来医疗器械）及职业安全防护等管理制度和突发事件的应急预案；建立质量管理追溯制度；完善质量控制过程的相关记录；同时建立与相关科室的联系制度。

医院应根据消毒供应中心的工作量及岗位需求合理配备具有执业资格的护士、消毒员和其他工作人员。消毒供应中心的工作人员应接受与岗位职责相应的岗位培训，正确掌握以下知识与技能：各类诊疗器械、器具与物品的清洗、消毒、灭菌的知识与技能；相关清洗、消毒、灭菌设备的操作规程；职业安全防护原则和方法；医院感染与控制的相关知识。同时根据专业进展，开展继续教育培训，更新知识。

【小 结】

清洁、消毒、灭菌是预防和控制医院感染的一个重要环节。它包括医院病室内外环境的清洁、消毒；诊疗用具、器械、药物的消毒、灭菌；以及接触传染病患者的消毒隔离和终末消毒等措施。消毒是指用物理、化学或生物的方法清除或杀灭环境中和媒介物上除芽孢以外的所有病原微生物的过程。灭菌是指物理和化学方法杀灭或者消除传播媒介上的一切微生物，包括致病微生物和非致病微生物，也包括细菌芽孢的过程。消毒灭菌的方法有两大类：物理消毒灭菌法和化学消毒灭菌法。根据物品的性能选用物理或化学方法进行消毒灭菌，消毒首选物理方法，不能用物理方法消毒的选化学方法；耐热、耐湿物品灭菌首选物理灭菌法，不耐热物品如各种导管、精密仪器、人工移植物等可选用化学灭菌法。进行化学灭菌或消毒，可根据不同情况分别选择灭菌剂及高效、中效、低效消毒剂。使用化学消毒剂必须了解消毒剂的性能、作用、使用方法、影响灭菌或消毒效果的因素等，配制时注意有效浓度，并定期监测。

第三节 手 卫 生

在临床实践中，各种诊疗、护理工作都离不开医务人员的双手，如不加强手卫生就会直接或间接地导致医院感染的发生。为保障患者安全、提高医疗质量，防止交叉感染，医院应加强医务人员手卫生的规范化管理，提高医务人员手卫生的依从性。

一、概述

（一）基本概念

1. 手卫生（hand hygiene） 是医务人员洗手、卫生手消毒和外科手消毒的总称。
2. 洗手（hand washing） 指医务人员用肥皂（或皂液）和流动水洗手，去除手部皮肤污垢、碎屑和部分致病菌的过程。
3. 卫生手消毒（antiseptic handrubbing） 指医务人员用速干手消毒剂揉搓双手，以减少手部暂居菌的过程。
4. 外科手消毒（surgical hand antisepsis） 指外科手术前医务人员用肥皂（或皂液）和流动水洗手，再用手消毒剂清除或者杀灭手部暂居菌和减少常居菌的过程。使用的手消毒剂可具有持续抗菌活性。

（二）手卫生的管理

《医务人员手卫生规范》是医疗机构在医疗活动中管理和规范医务人员手卫生的行动指南。

1. 制定管理制度 手卫生是控制医院感染的重要措施，长期的临床实践表明，机械的手部皮肤清洁是减少手部细菌行之有效的重要方法。所以医院应制定相应的手卫生管理制度，并严格执行。
2. 配备必要设施 医院应在财力与物力上大力支持手卫生工作，配备有效便捷、合乎要求的手卫生设施，为医务人员执行手卫生措施提供必要条件。
3. 定期开展培训 医疗机构应定期开展广泛的手卫生培训，培训形式和内容应根据培训对象不同而调整，使广大医务人员能掌握必要的手卫生知识和技能，提高其无菌观念和自我保护意识，保证手卫生的效果。

4. 加强监督指导　医疗机构应加强对临床、医技部门及其他部门人员的手卫生监督，包括对手卫生设施的管理；对医务人员的指导与监督，提高医务人员手卫生的依从性。

5. 开展效果监测　应加强手卫生效果的监测，每季度对手术室、产房、导管室、层流洁净病房、骨髓移植病房、器官移植病房、重症监护病房、新生儿室、母婴室、血液透析病房、烧伤病房、感染疾病科、口腔科（门诊及病房）等部门工作的医务人员进行手消毒效果监测；当怀疑医院感染暴发与医务人员手卫生有关时，应及时进行监测，并进行相应的致病微生物检测。卫生手消毒后，监测的细菌菌落数≤10cfu/cm^2，外科手消毒后；监测的细菌菌落数≤5cfu/cm^2。

（三）手卫生设施

1. 洗手与卫生手消毒设施　手卫生设施的设置应方便医务人员，并且符合国家相关规定。

（1）流动水洗手设施：水龙头应位于洗手池的适当位置，开关最好为非手触式。手术室、产房、导管室、层流洁净病房、骨髓移植病房、器官移植病房、重症监护病房、新生儿室、母婴室、血液透析病房、烧伤病房、感染疾病科、口腔科（门诊及病房）、消毒供应中心等重点部门必须配备非手触式水龙头；有条件的医疗机构在诊疗区域均宜配备非手触式水龙头。

（2）清洁剂：如肥皂、皂液或含杀菌成分的洗手液，另备盛放清洁剂的容器。要求固体肥皂保持清洁与干燥，皂液或洗手液有浑浊或变色时及时更换，盛放皂液的容器宜为一次性使用，重复使用的容器需每周清洁与消毒。

（3）干手物品：如擦手纸、干毛巾或干手机，另备盛放擦手纸或干毛巾的容器。如用干毛巾，需一用一消毒。

（4）速干手消毒剂：含有醇类和护肤成分的手消毒剂，如乙醇、异丙醇、氯己定、碘伏等，剂型包括水剂、凝胶和泡沫型。手消毒剂应为符合国家有关规定的产品，医务人员有良好的接受性，宜使用一次性包装，并且无异味、无刺激性。

2. 外科手消毒设施

（1）洗手池：设置在手术间附近，水池大小、高矮适宜，能防止洗手水溅出，池面应光滑无死角、易于清洁，每日清洁与消毒。洗手池及水龙头的数量应根据手术间的数量设置，水龙头数量应不少于手术间的数量，水龙头开关应为非手触式。

（2）清洁用品：包括清洁剂、清洁指甲用物、手卫生的揉搓用品等。手刷的刷毛应柔软，定期检查，及时剔除不合格手刷，并且要一用一灭菌。

（3）手消毒剂：应取得卫生部卫生许可批件，在有效期内使用。以免冲洗的手消毒剂为主，消毒后不需用水冲洗。手消毒剂的出液器应采用非手触式。消毒剂宜采用一次性包装，重复使用的消毒剂容器应每周清洁与消毒。

（4）干手物品：清洁毛巾、无菌巾均应一人一用，用后清洁、灭菌；盛装毛巾的容器应每次清洗、灭菌。

（5）其他：计时装置、洗手流程及说明图。

二、洗手

有效的洗手可清除手上 99% 以上的各种暂居菌，是防止医院感染传播最重要的措施之一。

【目的】清除手部皮肤污垢和大部分暂居菌，切断通过手传播感染的途径。

【操作前准备】

1．护士准备　衣帽整洁，修剪指甲，取下手表、饰物，卷袖过肘。

2．环境准备　清洁、宽敞。

3．用物准备　流动水洗手设施、清洁剂、干手物品，必要时备护手液或直接备速干手消毒剂。

【操作步骤】

1．打开水龙头，调节合适水流和水温，水龙头最好是感应式或用肘、脚踏、膝控制的开关。

2．在流动水下，使双手充分淋湿，但需注意水流不可过大以防溅湿工作服。

3．关上水龙头并取清洁剂均匀涂抹至整个手掌、手背、手指和指缝。

4．认真揉搓双手至少 15 秒，具体揉搓步骤见图 11-1：①掌心相对，手指并拢相互揉搓；②掌心对手背沿指缝相互揉搓，交换进行；③掌心相对，双手交叉指缝相互揉搓；④弯曲手指使关节在另一掌心旋转揉搓，交换进行；⑤一手握另一手大拇指旋转揉搓，交换进行；⑥五个手指尖并拢在另一掌心中旋转揉搓，交换进行。洗手时应注意清洗双手所有皮肤，包括指背、指尖和指缝。必要时增加手腕的清洗，要求握住手腕回旋揉搓手腕及腕上 10cm，交换进行。

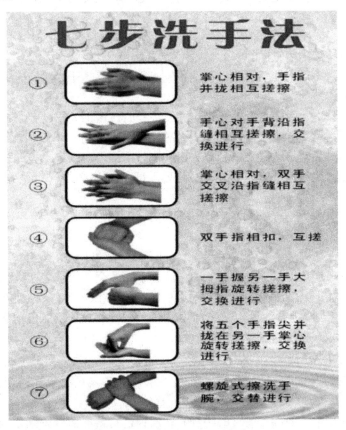

图 11-1　揉搓洗手的步骤

5. 打开水龙头，在流动水下彻底冲净双手。因流动水可避免污水沾污双手，冲净双手时注意指尖向下。

6. 关闭水龙头，以擦手纸或毛巾擦干双手或在干手机下烘干双手；必要时取护手液护肤。并且毛巾应保持清洁干燥，一用一消毒。

【注意事项】

1. 当手部有血液或其他体液等肉眼可见污染时，应用清洁剂和流动水洗手；当手部没有肉眼可见污染时可用速干手消毒剂消毒双手代替洗手，揉搓方法与洗手方法相同。

2. 洗手方法正确，手的各个部位都需洗到、冲净，尤其要认真清洗指背、指尖、指缝和指关节等易污染部位；冲净双手时注意指尖向下。

3. 注意调节合适的水温、水流，避免污染周围环境。

4. 洗手指征：①直接接触每个患者前后；②从同一患者身体的污染部位移动到清洁部位时；③接触患者黏膜、破损皮肤或伤口前后；④接触患者血液、体液、分泌物、排泄物、伤口敷料等之后；⑤接触患者周围环境及物品后；⑥穿脱隔离衣前后，脱手套之后；⑦进行无菌操作，接触清洁、无菌物品之前；⑧处理药物或配餐前。

三、卫生手消毒

医务人员接触污染物品或感染患者后，手常被大量细菌污染，仅一般洗手尚不能达到预防交叉感染的要求，必须在洗手后再进行卫生手消毒。

【目的】清除致病性微生物，预防感染与交叉感染，避免污染无菌物品和清洁物品。

【操作前准备】

1. 护士准备　衣帽整洁、修剪指甲，取下手表、饰物，卷袖过肘。

2. 环境准备　清洁、宽敞。

3. 用物准备　流动水洗手设施、清洁剂、干手物品、速干手消毒剂。

【操作步骤】

1. 按洗手步骤洗手并保持手的干燥，并且要符合洗手的要求与要点。

2. 取速干手消毒剂于掌心，均匀涂抹至整个手掌、手背、手指和指缝，必要时增加手腕及腕上10cm。消毒剂的选用要求：作用速度快、不损伤皮肤、不引起过敏反应。

3. 按照揉搓洗手的步骤揉搓双手，直至手部干燥，必须保证消毒剂完全覆盖手部皮肤。

4. 揉搓时间至少15秒，等手自然干燥即可。

【注意事项】

1. 卫生手消毒前先洗手并保持手部干燥，遵循洗手的注意事项。

2. 速干手消毒剂揉搓双手时方法正确，注意手的各个部位都需揉搓到。

3. 医务人员在下列情况下应先洗手，然后进行卫生手消毒：①接触患者的血液、体液和分泌物后；②接触被传染性致病微生物污染的物品后；③直接为传染病患者进行检查、治疗、护理后；④处理传染病患者污物之后。

四、外科手消毒

为保证手术效果，减少医院感染，外科手术前医务人员必须在洗手后再进行外科手消毒。

【目的】清除指甲、手部、前臂的污物和暂居菌，将常居菌减少到最低程度。抑制微生物的快速再生。

【操作前准备】

1. 护士准备　衣帽整洁、修剪指甲，取下手表、饰物，卷袖过肘。

2. 环境准备　清洁、宽敞。

3. 用物准备　洗手池、清洁用品、手消毒剂、干手物品、计时装置、洗手流程及说明图等。

【操作步骤】

1. 摘除手部饰物，修剪指甲。手部饰物包括手镯、戒指、假指甲应全部摘除。要求指甲长度不能超过指尖，甲缘平整。

2. 调节水流，湿润双手，取适量的清洁剂揉搓并刷洗双手、前臂和上臂下 1/3。特别应注意使用毛刷清洁指甲下的污垢和手部皮肤的皱褶处。并且揉搓用品应每人使用后消毒或一次性使用；清洁指甲用品每日清洁与消毒。

3. 流动水冲洗双手、前臂和上臂下 1/3。要始终保持双手位于胸前并高于肘部。

4. 消毒

（1）免冲洗手消毒法：取适量的免冲洗手消毒剂涂抹至双手的每个部位、前臂和上臂下 1/3，手消毒剂应每个部位均需涂抹到，手消毒剂的取液量、揉搓时间及使用方法均遵循产品的使用说明。认真揉搓直至消毒剂干燥。

（2）冲洗手消毒法：取适量的手消毒剂涂抹至双手的每个部位、前臂和上臂下 1/3，每个部位均需涂抹到消毒剂，手消毒剂的取液量、揉搓时间及使用方法遵循产品的使用说明，认真揉搓 2~6 分钟后，流水冲净双手、前臂和上臂下 1/3，水由手部流向肘部。流动水的水质应符合生活饮用水标准，若水质达不到要求，手术医师在戴手套前，应用醇类手消毒剂再消毒双手后戴手套。手消毒后用无菌巾彻底擦干双手、前臂和上臂下 1/3，无菌巾擦干顺序为手部、前臂、上臂下 1/3。

【注意事项】

1. 外科手消毒应遵循的原则。①先洗手，后消毒；②不同患者手术之间、手套破损或手被污染时，应重新进行外科手消毒。

2. 洗手之前应先摘除手部饰物（包括假指甲）和手表，修剪指甲时要求长度不超过指尖，保持指甲周围组织的清洁。

3. 在整个手消毒过程中始终保持双手位于胸前并高于肘部；涂抹消毒剂并揉搓、流水冲洗、无菌巾擦干等都应从手部开始，然后再向前臂、上臂下 1/3 进行。

4. 用后的清洁指甲用具、揉搓用品如海绵、手刷等，应放到指定的容器中；揉搓用品应每人使用后消毒或者一次性使用；清洁指甲用品应每日清洁与消毒。

5. 术后摘除外科手套后，应用肥皂（皂液）清洁双手。

【小　结】

手卫生是医务人员洗手、卫生手消毒和外科手消毒的总称。手卫生是控制医院感染的重要措施。洗手方法正确、手的各个部位都需要洗到。在接触污染物品或感染患者后，仅一般洗手不能达到预防交叉感染的要求，必须在洗手后再进行卫生手消毒。为保证手术效果，减少医院感染，外科手术前医务人员必须在洗手后再进行外科手消毒。

第四节 无 菌 技 术

无菌技术是预防医院感染的一项基本而重要的技术，其基本操作方法根据科学原则制订，任何一个环节都不能违反，每个医务人员都必须熟练掌握并严格遵守。

一、概　述

（一）概念

1. 无菌技术（aseptic technique）　指在医疗、护理操作过程中，防止一切微生物侵入人体和防止无菌物品、无菌区域被污染的技术。

2. 无菌区（aseptic ares）　指经灭菌处理且未被污染的区域。

3. 非无菌区（non-aseptic area）　指未经灭菌处理，或虽经灭菌处理但又被污染的区域。

4. 无菌物品（aseptic supplies）　指通过灭菌处理后保持无菌状态的物品。

5. 非无菌物品（non-aseptic supplies）　指未经灭菌处理，或虽经灭菌处理后又被污染的物品。

（二）无菌技术操作原则

1. 操作环境清洁且宽敞　①操作室应清洁、宽敞、定期消毒；无菌操作前半小时停止清扫、减少走动，避免尘埃飞扬；②操作台清洁、干燥、平坦，物品布局合理。

2. 工作人员仪表符合要求　无菌操作前，工作人员应着装整洁、修剪指甲、洗手、戴口罩，必要时穿无菌衣、戴无菌手套。

3. 无菌物品管理有序规范　①存放环境：适宜的室内环境要求温度低于 24℃，相对湿度<70%，机械通风换气 4～10 次/小时，无菌物品应存放于无菌包或无菌容器内；并置于高出地面 20cm、距离天花板超过 50cm、离墙远于 5cm 处的物品存放柜或架上，以减少来自地面、屋顶和墙壁的污染。②标志清楚：无菌包或无菌容器外需标明物品名称、灭菌日期；无菌物品必须与非无菌物品分开放置，并且有明显标志。③使用有序：无菌物品通常按失效期先后顺序摆放取用；必须在有效期内使用，可疑污染、污染或过期应重新灭菌。④储存有效期：如符合存放环境要求，使用纺织品材料包装的无菌物品有效期宜为 14 天，否则一般为 7 天；医用一次性纸袋包装的无菌物品，有效期宜为 1 个月；使用一次性医用皱纹纸、一次性纸塑袋、医用无纺布或硬质容器包装的无菌物品，有效期宜为 6 个月；由医疗器械生产厂家提供的一次性使用无菌物品遵循包装上标志的有效期。

4. 操作过程中加强无菌观念　进行无菌操作时，应培养并加强无菌观念：①明确无菌区、非无菌区、无菌物品、非无菌物品，非无菌物品应远离无菌区；②操作者身体应与无菌区保持一定距离；③取、放无菌物品时，应面向无菌区；④取用无菌物品时应使用无菌持物钳；⑤无菌物品一经取出，即使未用，也不可放回无菌容器内；⑥手臂应保持在腰部或治疗台面以上，不可跨越无菌区，手不可接触无菌物品；⑦避免面对无菌区谈笑、咳嗽、打喷嚏；⑧如无菌物品疑有污染或已被污染，即不可使用，应予以更换；⑨一套无菌物品供一位患者使用。

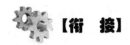

【衔　接】

神奇的现代无菌技术

1971 年 9 月 21 日，一个名叫戴维的男孩来到世上，他降生几秒钟后便被送进一个特别的"小房子"里，这个"小房子"是用透明塑料薄膜制成的，叫"塑料薄膜无菌透明漆"。为什么要这么做呢？因为戴维生下来便身患绝症，如果不让他与世隔绝，他就会在几天内染菌而死。戴维生活在"小房子"里，他的食物、衣服和玩具都是经过严格消毒灭菌后送入的，他的父母只能在外面看到他，却不能爱抚、拥抱他。戴维 12 岁时，科学家们决定给他动手术，以期望他能走出隔离器，但治疗失败，戴维死了。他在"小房子"里生活了 12 年 5 个月零 1 天。

可以说，是现代无菌技术拯救了戴维，那么，现代无菌技术是怎么发展起来的呢？早在 19 世纪，著名的法国细菌学家路易·巴斯德认为动物离开细菌就无法生存，1885 年，达迪乌斯也发现无菌植物不能利用供给的肥料；但 1886 年，生物学家南凯提出相反观点，认为动物离开细菌照样能够生存，于是开始了一场持久的论战。1895 年，牛台尔和西尔夫德养活了无菌豚鼠。1898 年，凯特罗斯将鸡在无菌环境下养活了 17 天。1902 年，他又将鸡养活了 30 天。至此，无菌动物可以存活的论点基本成立。1957 年，切可斯发明了塑料薄膜无菌隔离器，无菌动物得以大量培育，并可传宗接代。无菌技术的应用日益广泛，其中一个极为重要的应用是对无菌动物的研究。

利用现代无菌技术培育多种无菌动物，为生物学家提供了理想的试验模型，科学家们逐渐揭开了人与细菌间的关系中的许多奥妙。

二、无菌技术基本操作方法

（一）使用无菌持物钳法

【目的】取放和传递无菌物品，保持无菌物品的无菌状态。

【操作前准备】

1. 护士准备　衣帽整洁、修剪指甲、洗手、戴口罩。

2. 环境准备　清洁、宽敞、明亮、定期消毒。

3. 用物准备　无菌持物钳、盛放无菌持物钳的容器。无菌持物钳的种类（图 11-2）：临床常用的无菌持物钳有卵圆钳、三叉钳、长镊子和短镊子四种。①卵圆钳：下端有两个卵圆形小环，分直头和弯头，可夹取刀、剪、镊、治疗碗等；②三叉钳：下端较粗，呈三叉形，并以一定弧度向内弯曲，常用于夹取较大或较重物品，如瓶、罐、盆、骨科器械等；③镊子：分长、短两种，其尖端细小，轻巧方便，适用于夹取针头、棉球、纱布等。

无菌持物钳的存放：每个容器只放一把无菌持物钳，目前临床主要使用干燥保存法，即将盛有无菌持物钳的无菌干罐保存在无菌包内，使用前开包，4 小时更换一次。

【操作步骤】

1. 认真检查并核对名称、有效期、灭菌标志，确保在灭菌有效期内使用。

2. 取钳时应打开盛放无菌持物钳的容器盖，手持无菌持物钳上 1/3 处，闭合钳端，将钳移至容器中央，垂直取出，关闭容器盖。

取无菌持物钳时应注意，盖闭合时不可从盖孔中取、放无菌持物钳，取、放时，不可触及容器口边缘。

3．使用时保持钳端向下，在腰部以上视线范围内活动，不可倒转向上。操作时应随时保持无菌持物钳的无菌状态。

4．用完持物钳后闭合钳端，打开容器盖，快速垂直放回容器（图 11-3），关闭容器盖，防止无菌持物钳在空气中暴露过久而污染。第一次使用，应记录打开日期、时间并签名，4 小时内有效。

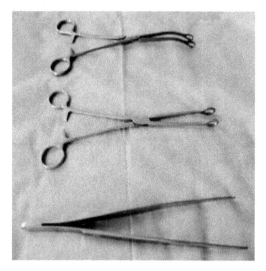

图 11-2　无菌持物钳的种类

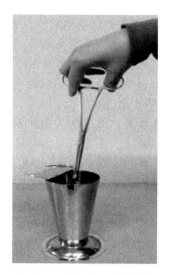

图 11-3　取放无菌持物钳

【注意事项】

1．严格遵循无菌操作原则。

2．取、放无菌持物钳时应闭合钳端，不可触及容器口边缘。

3．使用过程中：①始终保持钳端向下，不可触及非无菌区；②就地使用，到距离较远处取物时，应将持物钳和容器一起移至操作处。

4．不可用无菌持物钳夹取油纱布，防止油粘于钳端而影响消毒效果；不可用无菌持物钳换药或消毒皮肤，以防被污染。

5．无菌持物钳一旦污染或可疑污染应重新灭菌。

6．干燥法保存时应 4 小时更换一次。

7．无菌持物钳如为湿式保存，除注意上述 1～5 项外，还需注意：①盛放无菌持物钳的有盖容器底部垫有纱布，容器深度与钳的长度比例适合，消毒液面需浸没持物钳轴节以上 2～3cm 或镊子长度的 1/2；②无菌持物钳及其浸泡容器每周清洁、消毒 2 次，同时更换消毒液；③使用频率较高的部门应每天清洁、灭菌（如门诊换药室、注射室、手术室等）；④取、放无菌持物钳时不可触及液面以上部分的容器内壁；⑤放入无菌持物钳时需松开轴节以利于钳与消毒液充分接触。

（二）使用无菌容器法

【目的】用于盛放无菌物品并保持其无菌状态。

【操作前准备】

1．用物准备

（1）盛有无菌持物钳的无菌罐、盛放无菌物品的容器。

（2）无菌容器：常用的无菌容器有无菌盒、罐、盘等。无菌容器内盛灭菌器械、棉球、纱布等。

2．环境准备　清洁、宽敞、明亮、定期消毒。

3．护士准备　衣帽整洁、修剪指甲、洗手、戴口罩。

【操作步骤】

1．认真检查并核对无菌容器名称、灭菌日期、失效期，灭菌标志，同时查对无菌持物钳以确保在有效期内。

2．开盖取物时，打开容器盖，内面向上置于稳妥处或拿在手中（图 11-4）。开、关盖时，手不可触及盖的边缘及内面以防止污染。

3．用无菌持物钳从无菌容器内夹取无菌物品时，无菌持物钳及物品不可触及容器边缘。

4．取物后，立即将盖盖严，避免容器内无菌物品在空气中暴露过久。

5．手持无菌容器（如治疗碗）时，应托住容器底部（图 11-5）。第一次使用后，应记录开启日期、时间并签名，24 小时内有效。

【注意事项】

1．严格遵循无菌操作原则。

2．移动无菌容器时，应托住底部，手指不可触及无菌容器的内面及边缘。

3．从无菌容器内取出的物品，即使未用，也不可再放回无菌容器中。

4．无菌容器应定期消毒灭菌；一经打开，使用时间不超过 24 小时。

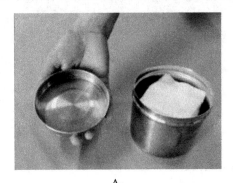
A

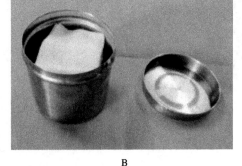
B

图 11-4　打开无菌容器盖

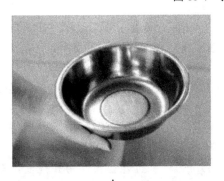
A

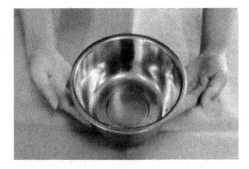
B

图 11-5　手持治疗碗

（三）使用无菌包法

【目的】 用无菌包布包裹无菌物品用以保持物品的无菌状态，供无菌操作用。

【操作前准备】

1．护士准备 衣帽整洁、修剪指甲、洗手、戴口罩。

2．环境准备 清洁、宽敞、明亮、定期消毒。

3．用物准备

（1）盛有无菌持物钳的无菌罐、盛放无菌包内物品的容器或区域。

（2）无菌包：内放无菌治疗巾、敷料、器械等。无菌包灭菌前应妥善包好：将需灭菌的物品放于包布中央，用包布一角盖住物品，左右两角先后盖上并将角尖向外翻折，盖上最后一角后用化学指示胶带贴妥（图11-6），再贴上注明物品名称及灭菌日期的标签。

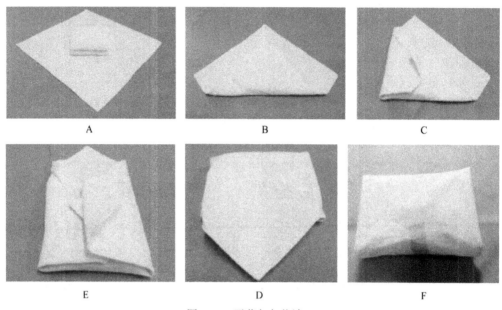

图 11-6 无菌包包扎法

（3）记录纸、笔。

【操作步骤】

1．认真检查并核对无菌包名称、灭菌日期、有效期、灭菌标志，无潮湿或破损。应同时查对无菌持物钳以确保在有效期内，如超过有效期或有潮湿破损不可使用。

2．从无菌包内取出物品

（1）取出包内部分物品：把无菌包平放在清洁、干燥、平坦处，不可放在潮湿处，以免污染。开包时手接触包布四角外面，依次揭开四角，手不可触及包布内面（图11-7）。用无菌钳夹取所需物品时，应放在备妥的无菌区，注意不可跨越无菌区。使用完后按原折痕包好，并注明开包日期及时间并签名，有效期为24小时。

（2）取出包内全部物品：开包时将包托在手上，另一手打开包布四角并捏住，稳妥地将包内物品投放在备妥的无菌区，投放时，手托住包布使无菌面朝向无菌区域（图11-8），备好后，将包布折叠放妥。

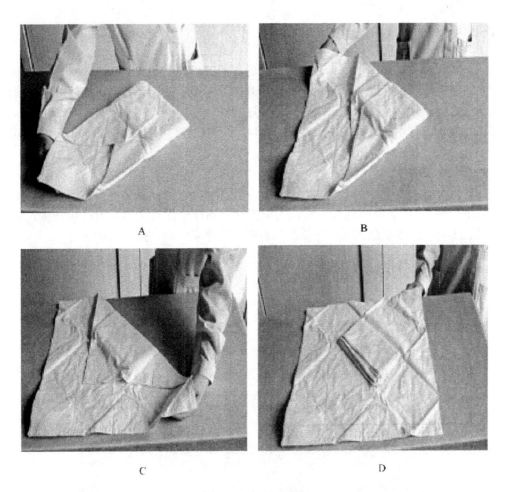

A　　　　　　　　　　　B

C　　　　　　　　　　　D

图 11-7　打开无菌包

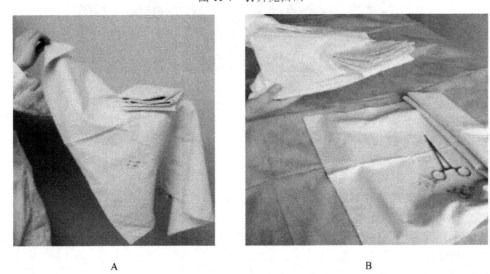

A　　　　　　　　　　　B

图 11-8　一次性取出无菌包内物品

【注意事项】

1．严格遵循无菌操作原则。

2．无菌包包布通常选用质厚、致密、未脱脂的双层棉布制成。

3．打开无菌包时手只能接触包布四角的外面，不可触及包布内面，不可跨越无菌区。

4．包内物品未用完，应按原折痕包好，注明开包日期及时间，限24小时内使用。

5．无菌包应定期消毒灭菌，有效期7～14天；如包内物品超过有效期、被污染或包布受潮，则需重新灭菌。

（四）铺无菌盘法

无菌盘是将无菌治疗巾铺在洁净、干燥的治疗盘内，形成无菌区以供无菌操作用。无菌包内无菌治疗巾的折叠有两种方法：①纵折法：治疗巾纵折两次，再横折两次，开口边向外（图11-9）；②横折法：治疗巾横折后纵折，再重复一次（图11-10）。

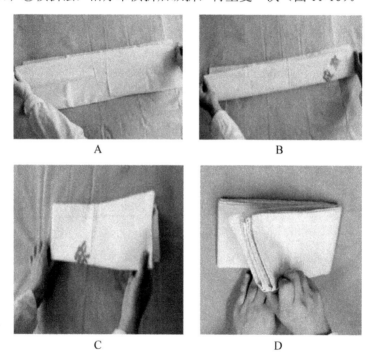

图 11-9　治疗巾纵折法

【目的】形成无菌区域以放置无菌物品，供治疗护理用。

【操作前准备】

1．护士准备　衣帽整洁、修剪指甲、洗手、戴口罩。

2．环境准备　清洁、宽敞、明亮、定期消毒。

3．用物准备

（1）盛有无菌持物钳的无菌罐、盛放治疗巾的无菌包、无菌物品。

（2）治疗盘、记录纸、笔。

【操作步骤】

1．认真检查并核对无菌包名称、灭菌日期、有效期、灭菌标志，有无潮湿或破损，用法同无菌包使用法，使用时应同时查对无菌持物钳、无菌物品以确保在有效期内。

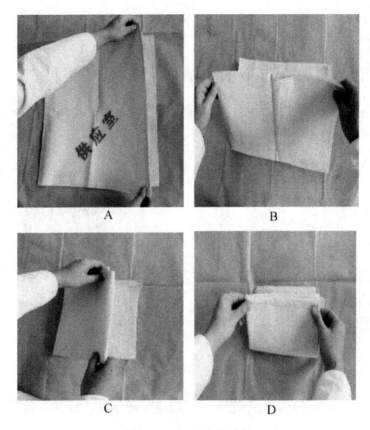

图 11-10 治疗巾横折法

2. 打开无菌包，用无菌持物钳取一块治疗巾置于治疗盘内。如治疗巾未用完，应按要求开包、回包，注明开包时间，限 24 小时内使用。

3. 铺盘

（1）单层底铺盘法：铺巾时双手捏住无菌巾一边外面两角，轻轻抖开，双折平铺于治疗盘上，将上层呈扇形折至对侧，开口向上，注意不可跨越无菌区。放入无菌物品时，保持物品无菌。覆盖时双手捏住扇形折叠层治疗巾外面，遮盖于物品上，对齐上下层边缘，将开口处向上翻折两次，两侧边缘分别向下折一次，露出治疗盘边缘，覆盖时注意保持物品无菌，手不可触及无菌巾内面，调整无菌物品的位置，使之尽可能居中（图 11-11）。铺好盘后，注明铺盘日期及时间并签名，铺好的无菌盘 4 小时内有效。

（2）双层底铺盘法：铺巾时双手捏住无菌巾一边外面两角，轻轻抖开，从远到近，3 折成双层底，上层呈扇形折叠，开口向外。放入无菌物品时，保持物品无菌。然后拉平扇形折叠层，盖于物品上，边缘对齐，手不可触及无菌巾内面，调整无菌物品的位置时，使之尽可能居中。铺好盘后，注明铺盘日期及时间并签名，铺好的无菌盘 4 小时内有效。

【注意事项】

1. 严格遵循无菌操作原则。

2. 铺无菌盘区域须清洁干燥，无菌巾避免潮湿、污染。

3. 铺盘时非无菌物品和身体应与无菌盘保持适当距离，手不可触及无菌巾内面，不可跨越无菌区。

4. 铺好的无菌盘尽早使用，有效期不超过 4 小时。

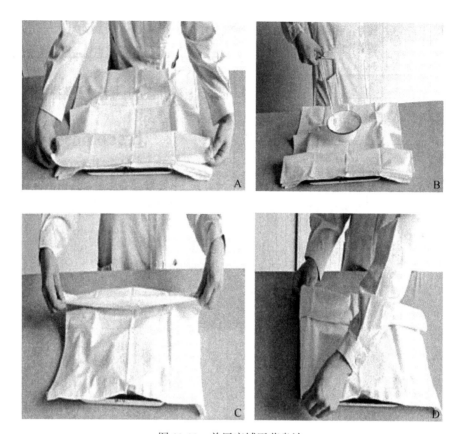

图 11-11　单层底铺无菌盘法

A．无菌巾上层折成扇形；B．无菌盘内放入无菌物；C．无菌巾开口处向上折两次；D．两侧边缘分别向下折一次

（五）倒取无菌溶液法

【目的】保持无菌溶液的无菌状态，供治疗护理用。

【操作前准备】

1．护士准备　衣帽整洁、修剪指甲、洗手、戴口罩。

2．环境准备　清洁、宽敞、明亮、定期消毒。

3．用物准备

（1）无菌溶液、启瓶器、弯盘。

（2）盛装无菌溶液的容器。

（3）棉签、消毒液、记录纸、笔等。必要时备盛有无菌持物钳的无菌罐、无菌纱布罐。

【操作步骤】

1．取盛有无菌溶液的密封瓶，擦净瓶外灰尘。

2．认真检查并核对：①瓶签上的药名、剂量、浓度和有效期；②瓶盖有无松动；③瓶身有无裂缝；④溶液有无沉淀、浑浊或变色。对光检查溶液质量，确定溶液正确、质量可靠。同时需查对无菌持物钳、无菌纱布的有效期。

3．用启瓶器械撬开瓶盖，消毒瓶塞，待干后打开瓶塞，手不可触及瓶口及瓶塞内面，防止污染。

4．手持溶液瓶，瓶签朝向掌心，倒出少量溶液旋转冲洗瓶口，再由原处倒出溶液至无菌容器中（图 11-12）。倒溶液时，避免沾湿瓶签，勿使瓶口接触容器口周围，勿使溶液溅出。

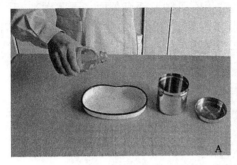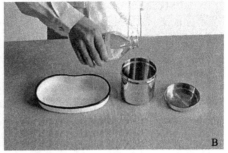

图 11-12 取用无菌溶液

A. 旋转冲洗瓶口；B. 倒无菌溶液至无菌容器

5. 倒好溶液后立即塞好瓶塞，必要时消毒后盖好，以防溶液污染。

6. 在瓶签上注明开瓶日期及时间并签名，放回原处。已开启的溶液瓶内的溶液，可保存 24 小时。

7. 按要求整理用物并处理，余液只作清洁操作用。

【注意事项】

1. 严格遵循无菌操作原则。

2. 不可将物品伸入无菌溶液瓶内蘸取溶液；倾倒液体时不可直接接触无菌溶液瓶口；已倒出的溶液不可再倒回瓶内以免污染剩余溶液。

3. 已开启的无菌溶液瓶内的溶液，24 小时内有效，余液只作清洁操作用。

（六）戴、脱无菌手套法

【目的】 预防病原微生物通过医务人员的手传播疾病和污染环境，适用于医务人员进行严格的无菌操作时，接触患者破损皮肤、黏膜时。

【操作前准备】

1. 护士准备 衣帽整洁、修剪指甲、取下手表、洗手、戴口罩。

2. 环境准备 清洁、宽敞、明亮、定期消毒。

3. 用物准备 无菌手套、弯盘。无菌手套一般有两种类型：①天然橡胶、乳胶手套；②人工合成的非乳胶产品，如乙烯、聚乙烯手套。

【操作步骤】

1. 认真检查并核对无菌手套袋外的号码、灭菌日期，包装是否完整、干燥。

2. 选择适合操作者手掌大小的手套。将手套袋平放于清洁、干燥的桌面上打开，放置手套（图 11-13）。

3. 取、戴手套

（1）分次取、戴法：一手掀开手套袋开口处，另一手捏住一只手套的反折部分（手套内面）取出手套，对准五指戴上，未戴手

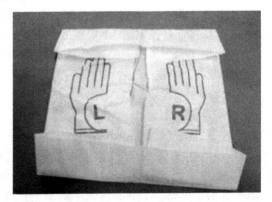

图 11-13 无菌手套的放置

套的手掀起另一只袋口，再用戴好手套的手指插入另一只手套的反折内面（手套外面）取出手套，同法戴好（图 11-14）。戴手套时应注意手不可触及手套外面（无菌面）；手套取出时外面（无菌面）不可触及任何物品；已戴手套的手不可触及未戴手套的手及另一手套的内面（非无菌面）；未戴手套的手不可触及手套的外面；戴好手套的手始终保持在腰部以上水平、视线范围内。

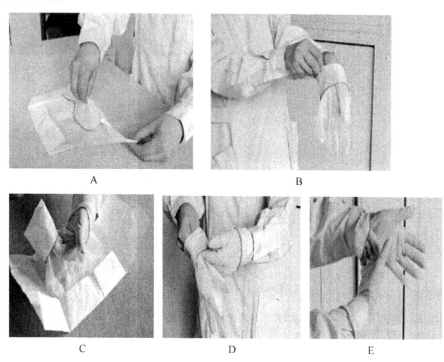

图 11-14　分次取戴无菌手套法

A. 一手捏住手套反折部分，取出手套；B. 戴一手手套；C. 已戴手套的手插入另一手套反折内面，

取出手套；D. 戴另一手手套；E. 手套翻边扣套工作服衣袖

（2）一次性取、戴法：两手同时掀开手套袋开口处，用一手拇指和示指同时捏住两只手套的反折部分，取出手套，将两手套五指对准，先戴一只手，再以戴好手套的手指插入另一只手套的反折内面，同法戴好。要点同分次取、戴手套法。

4. 将手套的翻边扣套在工作服衣袖外面，双手对合交叉检查是否漏气，并调整手套位置，手套外面（无菌面）不可触及任何非无菌物品，还有不可强拉手套，以免破损。

5. 脱手套时用戴着手套的手捏住另一手套腕部外面，翻转脱下；再将脱下手套的手伸入另一手套内，捏住内面边缘将手套向下翻转脱下，勿使手套外面（污染面）接触到皮肤。

6. 按要求整理用物并处理，弃置手套于黄色医疗垃圾袋内，洗手，脱口罩。

【注意事项】

1. 严格遵循无菌操作原则。

2. 选择合适手掌大小的手套尺码；修剪指甲以防刺破手套。

3. 戴手套时手套外面（无菌面）不可触及任何非无菌物品；已戴手套的手不可触及未戴手套的手及另一手套的内面；未戴手套的手不可触及手套的外面。

4. 戴手套后双手应始终保持在腰部或操作台面以上视线范围内的水平；如发现有破损

或可疑污染应立即更换。

5. 脱手套时，应翻转脱下，避免强拉，注意勿使手套外面（污染面）接触到皮肤（图11-15）；脱手套后应洗手。

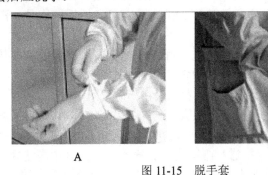

图 11-15 脱手套

6. 诊疗、护理不同患者之间应更换手套，一次性手套应一次性使用；戴手套不能替代洗手，必要时进行手消毒。

【小 结】

无菌技术是指在医疗、护理操作中，防止一切微生物侵入人体和防止无菌物品、无菌区域被污染的无菌技术。在进行无菌技术操作时，必须态度认真，一丝不苟，严格遵守无菌技术操作原则，按无菌技术操作程序正确进行无菌持物钳使用、无菌容器使用、取用无菌溶液、无菌包的包扎与打开、铺无菌盘、戴无菌手套等操作，任何一个环节都不能违反，每个医护人员都必须遵守消毒灭菌原则，进入人体组织或无菌器官的医疗用品必须灭菌，接触皮肤、黏膜的器具和用品必须消毒，以保证患者的安全。

第五节 隔 离 技 术

隔离（isolation）是采用各种方法、技术，防止病原体从患者及携带者传播给他人的措施。通过隔离可以切断感染链，将传染源、高度易感人群安置在指定地点，暂时避免和周围人群接触，防止病原微生物在患者、工作人员及媒介物中扩散。2009 年 12 月 1 日起实施的《医院隔离技术规范》是当前医院隔离工作的指南。

一、概述

隔离是预防医院感染的重要措施之一，医院建筑设计应符合卫生学要求，布局合理，具备隔离预防的功能。在隔离工作中护理人员应自觉遵守隔离制度，严格遵循隔离原则，认真执行隔离技术，同时应加强隔离知识教育使出入医院的所有人员理解隔离的意义并能主动配合隔离工作。

（一）基本概念

1. 清洁区（cleaning area） 指进行呼吸道传染病诊治的病区中不易受到患者血液、体液和病原微生物等物质污染及传染病患者不应进入的区域。包括医务人员的值班室、卫生间、男女更衣室、浴室以及储物间、配餐间等。

2. 潜在污染区（potentially contaminated area） 也称半污染区，指进行呼吸道传染病诊治的病区中位于清洁区与污染区之间，有可能被患者血液、体液和病原微生物等物质污染的区域。包括医务人员的办公室、治疗室、护士站、患者用后的物品、医疗器械等的处理室、内走廊等。

3. 污染区（contaminated area） 指进行呼吸道传染病诊治的病区中传染病患者和疑似传染病患者接受诊疗的区域，包括被其血液、体液、分泌物、排泄物污染物品暂存和处理的场所，如病室、处置室、污物间以及患者入院、出院处理室等。

4. 两通道（two passages） 指进行呼吸道传染病诊治的病区中的医务人员通道和患者通道。医务人员通道、出入口设在清洁区一端，患者通道、出入口设在污染区一端。

5. 缓冲间（buffer room） 指进行呼吸道传染病诊治的病区中清洁区与潜在污染区之间、潜在污染区与污染区之间设立的两侧均有门的小室，为医务人员的准备间。

6. 负压病区（negative pressure ward） 也称负压病室（negative pressure room），指通过特殊通风装置，使病区（病室）的空气按照由清洁区向污染区流动，使病区（病室）内的压力低于室外压力。负压病区（病室）排出的空气需经处理，确保对环境无害。

7. 标准预防（standard precaution） 是基于患者的血液、体液、分泌物（不包括汗液）、非完整皮肤和黏膜均可能含有感染性因子的原则，针对医院所有患者和医务人员采取的一组预防感染措施。

（二）医院建筑布局与隔离要求

根据患者获得感染危险性的程度，医院可分成 4 个区域：①低危险区域。包括行政管理区、教学区、图书馆、生活服务区等。②中等危险区域。包括普通门诊、普通病房等。③高危险区域。包括感染疾病科（门诊、病房）等。④极高危险区域。包括手术室、重症监护病房、器官移植病房等。高危险区域的科室宜相对独立，宜与普通门诊和病区分开，远离食堂、水源和其他公共场所。应明确服务流程，保证洁、污分开，通风系统区域化，并配备合适的手卫生设施。

1. 呼吸道传染病病区的布局与隔离要求 适用于经呼吸道传播疾病患者的隔离。

（1）建筑布局：呼吸道传染病病区应设在医院相对独立的区域，分为清洁区、潜在污染区和污染区，设立两通道和三区之间的缓冲间。各区域之间宜用感应自控门，缓冲间两侧的门不应同时开启，以减少区域之间的空气流通。经空气传播疾病的隔离病区，应设置负压病室。病室的气压宜为-30Pa，缓冲间的气压宜为-15Pa。

（2）隔离要求：①各区之间界线清楚，标志明显。②病室内有良好的通风设备；安装适量的非手触式开关的流动水洗手池。③不同种类传染病患者分室安置；疑似患者单独安置；受条件限制的医院，同种疾病患者可安置于一室，两病床之间距离不少于 1.1m。

2. 感染性疾病病区的布局与隔离要求 适用于主要经接触传播疾病患者的隔离。

（1）建筑布局：感染性疾病病区应设在医院相对独立的区域，远离儿科病区、重症监护病区和生活区。设清洁区、半污染区、污染区，三区设缓冲间。中小型医院可在建筑物的一端设立感染性疾病病区。

（2）隔离要求：①分区明确，标志清楚。②病区通风良好，自然通风或安装通风设施；配备适量非手触式开关的流动水洗手设施。③不同种类的感染性疾病患者应分室安置；每间病室不应超过 4 人，病床间距应不少于 1.1m。

3. 普通病区、门诊、急诊的布局与隔离要求

（1）普通病区：在病区的末端，设一间或多间隔离病室；感染性疾病患者与非感染性疾病患者宜分室安置；受条件限制的医院，同种感染性疾病、同种病原体感染患者可安置于一室，病床间距宜大于 0.8m；病情较重的患者宜单人间安置。

（2）门诊：普通门诊应单独设立出入口，设置问讯、预检分诊、挂号、候诊、诊断、检查、治疗、交费、取药等区域；儿科门诊应自成一区，出入方便，并设预检分诊、隔离诊查室等；感染疾病科门诊符合国家相关规定。各诊室应通风良好，配备适量的流动水洗手设施和（或）配备速干手消毒剂；建立预检分诊制度，发现传染病患者或疑似传染病患者，应到专用隔离诊室或引导至感染疾病科门诊诊治，可能污染的区域应及时消毒。

（3）急诊：应设单独出入口、预检分诊、诊查室、隔离诊查室、抢救室、治疗室、观察室等；有条件的医院宜设挂号、收费、取药、化验、X 线检查、手术室等；严格预检分诊制度，及时发现传染病患者及疑似患者，及时采取隔离措施；各诊室内配备非手触式开关的流动水洗手设施和（或）配备速干手消毒剂；急诊观察室床间距不小于 1.2m。

（三）隔离管理与隔离原则

隔离管理和隔离原则的目的是严格管理感染源、阻断感染传播途径、保护易感人群，以切断感染链，降低外源性感染的发生和暴发。隔离的实施应遵循"标准预防"和"基于疾病传播途径的预防"原则。一种疾病可能有多种传播途径时，应在标准预防的基础上，结合医院的实际情况，采取相应传播途径的隔离与预防。

1. 医院建筑布局合理，符合隔离要求　医院建筑设计和服务流程满足医院感染控制要求，区域划分明确，标志清楚，能防止病原微生物扩散和污染环境。

2. 隔离标志明确，卫生设施齐全　①隔离病区设有工作人员与患者各自的进出门、梯道，通风系统区域化；隔离区域标志清楚，入口处配置更衣、换鞋的过渡区，并配有必要的卫生、消毒设备等。②隔离病室门外或患者床头安置不同颜色的提示卡（卡正面为预防隔离措施，反面为适用的疾病种类）以表示不同性质的隔离；门口放置用消毒液浸湿的脚垫，门外设立隔离衣悬挂架（柜或壁橱），备隔离衣、帽子、口罩、鞋套以及手消毒物品等。

3. 严格执行服务流程，加强三区管理　明确服务流程，保证洁、污分开，防止因人员流程、物品流程交叉导致污染：①患者及患者接触过的物品不得进入清洁区；②患者或穿隔离衣的工作人员通过走廊时，不得接触墙壁、家具等；③各类检验标本应放在指定的存放盘和架上；④污染区的物品未经消毒处理，不得带到他处；⑤工作人员进入污染区时，应按规定穿隔离衣，戴帽子、口罩，必要时换隔离鞋；穿隔离衣前，必须将所需的物品备齐，各种护理操作应有计划并集中执行以减少穿脱隔离衣的次数和刷手的频率；⑥离开隔离病区前脱隔离衣、鞋，并消毒双手，脱帽子、口罩；⑦严格执行探视制度，探陪人员进出隔离区域应根据隔离种类采取相应的隔离措施，接触患者或污染物品后均必须消毒双手。

4. 隔离病室环境定期消毒，物品处置规范　①隔离病室应每日进行空气消毒和物品表面的消毒，应用Ⅳ类环境的消毒方法，根据隔离类型确定每日消毒的数次。②患者接触过的物品或落地的物品应视为污染，消毒后方可使用；患者的衣物、稿件、钱币等消毒后才能交予家人。③患者的生活用品如脸盆、痰杯、餐具、便器个人专用物品，每周消毒；衣服、床单、被套等消毒后清洗；床垫、被、褥等定期消毒；排泄物、分泌物、呕吐物须

经消毒处理后方可排放。④需送出病区处理的物品分类置于黄色污物袋内，袋外要有明显标识。

5. 实施隔离教育，加强隔离患者的心理护理 ①定期进行医务人员隔离与防护知识的培训，为其提供合适、必要的防护用品，正确掌握常见传染病的传播途径、隔离方式和防护技术，熟练掌握隔离操作规程；同时开展患者和探陪人员的隔离知识教育，使其能主动协助、执行隔离管理。②了解患者的心理情况，合理安排探视时间，尽量解除患者因隔离而产生的恐惧、孤独、自卑等心理反应。

6. 掌握解除隔离的标准，实施终末消毒处理 ①传染性分泌物三次培养结果均为阴性或已度过隔离期，医生开出医嘱后，方可解除隔离。②对出院、转科或死亡患者及其所住病室、所用物品及医疗器械等进行的消毒处理，包括患者的终末处理、病室和物品的终末处理。患者的终末处理：患者出院或转科前应沐浴，换上清洁衣服，个人用物须消毒后才能带离隔离区；如患者死亡，衣物原则上一律焚烧，尸体须用中效以上消毒剂进行消毒处理，并用浸透消毒液的棉球填塞口、鼻、耳、阴道、肛门等孔道，一次性尸单包裹后装入尸袋内密封再送太平间。病室及物品的终末处理：关闭病室门窗、打开床旁桌、摊开棉被、竖起床垫，用消毒液熏蒸或用紫外线照射；打开门窗，用消毒液擦拭家具、地面；体温计用消毒液浸泡，血压计及听诊器放熏蒸箱消毒；被服类消毒处理后再清洗。

二、隔离种类及措施

目前，隔离预防主要是在标准预防的基础上，实施两大类隔离：一是基于传染源特点切断疾病传播途径的隔离；二是基于保护易感人群的隔离。

（一）基于切断传播途径的隔离预防

确认的感染性病原微生物的传播途径主要有三种：接触传播、空气传播和飞沫传播。通过多种传播途径传播的感染性疾病应联合应用多种隔离预防措施。

1. 接触传播的隔离与预防 是对确诊或可疑感染了经接触传播的疾病如肠道感染、多重耐药菌感染、皮肤感染等采取的隔离与预防。在标准预防的基础上，隔离措施还有：

（1）隔离病室使用蓝色隔离标志。

（2）限制患者的活动范围，根据感染疾病类型确定入住单人隔离室，还是同病种感染者同室隔离。原则上禁止探陪，探视者需要进入隔离室时，应采取相应的隔离措施。

（3）减少患者的转运，如需要转运时，应采取有效措施，减少对其他患者、医务人员和环境表面的污染。

（4）进入隔离室前必须戴好口罩、帽子，从事可能污染工作服的操作时，应穿隔离衣；离开病室前，脱下隔离衣，按要求悬挂，每天更换、清洗与消毒；或使用一次性隔离衣，用后按医疗废物管理要求进行处置。接触甲类传染病应按要求穿脱、处置防护服。

（5）接触隔离患者的血液、体液、分泌物、排泄物等物质时，应戴手套；离开隔离病室前、接触污染物品后应脱下手套，洗手和（或）手消毒。手上有伤口时应戴双层手套。

（6）患者接触过的一切物品，如被单、衣物、换药器械等均应先灭菌，然后再进行清洁、消毒、灭菌。被患者污染的敷料应装袋标记后送焚烧处理。

2. 空气传播的隔离与预防 是对经空气传播的呼吸道传染疾病如肺结核、水痘等采取的隔离与预防。在标准预防的基础上，隔离措施还有：

（1）隔离病室使用黄色隔离标志。

（2）相同病原引起感染的患者可同居一室，通向走道的门窗须关闭。有条件时尽量使隔离病室远离其他病室或使用负压病室。无条件收治时，应尽快转送至有条件收治呼吸道传染病的医疗机构进行治疗，并注意转运过程中医务人员的防护。

（3）当患者病情容许时，应戴外科口罩，定期更换，并限制其活动范围。同时为患者准备专用的痰杯，口鼻分泌物需经消毒处理后方可丢弃。被患者污染的敷料应装袋标记后焚烧或做消毒—清洁—消毒处理。

（4）严格空气消毒。

（5）医务人员严格按照区域流程，在不同的区域，穿戴不同的防护用品，离开时按要求摘脱，并正确处理使用后物品。

（6）进入确诊或可疑传染病患者房间时，应戴帽子、医用防护口罩；进行可能产生喷溅的诊疗操作时，应戴护目镜或防护面罩，穿防护服，当接触患者及其血液、体液、分泌物、排泄物等物质时应戴手套。

3．飞沫传播的隔离与预防　是对经飞沫传播的疾病如百日咳、流行性感冒、病毒性腮腺炎等采取的隔离与预防。在标准预防的基础上，隔离措施还有：

（1）隔离病室使用粉色隔离标志。

（2）同空气传播隔离与预防的（2）、（3）。

（3）患者之间，患者与探视者之间相隔距离在 1m 以上，探视者应戴外科口罩。

（4）加强通风或进行空气消毒。

（5）医务人员严格按照区域流程，在不同的区域，穿戴不同的防护用品，离开时按要求摘脱，并正确处理使用后物品。

（6）与患者近距离（1m 以内）接触时，应戴帽子、医用防护口罩；进行可能产生喷溅的诊疗操作时，应戴护目镜或防护面罩，穿防护服；当接触患者及其血液、体液、分泌物、排泄物等物质时应戴手套。

4．其他传播途径疾病的隔离与预防　应根据疾病的特性，采取相应的隔离与防护措施。

（二）基于保护易感人群的隔离预防

保护性隔离（protective isolation）以保护易感人群作为制订措施的主要依据而采取的隔离，也称反向隔离，适用于抵抗力低下或极易感染的患者，如严重烧伤、早产儿、白血病、器官移植及免疫缺陷等患者。其隔离的主要措施有：

1．设专用隔离室　患者应住单间病室隔离，室外悬挂明显的隔离标志。病室内空气应保持正压通风，定时换气；地面、家具等均应每天严格消毒。

2．进出隔离室要求　凡进入病室内人员应穿戴灭菌后的隔离衣、帽子、口罩、手套及拖鞋；未经消毒处理的物品不可带入隔离区域；接触患者前、后及护理另一位患者前均应洗手。

3．污物处理　患者的引流物、排泄物、被其血液及体液污染的物品，应及时分装密闭，标记后送指定地点。

4．探陪要求　凡患呼吸道疾病者或咽部带菌者，包括工作人员均应避免接触患者；原则上不予探视，探视者需要进入隔离室时应采取相应的隔离措施。

三、隔离技术基本操作方法

为保护医务人员和患者，避免感染和交叉感染，应加强手卫生，根据情况使用帽子、口罩、手套、鞋套、护目镜、防护面罩、防水围裙、隔离衣、防护服等防护用品。

（一）帽子、口罩的使用

帽子可防止工作人员的头屑飘落、头发散落或被污染，分为一次性帽子和布制帽子。

口罩能阻止对人体有害的可见或不可见的物质吸入呼吸道，也能防止飞沫污染无菌物品或清洁物品。包括三类：①纱布口罩，能保护呼吸道免受有害粉尘、气溶胶、微生物及灰尘伤害，普通脱脂纱布口罩长 18cm 左右，宽 14cm 左右，应不少于 12 层，纱布要求密度适当，经纬纱均不得少于 9 根。②外科口罩，医务人员在有创操作过程中能阻止血液、体液和飞溅物传播，通常为一次性使用的无纺布口罩，有可弯折鼻夹，多为夹层，外层有防水作用，中间夹层有过滤作用，能阻隔空气中 5μm 颗粒超过 90%，内层可以吸湿。③医用防护口罩，是能阻止经空气传播的直径≤5μm 的感染因子或近距离<1m 经飞沫传播的疾病而发生感染的口罩，要求配有不小于 8.5cm 的可弯折鼻夹，长方形口罩展开后中心部分尺寸长和宽均不小于 17cm，密合型拱形口罩纵、横径均不小 14cm，口罩滤料的颗粒过滤效率应不小于 95%。

【目的】保护工作人员和患者，防止感染和交叉感染。

【操作前准备】

1. 护士准备　着装整洁，洗手。
2. 用物准备　根据需要备合适的帽子、口罩。
3. 环境准备　清洁、宽敞。

【操作步骤】

1. 按揉搓洗手的步骤洗手。
2. 将帽子遮住全部头发，戴妥，帽子大小合适，能遮护全部头发。
3. 根据用途及佩戴者脸型大小选择口罩，口罩要求干燥、无破损、无污渍。

（1）戴纱布口罩：将口罩罩住鼻、口及下巴，口罩下方带系于颈后，上方带系于头顶中部。

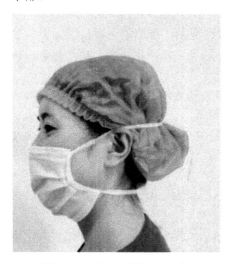

图 11-16　外科口罩佩戴方法

（2）戴外科口罩：将口罩罩住鼻、口及下巴，口罩下方带系于颈后，上方带系于头顶中部（图 11-16），如系带是耳套式，分别将系带系于左右耳后。将双手指尖放在鼻夹上，从中间位置开始用手指向内按压，并逐步向两侧移动，根据鼻梁形状塑造鼻夹，不应一只手按压鼻夹。调整系带的松紧度，检查闭合性，确保不漏气。

（3）戴医用防护口罩（图 11-17）：一手托住口罩，有鼻夹的一面背向外，将口罩罩住鼻、口及下巴，鼻夹部位向上紧贴面部，用另一手将下方系带拉过头顶，放在颈后双耳下，将上方系带拉过头顶中部，将双手指尖放在金属鼻夹上，从中间位置开始，用手指向内按鼻夹并分别向两侧移动和按压，根据鼻梁的形状塑造鼻夹，不应一只手按压鼻夹。将双手完全盖住口罩，快速呼气，检查密合性，如有漏气应调整鼻夹位置，且应调整到不漏气为止。

4. 洗手后取下口罩，先解开下面的系带，再解开上面的系带，用手指捏住系带将口罩丟入医疗垃圾袋内。如是一次性帽子、口罩，脱下后放入污物袋；如是布制帽子或纱布口罩，每日更换，清洗消毒。不要接触口罩前面（污染面）。

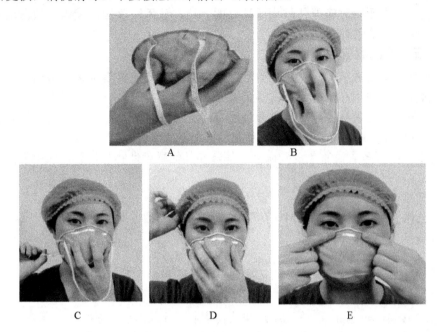

图 11-17　医用防护口罩佩戴防护

A. 一手托住口罩，有鼻夹的一面背向外；B. 口罩罩住鼻、口及下巴，鼻夹部位向上紧贴面部；C. 下方系带拉过头顶，放在颈后双耳下；D. 将上方系带拉过头顶中部；E. 双手指尖放在金属鼻夹上，根据鼻梁的形状塑造

5. 洗手后取下帽子。

【注意事项】

1. 使用帽子的注意事项　①进入污染区和洁净环境前、进行无菌操作等应戴帽子；②帽子要大小合适，能遮住全部头发；③被患者血液、体液污染后应及时更换；④一次性帽子应一次性使用后放入医疗垃圾袋集中处理；⑤布制帽子保持清洁干燥，每次或每天更换与清洁。

2. 使用口罩的注意事项　①应根据不同的操作要求选用不同种类的口罩：一般诊疗活动，可佩戴纱布口罩或外科口罩；手术室工作或护理免疫功能低下患者、进行体腔穿刺等操作时应戴外科口罩；接触经空气传播或近距离接触经飞沫传播的呼吸道传染病患者时，应戴医用防护口罩。②始终保持口罩的清洁、干燥；口罩潮湿后或受到患者血液、体液污染后，应及时更换。③纱布口罩应每天更换、清洁与消毒，遇污染时及时更换；医用外科口罩只能一次性使用。④正确佩戴口罩，不应只用一只手捏鼻夹；戴上口罩后，不可用污染的手触摸口罩；每次进入工作区域前，应检查医用防护口罩的密合性。⑤脱口罩前后应洗手，使用后的一次性口罩应放入医疗垃圾袋内，以便集中处理。

（二）护目镜、防护面罩的使用

护目镜能防止患者的血液、体液等具有感染性物质溅入人体眼部；防护面罩能防止患者的血液、体液等具有感染性物质溅到人体面部。下列情况应使用护目镜或防护面罩：①在进行诊疗、护理操作，可能发生患者血液、体液、分泌物等喷溅时；②近距离接触经飞沫传播的传染病患者时；③为呼吸道传染病患者进行气管切开、气管插管等近距离操作，可能发生患者血液、体液、分泌物喷溅时，应使用全面型防护面罩。

戴护目镜、防护面罩前应检查有无破损，佩戴装置有无松脱；佩戴后应调节舒适度；摘下护目镜、防护面罩时应捏住靠头或耳朵的一边，放入医疗垃圾袋内，如需重复使用，放入回收容器内，以便清洁、消毒。

（三）穿、脱隔离衣

隔离衣是用于保护医务人员避免受到血液、体液和其他感染性物质污染，或用于保护患者避免感染的防护用品，分为一次性隔离衣和布制隔离衣。一次性隔离衣通常用无纺布制作，由帽子、上衣和裤子组成，可分为连身式、分身式两种。通常根据患者的病情、目前隔离种类和隔离措施，确定是否穿隔离衣，并选择其型号。

【目的】保护医务人员避免受到血液、体液和其他感染性物质污染，或用于保护患者避免感染。

【操作前准备】

1．护士准备　衣帽整洁；修剪指甲、取下手表；卷袖过肘、洗手、戴口罩。

2．环境准备　清洁、宽敞。

3．用物准备　隔离衣一件，挂衣架，手消毒用物。

【操作步骤】

1．穿隔离衣

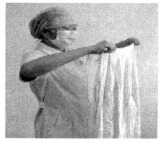

图 11-18　手持衣领

（1）评估患者的病情、治疗与护理、隔离的种类及措施、穿隔离衣的环境，根据隔离种类确定是否穿隔离衣，并选择其型号，隔离衣应后开口，能遮住全部衣服和外露的皮肤。

（2）查对隔离衣，手持衣领取衣（图 11-18），将隔离衣清洁面朝向自己，污染面向外，衣领两端向外折齐，对齐肩缝，露出肩袖内口，查对隔离衣是否干燥、完好，大小是否合适，有无穿过；确定清洁面和污染面，隔离衣的衣领和隔离衣内面视为清洁面。

（3）一手持衣领，另一手伸入一侧袖内，持衣领的手向上拉衣领，将衣袖穿好（图 11-19）；换手持衣领，依上法穿好另一袖。

（4）两手持衣领，由领子中央顺着边缘由前向后系好衣领，系衣领时袖口不可触及衣领、面部和帽子（图 11-20）。

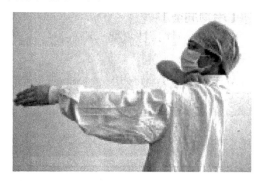

图 11-19　穿衣袖

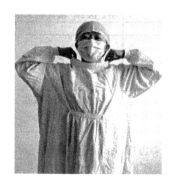

图 11-20　系领扣

（5）扣好袖口或系上袖带，需要时用橡皮圈束紧袖口。

（6）将隔离衣一边（约在腰下 5cm 处）逐渐向前拉，见到衣边捏住，同法捏住另一侧衣边。两手在背后将衣边边缘对齐（图 11-21），向一侧折叠，一手按住折叠处，另一手将腰带拉至背后折叠处，腰带在背后交叉，回到前面打一活结系好（图 11-22）。后侧边缘须对齐，折叠处不能松，手不可触及隔离衣的内面，如隔离衣后侧下部边缘有衣扣则扣上，穿好隔离衣后，双臂保持在腰部以上、视线范围内；不得进入清洁区，避免接触清洁物品。

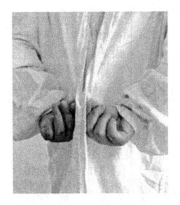　　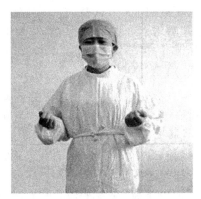

図 11-21　对齐衣边　　　　　　　　　図 11-22　系腰带

2. 脱隔离衣

（1）脱隔离衣前，明确脱隔离衣的区域划分。解开腰带，在前面打一活结，如隔离衣后侧下部边缘有衣扣，则先解开。

（2）解开袖口，在肘部将部分衣袖塞入工作衣袖内，充分暴露双手，不可将衣袖外侧塞入袖内。

（3）消毒双手，注意不能沾湿隔离衣。

（4）解开领带（或领扣），保持衣领清洁。

（5）一手伸入另一侧袖口内，拉下衣袖过手（遮住手），再用衣袖遮住的手在外面握住另一衣袖的外面并拉下袖子，两手在袖内使袖子对齐，双臂逐渐退出。衣袖不可污染手及手臂，双手不可触及隔离衣外面，如使用一次后即更换，双手持带将隔离衣从胸前向下拉，两手分别捏住对侧衣领内侧清洁面下拉脱去袖子，将隔离衣污染面向里，衣领及衣边卷至中央，放入污衣袋内清洗消毒后备用。

（6）双手持领，将隔离衣两边对齐，挂在衣钩上；不再穿的隔离衣，脱下后清洁面向外，卷好投入医疗污物袋中或回收袋内，并清洁洗手。

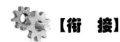　【衔　接】

穿脱隔离衣操作口诀：穿——手持衣领穿左手，再穿右手齐上抖；系好领扣扎袖口，折襟系腰半屈肘。脱——松开腰带解袖口，塞住双袖消毒手；解开领扣脱衣袖，对肩折领挂衣钩。

【注意事项】

1. 隔离衣只能在规定区域内穿脱，穿前检查有无潮湿、破损，长短须能全部遮盖工作服。

2．隔离衣每日更换，如有潮湿或污染，应立即更换。

3．穿脱隔离衣过程中避免污染衣领、面部、帽子和清洁面，始终保持衣领清洁。

4．穿隔离衣后，双臂保持在腰部以上、视线范围内；不得进入清洁区，避免接触清洁物品。

5．消毒手时不能沾湿隔离衣，隔离衣也不可触及其他物品。

6．脱下的隔离衣如挂在半污染区，清洁面向外；挂在污染区则污染面向外。

7．下列情况应穿隔离衣：①接触经接触传播的感染性疾病患者如破伤风患者、多重耐药菌感染患者时；②对患者实行保护性隔离时，如大面积烧伤、骨髓移植患者的诊疗、护理时；③可能受到患者血液、体液、分泌物、排泄物喷溅时。

（四）穿、脱防护服

医务人员在接触甲类或按甲类传染病管理的传染病患者时须穿防护服。防护服应具有良好的防水、抗静电和过滤效能，无皮肤刺激性，穿脱方便，结合部严密，袖口、脚踝口应为弹性收口。防护服属于一次性防护用品，分连体式和分体式两种。

【目的】保护医务人员和患者，避免感染和交叉感染。

【操作前准备】

1．护士准备　衣帽整洁；修剪指甲、取下手表；卷袖过肘、洗手、戴口罩。

2．环境准备　清洁、宽敞。

3．用物准备　防护服1件，消毒手用物。

【操作步骤】

1．穿防护服

（1）查对防护服：查对防护服是否干燥、完好，大小是否合适，有无穿过；确定内面和外面。

（2）穿下衣→穿上衣→戴帽子→拉拉链，无论连体式还是分体式都遵循本顺序。

（3）穿防护服时，勿使衣袖触及面部，脱防护服前先洗手。

2．脱分体防护服　拉开拉链，上提帽子使帽子脱离头部，脱上衣时先脱袖子，再脱上衣，将污染面向里放入医疗垃圾袋内，脱下衣时由上向下边脱边卷，污染面向里，脱下后置于医疗垃圾袋内。

3．脱连体防护服　将拉链拉到底，上提帽子使帽子脱离头部，先脱袖子，再由上向下边脱边卷，污染面向里，全部脱下后置于医疗垃圾袋内。

【注意事项】

1．防护服只能在规定区域内穿脱，穿前检查有无潮湿、破损，长短是否合适。

2．接触多个同类传染病患者时，防护服可连续使用；接触疑似患者时，防护服应每次更换。

3．防护服如有潮湿、破损或污染，应立即更换。

4．下列情况应穿防护服　①临床医务人员在接触甲类或按甲类传染病管理的传染病患者时；②接触经空气传播或飞沫传播的传染病患者，可能受到患者血液、体液、分泌物、排泄物喷溅时。

（五）避污纸的使用

避污纸是备用的清洁纸片，做简单隔离操作时，使用避污纸可保持双手或物品不被污染，以省略消毒程序。取避污纸时，应从页面抓取，不可掀开撕取，并注意保持避污纸清洁以防交叉感染。避污纸用后弃于污物桶内，集中焚烧处理。

（六）鞋套、防水围裙的使用

鞋套应具有良好的防水性能，并一次性使用。应在规定区域内穿鞋套，离开该区域时应及时脱掉放入医疗垃圾袋内；发现鞋套破损应及时更换。一般从潜在污染区进入污染区时和从缓冲间进入负压病室时应穿鞋套。

防水围裙主要用于可能受到患者的血液、体液、分泌物及其他污染物质喷溅和进行医疗器械的清洗时。分为两种：①重复使用的围裙，每班使用后应及时清洗与消毒；遇有破损或渗透时，应及时更换。②一次性使用的围裙，应一次性使用，受到污染时应及时更换。

 【衔 接】

一、负压隔离病区

负压病区是指在特殊的装置之下，病区内的气压低于病区外的气压，只能是外面的新鲜空气可以流进病区，病区内被患者污染过的空气通过专门的通道处理后排放。适用于经空气传播疾病患者的隔离。

建筑布局：应设病室及缓冲间，通过缓冲间与病区走廊相连。病室采用负压通风，上送风、下排风；病室内送风口应远离排风口，排风口应置于病床床头附近，排风口下缘靠近地面但应高于地面 10cm。病室门窗保持关闭。病室内设置独立卫生间，有流动水洗手和卫浴设施。配备室内对讲设备。

隔离要求：送风应经过初、中效过滤，排风应经过高效过滤处理，每小时换气 6 次以上。应保障通风系统正常运转，做好设备日常保养。病室的气压宜为 -30Pa，缓冲间的气压宜为 -15Pa。一间负压病室宜安排一个患者，无条件时可安排同种呼吸道感染疾病患者，并限制患者到本病室外活动。患者出院所带物品应消毒处理。

二、常见多重耐药菌感染患者的隔离

耐甲氧西林金黄色葡萄球菌（MRSA）、耐万古霉素的金黄色葡萄球菌（VRSA）是全球性引起医院内感染的重要致病菌之一，其耐药特点是耐受临床上广泛应用的多种抗生素，呈现多重耐药，给临床治疗带来一定困难。因此，发现耐药菌感染患者时，应及时采取有效的隔离措施，并积极治疗。

主要的隔离措施有：患者安置在单间或同种病原同室隔离；减少人员出入隔离室，尤其是 VRSA 感染患者，严格限制人虽进出隔离室；医务人员加强手卫生和个人防护，近距离操作如吸痰、插管等需戴防护镜；可能污染工作服时穿隔离衣，护理 VRSA 感染患者时应穿一次性隔离衣；加强隔离室物品的消毒处理，如为 MRSA 或其他多重耐药菌感染，仪器设备用后应清洁、消毒和（或）灭菌，每天定期擦拭消毒物体表面，并进行床单位消毒。而 VRSA 感染者使用的仪器设备要求专用，用后清洁、灭菌；标本需用密闭容器运送；MRSA 感染患者的生活物品清洁、消毒后方可带出，医疗废物应用防渗漏密闭容器运送，利器放入利器盒内，而 VRSA 感染者的医疗废物需用双层防渗漏医疗废物袋密闭运送。

三、特殊急性呼吸道传染性疾病的隔离

特殊急性呼吸道传染性疾病，主要是指急性传染性非典型肺炎（SARS）、人感染高致病性禽流感、甲型 H1N1 流感等，均属于我国传染病分类中需严格管理的乙类传染病，但是由于人群普遍易感染，且对健康造成的威胁明显，通常采取甲类传染病的隔离措施。

1. 患者安置于有效通风的隔离病区或隔离区域内，必要时安置于负压隔离病区。

2. 严格限制探视者，如需探视，探视者应正确穿戴个人防护用品，并遵守手卫生规定。

3. 减少转运，需要转运时应注意医务人员防护；限制患者活动范围，离开隔离病区或隔离区域时，患者应戴外科口罩。

4. 进入隔离区工作的医务人员应经过专门培训，掌握正确的防护技术；同时每日监测体温两次，体温超过 37.5℃及时就诊。

5. 医务人员应严格执行区域划分的流程，按程序做好个人防护，严格按防护规定着装方可进入病区。不同区域应穿不同服装，且服装颜色应有区别或有明显标志。

（1）穿戴防护用品应遵循的程序：①清洁区进入潜在污染区，洗手、戴帽子→戴医用防护口罩→穿工作衣裤→换工作鞋→进入潜在污染区。手部皮肤破损的戴乳胶手套。②潜在污染区进入污染区，穿隔离衣或防护服→戴护目镜/防护面罩→戴手套→穿鞋套→进入污染区。③为患者进行吸痰、气管切开、气管插管等操作，可能被患者的分泌物及体内物质喷溅的诊疗护理工作前，应戴防护面罩或全面型防护面罩。

（2）脱防护用品应遵循的程序：①医务人员离开污染区进入潜在污染区前，摘手套→消毒双手→摘护目镜/防护面罩→脱隔离衣或防护服→脱鞋套→洗手和（或）手消毒→ 进入潜在污染区，洗手或手消毒，用后物品分别放置于专用污物容器内。②从潜在污染区进入清洁区前，洗手和（或）手消毒→脱工作服→摘医用防护口罩→摘帽子→洗手和（或）手消毒后，进入清洁区。③离开清洁区：沐浴、更衣→离开清洁区。

四、医务人员艾滋病病毒职业暴露的防护

艾滋病（AIDS）又称获得性免疫缺陷综合征，是指由人免疫缺陷病毒（HIV）感染而引起的以人体 CD4+T 淋巴细胞减少为特征的进行性免疫功能缺陷，继发各种机会性感染、恶性肿瘤和中枢神经系统病变的综合性疾病。艾滋病病毒职业暴露是指医务人员从事诊疗、护理等工作过程中意外被艾滋病病毒感染者或者艾滋病患者的血液、体液污染了皮肤或黏膜，或者被含有艾滋病病毒的血液、体液污染了的针头及其他锐器刺破皮肤，有可能被艾滋病病毒感染的情况。

1. 医务人员预防艾滋病病毒感染的防护　遵照标准预防原则，采取以下措施：

（1）医务人员进行有可能接触患者血液、体液的诊疗和护理操作时必须戴手套，操作完毕，脱去手套后立即洗手，必要时进行手消毒。

（2）在诊疗、护理操作过程中，有可能发生血液、体液飞溅到医务人员的面部时，医务人员应当戴手套、具有防渗透性能的口罩、防护眼镜；有可能发生血液、体液大面积飞溅或者有可能污染医务人员的身体时，还应当穿戴具有防渗透性能的隔离衣或者围裙。

（3）若医务人员手部皮肤发生破损，在进行有可能接触患者血液、体液的诊疗和护理操作时必须戴双层手套。

（4）在进行侵入性诊疗、护理操作过程中，要保证充足的光线，并特别注意防止被针头、缝合针、刀片等锐器刺伤或者划伤；用后的锐器应当直接放入耐刺、防渗漏的利器盒内，或者利用针头处理设备进行安全处置，也可以使用具有安全性能的注射器、输液器等医用锐器以防刺伤；禁止将使用后的一次性针头重新套上针头套；禁止用手直接接触使用后的针头、刀片等锐器。

2. 发生职业暴露后的处理

（1）局部处理：用肥皂液和流动水清洗污染的皮肤，用生理盐水冲洗黏膜；如有伤口，应在伤口旁端轻轻挤压，尽可能挤出损伤处的血液，再用肥皂液和流动水进行冲洗；禁止进行伤口的局部挤压；受伤部位的伤口冲洗后，应当用消毒液，如 75% 乙醇或者 0.5% 碘伏进行消毒，并包扎伤口；被暴露的黏膜，应当反复用生理盐水冲洗干净。

（2）实施预防性用药：应当尽早开始，最好在 4 小时内实施，最迟不得超过 24 小时，即使超过 24 小时，也应当实施预防性用药。包括基本用药程序和强化用药程序：基本用药程序为两种反转录酶制剂，使用常规治疗剂量，连续使用 28 天；强化用药程序是在基本用药程序的基本上，同时增加一种蛋白酶抑制剂，使用常规治疗剂量，连续使用 28 天。

（3）随访、咨询和汇总：在暴露后的第 4 周、第 8 周、第 12 周及 6 个月时对艾滋病病毒抗体进行检测，对服用药物的毒性进行监控和处理，观察和记录艾滋病病毒感染的早期症状等。对艾滋病病毒职业暴露情况进行登记、汇总并逐级上报。

【小　结】

隔离是将传染源传播者（传染患者和带菌者）和高度易感人群安置在指定地点和特殊环境中，以使缩小污染范围，减少传染病传播机会的方法。其目的是控制传染源，切断传染途径，保护易感人群免受感染。隔离的意义在于减少患者及医务人员发生感染的危险性。

隔离区的设置与普通病区应分开，并远离食堂、水源和其他公共场所。隔离区域内按传染患者所接触的环境分为清洁区、半污染区和污染区，以便执行隔离技术。

进入隔离单位必须严格遵守隔离消毒原则，工作前，在清洁区认真洗手后依次戴工作帽、口罩，穿隔离衣；工作后，按程序正确脱下隔离衣，避免洁污交叉，增加污染的机会。

目标检测

一、思考题

1. 黄女士，40 岁。昨晚进油腻饮食后于今日凌晨出现右上腹持续性疼痛，阵发性加剧，同时向右肩背部放射，呕吐 2 次，为胃内容物。腹部检查：腹肌紧张，右上腹压痛、反跳痛明显。血常规示"白细胞计数增加，中性粒细胞增多"。B 超检查示"急性胆囊炎"。经患者签字同意后，医生决定急诊在全麻下行"胆囊切除术"。

请问：

（1）如采用预真空快速压力蒸汽灭菌法对手术器械（不带孔物品）进行灭菌，需注意哪些事项？

（2）进行该手术的手术室环境属于医院环境的哪一类？如何进行手术室环境消毒？

2. 周先生，67 岁。一周前骑电动车和公交车相撞，当即倒地意识不清，送医院后在急诊下行开颅手术，术后住重症监护病区。目前患者昏迷，气管切开后呼吸机辅助通气，采用全胃肠外营养。

请问：

（1）在按医院用品的危险性分类中，呼吸机管道属于哪一类？全胃肠外营养液属于哪一类？

（2）患者需吸痰，护士应如何准备吸

痰管？备好的吸痰盘有效期是多长时间？

（3）护士帮助患者执行全胃肠外营养前后，应如何进行手卫生？

二、选择题

1．手术室器械护士在手术中发现无菌手套中指被缝针刺破，正确的处理方法是

A．用无菌纱布将破裂处包好

B．用胶布粘贴破裂处

C．更换手套

D．再加套一副手套

2．被破伤风杆菌感染的敷料，最彻底的灭菌方法是

A．日光暴晒法

B．煮沸消毒法

C．高压蒸汽灭菌法

D．燃烧法

3．属于化学消毒灭菌法的是

A．浸泡法

B．微波消毒灭菌法

C．紫外线灯管消毒法

D．臭氧灭菌灯法

4 无菌包如已受潮应

A．晾干后用　　B．重新灭菌

C．4 小时内用完　D．烘干后用完

5．医院内感染主要发生在

A．门诊患者　　B．探视者

C．医务人员　　D．住院患者

6．某患者因急性肝炎收入传染病院，其用过的票证宜采用的消毒方法为

A．喷雾法　　B．熏蒸法

C．擦拭法　　D．光照法

7．已戴无菌手套的手不可触及另一手套的

A．内面　　B．边缘

C．外面　　D．反折面

8．取用无菌溶液时首先要做的是

A．检查瓶口有无裂缝

B．核对瓶签

C．检查瓶盖有无松动

D．查看溶液有无变色

9．体温表属于

A．高度危险性物品

B．中度危险性物品

C．低度危险性物品

D．无危险性物品

10．治疗室的环境空气消毒属于

A．Ⅰ类环境　　B．Ⅱ类环境

C．Ⅲ类环境　　D．Ⅳ类环境

第十二章　患者的清洁卫生

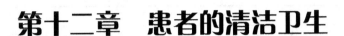

教 学 目 标

熟悉：晨晚间护理的目的及内容；常用的口腔护理溶液及其作用；灭头虱虮的方法及步骤。

掌握：口腔护理的目的及护理措施；压疮的概念、各期的临床表现、预防、治疗及护理措施；对患者进行各种清洁卫生的健康教育。

第一节　口 腔 护 理

口腔由牙齿、牙龈、舌、颊、软腭及硬腭等组成，具有摄取、咀嚼和吞咽食物，以及发音、感觉、消化等重要功能。良好的口腔卫生可促进机体的健康和舒适，且对保持患者的健康十分重要。因此护士应认真评估患者的口腔卫生状况，指导患者重视并掌握正确的口腔清洁技术，从而完成日常口腔清洁活动，维持良好的口腔卫生状况。对于机体衰弱和存在功能障碍的患者，护士应协助完成口腔护理（oral care）。

一、评估

口腔评估的目的是确定患者现存或潜在的口腔卫生问题，以制订护理计划并提供恰当的护理措施，从而预防或减少口腔疾病的发生。

（一）口腔卫生及清洁状况

口腔卫生状况的评估包括：口唇、口腔黏膜、牙龈、牙齿、舌、腭、唾液及口腔气味等。此外，评估患者口腔清洁情况和日常习惯，如刷牙、漱口或清洁义齿的方法、次数及清洁程度等。

（二）自理能力

评估患者口腔清洁过程中的自理程度。对于记忆功能减退或丧失的患者，可能需他人提醒或指导方能完成口腔清洁活动；对于对自我照顾能力表示怀疑的患者，应鼓励其发挥自身潜能，减少对他人的依赖，不断增强自我照顾能力。

（三）对口腔卫生保健知识的了解程度

评估患者对保持口腔卫生重要性的认识程度及预防口腔疾病等相关知识的了解程度，如刷牙方法、口腔清洁用具的选用、牙线使用方法、义齿的护理，以及影响口腔卫生的因素等。

在为患者进行口腔护理前，应对患者的口腔卫生状况、自理能力及口腔卫生保健知识水平进行全面评估。评估时，可采用口腔护理评估表（表 12-1），将口腔卫生状况分为好、一般和差，分别记为 1 分、2 分、3 分。总分为各项目之和，分值范围为 12～36 分。分值越高，表明患者口腔卫生状况越差，越需要加强口腔卫生护理。

表 12-1　口腔护理评估表

部位	分值		
	1 分	2 分	3 分
唇	滑润，质软，无裂口	干燥，有少量痂皮，有裂口，有出血倾向	干燥，有大量痂皮，有裂口，有分泌物，易出血
黏膜	湿润，完整	干燥，完整	干燥，黏膜破损或有溃疡面
牙龈	无出血及萎缩	轻微萎缩，出血	有萎缩，容易出血、肿胀
牙/义齿	无龋齿，义齿合适	无龋齿，义齿不合适	有许多空洞，有裂缝，义齿不合适，齿间流脓液
牙垢/牙石	无牙垢或有少许牙石	有少量至中量牙垢或中量牙石	大量牙垢或牙石
舌	湿润，少量舌苔	干燥，有少量舌苔	干燥，有大量舌苔或覆盖黄色舌苔
腭	湿润，无或有少量碎屑	干燥，有少量或中量碎屑	干燥，有大量碎屑
唾液	中量，透明	少量或过多量	半透明或黏膜
气味	无味或有味	有难闻气味	有刺鼻气味
损伤	无	唇有损伤	口腔内有损伤
自理能力	完全自理	部分依赖	完全依赖
健康知识	大部分知识来自于实践，刷牙有效，使用牙线清洁牙齿	有些错误观念，刷牙有效，未使用牙线，清洁牙齿	有许多错误观念，很少清洁口腔，刷牙无效，未使用牙线清洁牙齿

（四）口腔特殊问题

评估患者是否存在特殊口腔问题。如佩戴义齿者，取下义齿前，应先观察患者义齿佩戴是否合适，有无义齿连接过紧，说话时义齿是否容易滑下；取下义齿后，观察义齿套内有无结石、牙斑及食物残渣等，检查义齿表面有无破损或裂痕等。若患者因口腔或口腔附近的治疗、手术等戴有特殊装置或管道，应注意评估佩戴状况、对口腔功能的影响及是否存在危险因素。

二、口腔的清洁护理

（一）口腔卫生指导

与患者讨论口腔卫生的重要性，定时检查患者口腔卫生情况，指导患者养成良好的口腔卫生习惯，提高口腔健康水平。对患者口腔卫生给予如下指导：

1. 正确选择和使用口腔清洁用具　牙刷是清洁口腔的必备工具，选择牙刷时应尽量选用刷头较小且表面平滑、刷柄扁平而直、刷毛质地柔软且疏密适宜的牙刷。刷头较小的牙刷在口腔内运用灵活，可适应扭转和分区洗刷的实际需要，保证刷牙时可触及牙齿各个部位。尼龙刷毛软硬度和弹性适中，耐磨性强，对牙齿的清洁和按摩作用较佳，不会损伤牙龈。不可使用已磨损的牙刷或硬毛牙刷，因其不仅清洁效果欠佳，且易导致牙齿磨损及牙龈损伤。牙刷在使用间隔应保持清洁和干燥，至少每隔三个月更换一次。应选用无腐蚀性的牙膏，以免损伤牙齿。含氟牙膏具有抑菌和保护牙齿的作用，可推荐使用。药物牙膏可抑制细菌生长，具有预防龋齿、治疗牙周病或牙齿过敏的作用，可根据需要选择使用。

2. 采用正确的刷牙方法　刷牙可清除食物残渣，有效减少牙齿表面与牙龈边缘的牙菌斑，而且具有按摩牙龈的作用，有助于减少口腔环境中的致病因素，并增强组织抗病能力。刷牙通常于晨起和就寝前进行，每次餐后也建议刷牙。目前提倡的刷牙方法有颤动法和竖刷法。颤动法刷牙时，牙刷毛面与牙齿成 45°角，刷头指向牙龈方向，使刷毛进入龈沟和相邻牙缝内，作短距离的快速环形颤动（图 12-1A）。每次只刷 2～3 颗牙齿，刷完一个部位后再刷相邻部位。对于前排牙齿内面，可用牙刷毛面的顶部以环形颤动方式刷洗（图 12-1B）；刷牙齿咬合面时，将刷毛压在咬合面上，将毛端深入裂沟区作短距离的前后来回颤动（图 12-1C）。竖刷牙法是将牙刷刷毛末端置于牙龈和牙冠交界处，沿牙齿方向轻微加压，并顺牙缝纵向刷洗。需要注意的是，避免采用横刷法，即刷牙时作左右方向的拉锯式动作，此法可损害牙体与牙周组织。每次刷牙时间不应少于 3 分钟。刷完牙齿后，再由内向外刷洗舌面，以清除食物碎屑和减少致病菌（图 12-1D）。当协助患者刷牙时，可嘱其伸出舌头，握紧牙刷并与舌面成直角，用较小力量先刷向舌面尖端，再刷舌的两侧面。之后嘱患者彻底漱口，清除口腔内的食物碎屑和残余牙膏。必要时重复刷洗和漱口，直至口腔完全清洁。之后用清水洗净牙刷，甩去多余水分后控干，待用。

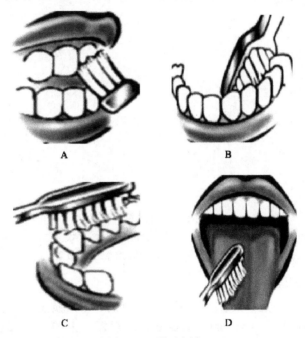

图 12-1　刷牙方法

A. 外侧面牙齿刷法；B. 内侧面牙齿刷法；C. 咬合面牙齿刷法；D. 舌面牙齿刷法

　　3. 正确使用牙线　若刷牙不能彻底清除牙齿周围的牙菌斑和碎屑，可使用牙线清除牙间隙食物残渣，去除齿间牙菌斑，预防牙周病。尼龙线、丝线及涤纶线均可作牙线材料（图 12-2A，图 12-2B），建议每日使用牙线剔牙两次，餐后立即进行效果更佳。具体操作方法是将牙线两端分别缠于双手示指或中指，以拉锯式将其嵌入牙间隙（图 12-2C，图 12-2D）。拉住牙线两端使其呈"C"形，滑动牙线至牙龈边缘，绷紧牙线，沿一侧牙面前后移动牙线以清洁牙齿侧面，然后用力弹出，再换另一侧，反复数次直至牙面清洁或将嵌塞食物清除（图 12-2E）。使用牙线后，需彻底漱口以清除口腔内的碎屑。操作中注意对牙齿侧面施加压力时施力要轻柔，切忌将牙线猛力下压，以免损伤牙龈。

　　（二）义齿的清洁护理

　　牙齿缺失者通过佩戴义齿（denture）可促进食物咀嚼，便于交谈，维持良好的口腔外形和个人外观。日间佩戴义齿，因其会积聚食物碎屑、牙菌斑及牙石，故应在餐后取下义齿进行清洗，其清洗方法与刷牙法相同。夜间休息时，应将义齿取下，使牙龈得到充分休息，防止细菌繁殖，并按摩牙龈。当患者不能自行清洁口腔时，护士应协助完成义齿的清洁护理。操作时护士戴好手套，取下义齿，清洁义齿并进行口腔护理。取下的义齿应浸没于贴有标签的冷开水杯中，每日换水一次。注意勿将义齿浸于热水或乙醇中，以免变色、变形及老化。佩戴义齿前，护士应协助患者进行口腔清洁，并保持义齿湿润以减少摩擦。

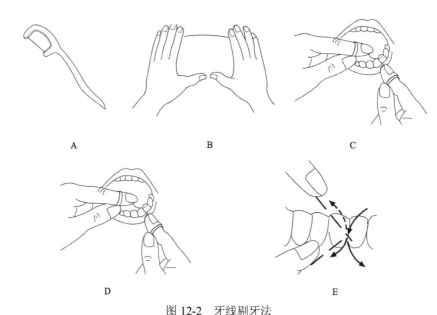

图 12-2　牙线剔牙法

A. 牙签线；B. 使用丝线或尼龙线作牙线；C. 拉锯式将压线嵌入牙间隙，清洁下牙；D. 拉锯式将压线嵌入牙间隙，
清洁上牙；E. 将压线用力弹出，每个牙缝反复数次

（三）特殊口腔护理

对于高热、昏迷、危重、禁食、鼻饲、口腔疾病、术后及生活不能自理的患者，护士应遵医嘱给予特殊口腔护理（special oral care），一般每日 2～3 次。如病情需要，应酌情增加次数。

【目的】

1. 保持口腔清洁、湿润，预防口腔感染等并发症。

2. 防止或减轻口腔异味，清除牙垢，增进食欲，确保患者舒适。

3. 观察口腔内的变化（如黏膜、舌苔及牙龈等），提供患者病情动态变化的信息。

【操作前准备】

1. 评估患者并解释

（1）评估：患者的年龄、病情、意识、心理状态、配合程度及口腔卫生状况。

（2）解释：向患者及家属解释口腔护理的目的、方法、注意事项及配合要点。

2. 患者准备

（1）了解口腔护理的目的、方法、注意事项及配合要点。

（2）取舒适、安全且易于操作的体位。

3. 护士准备　衣帽整洁，修剪指甲，洗手、戴口罩。

4. 用物准备

（1）治疗盘内备：治疗碗 2 个（分别盛漱口溶液和浸湿的无菌棉球）、镊子、弯止血钳、弯盘、压舌板、吸水管、棉签、液状石蜡、手电筒、纱布数块、治疗巾。必要时备开口器。

（2）治疗盘外备：常用漱口液（表 12-2）、口腔外用药（按需准备，常用的有口腔溃疡膏、西瓜霜、维生素 B_2 粉末、锡类散等）、手消毒液。治疗车下层备生活垃圾桶、医用垃圾桶。

表 12-2　口腔护理常用溶液

名称	浓度	作用及适用范围
生理盐水	0.9%	清洁口腔，预防感染
复方硼酸溶液（朵贝尔溶液）		轻度抑菌，除臭
过氧化氢溶液	1%~3%	防腐、防臭，适用于口腔感染有溃烂、坏死组织者
碳酸氢钠溶液	1%~4%	属碱性溶液，适用于真菌感染
氯己定溶液（洗必泰溶液）	0.02%	清洁口腔，广谱抗菌
呋喃西林溶液	0.02%	清洁口腔，广谱抗菌
硼酸溶液	2%~3%	酸性防腐溶液，有抑制细菌的作用
乙酸溶液	0.1%	适用于铜绿假单胞菌感染
甲硝唑溶液	0.08%	用于厌氧菌感染

5. 环境准备　宽敞，光线充足或有足够的照明。

【操作步骤】

1. 备齐用物，携至患者床旁，核对患者床号和姓名。

2. 协助患者仰卧或侧卧，头偏向一侧，面向护士。便于分泌物及多余水分从口腔内流出，防止反流误吸。

3. 铺治疗巾于患者颈下，置弯盘于患者口角旁（图 12-3A）。

4. 湿润口角。

5. 协助患者用吸水管吸水漱口，将漱口水吐入弯盘，用纱布擦净口唇。

6. 嘱患者张口，护士一手持手电筒，一手持压舌板观察口腔情况。昏迷患者或牙关紧闭者可用开口器协助张口，开口器应从臼齿处放入，牙关紧闭者不可使用暴力使其张口，以免造成损伤；有活动义齿者，取下义齿并用冷开水刷洗，浸于冷开水中备用。

7. 按顺序擦拭　用弯镊子夹取含有无菌生理溶液湿润的棉球，用弯止血钳下端夹住棉球并拧干至不滴液体为宜。棉球应包裹止血钳尖端，防止钳端直接触及口腔黏膜和牙龈。

（1）嘱患者咬合上、下齿，用压舌板轻轻撑开左侧颊部。擦洗左侧牙齿的外面，纵向擦洗牙齿，按顺序由臼齿洗向门齿（图 12-3B）。同法擦洗右侧牙齿的外面。每次更换一个棉球，一个棉球擦洗一个部位，擦洗过程中动作应轻柔，特别是对凝血功能障碍的患者，应防止碰伤黏膜和牙龈。

（2）嘱患者张开上、下齿，擦洗牙齿左上内侧面、左上咬合面、左下内侧面、左下咬合面，弧形擦洗左侧颊部（图 12-3C，图 12-3D）。同法擦洗右侧牙齿的外面。

（3）擦洗舌面及硬腭部。

8. 协助患者用吸水管吸水漱口，将漱口水吐入弯盘，纱布擦净口唇。有义齿者，协助患者佩戴义齿。

9. 再次评估口腔状况。

10. 口唇涂液状石蜡或润唇膏，酌情涂药，如有口腔黏膜溃疡，可局部涂口腔溃疡膏。

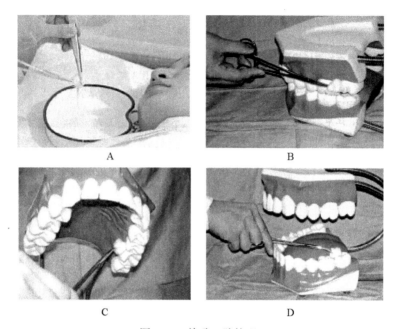

图 12-3　特殊口腔护理

A. 弯盘放置；B. 擦洗外侧面；C. 擦洗内侧面；D. 擦洗咬合面

11．操作后处理

（1）撤去弯盘及治疗巾。

（2）协助患者取舒适卧位，整理床单位。

（3）整理用物。

（4）洗手。

（5）记录口腔卫生状况及护理效果。

【注意事项】

1．昏迷患者禁止漱口，以免引起误吸。

2．观察口腔时，对长期使用抗生素和激素的患者，应注意观察口腔内有无真菌感染。

3．使用的棉球不可过湿，以不能挤出液体为宜，防止因水分过多造成误吸。注意夹紧棉球，勿将其遗留在口腔内。

4．传染病患者的用物需按消毒隔离原则进行处理。

【健康教育】

1．向患者解释保持口腔卫生的重要性。

2．介绍口腔护理的相关知识，并根据患者存在的问题进行有针对性的指导。

第二节　头 发 护 理

头发清洁是患者每日卫生护理的一项重要内容。经常梳理和清洁头发，可及时清除头皮屑和灰尘，保持头发清洁、易梳理。同时，经常梳头和按摩头皮，可促进头部血液循环，增进上皮细胞营养，促进头发生长，预防感染的发生。良好的头发外观对维护个人形象、保持良好心态及增强自信十分重要。对于病情较重、自我完成头发护理受限的患者，护士应予以适当协助。

一、评估

1. 头发与头皮状况　观察头发的分布、浓密程度、长度、颜色、韧性与脆性及清洁状况、注意观察头发有无光泽、发质是否粗糙及尾端有无分叉；观察头皮有无头皮屑、抓痕、擦伤及皮疹等情况，并询问患者头皮有无瘙痒。健康的头发清洁、有光泽、整齐、浓密程度及分布均匀，头皮清洁，无头皮屑、无损伤。头发的生长和脱落与机体营养状况、内分泌状况、遗传因素、压力及某些药物的使用等因素有关。

2. 头发护理知识及自理能力　评估患者及家属对头发清洁护理相关知识的了解程度，患者的自理能力等。

3. 患者的病情及治疗情况　评估是否存在因患病或治疗妨碍患者头发清洁的因素。

二、头发的清洁护理

多数患者可自行完成头发的清洁护理，但患病或身体衰弱会妨碍个体进行日常的头发清洁，导致头发清洁度降低。对于长期卧床、关节活动受限、肌肉张力降低或共济失调的患者，护士应协助其完成头发的清洁和梳理。护士在协助患者进行头发护理（haircare）时，应询问患者的个人卫生习惯，调整护理方法以适应患者需要。

（一）床上梳头

【目的】

1. 床上梳头（combing hair in bed）可去除头皮屑及污秽，保持头发清洁和整齐，减少感染机会。

2. 按摩头皮，促进头部血液循环，促进头发的生长和代谢。

3. 维护患者自尊，增加患者自信，建立良好的护患关系。

【操作前准备】

1. 评估患者并解释

（1）评估：患者的年龄、病情、意识、自理能力、合作程度及梳洗习惯；头发及头皮状态。

（2）解释：向患者及家属解释梳头的目的、方法、注意事项及配合要点。

2. 护士准备　衣帽整洁，修剪指甲，洗手，戴口罩。

3. 患者准备

（1）了解梳头的目的、方法、注意事项及配合要点。

（2）根据病情，采取平卧位、坐位或半坐卧位。

4. 用物准备　治疗盘内备梳子、治疗巾、纸袋。必要时备发夹、橡皮圈（套）、30%乙醇。治疗盘外备手消毒液。治疗车下层备生活垃圾桶、医用垃圾桶。

5. 环境准备　宽敞，光线充足或有足够的照明。

【操作步骤】

1. 备齐用物，携至床旁，核对患者床号和姓名。

2. 根据病情协助患者取坐位或半坐卧位，若患者病情较重，可协助其取侧卧或平卧位，头偏向一侧。

3. 坐位或半坐卧位患者，铺治疗巾于患者肩上，卧床患者，铺治疗巾于枕上。

4. 将头发从中间分成两股，护士一手握住一股头发，一手持梳子，由发根梳向发梢。梳头时尽量用圆钝齿的梳子，以防损伤头皮；如发质较粗或烫成卷发，可选用齿间较宽的梳子；若遇长发或头发打结不易梳理时，应沿发梢到发根的方向进行梳理。可将头发绕到手指上，也可用30%乙醇湿润打结处，再慢慢梳理开；避免过度牵拉，使患者感到疼痛。

5. 根据患者喜好，将长发编辫或扎成束。

6. 操作后处理

（1）将脱落的头发置于纸袋中，撤去治疗巾。

（2）协助患者取舒适卧位，整理床单位。

（3）整理用物。

（4）洗手。

（5）记录执行时间及护理效果。

【注意事项】

1. 护士在为患者进行头发护理过程中，应注意患者的个人喜好，尊重患者的习惯。

2. 对于将头发编成辫的患者，每天至少将发辫松开一次，经梳理后再编好。

3. 头发梳理过程中，可用指腹按摩头皮，促进头部血液循环。

【健康教育】

1. 指导患者了解经常梳理头发的重要性及掌握正确梳理头发的方法，促进头部血液循环和头发生长代谢，促进头发整齐和清洁。

2. 维持良好的个人外观，改善心理状态，保持乐观心情。

（二）床上洗头

床上洗头（shampooing in bed）的频率取决于个人日常习惯和头发卫生状况。对于出汗较多或头发上沾有各种污渍的患者，应酌情增加洗头次数。

根据患者的健康状况、体力和年龄，可采用多种方式为患者洗头。身体状况好的患者，可在浴室内采用淋浴方法洗头；不能淋浴的患者，可协助患者坐于床旁椅上行床边洗头；卧床患者可行床上洗头。总之，洗头时应以确保患者安全、舒适及不影响治疗为原则。长期卧床患者，应每周洗发一次。有头虱的患者，须经灭虱处理后再洗发。

护士在实际工作中可根据医院的现有条件为患者进行床上洗头，如采用马蹄形垫、扣杯法或洗头车等方法。

【目的】

1. 去除头皮屑和污物，清洁头发，减少感染机会。

2. 按摩头皮，促进头部血液循环及头发生长代谢。

3. 促进患者舒适、增进身心健康，建立良好的护患关系。

【操作前准备】

1. 评估患者并解释

（1）评估：患者的年龄、病情、意识、心理状态、配合程度及头发卫生状况。

（2）解释：向患者及家属解释洗头的目的、方法、注意事项及配合要点。

2. 患者准备

（1）了解洗头的目的、方法、注意事项及配合要点。

（2）按需给予便器，协助患者排便。

3. 护士准备　衣帽整洁，修剪指甲，洗手，戴口罩。

4. 用物准备

（1）治疗盘内备：橡胶单、毛巾、浴巾、别针、眼罩或纱布、耳塞或棉球（以不吸水棉球为宜）、量杯、洗发液、梳子。

（2）治疗盘外备：橡胶马蹄形卷或自制马蹄形垫、水壶（内盛 43～45℃热水或按患者习惯调制）、脸盆或污水桶、手消毒液，需要时可备电吹风。治疗车下层备生活垃圾桶、医用垃圾桶。扣杯式洗头法另备搪瓷杯、橡胶管。

5. 环境准备 移开床头桌、椅，关好门窗，调节好室温。

【操作步骤】

1. 携用物至患者床旁，核对患者床号和姓名。

2. 将衣领松开向内折，将毛巾围于颈下，别针固定。

3. 铺橡胶单和浴巾于枕上。

4. 体位

（1）马蹄形垫洗头法（图 12-4）：协助患者取仰卧位，上半身斜于床边，将枕垫于患者肩下。置马蹄形垫 [如无马蹄形垫，可自制马蹄形卷替代（图 12-5）] 于患者后颈下，使患者颈部枕于马蹄形垫的突起处，头部置于水槽中。马蹄形垫下端置于脸盆或污水桶中。

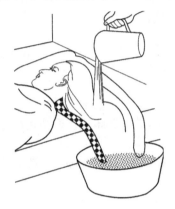

图 12-4 马蹄形垫床上洗头发

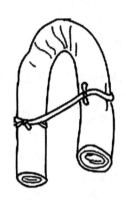

图 12-5 马蹄形卷

（2）扣杯式床上洗头发（图 12-6）：协助患者取仰卧位，枕垫于患者肩下。铺橡胶单和浴巾于患者头部位置。取脸盆一只，盆底放一条毛巾，倒扣搪瓷杯于盆底，杯上垫折成四折并外裹防水薄膜的毛巾。将患者头部枕于毛巾上，脸盆内置一根橡胶管，下接污水桶。

（3）洗头车床上洗头法（图 12-7）：协助患者取仰卧位，上半身斜向床边，头部枕于洗头车的头托上，将接水盘置于患者头下。

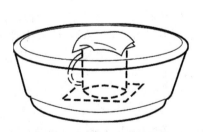

图 12-6 扣杯式床上洗头发

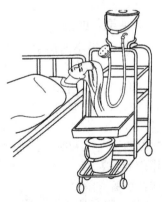

图 12-7 洗头车床上洗头发

5. 用棉球或耳塞塞好双耳，用纱布或眼罩遮盖双眼，防止操作中水流入眼部和耳部。

6. 洗发

（1）松开头发，用温水充分湿润头发。

（2）取适量洗发液于掌心，均匀涂遍头发，由发际至脑后部反复揉搓，同时用指腹轻轻按摩头发。揉搓力适中，避免用指甲搔抓以防损伤头皮。

（3）一手抬起头部，另一手洗净脑后部头发。

（4）温水冲洗头发，直至冲净。

7. 解下颈部毛巾，擦去头发水分。取下眼部的眼罩和耳内的棉球。用毛巾包好头发，擦干面部。

8. 操作后处理

（1）撤去洗发用物。

（2）解下包头毛巾，用浴巾擦干头发，用梳子梳理整齐。必要时用电吹风吹干头发，梳理成型。

（3）将枕移向床头，协助患者取舒适体位。

（4）整理床单位

（5）整理用物。

（6）洗手。

（7）记录执行时间及护理效果。

【注意事项】

1. 护士为患者洗头时，应运用人体力学原理，身体尽量靠近床边，保持良好姿势，避免疲劳。

2. 在洗头过程中，应注意观察患者的病情变化，如面色、脉搏及呼吸的改变，如有异常，应停止操作。

3. 病情危重和极度衰弱患者不宜洗发。

4. 洗发时间不宜过久，避免引起患者头部充血或疲劳不适。

5. 操作过程中注意控制室温和水温，避免打湿衣物和床铺，防止患者着凉。

6. 操作过程中注意保持患者舒适体位，保护伤口及各种管路，防止水流入耳和眼。

【健康教育】

1. 告知患者经常清洁头发可保持头发卫生，防止产生虱、虮。经常洗头还可促进头部血液循环和头发生长，并能保持良好的外观形象，维护自信。

2. 指导家属掌握卧床患者洗头的知识和技能。

（三）灭头虱、虮法

虱是一类体形很小的昆虫，其产生与卫生不良、环境拥挤或接触感染者有关，可通过衣服、床单、梳子及刷子等传播。根据生长部位的不同，虱可分为头虱、体虱和阴虱。头虱生长于头发和头皮中，呈卵圆形，浅灰色。其卵（虮）外观似头屑，实为固态颗粒，紧黏于头发，不易去掉。虱寄生于人体后导致皮肤瘙痒，抓伤后可导致感染，同时还可传播疾病，如流行性斑疹伤寒、回归热等。若发现患者感染虱、虮，应立即采取消灭虱、虮的措施。

【目的】消灭头虱和虮，预防患者间传染和疾病传播。

【操作前准备】

1. 评估患者并解释

（1）评估：患者的年龄、病情、意识、心理状态、合作程度及头虱、虮情况。

（2）解释：向患者及家属解释灭头虱、虮的目的、方法、注意事项及配合要点。

2. 患者准备

（1）了解灭头虱、虮的目的、方法、注意事项及配合要点。

（2）必要时动员患者剪短头发，剪下的头发应用纸袋包裹焚烧。

3. 护士准备　穿好隔离衣，修剪指甲，洗手，戴口罩、手套。

4. 用物准备

（1）治疗盘内备：洗头用物、治疗巾 2～3 块、篦子（齿内嵌少许棉花）、治疗碗（内盛灭虱药液）、纱布数块、塑料帽子、隔离衣、布口袋（或枕套）、纸袋、清洁衣裤、清洁大单、被套、枕套。

（2）治疗盘外备：常用灭虱、虮药液，手消毒液。治疗车下层备生活垃圾桶、医用垃圾桶。

常用灭虱、虮药液有以下几种。

1）30%含酸百部酊剂：取百部 30g 放入瓶中，加 50%乙醇 100ml，再加入纯乙酸 1ml，盖严，48 小时后方可使用。

2）30%百部含酸煎剂：取百部 30g，加水 500ml 煎煮 30 分钟，以双层纱布过滤，将药液挤出。将药渣再加水 500ml 煎煮 30 分钟，再以双层纱布过滤，挤出药液。将两次药液合并浓缩至 100ml，冷却后加入纯乙酸 1ml，即制得 30%百部含酸煎剂。

百部草外用有杀虫、止痒、灭虱的功能。其有效成分为多种生物碱，游离的生物碱一般不溶或难溶于水，同乙酸生成的盐能溶于水及含水乙醇。将乙酸或醋加入百部酊剂和煎剂中，能提高百部的溶解度，破坏虮的黏附性，并可使虮蛋白变性。50%乙醇对百部的有效成分提取较多，且对虮外膜渗透力较强。温度在 35℃时虮的发育最快，故以 35℃药液处理虮，可加快虮中毒。

5. 环境准备　同床上洗头法。

【操作步骤】

1. 携用物至患者床旁，核对患者床号和姓名。

2. 按洗头法做准备。将头发分成若干小股，用纱布蘸灭虱药液，按顺序擦遍头发，并反复揉搓 10 分钟，使之湿透全部头发。

3. 戴帽子包住头发。

4. 24 小时后取下帽子，用篦子篦去死虱和虮卵，并清洗头发。

5. 灭虱完毕，协助患者更换衣裤、被服，将污衣裤和被服放入布口袋内，扎好袋口，按隔离原则处理。

6. 操作后处理

（1）整理床单位，整理用物。

（2）除去篦子上的棉花，用火焚烧，将梳子和篦子消毒后用刷子刷净。

（3）洗手。

（4）记录执行时间及护理效果。

【注意事项】

1. 操作中应注意防止药液溅入患者面部及眼部。

2. 用药过程中注意观察患者局部及全身反应。

3. 护士在操作过程中，应注意保护自己，免受传染。

【健康教育】

1. 指导患者经常检查头部卫生情况，观察头发有无虱、虮，如有应采用灭虱、虮法去除。

2. 指导患者日常生活中应避免与感染虱、虮者接触。如本身有虱、虮，用物应单独使用，并经常洗头，注意自身用物的清洁消毒，搞好个人卫生。

第三节 皮肤护理

皮肤与其附属物构成皮肤系统。皮肤是身体最大的器官，由表皮、真皮及皮下组织构成。皮肤还包括由表皮衍生而来的附属器，如毛发、皮脂腺、汗腺和指（趾）甲等。完整的皮肤具有保护机体、调节体温、感觉、吸收、分泌及排泄等功能。

皮肤的新陈代谢迅速，其代谢产物如皮脂、汗液及表皮碎屑等与外界细菌和尘埃结合形成污垢，黏附于皮肤表面，如不及时清除，可刺激皮肤，降低皮肤抵抗力以致破坏其屏障作用，成为细菌入侵的门户，造成各种感染。皮肤护理有助于维持身体的完整性，促进舒适，预防感染，防止压疮及其他并发症的发生；同时还可维护患者自身形象，促进康复。

一、评估

皮肤状况可反映个体健康状态。健康的皮肤温暖、光滑、柔嫩、不干燥、不油腻，且无发红、破损，无肿块和其他疾病征象。自我感觉清爽、舒适，无任何刺激感，对冷、热及触摸等感觉良好。护士可通过视诊和触诊评估患者皮肤，作为患者一般健康资料和清洁护理的依据。护士在评估患者皮肤时，应仔细检查皮肤的色泽、温度、柔软性、厚度、弹性、完整性、感觉及清洁度，同时注意体位、环境（如室温）、汗液量、皮脂分泌、水肿及色素沉着等因素对评估准确性的影响。

（一）颜色

肤色因人而异，与种族和遗传有关。此外，身体的不同部位或身体的同一部位因姿势和环境因素的影响也存在差别。临床上常见的异常皮肤颜色包括：

1. **苍白** 常见于休克或贫血患者，由于血红蛋白减少所致。

2. **发绀** 皮肤黏膜呈青紫色，常见于口唇、耳郭、面颊和肢端，由于单位容积血液中还原血红蛋白量增高所致。于皮肤上轻轻施压，使皮肤呈苍白状，除去压力后观察颜色的恢复情况。正常情况下，皮肤应在 1 秒内恢复原来颜色。如患者有发绀现象，受压处皮肤颜色首先从边缘处恢复，且恢复速度较正常皮肤慢。

3. **发红** 由于毛细血管扩张充血，血流速度加快及红细胞含量增多所致。生理情况见于运动、饮酒后；疾病情况见于发热性疾病，如大叶性肺炎、肺结核及猩红热等。

4. **黄染** 皮肤、黏膜发黄称为黄染。皮肤黏膜乃至体液和其他组织黄染时，称为黄疸，是由于胆道阻塞、肝细胞损害或溶血性疾病导致血中胆红素浓度增高所致。早期或轻微黄疸常见于巩膜，较明显时才见于皮肤。

5. **色素沉着** 由于皮肤基底层黑色素增多而导致局部或全身皮肤色泽加深。

（二）温度

皮肤温度有赖于真皮质的循环血量，可提示有无感染和循环障碍。如局部炎症或全身发热时，循环血量增多，局部皮温增高；休克时，末梢循环差，皮温降低。另外，皮肤温度受室温影响，并伴随皮肤颜色的变化。皮肤苍白表明环境较冷或有循环障碍；皮肤发红表明环境较热或有炎症存在。

（三）柔软性和厚度

皮肤柔软性受皮肤含水量、皮下脂肪量、质地、饱满性、真皮质纤维的弹性以及皮肤水肿等因素的影响。皮肤厚度受身体部位、年龄及性别等因素的影响。如手掌、脚掌皮肤较厚，而眼睑、大腿内侧皮肤则较薄；婴儿皮肤一般平滑、柔软、较薄，而老年人皮肤则较干燥、粗糙；男性皮肤较女性皮肤厚。

（四）弹性

检查皮肤弹性时可从前臂内侧提起少量皮肤，放松时如果皮肤很快复原，表明皮肤弹性良好。一般老年人或脱水患者皮肤弹性较差，当提起少量皮肤再放松时，皮肤复原较慢。

（五）完整性

检查皮肤有无破损、斑点、丘疹、水疱或硬结。应特别注意患者皮肤有无损伤以及损伤的状况，如皮肤损伤部位、损伤范围等。

（六）感觉

通过触诊评估患者皮肤的感觉功能。用适度的压力触摸患者皮肤，询问患者皮肤的感觉，并嘱患者描述对护士手指温度的感受。若对温度、压力及触摸存在感觉障碍，表明患者皮肤有广泛性或局限性损伤。皮肤有瘙痒感，表明皮肤干燥或有过敏情况。

（七）清洁度

通过嗅患者体味和观察患者皮肤的湿润、污垢及皮脂情况来评估皮肤清洁度。评估中应注意不易触及的皮肤隐匿部位，如女性乳房下及会阴部、男性阴囊部位。对存在感觉功能障碍、机体活动障碍及供血不足的患者，应加强其皮肤评估。对发现的皮肤问题，应向患者解释所需进行的皮肤护理，并指导患者学习相关卫生护理技术。

二、皮肤的清洁护理

（一）皮肤清洁卫生指导

1. 采用合理的清洁方法　皮脂积聚会刺激皮肤，阻塞毛孔或在油性皮肤上形成污垢，因此护士应指导患者经常沐浴。通过沐浴可清除积聚于皮肤上的油脂、汗液、死亡的表皮细胞及部分细菌。另外，沐浴有助于刺激皮肤的血液循环。热水浴可促进表皮小动脉扩张，为皮肤供应更多血液和营养物质。同时，沐浴使个体产生健康感，自我感觉清新、放松，可改善外表和增进自尊。特别是对于出汗较多的患者，经常沐浴并保持皮肤干燥可防止因皮肤潮湿而致的皮肤破损。但对于皮肤干燥的患者，应酌情减少沐浴次数。此外，护士在协助患者沐浴过程中，可观察患者皮肤状况和身体情况，并评估患者心理、社会需求，有助于建立良好的护患关系。

沐浴的范围、方法和需要协助的程度取决于患者的活动能力、健康状况及个人习惯等。应鼓励患者自行沐浴，预防因机体长期不活动而引起并发症。一般全身状况良好者，可行淋浴或盆浴。妊娠 7 个月以上的孕妇禁用盆浴。传染病患者应根据病情和隔离原则进行沐浴。对于活动受限的患者可采用床上擦浴。对存在机体依赖或认知障碍的患者，护士在为其提供皮肤护理时应更加注意观察皮肤状况。

无论患者接受何种沐浴方式，护士均应遵循以下原则：①提供私密空间。关闭门窗或拉上隔帘。为患者擦浴时，只暴露正在擦洗的部位，注意适时遮盖身体其他部位，保护患者隐私。②保证安全。沐浴区域应配备必要的安全措施，如防滑地面、扶手等；在离开患者床单位时，需妥善安放床栏（特别是不能自理或意识丧失患者）；在临时离开病室时，应将呼叫器放于患者易取位置。③注意保暖。关闭门窗，控制室温，避免空气对流。皮肤潮湿时，空气对流易导致热量大量散失。洗浴过程中尽量减少患者身体暴露，避免患者着凉。④提高患者自理能力。鼓励患者尽可能参与沐浴过程，患者需要时再给予协助。⑤预期患者需求。事先将换洗的清洁衣服和卫生用品置于患者床边或浴室内。

2. 正确选择清洁用品　护士应根据患者的皮肤状况、个人喜好及清洁用品的性质、使用目的和效果选择洗浴用品和护肤用品。①浴皂可有效清洁皮肤。对于皮肤易过敏者，应使用低过敏性浴皂。对于皮肤特别干燥或有破损者，应使用温水清洗，避免使用浴皂。②润肤剂于体表形成油脂面，可防止水分蒸发，具有软化皮肤的作用。常用的润肤剂包括羊毛脂和凡士林类护肤品。③爽身粉可减少皮肤摩擦，吸收多余水分，并抑制细菌生长。

一般情况下，可选择 1～2 种浴皂（浴液）和润肤剂对患者进行皮肤清洁护理。在考虑患者喜好时，对于患者不宜使用的清洁用品需向患者讲明原因，劝阻患者使用，取得患者理解。

（二）淋浴和盆浴

病情较轻，能够自行完成洗浴的患者可采用淋浴或盆浴（shower and tub bath）。根据患者的需要和病情选择适当的洗浴方式，确定洗浴时间和洗浴频率，并根据患者自理能力适当予以协助。

【目的】

1. 去除皮肤污垢，保持皮肤清洁，促进身心舒适，增进健康。

2. 促进皮肤血液循环，增强皮肤排泄功能，预防感染和压疮等并发症发生。

3. 促进患者身体放松，增加患者活动机会。

4. 为护士提供观察患者并与其建立良好护患关系的机会。

【操作前准备】

1. 评估患者并解释

（1）评估：患者的年龄、病情、意识、自理能力、心理状态、配合程度、皮肤情况及日常沐浴习惯。

（2）解释：向患者及家属解释沐浴的目的、方法、注意事项。

2. 患者准备

（1）了解沐浴的目的、方法及注意事项。

（2）根据需要协助患者排便。

3. 护士准备　衣帽整洁，修剪指甲，洗手、戴口罩。

4. 用物准备　脸盆、毛巾、浴巾、浴皂（根据皮肤情况选择酸、碱度适宜的浴皂或浴液）、洗发液、清洁衣裤、拖鞋、手消毒液。治疗车下层备生活垃圾桶、医用垃圾桶。

5. 环境准备　调节室温至22℃以上，水温保持在41～46℃，也可按患者习惯调节。

【操作步骤】

1. 检查浴盆或浴室是否清洁，浴室放置防滑垫。协助患者准备洗浴用品和护肤用品。将用物放于浴盆或浴室内易取处。

2. 协助患者入浴室。嘱患者穿好浴衣和拖鞋。指导患者调节冷、热水开关及使用浴室呼叫器。嘱患者进、出浴室时扶好安全把手。浴室勿闩门，将"正在使用"标记挂于浴室门外。

3．患者沐浴时，护士应在可呼唤到的地方，并每隔 5 分钟检查患者的情况，注意观察患者在沐浴过程中的反应。当患者使用呼叫器时，护士应先敲门再进入浴室，以保护患者隐私。

4．操作后处理

（1）如患者采用盆浴，应根据情况协助患者移出浴盆，帮助患者擦干皮肤。浴盆浸泡时间不应超过 20 分钟，浸泡过久易导致疲倦。

（2）根据情况协助患者穿好清洁衣裤和拖鞋。协助患者回病室，取舒适卧位。

（3）清洁浴盆或浴室，将用物放回原处。将"未用"标记挂于浴室门外。

（4）洗手。

（5）记录执行时间及护理效果。

【注意事项】

1．沐浴应在进食 1 小时后进行，以免影响消化功能。

2．向患者解释呼叫器的使用方法，嘱患者如在沐浴过程中感到虚弱无力、眩晕，应立即呼叫帮助。

3．若遇患者发生晕厥，应立即将患者抬出、平卧并保暖，通知医生并配合处理。

【健康教育】

1．指导患者经常检查皮肤卫生情况，确定沐浴的次数和方法。

2．正确选择洗浴用品和护肤用品。

3．指导患者沐浴时预防意外跌倒和晕厥的方法。

（三）床上擦浴

床上擦浴（bed bath）适用于病情较重、长期卧床、制动或活动受限（如使用石膏、牵引）及身体衰弱而无法自行沐浴的患者。

【目的】

1．同淋浴和盆浴。

2．观察患者一般情况，活动肢体，防止肌肉挛缩和关节僵硬等并发症发生。

【操作前准备】

1．评估患者并解释

（1）评估：患者的年龄、病情、意识、心理状态、合作程度及皮肤卫生状况。

（2）解释：向患者及家属解释床上擦浴的目的、方法、注意事项及配合要点。

2．患者准备

（1）了解床上擦浴的目的、方法、注意事项及配合要点。

（2）病情稳定，全身状况较好。

（3）根据需要协助患者排便。

3．护士准备 衣帽整洁，修剪指甲，洗手、戴口罩。

4．用物准备

（1）治疗盘内备：浴巾 2 条、毛巾 2 条、浴皂、小剪刀、梳子、浴毯、50%乙醇、护肤用品（润肤剂、爽身粉）。

（2）治疗盘外备：脸盆 2 个、水桶 2 个（一桶用于盛 50～52℃热水，并按年龄、季节和个人习惯增减水温；另一桶用于接盛污水）、清洁衣裤和被服、手消毒液。另备便盆、便盆巾和屏风。治疗车下层备生活垃圾桶、医用垃圾桶。

5. 环境准备　调节室温在 24℃以上，关好门窗，拉上窗帘或使用屏风遮挡。

【操作步骤】

1. 备齐用物携至床旁，将用物放于易取、稳妥处。核对患者并询问患者有无特殊用物需求。

2. 按需要给予便器。

3. 关闭门窗，屏风遮挡。

4. 协助患者移近护士，取舒适卧位，并保持身体平衡。

5. 根据病情放平床头及床尾支架，松开盖被，移至床尾。浴毯遮盖患者。

6. 将脸盆和浴皂放于床旁桌上，倒入温水约 2/3 满。

7. 擦洗面部和颈部

（1）将一条浴巾铺于患者枕上，另一条浴巾盖于患者胸部。将毛巾叠成手套状，包于护士手上。将包好的毛巾放入水中，彻底浸湿。

（2）先用温水擦洗患者眼部，由内眦至外眦，使用毛巾不同部位轻轻擦干眼部。

（3）询问患者面部擦洗是否使用浴皂。按顺序洗净并擦干前额、面颊、鼻翼、耳后、下颌直至颈部。除眼部外，其他部位一般采用清水和浴皂各擦洗一遍后，再用清水擦净及浴巾擦干的顺序擦洗。

8. 擦洗上肢和手

（1）为患者脱去上衣，盖好浴毯。先脱近侧，后脱远侧。如有肢体外伤或活动障碍，应先脱健侧，后脱患侧。

（2）移去近侧上肢浴毯，将浴巾纵向铺于患者上肢下面。

（3）将毛巾涂好浴皂，擦洗患者上肢，直至腋窝，而后用清水擦净，并用浴巾擦干。

（4）将浴巾对折，放于患者床边处。置脸盆于浴巾上。协助患者将手浸于脸盆中，洗净并擦干。根据情况修剪指甲。操作后移至对侧，同法擦洗对侧上肢。

9. 擦洗胸、腹部

（1）根据需要换水，测试水温。

（2）将浴巾盖于患者胸部，将浴毯向下折叠至患者脐部。护士一手掀起浴巾一边，用另一包有毛巾的手擦洗患者胸部。擦洗女性患者乳房时应环形用力，注意擦净乳房下皮肤皱褶处。必要时，可将乳房抬起以擦洗皱褶处皮肤。彻底擦干胸部皮肤。

（3）将浴巾纵向盖于患者胸、腹部（可使用两条浴巾）。将浴毯向下折叠至会阴部。护士一手掀起浴巾一边，用另一包有毛巾的手擦洗患者腹部一侧，同法擦洗腹部另一侧。彻底擦干腹部皮肤。

10. 擦洗背部

（1）协助患者取侧卧位，背向护士。将浴巾纵向铺于患者身下。

（2）将浴毯盖于患者肩部和腿部。

（3）依次擦洗后颈部、背部至臀部。

（4）进行背部按摩（见背部按摩护理）。

（5）协助患者穿好清洁上衣。先穿对侧，后穿近侧；如有肢体外伤或活动障碍，应先穿患侧，后穿健侧。

（6）将浴毯盖于患者胸、腹部，换水。

11. 擦洗下肢、足部及会阴部

（1）协助患者平卧。

（2）将浴毯撤至床中线处，盖于远侧腿部，确保遮盖会阴部位。将浴巾纵向铺于近侧腿部下面。

（3）依次擦洗踝部、膝关节、大腿，洗净后彻底擦干。

（4）移盆于足下，盆下垫浴巾。

（5）一手托起患者小腿部，将足部轻轻置于盆内，浸泡后擦洗足部。根据情况修剪趾甲。彻底擦干足部。若足部过于干燥，可使用润肤剂。

（6）护士移至床对侧。将浴毯盖于洗净腿上，同法擦洗近侧腿部和足部。擦洗后，用浴毯盖好患者，换水。

（7）用浴巾盖好上肢和胸部，将浴毯盖好下肢，只暴露会阴部。洗净并擦干会阴部。

（8）协助患者穿好清洁裤子。

12．协助患者取舒适体位，为患者梳头。

13．操作后处理

（1）整理床单位，按需更换床单。整理用物，放回原处。

（2）洗手。

（3）记录执行时间及护理效果。

【注意事项】

1．擦浴时应注意患者保暖，控制室温，随时调节水温，及时为患者盖好浴毯。天冷时可在被内操作。

2．操作时动作敏捷、轻柔，减少翻动次数。通常于15～30分钟内完成擦浴。

3．擦浴过程中应注意观察患者病情变化及皮肤情况，如出现寒战、面色苍白、脉速等征象，应立即停止擦浴，并给予适当处理。

4．擦浴时注意保护患者隐私，尽可能减少暴露。

5．擦浴过程中，注意遵循节力原则。

6．擦浴过程中，注意保护伤口和管路，避免伤口受压、管路打折或扭曲。

【健康教育】

1．向患者及家属讲解皮肤护理的意义、方法及进行床上擦浴时的注意事项。

2．教育并指导患者经常观察皮肤，预防感染和压疮等并发症发生。

（四）背部按摩

背部按摩（back massage）通常于患者沐浴后进行。背部按摩可提供观察患者皮肤有无破损迹象的机会，促进背部皮肤的血液循环，并为护士提供与患者沟通的渠道。行背部按摩时，可通过减少噪声和确保患者舒适的方法促进患者放松。行背部按摩前应先了解患者病情，确定有无背部按摩的禁忌证，如背部手术或肋骨骨折患者禁止进行背部按摩。

【目的】

1．促进皮肤血液循环，预防压疮等并发症发生。

2．观察患者一般情况、皮肤有无破损，满足患者身心需要。

【操作前准备】

1．评估患者并解释

（1）评估：患者的年龄、病情、意识、心理状态、合作程度及背部皮肤状况。

（2）解释：向患者及家属解释背部按摩的目的、方法、注意事项及配合要点。

2．患者准备

（1）了解背部按摩的目的、方法、注意事项及配合要点。

（2）病情稳定，全身状况较好。

3．护士准备　衣帽整洁，修剪指甲，洗手、戴口罩。

4．用物准备　毛巾、浴巾、50%乙醇、脸盆（内盛 50～52℃的温水）、手消毒液、屏风。治疗车下层备生活垃圾桶、医用垃圾桶。

5．环境准备　关闭门窗，调节室温在 24℃以上，拉上窗帘或使用屏风遮挡。

【操作步骤】

1．备齐用物携至床旁，核对患者床号和姓名。

2．将盛有温水的脸盆置于床旁桌或椅上。

3．协助患者取俯卧位或侧卧位，背向操作者。

4．按摩

（1）俯卧位背部按摩

1）铺浴巾：暴露患者背部、肩部、上肢及臀部，将身体其他部位用盖被盖好。将浴巾纵向铺于患者身下。

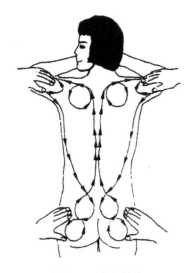

图 12-8　背部按摩

2）清洁背部：用毛巾依次擦洗患者的颈部、肩部、背部及臀部。

3）全背按摩：两手掌蘸少许 50%乙醇，用手掌大、小鱼际以环形方式按摩。从骶尾部开始，沿脊柱两侧向上按摩至肩部，按摩肩胛部位时应用力稍轻；再从上臂沿背部两侧向下按摩至髂嵴部位（图 12-8）。如此有节律地按摩数次。

4）用拇指指腹蘸 50%乙醇，由骶尾部开始沿脊柱旁按摩至肩部、颈部，再继续向下按摩至骶尾部。

5）用手掌大、小鱼际蘸 50%乙醇紧贴皮肤按摩其他受压处，按向心方向按摩，由轻至重，再由重至轻。

6）背部轻叩 3 分钟。

（2）侧卧位背部按摩

1）同俯卧位背部按摩 1）～6）。

2）协助患者转向另一侧卧位，按摩另一侧髋部。

5．更换衣服　用浴巾擦净背部乙醇，撤去浴巾后协助患者穿好衣服。

6．操作后处理

（1）协助患者取舒适卧位。

（2）整理床单位。

（3）整理用物。

（4）洗手。

（5）记录执行时间及护理效果。

【注意事项】

1．操作过程中，注意监测患者生命体征，如有异常应立即停止操作。

2．护士在操作时，应遵循人体力学原则，注意节时省力。

3．按摩力量适中，避免用力过大造成皮肤损伤。

【健康教育】

1. 向患者及家属进行健康宣教，讲解背部按摩对预防压疮发生的重要性。

2. 指导患者经常自行检查皮肤；于卧位或坐位时采用减压方法，对受压处皮肤进行合理按摩；并有计划、适度地活动全身。

3. 教育患者保持皮肤及床褥的清洁卫生，使患者及家属积极参与自我护理。

三、压疮的预防与护理

压疮（pressure ulcer）是长期卧床患者或躯体移动障碍患者皮肤易出现的最严重问题，具有发病率高、病程发展快、难以治愈及治愈后易复发的特点，一直是医疗和护理领域的难题，已引起医疗机构的广泛关注。是否发生压疮已经成为护理质量的评价指标之一。

压疮是身体局部组织长期受压，血液循环障碍，局部组织持续缺血、缺氧，营养缺乏，致使皮肤失去正常功能而引起的组织破损和坏死。

压疮本身并不是原发疾病，大多是由于其他原发疾病未能很好地护理而造成的皮肤损伤。一旦发生压疮，不仅给患者带来痛苦、加重病情及延长疾病康复的时间，严重时还会因继发感染引起败血症而危及生命。因此，必须加强患者皮肤护理，预防和减少压疮发生。虽然近年来医疗护理服务水平已有很大提高，但从全球范围看，压疮的发病率并无下降趋势。

（一）压疮发生的原因

压疮形成是一个复杂的病理过程，是局部和全身因素综合作用所引起的皮肤组织的变性和坏死。

1. **力学因素** 如前所述，压疮不仅由垂直压力引起，还可由摩擦和剪切力引起，通常是2~3种力联合作用所导致的。

（1）垂直压力（pressure）：对局部组织的持续性垂直压力是引起压疮的最重要原因。当持续性垂直压力超过毛细血管压（正常为 16~32mmHg）时，即可阻断毛细血管对组织的灌注，致使氧和营养物质供应不足，代谢废物排泄受阻，导致组织发生缺血、溃烂或坏死。压疮形成与压力的强度和持续时间有密切关系。压力越大，持续时间越长，发生压疮的概率就越高。此外，压疮发生与组织耐受性有关，肌肉和脂肪组织因代谢活跃，较皮肤对压力更为敏感，因此最先受累且较早出现变性和坏死。垂直压力常见于长时间采用某种体位，如卧位、坐位者。

（2）摩擦力（friction）：是由两层相互接触的表面发生相对移动而产生的。摩擦力作用于皮肤时，易损害皮肤的保护性角质层而使皮肤屏障作用受损，致使病原微生物易于入侵皮肤。在组织受压缺血的情况下，增加了压疮发生的风险。摩擦力主要来源于皮肤与衣、裤或床单表面逆行的阻力摩擦，尤其当床面不平整（如床单或衣裤有皱褶或床单有渣屑）时，皮肤受到的摩擦力会增加。患者在床上活动或坐轮椅时，皮肤随时可受到床单和轮椅表面的逆行阻力摩擦。搬运患者时，拖拉动作也会产生摩擦而使患者皮肤受到损伤。皮肤擦伤后，受潮湿、污染而易发生压疮。

（3）剪切力（shearing force）：是由两层组织相邻表面间的滑行而产生的进行性相对移位所引起的，由压力和摩擦力相加而成，与体位有密切关系。如半坐卧位时，骨骼及深层组织由于重力作用向下滑行，而皮肤及表层组织由于摩擦力的缘故仍停留在原位，从而导致两层组织间产生牵张而形成剪切力。剪切力发生时，因由筋膜下及肌肉内穿出供应皮肤的毛细血管被牵拉、扭曲、撕裂，阻断局部皮肤、皮下组织、肌层等全层组织的血液供应，引起血液循环障碍而发生深层组织坏死，形成剪切力性溃疡（图 12-9）。由剪切力造成的严重伤害早期不易被发现，且多表现为口小底大的潜行伤口。

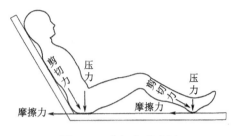

图 12-9　剪切力形成图

2．局部潮湿或排泄物刺激　皮肤经常受到汗液、尿液及各种渗出引流液等物质的刺激变得潮湿，因被软化而抵抗力下降，削弱了皮肤的屏障作用；此外，尿液和粪便中化学物质的刺激使皮肤酸碱度发生改变，致使表皮角质层的保护能力下降，皮肤组织破溃，且容易继发感染。此外，皮肤潮湿会增加摩擦力，进而加重皮肤损伤。

3．营养状况　是影响压疮形成的重要因素。全身出现营养障碍时，营养摄入不足，蛋白质合成减少，出现负氮平衡，皮下脂肪减少，肌肉萎缩。一旦受压，骨隆突处皮肤要承受外界压力和骨隆突本身对皮肤的挤压力，受压处因缺乏肌肉和脂肪组织的保护而容易引起血液循环障碍，出现压疮。过度肥胖者卧床时体重对皮肤的压力较大，因而容易发生压疮。机体脱水时皮肤弹性变差，在压力或摩擦力作用下容易变形和受损。水肿皮肤因弹性和顺应性下降而易受损伤，同时组织水肿使毛细血管与细胞间距离增加，氧和代谢产物在组织细胞间的溶解和运送速度减慢，影响皮肤血液循环而容易导致压疮发生。贫血使血液输送氧气能力降低，一旦循环受阻更易造成组织缺氧，由此引发压疮。

4．年龄　老年人因老化过程导致皮肤在解剖结构、生理功能及免疫功能等方面均出现衰退现象，表现为皮肤松弛、干燥，缺乏弹性，皮下脂肪萎缩、变薄，皮肤抵抗力下降，对外部环境反应迟钝，皮肤血流速度下降且血管脆性增加，最终导致皮肤易损性增加。

5．体温升高　体温升高时，机体新陈代谢率增高，组织细胞对氧的需求量增加。加之局部组织受压，使已有的组织缺氧更加严重。因此，伴有高热的严重感染患者存在组织受压情况时，压疮发生概率升高。

6．矫形器械使用不当　应用石膏固定和牵引时，限制患者身体或肢体活动。特别是夹板内衬垫放置不当、石膏内不平整或有渣屑、矫形器械固定过紧或肢体有水肿时（图 12-10），致使肢体血液循环受阻，从而导致压疮发生。

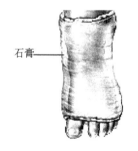
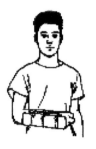
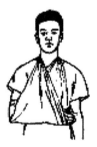

石膏

图 12-10　矫形器械使用不当

7. 机体活动和（或）感觉障碍　活动障碍多由神经损伤、手术麻醉或制动造成，自主活动能力减退或丧失使局部组织长期受压，血液循环障碍而发生压疮。感觉受损可造成机体对伤害性刺激反应障碍，保护性反射迟钝，长时间受压后局部组织坏死而导致压疮发生。

8. 急性应激因素　急性应激使机体对压力的敏感性增加，导致压疮发生率增高。此外，急性应激引起体内代谢紊乱，应激激素大量释放，中枢神经系统和神经内分泌传导系统发生紊乱，机体内环境的稳定性被破坏，机体组织失去承压能力，从而引发压疮。

（二）压疮的预防

绝大多数压疮是可以预防的，但某些患者由于特殊的自身条件使压疮的产生在所难免，如严重负氮平衡的恶病质患者，因软组织过度消耗失去了保护作用，损伤后自身修复亦困难，难以预防压疮的发生。另外，因某些疾病限制翻身，也难以预防压疮的发生。如神经外科患者需要镇静剂以减少颅内压增高的危险，翻身不利于颅内压稳定；成人呼吸窘迫综合征患者改变体位时可引起缺氧。因此，并非所有的压疮均可预防。但是，精心、科学的护理可将压疮的发生率降到最低程度。为此，要求护士在工作中做到"六勤"，即勤观察、勤翻身、勤按摩、勤擦洗、勤整理及勤更换。交接班时，护士应严格、细致地交接患者的局部皮肤情况和护理措施的执行情况。

综合、动态、客观、有效地评估压疮发生的高危人群、危险因素及易患部位对压疮的预防起到积极作用，尤其对压疮高危人群采取针对性的护理措施是有效预防压疮发生的关键。

1. 评估

（1）高危人群：①神经系统疾病患者，如昏迷、瘫痪者，其自主活动能力丧失及感觉障碍，长期卧床导致身体局部组织长期受压。②老年患者，其原因详见压疮发生的原因中的年龄因素。③肥胖患者，过重的机体使承重部位压力增加。④身体衰弱、营养不良患者，受压处缺乏肌肉、脂肪组织保护。⑤水肿患者，水肿降低皮肤抵抗力，并增加承重部位压力。⑥疼痛患者，为避免疼痛而处于强迫体位，机体活动减少。⑦使用矫形器械患者，如石膏固定、牵引及应用夹板患者，翻身、活动受限。⑧大、小便失禁患者，皮肤经常受到污物、潮湿的刺激。⑨发热患者，体温升高致排汗增多，汗液可刺激皮肤。⑩使用镇静剂患者，自主活动减少。

（2）危险因素：护士可通过评分方式对患者发生压疮的危险因素进行定性和定量的综合分析，由此判断其发生压疮的危险程度。其目的在于筛查压疮发生的高危人群，并根据评估结果制订并采取有效的预防措施，减少或消除压疮发生的危险因素，从而降低压疮预防护理工作的盲目性和被动性，提高压疮预防工作的有效性和护理质量。常用的危险因素评估表包括 Braden 危险因素评估表、Norton 压疮风险评估量表、Waterlow 压疮风险评估量表及 Adersen 危险指标记分法等。应用危险因素评估表时需根据患者的具体情况进行动态评估，并及时修正措施，实施重点预防。

Braden 危险因素评估表：是目前国内外用来预测压疮发生的较为常用的方法之一（表12-3），对压疮高危人群具有较好的预测效果，且评估简便、易行。Braden 危险因素评估表的评估内容包括感觉、潮湿、活动力、移动力、营养、摩擦力和剪切力 6 个部分。总分值范围为 6～23 分，分值越少，提示发生压疮的危险性越高。评分≤18 提示患者有发生压疮的危险，建议采取预防措施。

Norton 压疮风险评估量表，也是目前公认用于预测压疮发生的有效评分方法（表 12-4），适用于老年患者的评估。Norton 压疮风险评估量表评估 5 个方面的压疮危险因素：身体状况、精神状态、活动能力、灵活程度及失禁情况。总分值范围为 5～20 分，分值越少，表明发生压疮的危险性越高。评分≤14 分，提示易发生压疮。

表 12-3 Braden 危险因素评估表

项目	分值			
	1 分	2 分	3 分	4 分
感觉：对压力相关不适的感受能力	完全受限	非常受限	轻度受限	未受损
潮湿：皮肤暴露于潮湿环境的程度	持续潮湿	潮湿	有时潮湿	很少潮湿
活动力：身体活动程度	限制卧床	坐位	偶尔行走	经常行走
移动力：改变和控制体位的能力	完全无法移动	严重受限	轻度受限	未受限
营养：日常食物摄取状态	非常差	可能缺乏	充足	丰富
摩擦力和剪切力	有问题	有潜在问题	无明显问题	—

表 12-4 Norton 压疮风险评估量表

项目	分值			
	1 分	2 分	3 分	4 分
身体状况	良好	一般	不好	极差
精神状态	思维敏捷	无动于衷	不合逻辑	昏迷
活动能力	可以走动	需协助	坐轮椅	卧床
灵活程度	行动自如	轻微受限	非常受限	不能活动
失禁情况	无失禁	偶有失禁	经常失禁	二便失禁

（3）易患部位：压疮多发生于长期受压及缺乏脂肪组织保护、无肌肉包裹或肌层较薄的骨隆突处。卧位不同，受压点不同，好发部位亦不同（图 12-11）。

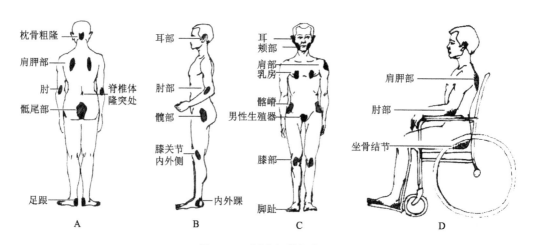

图 12-11 压疮好发部位

A. 仰卧位；B. 侧卧位；C. 俯卧位；D. 坐位

1）仰卧位：好发于枕骨粗隆、肩胛部、肘部、脊椎体隆突处、骶尾部及足跟部。

2）侧卧位：好发于耳郭、肩峰、肋骨、肘部、髋部、膝关节内外侧及内外踝处。

3）俯卧位：好发于面颊部、耳郭、肩部、女性乳房、男性生殖器、髂嵴、膝部及足尖处。

4）坐位：好发于坐骨结节处。

2. 预防措施　压疮预防的关键在于加强管理，消除危险因素。

（1）评估：积极评估是预防压疮的关键。评估内容包括压疮发生的危险因素（如患者病情、意识状态、营养状况、肢体活动能力、自理能力、排泄情况及合作程度等）和易患部位。

（2）避免局部组织长期受压

1）经常变换卧位，间歇性解除局部组织承受的压力：经常翻身是长期卧床患者最简单而有效的解除压力的方法，可使骨隆突部位轮流承受身体重量，从而减少对组织的压力。翻身的时间间隔视患者病情及局部受压处皮肤状况而定，一般每 2 小时翻身一次，必要时每 30 分钟翻身一次。翻身时需注意掌握翻身技巧，并根据人体力学原理，合理摆放体位以减轻局部压力。变换体位的同时，应观察受压部位的皮肤情况，适当给予按摩。建立床头翻身记录卡（表 12-5）以记录翻身时间、卧位变化及皮肤情况。可使用电动翻转床协助患者变换多种体位。长期坐轮椅的患者应至少每小时更换姿势一次，或至少每 15 分钟改变重力支撑点，以缓解坐骨结节处的压力。

表 12-5　翻身记录卡

姓名：			床号：	
日期/时间	卧位	皮肤情况及备注		执行者

2）保护骨隆突处和支持身体空隙处：协助患者变换卧位后，可采用软枕或表面支撑性产品垫于身体空隙处，使支持面积加大，压力分散并受力均匀，从而减少骨隆突处所承受的压力，保护骨隆突处皮肤。临床上可供选择的表面支撑性产品包括泡沫垫、凝胶垫、气垫、水垫及羊皮垫等，可用于减少或舒缓局部压力。值得注意的是，以往经常使用的橡胶气圈因易造成局部环形压迫，导致周围组织血液循环障碍，且橡胶材料不透气，不利于汗液蒸发，对皮肤刺激性大，易引起皮肤损伤，因而橡胶气圈不适合做压疮减压，已不推荐采用。

3）正确使用石膏、绷带及夹板固定：对使用石膏、绷带、夹板或牵引器等固定的患者，应随时观察局部皮肤状况及肢端血液循环情况，如指（趾）甲颜色、温度的变化，认真听取患者的反映，适当调节松紧。衬垫应平整、柔软，如发现石膏绷带过紧或凹凸不平，应立即通知医生，及时予以调整。

4）应用减压敷料：根据患者的实际情况，选择减压敷料敷于压疮好发部位以局部减压，如可选择泡沫类敷料或水胶体类敷料，裁剪后固定于骨隆突处。

5）应用减压床垫：护士应根据患者的具体情况及减压床垫的适用范围，及时、恰当地应用气垫床、水床等全身减压设备以分散压力，预防压疮发生。尤其对于难处理的疼痛或由翻身引起疼痛的患者可使用减压床垫以降低局部压力。但应指出的是，尽管采用全身或局部减压装置，仍需经常为患者更换卧位。因为即使较小的压力，如果压迫时间过长，也可阻碍局部血液循环，导致组织损伤。

（3）避免或减少摩擦力和剪切力的作用：为避免剪切力的产生，患者需采取有效体位。半卧位时，如无特殊禁忌，床头抬高≤30°，为防止身体下滑，可在足底部放置一木垫，并屈髋 30°，于腘窝下垫软枕。长期坐轮椅的患者，应保持正确坐姿，尽量坐直并紧靠椅背，必要时垫软枕；两膝关节屈曲 90°，双足平放于踏板上，可适当给予约束，防止身体下滑。为避免摩擦力的形成而损伤患者皮肤，在协助患者翻身或搬运患者时，应使用有效翻身技巧，将患者身体抬离床面，避免拖、拉、推等动作。使用便器时，便器不应有损坏；使用时应协助患者抬高臀部，不可硬塞、硬拉，必要时在便器边缘垫以软纸、布垫或撒滑石粉，防止擦伤皮肤。此外，保持床单和被褥清洁、平整、无碎屑，避免皮肤与床单、衣服皱褶、碎屑产生摩擦而损伤皮肤。

（4）保护患者皮肤，避免局部不良刺激：保持患者皮肤和床单的清洁干燥、避免不良刺激是预防压疮的重要措施。加强基础护理，根据需要用温水或中性溶液清洁患者皮肤。避免使用肥皂或含乙醇的清洁用品，以免引起皮肤干燥或使皮肤残留碱性残余物而刺激皮肤。擦洗动作应轻柔，不可用力过度，防止损伤皮肤。皮肤干燥者可适当使用润肤品以保持皮肤湿润。对皮肤易出汗的部位如腋窝、腘窝及腹股沟等，应及时擦干汗液。对大、小便失禁者，应及时擦洗皮肤和更换床单、衣物，并根据患者皮肤情况采取隔离防护措施，如局部使用皮肤保护剂、水胶体类敷料或伤口保护膜等，以保护局部皮肤免受刺激。

（5）促进皮肤血液循环：对长期卧床患者，应每日进行主动或被动的全范围关节运动练习，以维持关节活动性和肌肉张力，促进肢体血液循环，减少压疮发生。施行温水浴，在清洁皮肤的同时可刺激皮肤血液循环。患者变换体位后，对局部受压部位进行适当按摩，改善该部位血液循环，预防压疮发生。但需要注意的是，对于因受压而出现反应性充血的皮肤组织则不主张按摩，因此时软组织已受到损伤，实施按摩可造成深部组织损伤。

（6）改善机体营养状况：营养不良既是导致压疮发生的原因之一，也是直接影响压疮进展和愈合的因素。合理膳食是改善患者营养状况、促进创面愈合的重要措施。因此，在病情允许的情况下，给予压疮高危人群高热量、高蛋白及高维生素饮食，保证正氮平衡，增强机体抵抗力和组织修复能力，并促进创面愈合。维生素 C 及锌对伤口愈合具有重要作用，对于易发生压疮的患者应适当给予补充。另外，水肿患者应限制水和盐的摄入，脱水患者应及时补充水和电解质。

（7）鼓励患者活动：尽可能避免给患者使用约束带和镇静剂。在病情许可的情况下，协助患者进行肢体功能练习，鼓励患者尽早离床活动，预防压疮发生。

（8）实施健康教育：确保患者和家属的知情权，使其了解自身皮肤状态及压疮的危害，指导其掌握预防压疮的知识和技能，如营养知识、减压装置的选择、翻身技巧及皮肤清洁技巧等，从而鼓励患者及家属有效参与或独立采取预防压疮的措施。

（三）压疮的治疗与护理

1. 压疮的病理分期及临床表现　压疮的发生为渐进性过程，目前常用的分类系统是依据其损伤程度将压疮分为四期（图 12-12）。

（1）Ⅰ期：淤血红润期。此期为压疮初期。身体局部组织受压，血液循环障碍，皮肤出现红、肿、热、痛或麻木，解除压力 30 分钟后，皮肤颜色不能恢复正常。此期皮肤完整性未被破坏，仅出现暂时性血液循环障碍，为可逆性改变，如及时去除致病原因，可阻止压疮进一步发展。

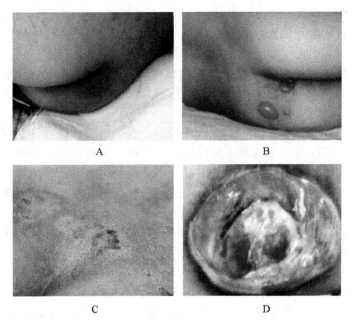

图 12-12　压疮分期

A. Ⅰ期：淤血红润期；B. Ⅱ期：炎性浸润期；C. Ⅲ期：浅度溃疡期；D. Ⅳ期：坏死溃疡期

（2）Ⅱ期：炎性浸润期。红肿部位继续受压，血液循环得不到改善，静脉回流受阻，局部静脉淤血，皮肤的表皮质、真皮质或两者发生损伤或坏死。受压部位呈紫红色，皮下产生硬结。皮肤因水肿而变薄，常有水疱形成，且极易破溃。水疱破溃后表皮脱落显露潮湿、红润的创面，患者有疼痛感。此期若及时解除受压，改善血液循环，清洁创面，仍可防止压疮进一步发展。

（3）Ⅲ期：浅度溃疡期。全层皮肤破坏，可深及皮下组织和深层组织。表皮水疱逐渐扩大、破溃，真皮质创面有黄色渗出液，感染后表面有脓液覆盖，致使浅层组织坏死，形成溃疡。疼痛感加重。

（4）Ⅳ期：坏死溃疡期，为压疮严重期。坏死组织侵入真皮下层和肌肉层，感染向周边及深部扩展，可深达骨面。坏死组织发黑，脓性分泌物增多，有臭味。严重者细菌入血可引起脓毒败血症，造成全身感染，甚至危及生命。

一般情况下，压疮的发展是由浅到深、由轻到重的过程，但某些特殊病例也可出现例外。如个别急性或危重患者，可于 6～12 小时内迅速出现溃疡期压疮；肥胖患者可出现闭合性压疮，即表皮完整，但内部组织已坏死。因此，护士应认真观察患者皮肤的改变，避免贻误病情而造成严重后果。

2. 压疮的治疗与护理　压疮采取以局部治疗为主、全身治疗为辅的综合性治疗措施。

（1）全身治疗：积极治疗原发病，补充营养和进行全身抗感染治疗等。良好的营养是创面愈合的重要条件，因此应给予平衡饮食，增加蛋白质、维生素及微量元素的摄入。对长期不愈的压疮，可静脉滴注复方氨基酸溶液。低蛋白血症患者可静脉输入血浆或人血清蛋白，提高血浆胶体渗透压，改善皮肤血液循环。不能进食者采用全胃肠外营养治疗，保证每日营养物质供给以满足机体代谢需要。此外，遵医嘱给予抗感染治疗，预防败血症发生。同时加强心理护理，消除不良心境，促进身体早日康复。

（2）局部治疗与护理：评估、测量并记录压疮的部位、大小（长、宽、深）、创面组织形态、渗出液、有无潜行或窦道、伤口边缘及周围皮肤状况等，对压疮的发展进行动态监测，根据压疮分期的不同和伤口情况采取针对性的治疗和护理措施。

1）淤血红润期：此期护理的重点是去除致病原因，防止压疮继续发展。除加强压疮预防措施外，局部可使用半透膜敷料或水胶体敷料加以保护。由于此时皮肤已破损，故不提倡局部皮肤按摩，防止造成进一步伤害。

2）炎性浸润期：此期护理的重点是保护皮肤，预防感染。除继续加强上述措施以避免损伤继续发展外，应注意对出现水疱的皮肤进行护理。未破的小水疱应尽量减少摩擦，防止水疱破裂、感染，使其自行吸收；大水疱可在无菌操作下用无菌注射器抽出疱内液体，不必剪去表皮，局部消毒后再用无菌敷料包扎。若水疱已破溃并露出创面，需消毒创面及创周皮肤，并根据创面类型选择合适的伤口敷料。

3）浅度溃疡期：此期护理的重点为清洁伤口，清除坏死组织，处理伤口渗出液，促进肉芽组织生长，并预防和控制感染。

根据伤口类型选择伤口清洗液。创面无感染时多采用对健康组织无刺激的生理盐水进行冲洗；创面有感染时，需根据创面细菌培养及药物敏感试验结果选择消毒液或抗菌液以达到抑菌或杀菌目的，从而控制感染和促进伤口愈合。如可选用 1∶5000 呋喃西林溶液清洗创面；对于溃疡较深、引流不畅者，可用 3%过氧化氢溶液冲洗，抑制厌氧菌生长。

进行创面清创处理时需根据患者的病情和耐受性、局部伤口坏死组织情况和血液循环情况选择清创方式，如外科清创、机械性清创、自溶性清创、生物性清创及化学性清创，并于清创期间动态观察伤口渗液量、组织类型和面积的变化。

根据渗出液特点，选择适当的湿性敷料，并根据伤口渗出情况确定换药频率。另外，为控制感染和增加局部营养供给，可于局部创面采用药物治疗，如碘伏、胰岛素、碱性成纤维因子等，或采用具有清热解毒、活血化瘀、去腐生肌的中草药治疗。

4）坏死溃疡期：此期除继续加强浅度溃疡期的治疗和护理措施外，采取清创术清除焦痂和腐肉，处理伤口潜行和窦道以减少无效腔，并保护暴露的骨骼、肌腱或肌肉。

对深达骨质、保守治疗不佳或久治不愈的压疮可采取外科手术治疗，如手术修补引流、植皮修补缺损或皮瓣移植术等。护士需加强围术期护理，如术后体位减压，密切观察皮瓣的血供情况和引流物的性状，加强皮肤护理，减少局部刺激等。

对无法判断的压疮和怀疑深层组织损伤的压疮需进一步全面评估，采取必要的清创措施，根据组织损伤程度选择相应的护理方法。

压疮是全身、局部因素综合作用所引起的皮肤组织变性、坏死的病理过程，护士只有认识到压疮的危害性，了解其病因和发生发展规律，掌握其防治技术，才能自觉、有效地做好压疮防治工作。护理中应抓住"预防为主，立足整体，重视局部"的观念，使压疮护理走向科学化、制度化、程序化和人性化。

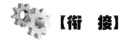 【衔　接】

2007 NPUAP 压疮分期

2007 年，美国 NPUAP 讨论更新了更为详细的压疮分期标准，将压疮分为 6 期。

1. Ⅰ期压疮　皮肤完整、发红，与周围皮肤界限清楚，压之不退色，伴疼痛、皮温变化，常局限于骨隆突处。

2. Ⅱ期压疮　部分表皮缺损，皮肤表浅溃疡，基底红、无结痂；也可为完整或破溃的充血性水疱。

3. Ⅲ期压疮　全层皮肤缺失，但骨、肌腱或肌肉尚未暴露，可有潜行和窦道。

4. Ⅳ期压疮　全层皮肤缺失，伴骨、肌腱或肌肉外露，局部可有坏死组织或焦痂，通常有潜行和窦道。

5. 可疑深部组织损伤（suspected deep tissue injury，SDTI）　皮肤完整，但由于压力或剪切力造成皮下软组织损伤，皮肤颜色改变，呈紫色或褐红色，或出现充血性水疱，可伴疼痛、硬块；肤色较深部位，深部组织损伤难以检出，须在完成清创后方能准确分期。

6. 难以分期的压疮　全层皮肤缺失，但溃疡基底部覆有腐痂和（或）痂皮。需在腐痂或痂皮充分去除后方能确定真正的深度和分期。

2007 NPUAP 压疮分期提供组织累积深度和累积组织结构的描述，便于护士识别和判断，对临床具有一定的实用指导意义。

第四节　晨晚间护理

晨晚间护理是优质护理服务的重要组成内容，是根据人们的日常生活习惯，为满足患者日常清洁和舒适需要而于晨起和就寝前执行的护理措施。危重、昏迷、瘫痪、感染、大手术后或年老体弱等自理能力受限的患者，护士需要根据其病情协助进行晨晚间护理，以满足患者身心需要，促进舒适。

一、晨间护理

当患者晨间醒来后，应进行晨间护理（morning care）。晨间护理是基础护理的重要工作内容，一般于晨间诊疗工作前完成，以促进患者身心舒适，预防并发症。对于能离床活动、病情较轻的患者，应鼓励其自行完成以增强疾病康复的信心；对于病情较重、不能离床活动的患者，护士应予以协助完成。

（一）晨间护理目的

1. 促进患者清洁、舒适，预防压疮、肺炎等并发症的发生。
2. 观察和了解病情，为诊断、治疗及调整护理计划提供依据。
3. 进行心理和卫生指导，满足患者心理需求，促进护患沟通。
4. 保持病室和床单位的整洁、美观。

（二）晨间护理内容

1. 采用湿式扫床法清洁并整理床单位，必要时更换被服。
2. 根据患者病情和自理能力，协助患者排便、洗漱及进食等。
3. 根据患者病情合理摆放体位，如腹部手术患者采取半卧位。检查全身皮肤有无受压变红，进行背部及受压骨隆突处皮肤的按摩。
4. 根据需要给予叩背、协助排痰，必要时给予吸痰，指导有效咳嗽。
5. 检查各种管道的引流、固定及治疗完成情况。
6. 进行晨间交流，询问夜间睡眠、疼痛及呼吸情况，肠功能恢复情况及活动能力。

7. 酌情开窗通风，保持病室内空气新鲜。

二、晚间护理

晚间护理（evening care）是指晚间入睡前为患者提供的护理，以促进患者清洁而舒适地入睡。通过必要的晚间护理，可为患者提供良好的夜间睡眠条件，使患者舒适入睡。同时，还能了解患者的病情变化，鼓励其战胜疾病的信心。

（一）晚间护理目的

1. 确保病室安静、清洁，为患者创造良好的夜间睡眠条件，促进患者入睡。
2. 观察和了解病情变化，满足患者身心需要，促进护患沟通。
3. 预防压疮的发生。

（二）晚间护理内容

1. 整理床单位，必要时予以更换。
2. 根据患者病情和自理能力，协助患者排便、洗漱等，女性患者给予会阴冲洗。
3. 协助患者取舒适卧位，并检查患者全身皮肤受压情况，观察有无早期压疮迹象，按摩背部及骨隆突部位。
4. 进行管道护理，检查导管有无打折、扭曲或受压，妥善固定并保持导管通畅。
5. 疼痛患者遵医嘱给予镇痛措施。
6. 保持病室安静，病室内电视机应按时关闭，督促家属离院。夜间巡视时，护士要注意做到"四轻"（走路轻、说话轻、操作轻及关门轻）。
7. 保持病室光线适宜，危重病室保留廊灯，便于观察患者夜间病情变化。
8. 保持病室空气流通，调节室温，根据情况增减盖被。
9. 经常巡视病室，了解患者睡眠情况，对于睡眠不佳的患者应按失眠给予相应的护理；同时观察病情变化，并酌情处理。

目标检测

选择题

1. 患者的活动义齿清洗后，应保存在
A. 70%乙醇中　　B. 冷开水中
C. 热水中　　　　D. 84消毒液中
E. 新苯扎氯铵中

2. 需做特殊口腔护理的患者是
A. 消化不良　　　B. 胃溃疡
C. 肺脓肿　　　　D. 糖尿病
E. 高热

3. 患者，女性，诊断为血小板减少性紫癜。今日发现唇及口腔黏膜有散在瘀点，轻触出血，护士为其实施口腔护理时应特别注意

A. 先取下义齿　　B. 夹紧棉球
C. 动作轻柔　　　D. 禁忌漱口
E. 患处涂冰硼散

4. 坐位时，压疮的好发部位是
A. 骶尾部　　　　B. 股骨粗隆
C. 髂前上棘　　　D. 坐骨结节
E. 髋部

5. 患者，女性，40岁。护士在检查口腔时发现有溃烂和坏死组织。该患者宜选用的漱口溶液是
A. 1%～3%过氧化氢溶液
B. 2%～3%硼酸溶液
C. 1%～4%碳酸氢钠溶液
D. 0.02%呋喃西林溶液

E．0.1%乙酸溶液

6．患者，男性，70 岁。因急性心肌梗死入院，医嘱绝对卧床休息，数天后发现患者骶尾部皮肤表面出现紫红色硬结，此期属于压疮的

A．淤血红润期　　B．炎性红润期

C．炎性浸润期　　D．浅度溃疡期

E．坏死溃疡期

7．晚间护理的内容不包括

A．保持病室安静，病室内电视机应按时关闭，督促家属离院。夜间巡视时，护士要注意做到"四轻"（走路轻、说话轻、操作轻及关门轻）

B．经常巡视病室，了解患者睡眠情况，对于睡眠不佳的患者应按失眠给予相应的护理；同时观察病情变化，并酌情处理

C．保持病室空气流通，调节室温，根据情况增减盖被

D．保持病室光线适宜，危重病室保留廊灯，便于观察患者夜间病情变化

E．酌情开窗通风，保持病室内空气新鲜

8．床上洗头的注意事项不包括

A．洗发时间不宜过久，避免引起患者头部充血或疲劳不适

B．操作过程中注意控制室温和水温，避免打湿衣物和床铺，防止患者着凉

C．操作过程中注意保持患者舒适体位，保护伤口及各种管路，防止水流入耳和眼

D．护士在为患者进行头发护理过程中，应注意患者的个人喜好，尊重患者的习惯

E．洗头过程中，应注意观察患者的病情变化，如面色、脉搏及呼吸的改变，如有异常，应停止操作

（9～12 题共用题干）

患者陈某，男性，28 岁。脊髓损伤致腰以下截瘫，患者意识清醒，大小便失禁。

9．为促进局部血液循环，护士为患者进行按摩时可选择

A．50%乙醇　　B．70%乙醇

C．90%乙醇　　D．松节油

E．温水

10．为预防压疮发生所实施的护理措施中错误的一项是

A．主动或被动的全范围关节运动练习

B．按摩因受压而出现反应性出血的皮肤组织

C．温水擦浴每天 1～2 次

D．每 2 小时翻身一次

E．不用损坏的便器

11．护士实施局部按摩时手法错误的一项是

A．以手掌的大、小鱼际作按摩

B．紧贴受压处皮肤

C．由轻到重，再由重到轻

D．离心方向按摩

E．每次每个部位 3～5 分钟

12．护士发现患者骶尾部皮肤呈紫色，皮下产生硬结，周围有水疱形成，下列护理措施不妥的是

A．增加翻身次数

B．减小骶尾部与床面的摩擦

C．水疱剪去表皮后涂消毒液

D．加强营养，增加抵抗力

E．密切观察局部皮损变化

（13～15 题共用题干）

患者王某，男性，69 岁。高热待查入院。该患者使用广谱抗生素 2 周余，极度虚弱，生活不能自理。

13．维持该患者口腔清洁的最佳方法是

A．鼓励患者早晚刷牙

B．指导患者进食后漱口

C．用棉签擦拭口腔

D．实施特殊口腔护理

E．用牙线清除牙斑菌

14. 护士检查口腔时发现患者口腔黏膜破溃，创面附着白色膜状物，用棉条拭去附着物，可见创面轻微出血，无疼痛，患者口腔感染属于

　　A．病毒感染　　　B．真菌感染

　　C．寄生虫感染　　D．细菌感染

　　E．口腔黏膜白斑

15. 该患者宜选用的漱口液是

　　A．0.1%～0.3%过氧化氢溶液

　　B．4%～5%硼酸溶液

　　C．1%～4%碳酸氢钠溶液

　　D．0.002%呋喃西林溶液

　　E．1%乙酸溶液

（16～17题共用备选答案）

　　A．生理盐水

　　B．复方硼酸溶液

　　C．0.02%呋喃西林溶液

　　D．1%～4%碳酸氢钠溶液

　　E．0.1%醋酸溶液

16. 口腔pH酸性时适用

17. 口腔pH碱性时适用

第十三章 饮食与营养

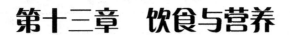

教学目标

　　熟悉：治疗饮食、试验饮食、鼻饲法、要素饮食的概念；各种营养素的主要功能。

　　掌握：医院饮食的类别及各类饮食的种类、原则及适用范围；要素饮食的并发症及注意事项；鼻饲术的适应证、禁忌证及注意事项。

第一节 医院饮食

　　医院饮食可分为三大类：基本饮食、治疗饮食和试验饮食，分别适应不同病情的需要。

一、基本饮食

　　基本饮食（basic diet）包括普通饮食、软质饮食、半流质饮食和流质饮食四种（表13-1）。

表 13-1　医院基本饮食

类别	适用范围	饮食原则	用法	可选食物
普通饮食（general diet）	消化功能正常；无饮食限制；体温正常；病情较轻或恢复期的患者	营养平衡；美观可口；易消化；无刺激的一般食物；与健康人饮食相似	每日总热量应达 2200～2600kcal，蛋白质 70～90g，脂肪 60～70g，糖类 450g 左右，水分 2500ml 左右，每日 3 餐，各餐按比例分配	一般食物都可以采用
软质饮食（soft diet）	消化吸收功能差；咀嚼不便者；低热；消化道手术后恢复期的患者	营养平衡；易消化、易咀嚼；食物碎、烂、软；少油炸、少油腻、少粗纤维及强烈刺激性调料	每日总热能为 2200～2400kcal，蛋白质 60～80g，每日 3～4 餐	软饭、面条，切碎煮熟的菜、肉等
半流质饮食（semi liquid diet）	口腔及消化道疾病；中等发热；体弱；手术后患者	食物呈半流质；无刺激性；易咀嚼、吞咽和消化；纤维少；营养丰富；少食多餐；胃肠功能紊乱者禁用含纤维素或易引起膨胀的食物；痢疾患者禁用牛奶、豆浆及过甜食物	每日总热量为 1500～2000kcal，蛋白质 50～70g，每日 5～6 餐	泥、末、粥、面条、羹等
流质饮食（liquid diet）	口腔疾病、各种大手术后；急性消化道疾病；高热；病情危重、全身衰竭患者	食物呈半流质；无刺激性；易咀嚼、吞咽和消化；纤维少；营养丰富；少食多餐；胃肠功能紊乱者禁用含纤维素或易引起膨胀的食物；痢疾患者禁用牛奶、豆浆及过甜食物	每日总热量为 836～1195kcal，蛋白质 40～50g，每日 6～7 餐，每 2～3 小时一次，每次 200～300ml	乳类、豆浆、米汤、稀藕粉、菜汁、果汁等

二、治疗饮食

　　在基本饮食的基础上根据病情的需要，适当调整总热量和某些营养素以达到辅助治疗或治疗的目的（表 13-2）。

表 13-2　医院治疗饮食

饮食种类	适用范围	饮食原则及用法
高热量饮食 (high calorie diet)	用于热能消耗较高的患者，如甲状腺功能亢进、结核、大面积烧伤、肝炎、胆道疾病、体重不足患者及产妇等	基本饮食上加餐 2 次，可进食牛奶、豆浆、鸡蛋、藕粉、蛋糕、巧克力及甜食等。总热量约为 3000kcal/d
高蛋白饮食 (high protein diet)	用于高代谢性疾病，如烧伤、结核、恶性肿瘤、贫血、甲状腺功能亢进、大手术后等患者；肾病综合征患者；低蛋白血症患者；孕妇、乳母等	基本饮食基础上增加富含蛋白质的食物，尤其是优质蛋白。供给量为 1.5～2.0g/（d·kg），总重量不超过 120g/d。总热量为 2500～3000kcal/d
低脂肪饮食 (low fat diet)	用于肝胆胰疾病、高脂血症、动脉硬化、冠心病、肥胖症及腹泻等患者	饮食清淡、少油，禁用肥肉、蛋黄、动物脑等；高脂血症及动脉硬化患者不必限制植物油（椰子油除外）；脂肪含量少于 50g/d，肝胆胰病患者少于 40g/d，尤其应限制动物脂肪的摄入
低胆固醇饮食 (low cholesterol diet)	用于高胆固醇血症、高脂血症、动脉硬化、高血压、冠心病等患者	胆固醇摄入量少于 300mg/d，禁用或少用含胆固醇高的食物，如动物内脏、脑、鱼子、蛋黄、肥肉、动物油等
低盐饮食 (low salt diet)	用于心脏病、急慢性肾炎、肝硬化腹水、重度高血压但水肿较轻的患者	每日食盐量<2g，不包括食物内自然存在的氯化钠。禁用腌制食品，如咸菜、皮蛋、火腿、香肠、咸肉、虾米等
低蛋白饮食 (low protein diet)	用于限制蛋白摄入患者，如急性肾炎、尿毒症、肝昏迷等患者	应多补充蔬菜和含糖量高的食物，以维持正常热量。成人饮食中蛋白质含量不超过 40g/d，视病情可减至 20～30g/d。肾功能不全者应摄入动物性蛋白，忌用豆制品；肝性脑病者应以植物性蛋白为主
无盐低钠饮食 (non salt low sodium diet)	同低盐饮食，但一般用于水肿较重患者	无盐饮食除食物内自然含钠量外，不放食盐烹调，饮食中含钠量<0.5g/d 低钠饮食需控制摄入食品中自然存在的含钠量，一般应<0.5g/d 两者均禁食腌制食品、含钠食物和药物，如油条、挂面、汽水、碳酸氢钠药物等
高纤维素饮食 (high cellulose diet)	用于便秘、肥胖症、高脂血症、糖尿病等患者	饮食中应多含食物纤维，如韭菜、芹菜、卷心菜、粗粮、豆类、竹笋等
少渣饮食 (low residue diet)	用于伤寒、痢疾、腹泻、肠炎、食管胃底静脉曲张、咽喉部及消化道手术的患者	饮食中应少含食物纤维，不用强刺激调味品及坚硬、带碎骨的食物；肠道疾病少用油脂

三、试验饮食

在特定的时间内，通过对饮食内容的调整，达到协助疾病诊断和保证检查结果正确的目的（表 13-3）。

表 13-3　医院试验饮食

饮食种类	适用范围	饮食原则及用法
隐血试验饮食 (occult blood test diet)	用于大便隐血试验的准备，以协助诊断有无消化道出血	试验前 3 天起禁止食用易造成隐血试验假阳性结果的食物，如肉类、肝类、动物血、含铁丰富的药物或食物、绿色蔬菜等。可进食牛奶、豆制品、土豆、白菜、米饭、面条、馒头等
肌酐试验饮食 (creatinine test diet)	用于协助检查、测定肾小球的滤过功能	试验期为 3 天，试验期间禁吃肉类、禽类、鱼类及饮茶和咖啡，全日主食在 300g 以内，限制蛋白质的摄入（蛋白质供给量<40g/d），已排除外源性肌酐的影响；蔬菜、水果、植物油不限，热量不足可添加藕粉或含糖的点心等，第 3 天侧尿肌酐清除率及血肌酐含量

续表

饮食种类	适用范围	饮食原则及用法
尿浓缩功能试验饮食（urine concentration function test diet）	用于检查肾小管的浓缩功能	试验期为 1 天，控制全天饮食中的水分，全日主食在 500～600ml。可进食含水分少的食物，如米饭、馒头、面包、炒鸡蛋、土豆、豆腐干等，烹调时尽量不加水或少加水；避免食用过甜、过咸或含水量高的食物，蛋白质供给量为 1g/（kg·d）
甲状腺 ^{131}I 试验饮食（^{131}I thyroid test diet）	用于协助测定甲状腺功能	试验期为 2 周，试验期间禁用含碘食物，如海带、海蜇、紫菜、海参、虾、鱼、加碘食盐等；禁用碘做局部消毒 2 周后作功能测定
胆囊 B 超检查饮食（gallbladder B ultrasonic examination test diet）	用于需行 B 超检查有无胆囊、胆管、肝胆管疾病的患者	检查前 3 天最好禁食牛奶、豆制品、糖类等易于发酵产气的食物，检查前 1 日晚应进食无脂肪、低蛋白、高糖类的清淡饮食。检查当日早晨禁食 若还需要了解胆囊收缩功能，则在第一次 B 超检查后，如果胆囊显影良好，进食高脂肪餐（如煎荷包蛋 2 只或高脂肪的方便餐，脂肪含量为 25～50g）30～45 分钟后第二次 B 超检查观察，若效果不明显，可再等待 30～45 分钟后再次检查

第二节　一般饮食的护理

一、影响饮食与营养的因素

影响饮食与营养的因素有身体因素、心理因素及社会因素等。

（一）身体因素

1. 生理因素

（1）年龄：人在生长发育过程中的不同阶段对热能及营养素的需要量有所不同。婴幼儿生长速度快，需要高蛋白、高维生素、高矿物质及高热量饮食；母乳喂养的婴儿还需要补充维生素 D、维生素 K、铁等营养素。幼儿及学龄前期儿童应确保摄入充足的脂肪酸，以满足大脑及神经系统的发育。青少年需摄入足够的蛋白质、维生素和微量元素如钙、铁、碘等。老年人新陈代谢慢，每日所需的热量减少，但对钙的需求增加。不同年龄的患者对食物质地的选择也有差异，如婴幼儿咀嚼及消化功能尚未完善、老年人咀嚼及消化功能减退，应给予软质易消化食物。另外，不同年龄的患者可有不同的饮食喜好。

（2）活动量：各种活动是能量代谢的主要因素，活动强度、工作性质、工作条件不同，热能消耗也不同。活动量大的个体对热能及营养素的需求大于活动量小的个体。

（3）特殊生理状况：处于妊娠期、哺乳期的女性对营养的需求明显增加，同时会有饮食习惯的改变。妊娠期女性摄入营养素的比例应均衡，同时需要增加蛋白质、铁、碘、叶酸的摄入量，在孕期的后三个月尤其要增加钙的摄入量。哺乳期女性在每日的饮食基础上需再加 500kcal 热量，对蛋白质等物质的需要量增加到 65g/d，同时应注意维生素 B 及维生素 C 的摄入。

2. 病理因素

（1）疾病及药物影响：许多疾病可影响患者对食物及营养的摄取、消化、吸收及代谢。口腔、胃肠道疾病可直接影响食物的摄取、消化和吸收。当患有高代谢性疾病如发热、烧伤、甲状腺功能亢进等或慢性消耗性疾病时，机体对热量的需求量较正常增加。伤口愈合与感染期间，患者对蛋白质的需求较大。若从尿液或引流液流失大量的蛋白质、体液和电解质，则患者需要增加相应营养素的摄入。若某种原因引起患者味觉、嗅觉异常，可能影响其食欲，导致营养摄入不足。若身体不适引起焦虑、悲哀等不良情绪，也可影响患者食欲。

患病后的用药也会影响患者的饮食及营养。有的药物可增进食欲，如盐酸赛庚啶、胰岛素、类固醇类药物等；有的药物可降低食欲，如非肠溶性红霉素、氯贝丁酯等；有的药物可影响营养素的吸收，如长期服用苯妥英钠可干扰叶酸和维生素 C 的吸收，考来烯胺可阻止胆固醇的吸收，利尿剂及抗酸剂容易造成矿物质缺乏；有的药物可影响营养素的排泄，如异烟肼使维生素 B 排泄增加；有的药物可杀灭肠内正常菌群，使一些维生素的来源减少，如磺胺类药物可使维生素 B 及维生素 K 在肠内的合成发生障碍。

（2）食物过敏：某些人对特定的食物如牛奶、海产品等过敏，出现腹泻、哮喘、荨麻疹等过敏反应，影响营养的摄入和吸收。

（二）心理因素

一般情况下，焦虑、忧郁、恐惧、悲哀等不良情绪可引起交感神经兴奋，抑制胃肠道蠕动及消化液的分泌，使人食欲降低，引起进食过少、偏食、厌食等。愉快、轻松的心理状态则会促进食欲。有些患者在不正常心理状态（如孤独、焦虑）下有进食的欲望。

（三）社会因素

1. 经济状况　直接影响人们的购买力，影响人们对食物的选择，从而影响其营养状况。经济状况良好者应注意有无营养过剩，而经济状况较差者应防止营养不良。

2. 饮食习惯　每个人都会有自己的饮食习惯，包括食品的选择、烹调方法、饮食方式、饮食嗜好、进食时间等。饮食习惯受民族、宗教信仰、社会背景、文化习俗、地理位置、生活方式等的影响。不同民族及宗教的人可能有不同的饮食禁忌，如佛教徒很少摄入动物性食物，可能会引起特定营养素的缺乏。我国有"东酸西辣，南甜北咸"的饮食特色，如东北人喜食酸菜，其中含有较多的亚硝胺类物质，易发生消化系统肿瘤。现代高效率、快节奏的生活方式使食用快餐、速食食品的人越来越多。饮食习惯不佳，如偏食、吃零食等，可造成某些营养素的摄取量过多或过少，导致不平衡。嗜好饮酒者，长期大量饮酒可使食欲减退，导致营养不良。

3. 饮食环境　进食时周围的环境、食具的洁净以及食物的色、香、味等都可影响人们对食物的选择及摄入。

4. 营养知识　正确地理解和掌握营养知识有助于人们摄入均衡的饮食和营养。如果患者不了解营养素的每日需要量和食物的营养成分等基本知识，生活中存在关于饮食营养知识方面的误区，就可能出现不同程度的营养失调。

二、患者一般饮食护理

根据对患者营养状况的评估，结合疾病的特点，护士可以为患者制订有针对性的营养计划，并根据计划对患者进行相应的饮食护理，可帮助患者摄入足量、合理的营养素，促进患者康复。

（一）病区的饮食管理

患者入院后，由病区负责医生根据患者病情开出饮食医嘱，确定患者所需的饮食种类。护士根据医嘱填写入院饮食通知单，送交营养室，并填写在病区的饮食单上，同时在患者的床尾或床头注上相应标记，作为分发饮食的依据。

因病情需要而更改饮食时，如半流质饮食改为软质饮食、手术前需要禁食或病愈出院需要停止饮食等，需由医生开出医嘱。护士按医嘱填写饮食更改通知单或饮食停止通知单，送交订餐人员或营养室，由其做出相应处理。

（二）患者的饮食护理

1. 患者进食前的护理

（1）饮食教育：由于饮食习惯不同、缺乏营养知识，患者可能对于医院的某些饮食不理解，难以接受。护士应根据患者所需的饮食种类对患者进行解释和指导，说明意义，明确可选用和不宜选用的食物及进餐次数等，取得患者的配合。饮食指导时应尽量符合患者的饮食习惯，根据具体情况指导和帮助患者摄取合理的饮食，尽量用一些患者容易接受的食物代替限制的食物，使用替代的调味品或佐料，以使患者适应饮食习惯的改变。良好的饮食教育能使患者理解并愿意遵循饮食计划。

（2）进食环境准备：舒适的进食环境可使患者心情愉快，促进食欲。患者进食的环境应以清洁、整齐、空气新鲜、气氛轻松愉快为原则。

1）进食前暂停非紧急的治疗及护理工作。

2）病室内如有危重或呻吟的患者，应以屏风遮挡。

3）整理床单位，收拾床旁桌椅及床上不需要的物品，去除不良气味，避免不良视觉印象，如饭前半小时开窗通风、移去便器等。对于病室内不能如厕的患者，饭前半小时给予便器排尿或排便，使用后应及时撤除，开窗通风，防止病室内残留不良气味影响食欲。

4）多人共同进餐可促进患者食欲。如条件允许，应鼓励患者在病区餐厅集体进餐，或鼓励同病室患者共同进餐。

（3）患者准备：进食前患者感觉舒适会有利于患者进食。因此，在进食前，护士应协助患者做好相应的准备工作。

1）减轻或去除各种不舒适因素：疼痛患者给予适当的镇痛措施；高热者给予降温；敷料包扎固定过紧、过松者给予适当调节；因固定的特定姿势引起疲劳时，应帮助患者更换卧位或给予相应部位按摩。

2）减少患者的不良心理状态：对于焦虑、忧郁者给予心理指导；条件许可时，可允许家人陪伴患者进餐。

3）协助患者洗手及清洁口腔：对病情严重的患者给予口腔护理，以促进食欲。

4）协助患者采取舒适的进餐姿势：如病情许可，可协助患者下床进食；不便下床者，可安排坐位或半坐位，并于床上摆放小桌进餐；卧床患者可安排侧卧位或仰卧位（头转向一侧）并给予适当支托。

5）征得患者同意后将治疗巾或餐巾围于患者胸前，以保持衣服和被单的清洁，并使患者做好进食准备。

2. 患者进食中的护理

（1）及时分发食物：护士洗净双手，衣帽整洁。根据饮食单上的饮食要求协助配餐员及时将热饭、热菜准确无误地分发给每位患者。

（2）鼓励并协助患者进食：患者进食期间应巡视患者，同时鼓励或协助患者进食。

1）检查治疗饮食、试验饮食的实施情况，并适时给予督促，随时征求患者对饮食制作的意见，并及时向营养室反映。对访客带来的食物，需经护士检查，符合治疗护理原则的方可食用，必要时协助加热。

2）进食期间，护士可及时、有针对性地解答患者在饮食方面的问题，逐渐纠正其不良饮食习惯。

3）鼓励卧床患者自行进食，并将食物、餐具等放在患者易于取到的位置，必要时护士应给予帮助。饭和菜、固体和液体食物应轮流喂食。进流质饮食者，可用吸管吸吮。

4）对不能自行进食者，应根据患者的进食习惯如进食的次序与方法等耐心喂食，每次喂食的量及速度可按患者的情况和要求而定，不要催促患者，以便于其咀嚼和吞咽。进食的温度要适宜，防止烫伤。

5）对双目失明或眼睛被遮盖的患者，除遵守上述喂食要求外，应告诉患者喂食内容以增加其进食的兴趣。若患者要求自己进食，可按时钟平面图放置食物，并告知方向、食品名称，利于患者按顺序摄取，如 6 点钟放饭，12 点钟放汤，3 点钟及 9 点钟放菜等（图 13-1）。

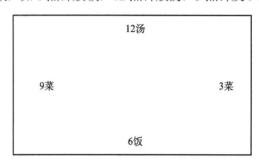

图 13-1　食物放置平面图

6）对禁食或限量饮食者，应告知患者原因，以取得配合，同时在床尾挂上标记，做好交接班。

7）对于需要增加饮水量者，应向患者解释大量饮水的目的及重要性。督促患者在白天饮入一天总饮水量的 3/4，以免夜间饮水多，增加排尿次数而影响睡眠。患者无法一次大量饮水时，可少量多次饮水，并注意改变液体种类，以保证液体的摄入。

8）对限制饮水量者，护士应向患者及家属说明限水的目的及饮水量，以取得合作。患者床边应有限水标记。若患者口干，可用湿棉球湿润口唇或滴水湿润口腔黏膜。口渴严重时若病情允许可采用含冰块、酸梅等方法刺激唾液分泌而止渴。

（3）特殊问题的处理：在巡视患者时应及时处理进食过程中的特殊问题。

1）恶心：若患者在进食过程中出现恶心，可鼓励其做深呼吸并暂时停止进食。

2）呕吐：若患者发生呕吐，应及时给予帮助。将患者头偏向一侧，防止呕吐物进入气管内；给患者提供盛装呕吐物的容器；尽快清除呕吐物并及时更换被污染的被服等；开窗通风，去除室内不良气味；帮助患者漱口或给予口腔护理，以去除口腔异味；询问患者是否愿意继续进食，对不愿意继续进食者，可帮助其保存好剩下的食物待其愿意进食时给予；观察呕吐物的性质、颜色、量和气味等并做好记录。

3）呛咳：告诉患者在进食过程中应细嚼慢咽，不要边进食边说话，以免发生呛咳。若患者发生呛咳，应帮助患者拍背；若异物进入喉部，应及时在腹部剑突下、肚脐上用手向上、向下推挤数次，使异物排出，防止发生窒息。

3. 患者进食后的护理

（1）及时撤去餐具，清理食物残渣，整理床单位，督促和协助患者饭后洗手、漱口或为患者做口腔护理，以保持餐后的清洁和舒适。

（2）餐后根据需要做好记录，如进食的种类、数量，患者进食时和进食后的反应等，以评价患者的进食是否达到营养需求。

（3）对暂需禁食或延迟进食的患者应做好交接班。

第三节 特殊饮食的护理

一、鼻饲法

鼻饲法（nasogastric gavage）是将导管经鼻腔插入胃内，从管内灌注流质食物、营养液、水分和药物的方法。

【目的】对下列不能自行经口进食患者以鼻胃管供给食物和药物，以维持患者营养和治疗的需要。

1．昏迷患者。

2．口腔疾病或口腔手术后的患者，上消化道肿瘤引起吞咽困难患者。

3．不能张口的患者，如破伤风患者。

4．其他患者，如早产儿、病情危重者、拒绝进食者等。

【操作前准备】

1．评估患者并解释

（1）评估：患者的年龄、病情、意识、心理状态、配合程度及头发卫生状况。

（2）向患者及家属解释操作的目的、过程及操作中的配合方法。

2．患者准备　了解管饲饮食的目的、操作过程及注意事项，愿意配合，鼻孔通畅。

3．护士准备　衣帽整洁，修剪指甲，洗手，戴口罩。

4．用物准备

（1）治疗车上层：无菌鼻饲包（内备：治疗碗、镊子、止血钳、压舌板、纱布、胃管、50ml 注射器、治疗巾。胃管可根据鼻饲时间、患者的耐受程度选择橡胶胃管、硅胶胃管或新型胃管）、液状石蜡、棉签、胶布、别针、夹子或橡皮圈、手电筒、听诊器、弯盘、鼻饲流食（38～40℃）、温开水适量（也可取患者饮水壶内的水），按需准备漱口或口腔护理用物及松节油、手消毒液。

（2）治疗车下层：生活垃圾桶、医用垃圾桶。

5．环境准备　环境清洁，无异味。

【操作步骤】

1．插管

（1）护士备齐用物携至患者床旁，核对患者姓名、床号。

（2）有义齿者取下义齿，能配合者取半坐位或坐位，无法坐起者取右侧卧位，昏迷者取去枕平卧位，头向后仰（图 13-2A）。

（3）将治疗巾围于患者颌下，弯盘置于便于取用处。

（4）观察鼻腔是否通畅，选择通畅一侧，用棉签清洁鼻腔。

（5）测量胃管插入的长度，并标记（图 13-3）。插入长度一般为前额发际至胸骨剑突处或由鼻尖经耳垂至胸骨剑突处的距离；一般成人插入长度为 45～55cm，应根据患者的身高等确定个体化长度。为防止反流、误吸，插管长度可在 55cm 以上；若须经胃管注入刺激性药物，可将胃管再向深部插入 10cm。

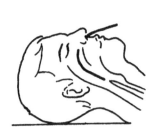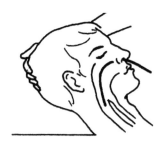

图 13-2　为昏迷患者插胃管示意图

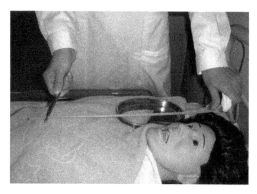

图 13-3　标记胃管

（6）将少许液状石蜡倒于纱布上，润滑胃管前端。

（7）开始插管

1）一手持纱布托住胃管，一手持镊子夹住胃管前端沿选定侧鼻孔轻轻插入。插管时动作轻柔，镊子尖端勿碰及患者鼻黏膜，以免造成损伤。

2）插入胃管 10～15cm（咽喉部）时根据患者具体情况进行插管。

清醒患者：嘱患者做吞咽动作，顺势将胃管向前推进，至预定长度。吞咽动作可帮助胃管迅速进入食管，减轻患者不适，护士应随患者的吞咽动作插管。必要时，可让患者饮少量温开水。

昏迷患者：左手将患者头托起，使下颌靠近胸骨柄，缓缓插入胃管至预定长度。下颌靠近胸骨柄可增大咽喉通道的弧度，便于胃管顺利通过会咽部（图 13-2B）。若插管中出现恶心、呕吐，可暂停插管，并嘱患者做深呼吸。深呼吸可分散患者注意力，缓解紧张。如胃管误入气管，应立即拔出胃管，休息片刻后重新插管，插入不畅时应检查口腔，了解胃管是否盘在口咽部，或将胃管抽出少许，再小心插入。

（8）确认胃管是否在胃内。确认胃管插入胃内的方法：①在胃管末端连接注射器抽吸，能抽出胃液；②置听诊器于患者胃部，快速经胃管向胃内注入 10ml 空气听到气过水声；③将胃管末端置于盛水的治疗碗中，无气泡溢出。

（9）确定胃管在胃内后，将胃管用胶布在鼻翼及颊部固定。

（10）灌注食物

1）连接注射器于胃管末端，抽吸见有胃液抽出，再注入少量温开水。每次灌注食物前应抽吸胃液以确定胃管在胃内及胃管是否通畅。温开水可润滑管腔，防止鼻饲液黏附于管壁。

2）缓慢注入鼻饲液或药液。每次鼻饲量不超过 200ml，间隔时间大于 2 小时。每次注入前应先用水温计测试温度，以 38～40℃为宜。每次放入鼻饲液后应反折胃管末端，避免灌入空气，引起腹胀。

3）鼻饲完毕后，再次注入少量温开水。冲洗胃管，防止鼻饲液积存于管腔中变质造成胃肠炎或堵塞管腔。

（11）将胃管末端反折，用纱布包好，用橡皮筋扎紧或用夹子夹紧，用别针固定于大单、枕旁或患者衣领处。防止食物反流和胃管滑脱。

（12）操作后处理

1）协助患者清洁鼻孔、口腔。

2）整理床单位。

3）嘱患者维持原卧位 20～30 分钟。维持原卧位有助于防止呕吐。

4）清洁鼻饲用的注射器并放于治疗盘内，用纱布盖好备用。鼻饲用物应每天更换消毒。

5）洗手。

6）记录鼻饲的时间，鼻饲物的种类、量，患者反应等。

2. 拔管　用于停止鼻饲或长期鼻饲需要更换胃管时。长期鼻饲应定期更换胃管，晚间拔管，次晨再从另一侧鼻孔插入。

（1）置弯盘于患者颌下，夹紧胃管末端，以免拔管时管内液体反流，轻轻揭去固定的胶布。

（2）用纱布包裹近鼻孔处的胃管，嘱患者深呼吸，在患者呼气时拔管，边拔边用纱布擦胃管，到咽喉处快速拔出，以免管内残留液体滴入气管。

（3）操作后处理

1）将胃管放入弯盘，移出患者视线。

2）清洁患者口鼻、面部，擦去胶布痕迹，协助患者漱口，采取舒适卧位。

3）整理床单位，清理用物。

4）洗手。

5）记录拔管时间和患者反应。

【注意事项】

1. 插管时动作应轻柔，避免损伤食管黏膜，尤其是通过食管 3 个狭窄部位（环状软骨水平处、平气管分叉处和食管通过膈肌处）时。

2. 插入胃管至 10～15cm（咽喉部）时，若为清醒患者，嘱其做吞咽动作；若为昏迷患者，则用左手将其头部托起，使下颌靠近胸骨柄，以利插管。

3. 插入胃管过程中如果患者出现呛咳、呼吸困难、发绀等，表明胃管误入气管，应立即拔出胃管。

4. 每次鼻饲前应证实胃管在胃内并通畅，并用少量温水冲管后再进行喂食，鼻饲完毕后再次注入少量温开水，防止鼻饲液凝结。

5. 鼻饲液温度应保持在 38～40℃，避免过热过冷；新鲜果汁与奶液应分别注入，防止产生凝块；药片应研碎溶解后注入。

6. 食管静脉曲张、食管梗阻的患者禁忌使用鼻饲法。

7. 长期鼻饲者应每天进行 2 次口腔护理，并定期更换胃管，普通胃管每周更换一次，硅胶胃管每月更换一次。

【健康教育】

1. 给患者讲解管饲饮食的目的、操作过程，减轻患者焦虑。

2. 给患者讲解鼻饲液的温度、时间、量，胃管的冲洗、患者卧位等。

3. 给患者介绍相关的知识。

4. 告诉患者若鼻饲后有不适，应及时告知医务人员。

二、要素饮食

要素饮食（elemental diet）是一种化学组成明确的精制食品，含有人体所必需的易于消化吸收的营养成分，与水混合后可以形成溶液或较为稳定的悬浮液。它的主要特点是无需经过消化过程即可直接被肠道吸收和利用，为人体提供热能及营养。适用于严重烧伤及创伤等超高代谢、消化道瘘、手术前后需营养支持、非感染性严重腹泻、消化吸收不良、营养不良等患者。

1. 目的　要素饮食在临床营养治疗中可保证危重患者的能量及氨基酸等营养素的摄入，促进伤口愈合，改善患者营养状况，以达到治疗及辅助治疗的目的。

2. 分类　要素饮食根据治疗用途可分为营养治疗用和特殊治疗用两大类。营养治疗用要素饮食主要包含游离氨基酸、单糖、重要脂肪酸、维生素、无机盐类和微量元素等。特殊治疗用要素饮食主要针对不同疾病患者，增减相应营养素以达到治疗目的的一些特殊种类要素饮食，主要有适用于肝功能损害的高支链氨基酸、低芳香族氨基酸要素饮食，适用于肾衰竭的以必需氨基酸为主的要素饮食，适用于苯丙酮尿症的低苯丙氨酸要素饮食等。这里主要介绍营养治疗用要素饮食。

3. 用法　根据患者的病情需要，将粉状要素饮食按比例添加水，配制成适宜浓度和剂量的要素饮食后，可通过口服、鼻饲、经胃或空肠造瘘口滴注的方法供给患者。因一般要素饮食口味欠佳，口服时患者不易耐受，故临床较少应用。也有一些要素饮食添加适量调味料以改善口感，用于口服。管喂滴注要素饮食时一般有以下三种方式：

（1）分次注入：将配制好的要素饮食或现成制品用注射器通过鼻胃管注入胃内，每日4～6 次，每次 250～400ml。主要用于非危重、经鼻胃管或造瘘管行胃内喂养的患者。优点是操作方便，费用低廉。缺点是较易引起恶心、呕吐、腹胀、腹泻等胃肠道症状。

（2）间歇滴注：将配制好的要素饮食或现成制品放入有盖吊瓶内，经输注管缓慢注入，每日4～6 次，每次 400～500ml，每次输注持续时间 30～60 分钟，多数患者可耐受。

（3）连续滴注：装置与间歇滴注相同，在 12～24 小时内持续滴入要素饮食，或用肠内营养泵保持恒定滴速，多用于经空肠喂养的危重患者。

4. 并发症　在患者应用过程中，可因营养制剂选择不当、配制不合理、营养液污染或护理不当等因素引起各种并发症。

（1）机械性并发症：与营养管的硬度、插入位置等有关，主要有鼻咽部和食管黏膜损伤、管道阻塞。

（2）感染性并发症：若营养液误吸可导致吸入性肺炎，若肠道造瘘患者的营养管滑入腹腔可导致急性腹膜炎。

（3）胃肠道并发症：患者可发生恶心、呕吐、腹胀、腹痛、便秘、腹泻等并发症。

（4）代谢性并发症：有的患者可出现高血糖或水电解质代谢紊乱。

5. 注意事项

（1）每一种要素饮食的具体营养成分、浓度、用量、滴入速度，应根据患者的具体病情，由临床医师、责任护士和营养师共同商议而定。

（2）应用原则一般是由低、少、慢开始，逐渐增加，待患者耐受后，再稳定配餐标准、用量和速度。

（3）配制要素饮食时，应严格执行无菌操作原则，所有配制用具均需消毒灭菌后使用。

（4）已配制好的溶液应放在 4℃以下的冰箱内保存，防止被细菌污染。配制好的要素饮食应保证于 24 小时内用完，防止放置时间过长而变质。

（5）要素饮食不能用高温蒸煮，但可适当加温，其口服温度一般为 37℃左右，鼻饲及经造瘘口注入时的温度宜为 41～42℃。可置一热水袋于输液管远端，保持温度，防止发生腹泻、腹痛、腹胀。

（6）要素饮食滴注前后都需用温开水或生理盐水冲净管腔，以防食物积滞管腔而腐败变质。

（7）滴注过程中经常巡视患者，如出现恶心、呕吐、腹胀、腹泻等症状，应及时查明原因，按需要调整速度、温度；反应严重者可暂停滴入。

（8）应用要素饮食期间需定期记录体重，并观察尿量、大便次数及性状，检查血糖、尿糖、血尿素氮、电解质、肝功能等指标，做好营养评估。

（9）停用要素饮食时需逐渐减量，骤停易引起低血糖反应。

（10）临床护士要加强与医师和营养师的联系，及时调整饮食，处理不良反应或并发症。

（11）要素饮食不能用于幼小婴儿和消化道出血者；消化道瘘和短肠综合征患者宜先采用几天全胃肠外营养后逐渐过渡到要素饮食；糖尿病和胰腺疾病患者应慎用。

第四节 出入液量记录

正常人体每日液体的摄入量和排出量之间保持着动态平衡。当摄入水分减少或由于疾病导致水分排出过量，都可引起机体不同程度的脱水，应及时经口或其他途径（静脉或皮下等）补液以纠止脱水；相反，如果水分过多积聚在体内，则会出现水肿，应限制水分摄入。为此，护理人员有必要掌握正确地测量和记录患者每日液体的摄入量和排出量的方法，以作为了解病情、做出诊断、决定治疗方案的重要依据。常用于休克、大面积烧伤、大手术后或心脏病、肾疾病、肝硬化腹水等患者。

一、记录内容和要求

1. 每日摄入量 包括每日的饮水量、食物中的含水量、输液量、输血量等。患者饮水时应使用固定的饮水容器，并测定其容量；固定食物应记录单位数量或重量，如米饭 1 中碗（约 100g）、苹果 1 个（约 100g）等，再根据医院常用食物含水量（表 13-4）及各种水果含水量（表 13-5）核算其含水量。

表 13-4 医院常用食物含水量

食物	单位	原料重量（g）	含水量（ml）	食物	单位	原料重量(g)	含水量（ml）
米饭	1 中碗	100	240	藕粉	1 大碗	50	210
大米粥	1 大碗	50	400	鸭蛋	1 个	100	72
面条	1 中碗	100	250	混饨	1 大碗	100	350
馒头	1 个	50	25	牛奶	1 大杯	250	217
花卷	1 个	50	25	豆浆	1 大杯	250	230

续表

食物	单位	原料重量（g）	含水量（ml）	食物	单位	原料重量(g)	含水量（ml）
烧饼	1个	50	20	蒸鸡蛋	1大碗	60	260
油饼	1个	100	25	牛肉		100	69
豆沙包	1个	50	34	猪肉		100	29
菜包	1个	150	80	羊肉	100	59	
水饺	1个	10	20	青菜	100	92	
蛋糕	1个	50	25	大白菜	100	96	
饼干	1块	7	2	冬瓜	100	97	
大米粥	1小碗	25	25	豆腐	100	90	
煮鸡蛋	1个	40	30	带鱼	100	50	

表13-5 各种水果的含水量

水果	重量（g）	含水量（ml）	水果	重量（g）	含水量（ml）
甜瓜	100	66	葡萄	100	65
西红柿	100	90	桃	100	82
萝卜	100	73	杏	100	80
李子	100	68	柿子	100	58
樱桃	100	67	香蕉	100	60
黄瓜	100	83	橘子	100	54
苹果	100	68	菠萝	100	86
西瓜	100	68	柚子	100	85
梨	100	71	广柑	100	88

2．每日排出量 主要为尿量，此外其他途径的排液，如大便量、呕吐物量、咯出物量（咯血、咳痰）、出血量、引流量、创面渗液量等，也应作为排出量加以测量和记录。除大便记录次数外，液体以毫升（ml）为单位记录。为了记录的准确性，昏迷患者、尿失禁患者或需密切观察尿量的患者，最好留置导尿；婴幼儿测量尿量可先测量干尿布的重量，再测量湿尿布的重量，两者之差即为尿量；对于不易收集的排出量，可依据定量液体浸润棉织物的情况进行估算。

二、记录方法

1．用蓝（黑）钢笔填写眉栏各项，包括患者姓名、科别、床号、住院病历号、诊断及页码。

2．日间7～19时用蓝（黑）钢笔记录，夜间19时至次晨7时用红钢笔记录。

3．记录同一时间的摄入量和排出量，在同一横格上开始记录；对于不同时间的摄入量和排出量，应各自另起一行记录。

4．12小时或24小时就患者的出入量做一次小结或总结。12小时做小结，用蓝（黑）钢笔在19时记录的下面一格上下各划一横线，将12小时小结的液体出入量记录在划好的格子上；24小时做总结，用红钢笔在次晨7时记录的下面一格上下各划一横线，将24小时总结的液体出入量记录在划好的格子上，需要时应分类总结，并将结果分别填写在体温单相应的栏目上。

5．不需继续记录出入液量后，记录单无需保存。

目标检测

选择题

1. 患者，女性，26 岁。生长在山区，因长期甲状腺素合成不足而乏困、情绪低落，对这个患者应该注意补充

A. 钙　　　　B. 碘
C. 锌　　　　D. 铁
E. 镁

2. 患者，男性，9 岁。诊断为贫血，考虑该患儿可能缺乏的微量元素为

A. 钙　　　　B. 碘
C. 锌　　　　D. 铁
E. 镁

3. 患者，男性，56 岁。心脏病患者，需要低盐饮食。护士应告诉患者其每日食盐不可超过

A. 1g　　　　B. 2g
C. 3g　　　　D. 4g
E. 5g

4. 患者，女性，63 岁。冠心病患者，需要无盐饮食。护士应告诉患者其每日饮食中钠含量应低于

A. 0.5g　　　B. 0.7g
C. 1.0g　　　D. 1.5g
E. 2.0g

5. 患者，女性，49 岁。心力衰竭患者，需要低钠饮食。护士应告诉患者其每日饮食中钠含量应低于

A. 0.5g　　　B. 0.7g
C. 1.0g　　　D. 1.5g
E. 2.0g

6. 患者，男性，因冠心病、高脂血症入院治疗，医嘱要求患者低脂饮食。护士应告诉患者其每日脂肪含量应低于

A. 30g　　　B. 40g
C. 50g　　　D. 60g
E. 70g

7. 患者，女性，42 岁。因急性肾炎需要低蛋白饮食。该患者应注意每日蛋白质的供应量应低于

A. 30g　　　B. 40g
C. 50g　　　D. 60g
E. 70g

8. 患者，男性，48 岁。因肝性脑病住院，住院期间应进

A. 高蛋白饮食　　B. 低蛋白饮食
C. 低盐饮食　　　D. 高脂饮食
E. 低脂饮食

9. 患者，男性，37 岁。因胆囊结石行 B 超检查，检查前 1 日晚吃的食物最好是

A. 牛奶　　　　B. 炒豆腐
C. 烧牛肉　　　D. 清汤面
E. 油煎鸡蛋

10. 患者，女性，42 岁。因肾小球肾炎入院，入院后需检查肾小管浓缩功能。护士应告诉患者在试验前 1 天控制全天饮食中，水分总量应为

A. 100～200ml　B. 300～400ml
C. 500～600ml　D. 1000～2000ml
E. 2000～3000ml

11. 一位护士在对患者的饮食护理中，下列不妥的是

A. 尊重患者对饮食的选择
B. 禁食患者应交班
C. 双目失明者可给予喂食
D. 鼓励卧床患者自行进食
E. 进食前暂停一切治疗及护理工作

12. 当护士给一患者插胃管时，患者出现呛咳、发绀，护士应

A. 嘱患者深呼吸
B. 嘱患者做吞咽动作
C. 托起患者头部再插管
D. 立即拔出，休息片刻后重插
E. 向患者解释，请患者坚持一下

第十四章 排泄护理

教学目标

了解：了解与排便、排尿有关的解剖和生理；了解尿液、粪便观察的主要内容；了解影响排尿、排便的因素。

熟悉：能正确解释导致排尿、排便异常的原因；能正确理解留置导尿术患者的护理要求；能运用所学知识对导尿术、保留灌肠、排尿异常、排便异常的患者进行健康教育。

掌握：能正确描述并解释下列概念：多尿、少尿、无尿、膀胱刺激征、尿潴留、导尿术、灌肠法；能按要求规范完成导尿术、留置导尿术、大量不保留灌肠和保留灌肠的操作技术；能选择恰当的护理措施对排尿异常及排便异常的患者进行护理。

排泄是机体将新陈代谢所产生的终产物排出体外的生理过程，是人体的基本生理需要之一，也是维护生命的必要条件之一。人体排泄体内终产物的途径有皮肤、呼吸道、消化道及泌尿道，其中消化道和泌尿道是主要的排泄途径。许多因素可以直接或间接地影响人体的排泄活动和形态，而每个个体的排泄形态及影响因素也不尽相同。因此，护士应掌握与排泄有关的护理知识和技术，指导或帮助人们维持正常的排泄功能，满足其排泄的需要，使之获得最佳的健康和舒适状态。

第一节 排 尿 护 理

泌尿系统产生的尿液可将人体新陈代谢的最终产物、过剩盐类、有毒物质和药物排出体外，同时调节水、电解质及酸碱平衡，维持人体内环境的相对稳定。当排尿功能受到损害时，个体身心健康将会受到影响。因此护士在工作中要密切观察患者的排泄状况，了解患者的身心需要，提供适宜的护理措施，解决患者存在的排尿问题，促进其身心健康。

一、与排尿有关的解剖与生理

（一）泌尿系统的结构与功能

泌尿系统是由肾脏、输尿管、膀胱及尿道组成，其功能对维持人体健康尤为重要。

1. **肾脏** 是成对的实质性器官，位于脊柱两侧，第 12 胸椎和第 3 腰椎之间，贴于腹后壁，呈蚕豆状，右肾略低于左肾。肾脏的实质由 170 万～240 万个肾单位组成，每个肾单位包括肾小体和肾小管两部分。血液通过肾小球的滤过作用生成原尿，再通过肾小管和集合管的重吸收和分泌作用产生终尿，经肾盂排向输尿管。肾脏的主要生理功能是产生尿液、排泄人体新陈代谢的终末产物（如尿素、肌酐、尿酸等含氮物质）、过剩盐类、有毒物质和药物。同时调节水、电解质及酸碱平衡，从而维持人体内环境的相对稳定。此外，肾脏还是一个内分泌器官，可合成和分泌促红细胞生成素、前列腺素和激肽类物质等。

2．输尿管 是连接肾脏和膀胱的细长肌性管道，左右各一，成人输尿管全长 20～30cm，有三个狭窄，分别位于起始部、跨骨盆入口缘和穿膀胱壁处。结石常嵌顿在输尿管这些狭窄处。

输尿管的生理功能是通过输尿管平滑肌每分钟 1～5 次的蠕动刺激和尿液的重力作用，将尿液由肾脏输送至膀胱，此时尿液是无菌的。

3．膀胱 为储存尿液的有伸展性的囊状肌性器官，位于小骨盆内、耻骨联合的后方。其形状、大小、位置均随尿液充盈的程度而变化。膀胱空虚时，其顶部不超过耻骨联合上缘；充盈时，膀胱体与顶部上升，腹膜随之上移，膀胱前壁与腹前壁相贴，因而可在耻骨上进行膀胱的腹膜外手术或行耻骨上膀胱穿刺。膀胱的肌层由三层纵横交错的平滑肌组成，称为膀胱逼尿肌，排尿活动需靠此肌肉收缩来协助完成。一般膀胱内储存的尿液达到 300～500ml 时，才会产生尿意。膀胱的主要生理功能是储存和排泄尿液。

4．尿道 是尿液排出体外的通道，起自膀胱内称为尿道内口，末端直接开口于体表称为尿道外口。尿道内口周围有平滑肌环绕，形成膀胱括约肌（内括约肌）；尿道穿过尿生殖膈处有横纹肌环绕，形成尿道括约肌（外括约肌），可随意志控制尿道的开闭。临床上将穿过尿生殖膈的尿道部分称为前尿道，未穿过的部分称为后尿道。男、女性尿道有很大差别。男性尿道长 18～20cm，有三个狭窄，即尿道内口、膜部和尿道外口；两个弯曲，即耻骨下弯和耻骨前弯。耻骨下弯固定无变化，而耻骨前弯则随阴茎位置的不同而变化，如将阴茎向上提起，耻骨前弯即可消失。女性尿道长 4～5cm，较男性尿道短、直、粗，富于扩张性，尿道外口位于阴蒂下方，与阴道口、肛门相邻，比男性容易发生尿道的感染。

尿道的主要生理功能是将尿液从膀胱排出体外。男性尿道还与生殖系统有密切的关系。

（二）排尿的生理

肾脏生成尿液是一个连续不断的过程，而膀胱的排尿则是间歇进行的。只有当尿液在膀胱内储存并达到一定量时，才能引起反射性的排尿，使尿液经尿道排出体外。

膀胱受副交感神经紧张性冲动的影响处于轻度收缩状态，其内压经常保持在 $10cmH_2O$。由于膀胱平滑肌具有较大的伸展性，故在尿量开始增加时，膀胱内压并无明显升高。当膀胱内尿量增加至 400～500ml 时，膀胱内压才超过 $10cmH_2O$，出现尿意。如果尿量增加至 700ml，膀胱内压随之升高至 $35cmH_2O$ 时，膀胱逼尿肌便出现节律性收缩，但此时还可有意识地控制排尿。当膀胱内压达 $70cmH_2O$ 以上时，便出现明显的痛感，产生强烈的尿意。

排尿活动是一种受大脑皮质控制的反射活动。当膀胱内尿量充盈达 400～500ml 时，膀胱壁的牵张感受器受压力的刺激而兴奋，冲动沿盆神经传入脊髓骶段的排尿反射初级中枢（S_2～S_4）；同时冲动也到达脑干（脑桥）和大脑皮质的排尿反射高位中枢，产生排尿欲。如果条件允许，排尿反射进行，冲动沿盆神经传出，引起逼尿肌收缩，内括约肌松弛，尿液进入后尿道；此时尿液刺激尿道感受器，冲动再次沿盆神经传至脊髓骶段初级排尿中枢，以加强排尿并反射性抑制阴部神经，使膀胱外括约肌松弛，于是尿液被强大的膀胱内压驱出。在排尿时，腹肌、膈肌、尿道海绵体肌的收缩均有助于尿液的排出。如果环境不适宜，排尿反射将受到抑制。但小儿大脑发育不完善，对初级排尿中枢的控制能力较弱，所以小儿排尿次数多，且易发生夜间遗尿现象。

二、排尿的评估

（一）排尿的评估内容

1. 排尿次数　一般成人白天排尿 3～5 次，夜间 0～1 次。

2. 尿量　是反应肾脏功能的重要指标之一。正常情况下每次尿量 200～400ml，24 小时尿量 1000～2000ml，平均在 1500ml 左右。尿量和排尿次数受多方面因素的影响。

3. 尿液的性状

（1）颜色：正常新鲜尿液呈淡黄色或深黄色，是由于尿胆原和尿色素所致，当尿液浓缩时，可见量少色深。尿的颜色还受某些食物、药物的影响，如进食大量胡萝卜或服用维生素 B_{12}，尿的颜色呈深黄色。在病理情况下，尿的颜色可有以下变化：①尿液中含有红细胞为血尿。血尿颜色的深浅与尿液中所含红细胞量的多少有关，尿液中含红细胞量多时呈洗肉水色。常见于急性肾小球肾炎、输尿管结石、泌尿系统肿瘤、结核及感染等。②尿液中含有血红蛋白为血红蛋白尿。主要是由于各种原因导致大量红细胞在血管内被破坏，血红蛋白经肾脏排出形成血红蛋白尿，一般尿液呈浓茶色、酱油样色，常见于血型不合所致的溶血、恶性疟疾和阵发性睡眠性血红蛋白尿。③尿液中含有胆红素为胆红素尿。一般尿液呈深黄色或黄褐色，震荡尿液后泡沫也呈黄色。常见于阻塞性黄疸和肝细胞性黄疸。④尿液中含有淋巴液，排出的尿液呈乳白色为乳糜尿，见于丝虫病。

（2）透明度：正常新鲜尿液清澈透明，放置后可出现微量絮状沉淀物，系黏蛋白、核蛋白、盐类及上皮细胞凝结而成。新鲜尿液发生混浊主要是尿液含有大量尿盐时，尿液冷却后可出现混浊，但加热、加酸或加碱后，尿盐溶解，尿液即可澄清。当泌尿系统感染时，尿液中含有大量的脓细胞、红细胞、上皮细胞、细菌或炎性渗出物，排出的新鲜尿液即呈白色絮状混浊，此种尿液在加热、加酸或加碱后，其浑浊度不变，蛋白尿不影响尿液的透明度，但震荡时可产生较多且不易消失的泡沫。

（3）酸碱反应：正常人尿液呈弱酸性，pH 为 4.5～7.5，平均为 6。饮食的种类可影响尿液的酸碱性，如进食大量蔬菜时，尿液可呈碱性，进食大量肉类时，尿液可呈酸性。酸中毒患者的尿液可呈强酸性，严重呕吐患者的尿液可呈强碱性。

（4）比重：尿比重的高低主要取决于肾脏的浓缩功能。成人在正常情况下，尿比重波动于 1.015～1.025，一般尿比重与尿量成反比。若尿比重经常固定于 1.010 左右，提示肾功能严重障碍。

（5）气味：正常尿液气味来自尿内的挥发性酸。尿液久置后，尿素分解产生氨，故有氨臭味。当泌尿道有感染时新鲜尿液也有氨臭味。糖尿病酮症酸中毒时，因尿液中含有丙酮，故有烂苹果气味。

（二）常见的异常排尿

1. 多尿（polyuria）　指 24 小时尿量超过 2500ml 者。原因：正常情况饮用大量液体、妊娠；病理情况下多由内分泌代谢障碍或肾小管浓缩功能不全引起，见于糖尿病、尿崩症、急性肾功能不全（多尿期）等患者。

2. 少尿（oliguria）　指 24 小时尿量少于 400ml 或每小时尿量少于 17ml 者。原因：发热、液体摄入过少、休克等患者体内血液循环不足。见于心、肾、肝衰竭患者。

3. 无尿（anuria）或尿闭（urodialysis）　指 24 小时尿量少于 100ml 或 12 小时内无尿液产生者。原因：严重休克、急性肾衰竭、药物中毒等。

4. 膀胱刺激征　主要表现为尿频、尿急、尿痛。单位时间内排尿次数增多称尿频

（frequent micturition），是由膀胱炎症或机械性刺激引起；患者突然有强烈尿意，不能控制需立即排尿称尿急（urgent micturition），是由于膀胱三角或后尿道的刺激，造成排尿反射活动特别强烈；排尿时膀胱区及尿道有疼痛感为尿痛（dysuria），为病损处受刺激所致。有膀胱刺激征时常伴有血尿。原因：主要有膀胱和尿道感染及机械性刺激。

5. 尿潴留（retention of urine）　指尿液大量存留在膀胱内而不能自主排出。当尿潴留时，膀胱容积可增至 3000～4000ml，膀胱高度膨胀，可至脐部。患者主诉下腹胀痛，排尿困难。查体可见耻骨上膨隆，扪及囊样包块，叩诊呈实音，有压痛。产生尿潴留的常见原因有以下三种：

（1）机械性梗阻：膀胱颈部或尿道有梗阻性病变，如前列腺肥大或肿瘤压迫尿道，造成排尿受阻。

（2）动力性梗阻：由排尿功能障碍引起，而膀胱、尿道并无器质性梗阻病变，如外伤、疾病或使用麻醉剂所致脊髓初级排尿中枢活动障碍或抑制，不能形成排尿反射。

（3）其他各种原因引起的不能用力排尿或不习惯卧床排尿，包括某些心理因素，如焦虑、窘迫等使得排尿不能及时进行。由于尿液存留过多，膀胱过度充盈，致使膀胱收缩无力，造成尿潴留。

6. 尿失禁（incontinence of urine）　指排尿失去意识控制或不受意识控制，尿液不自主地流出。尿失禁可分为以下三种。

（1）真性尿失禁：即膀胱稍有一些存尿便会不自主地流出，膀胱处于空虚状态。原因：脊髓初级排尿中枢与大脑皮质之间联系受损，如昏迷、截瘫。因排尿反射活动失去大脑皮质的控制，膀胱逼尿肌出现无抑制性收缩；还见于因手术、分娩所致的膀胱括约肌损伤或支配括约肌的神经损伤，病变所致膀胱括约肌功能不良；膀胱与阴道之间有瘘管等。

（2）假性尿失禁（充溢性尿失禁）：即膀胱内储存部分尿液，当膀胱充盈达到一定压力时，即可不自主溢出少量尿液。当膀胱内压力降低时，排尿立即停止，但膀胱仍呈胀满状态而不能排空。原因：脊髓初级排尿中枢活动受抑制，当膀胱充满尿液导致内压增高时，迫使少量尿液流出。

（3）压力性尿失禁：即当咳嗽、打喷嚏或运动时腹肌收缩，腹内压升高，以致不自主地排出少量尿液。原因：膀胱括约肌张力降低、骨盆底部肌肉及韧带松弛、肥胖。多见于中老年女性。

（三）影响排尿的因素

正常情况下，排尿受意识控制，无痛苦，无障碍。但诸多因素可以影响排尿的进行。

1. 心理因素　对正常排尿有很大的影响，压力会影响会阴部肌肉和膀胱括约肌的放松或收缩，如当个体处于过度焦虑和紧张的情形下，有时会出现尿频、尿急，有时也会抑制排尿出现尿潴留。排尿还受暗示的影响，任何听觉、视觉或其他身体感觉的刺激均可诱发排尿，如有的人听见流水声便产生尿意。

2. 个人习惯　大多数人在潜意识里会形成一些排尿时间的习惯，如早晨起床第一件事是排尿，晚上就寝前也要排空膀胱。而儿童期的排尿训练对成年后的排尿形态也有影响。排尿的姿势、时间是否充裕及环境是否合适也会影响排尿的完成。

3. 环境问题　排尿应该在隐蔽的场所进行。当个体在缺乏隐蔽的环境时，就会产生许多压力，而影响正常的排尿。

4. 液体和饮食的摄入　如果其他影响体液的因素不变，液体的摄入量将直接影响尿量和排尿的频率。排尿量和排尿次数与液体的摄入量成正比,液体摄入多,排尿量和排尿次数均增加;反之亦然。摄入液体的种类也影响排尿,如咖啡、茶、酒类饮料,有利尿作用;有些食物的摄入也会影响排尿,如含水量多的水果、蔬菜等可增加液体摄入量,使尿量增多。摄入含盐较高的饮料或食物则会造成水钠潴留,使尿量减少。

5. 气候变化 夏季炎热,身体大量出汗,体内水分减少,血浆晶体渗透压升高,可引起抗利尿激素分泌增多,促进肾脏的重吸收,导致尿液浓缩和尿量减少;冬季寒冷,身体外周血管收缩,循环血量增加,体内水分相对增加,反射性地抑制抗利尿激素的分泌,而使尿量增加。

6. 治疗及检查 外科手术、外伤导致失血、失液,若补液不足,机体处于脱水状态,尿量减少。手术中使用麻醉剂可干扰排尿反射,改变患者的排尿形态,导致尿潴留。因外科手术或外伤使输尿管、膀胱、尿道肌肉损伤而失去正常功能,不能控制排尿,发生尿潴留或尿失禁。某些诊断性检查前要求患者禁食禁水,使体液减少而影响尿量。有些检查(如膀胱镜检查)可能造成尿道损伤、水肿与不适,导致排尿型态的改变。某些药物直接影响排尿,如利尿剂可使尿量增加,止痛剂、镇静剂影响神经传导而干扰排尿。

7. 疾病 神经系统的损伤和病变会使排尿反射的神经传导和排尿的意识控制发生障碍,出现尿失禁;肾脏的病变会使尿液的生成发生障碍,出现少尿或无尿;泌尿系统的肿瘤、结石或狭窄也可导致排尿障碍,出现尿潴留。老年男性因前列腺肥大压迫尿道,可出现排尿困难。

8. 其他因素 妇女在妊娠时,可因子宫增大压迫膀胱致使排尿次数增多。在月经周期中排尿形态也有改变,行经前,大多数妇女有液体潴留、尿量减少的现象,行经开始,尿量增加。老年人因膀胱肌肉张力减弱,出现尿频。婴儿因大脑发育不完善,其排尿由反射作用产生,不受意识控制,2~3岁后才能自我控制。

三、排尿异常的护理

(一)尿潴留患者的护理

1. 心理护理 安慰患者,消除其焦虑和紧张情绪。

2. 提供隐蔽的排尿环境 关闭门窗,屏风遮挡,请无关人员回避。适当调整治疗和护理时间,使患者安心排尿。

3. 调整体位和姿势 酌情协助卧床患者取适当体位,如扶卧床患者略抬高上身或坐起,尽可能使患者以习惯姿势排尿。对需绝对卧床休息或某些手术患者,应事先有计划地训练床上排尿,以免因不适应排尿姿势的改变而导致尿潴留。

4. 诱导排尿 利用条件反射,如听流水声或用温水冲洗会阴诱导排尿;亦可采用针刺中极、曲骨、三阴交穴或艾灸关元、中极穴等方法刺激排尿。

5. 热敷、按摩 可放松肌肉,促进排尿。如果患者病情允许,可用手按压膀胱协助排尿。切记不可强力按压,以防膀胱破裂。

6. 健康教育 指导患者养成定时排尿的习惯。

7. 必要时根据医嘱肌内注射卡巴胆碱(新斯的明)等。

8. 经上述处理仍不能解除尿潴留时,可采用导尿术。

(二)尿失禁患者的护理

1. 皮肤护理 注意保持皮肤清洁干燥。床上铺橡胶单和中单,也可使用尿垫或一次性纸尿裤。经常用温水清洗会阴部皮肤,勤换衣裤、床单、尿垫。根据皮肤情况,定时按摩受压部位，防止压疮的发生。

2．外部引流　必要时应用接尿装置引流尿液。女性患者可用女式尿壶紧贴外阴部接取尿液；男性患者可用尿壶接尿，也可用阴茎套连接集尿袋，接取尿液，但此方法不宜长时间使用，每天要定时取下阴茎套和尿壶，清洗会阴部和阴茎，并将局部暴露于空气中。

3．重建正常的排尿功能

（1）如病情允许，指导患者每日白天摄入液体 2000～3000ml。因多饮水可以促进排尿反射，还可预防泌尿系统的感染。入睡前限制饮水，减少夜间尿量，以免影响患者休息。

（2）观察排尿反应，定时使用便器，建立规则的排尿习惯，刚开始时每 1～2 小时使用便器一次，以后间隔时间可以逐渐延长，以促进排尿功能的恢复。使用便器时，用手按压膀胱，协助排尿，注意用力要适度。

（3）指导患者进行骨盆底部肌肉的锻炼，以增强控制排尿的能力。具体方法是患者取立、坐或卧位，试做排尿（排便）动作，先慢慢收紧盆底肌肉，再缓缓放松，每次 10 秒左右，连续 10 次，每日进行数次。以不觉疲乏为宜。

4．对长期尿失禁的患者，可行导尿术留置导尿，避免尿液浸渍皮肤，发生皮肤破溃。根据患者的情况定时夹闭和引流尿液，锻炼膀胱壁肌肉张力，重建膀胱储存尿液的功能。

5．心理护理　无论什么原因引起的尿失禁，都会给患者造成很大的心理压力，如精神苦闷、忧郁、丧失自尊等。他们期望得到他人的理解和帮助，同时尿失禁也给患者的生活带来许多不便。医务人员应尊重和理解患者，给予安慰、开导和鼓励，使其树立恢复健康的信心，积极配合治疗和护理。

四、与排尿有关的护理技术

（一）导尿术

导尿术（catheterization）是指在严格无菌操作下，用导尿管经尿道插入膀胱引流尿液的方法。导尿术容易引起医源性感染，如在导尿的过程中因操作不当造成膀胱、尿道黏膜的损伤；使用的导尿物品被污染；操作过程中违反无菌原则等原因均可导致泌尿系统的感染。因此为患者导尿时必须严格遵守无菌技术操作原则及操作规程。

【目的】

1．为尿潴留患者引流出尿液，以减轻痛苦。

2．协助临床诊断　如留取未受污染的尿标本作细菌培养；测量膀胱容量、压力及检查残余尿量；进行尿道或膀胱造影等。

3．为膀胱肿瘤患者进行膀胱化疗。

【操作前准备】

1．评估患者并解释

（1）评估：患者的年龄、病情、临床诊断、导尿的目的、意识状态、生命体征、合作程度、心理状况、生活自理能力、膀胱充盈度、会阴部皮肤黏膜情况及清洁度。

（2）解释：向患者及家属解释有关导尿术的目的、方法、注意事项和配合要点。根据患者的自理能力，嘱其清洁外阴。

2．患者准备

（1）患者和家属了解导尿的目的、意义、过程、注意事项及配合操作的要点。

（2）清洁外阴，做好导尿的准备。若患者无自理能力，应协助其进行外阴清洁。

3. 护士准备　衣帽整洁，修剪指甲，洗手，戴口罩。

4. 用物准备

（1）治疗车上层：一次性导尿包（为生产厂商提供的灭菌导尿用物包，包括初步消毒、再次消毒和导尿用物。初步消毒用物有：小方盘，内盛数个消毒液棉球袋，镊子，纱布，手套。再次消毒及导尿用物有：弯盘，气囊导尿管，内盛 4 个消毒液棉球袋，镊子 2 把，自带无菌液体的 10ml 注射器，润滑油棉球袋，标本瓶，纱布，集尿袋，方盘，孔巾，手套，外包治疗巾），手消毒液，弯盘，一次性垫巾或小橡胶单和治疗巾 1 套，浴巾。

导尿管的种类：一般分为单腔导尿管（用于一次性导尿）、双腔导尿管（用于留置导尿）、三腔导尿管（用于膀胱冲洗或向膀胱内滴药）三种。其中，双腔导尿管和三腔导尿管均有一个气囊，以达到将尿管头端固定在膀胱内防止脱落的目的。根据患者情况选择合适大小的导尿管。

（2）治疗车下层：便盆及便盆巾，生活垃圾桶、医疗垃圾桶。

（3）其他：根据环境情况酌情准备屏风。

5. 环境准备　酌情关闭门窗，围帘或屏风遮挡患者。保持合适的室温。光线充足或有足够的照明。

【操作步骤】

1. 携用物至患者床旁，核对患者床号、姓名，再次向患者解释操作目的及有关事项。以便确认患者，取得患者的配合。

2. 操作前移床旁椅至操作同侧的床尾，将便盆放床尾床旁椅上，打开便盆巾，松开床尾盖被，帮助患者脱去对侧裤腿盖在近侧腿部，并盖上浴巾，对侧腿用盖被遮盖，防止患者受凉。操作时应以方便操作，节省时间、体力为宜。

3. 协助患者取屈膝仰卧位，两腿略外展，暴露外阴，方便护士操作。

4. 将小橡胶单和治疗巾垫于患者臀下，保护床单不被污染，弯盘置于近外阴处，消毒双手，核对检查并打开导尿包，取出初步消毒用物，操作者一只手戴上手套，将消毒液棉球倒入小方盘内，保证操作的无菌性，预防感染的发生。

5. 根据男、女性患者尿道的解剖特点进行消毒、导尿

（1）女性患者

1）初步消毒时，操作者一手持镊子夹取消毒液棉球初步消毒阴阜、大阴唇，另一戴手套的手分开大阴唇，消毒小阴唇和尿道口，每个棉球限用一次，平镊不可接触肛门区域，消毒顺序是由外向内、自上而下；污棉球置弯盘内；消毒完毕脱下手套置弯盘内，将弯盘及小方盘移至床尾处。

2）打开导尿包，用洗手消毒液消毒双手后，将导尿包放在患者两腿之间，按无菌技术操作原则打开治疗巾，嘱患者勿动肢体，保持安置的体位，避免无菌区域被污染。

3）取出无菌手套，按无菌技术操作原则戴好无菌手套，取出孔巾铺在患者的外阴处并暴露会阴部，孔巾和治疗巾内层形成一连续无菌区，扩大无菌区域，利于无菌操作，避免污染。

4）按操作顺序整理好用物，方便操作，取出导尿管，用润滑液棉球润滑导管前段，这样可减轻尿管对黏膜的刺激和插管时的阻力，根据需要将导尿管和集尿袋的引流管连接，取消毒液棉球放于弯盘内。

5）再次消毒时，弯盘置于外阴处，一手分开并固定小阴唇，一手持镊子夹取消毒液棉球，分别消毒尿道口、两侧小阴唇、尿道口，再次消毒顺序是内→外→内，自上而下。每

个棉球限用一次，避免已消毒的部位再被污染，消毒尿道口时稍停片刻，增强消毒效果，消毒后污棉球、弯盘、镊子放床尾弯盘内。

6）导尿开始前将方盘置于孔巾口旁，嘱患者张口呼吸，因为张口呼吸可使患者肌肉和尿道括约肌松弛，有助于插管。用另一镊子夹持导尿管对准尿道口轻轻插入尿道 4～6cm，见尿液流出再插入 1cm 左右，松开固定小阴唇的手下移固定导尿管，将尿液引入集尿袋或方盘内，插管时，动作要轻柔，避免损伤尿道黏膜（图 14-1）。

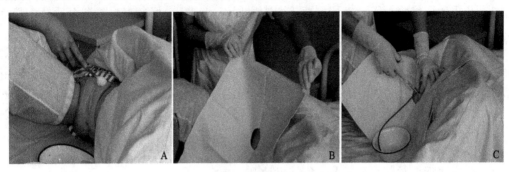

图 14-1　女性患者导尿

A.初步消毒外阴；B.铺洞巾；C.再次消毒外阴

（2）男性患者

1）初步消毒时，操作者一手持镊子夹取消毒棉球进行初步消毒，依次为阴阜、阴茎、阴囊，每个棉球限用一次。另一戴手套的手取无菌纱布裹住阴茎将包皮向后推暴露尿道口，自尿道口向外向后旋转擦拭尿道口、龟头及冠状沟，自阴茎根部向尿道口消毒，包皮和冠状沟易藏污垢，应注意仔细擦拭，预防感染。消毒完毕，污棉球、纱布置弯盘内，将小方盘、弯盘移至床尾，脱下手套。

2）打开导尿包，用洗手消毒液消毒双手后，将导尿包放在患者两腿之间，按无菌技术原则打开治疗巾，嘱患者勿动肢体，保持安置的体位，避免无菌区域被污染。

3）取出无菌手套，按无菌技术操作原则戴好无菌手套，取出孔巾，铺在患者的外阴处并暴露阴茎，孔巾和治疗巾内层形成一连续无菌区，避免污染。

4）按操作顺序整理好用物，方便操作，取出导尿管，用润滑液棉球润滑导尿管前段，根据需要将导尿管和集尿袋的引流管连接，放于方盘内，取消毒液棉球放于弯盘内，避免尿液污染环境。

5）再次消毒时弯盘移至近外阴处，一手用纱布包住阴茎将包皮向后推，暴露尿道口。另一只手持镊子夹消毒棉球再次消毒尿道口、龟头及冠状沟。污棉球、镊子放床尾弯盘内，消毒顺序为由内向外，每个棉球限用一次，避免已消毒的部位被污染。污棉球、镊子放床尾弯盘内。

6）导尿开始前，一手继续持无菌纱布固定阴茎并提起，使之与腹壁成 60° 角（图 14-2），使耻骨前弯消失，利于插管，将方盘置于孔巾口旁，嘱患者张口呼吸，另一镊子夹持导尿管

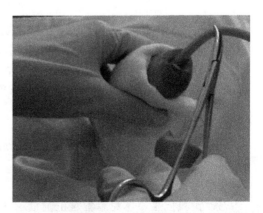

图 14-2　男性患者导尿

对准尿道口轻轻插入尿道 20～22cm，见尿液流出再插入 1～2cm，将尿液引入集尿袋内或方盘内，插管时动作要轻柔，因为男性尿道有三个狭窄，切忌用力过快过猛而损伤尿道黏膜。

6. 当方盘内盛满 2/3 尿液时，夹闭导尿管尾端，将尿液倒入便盆内，再打开导尿管继续放尿；或将尿液引流入集尿袋内至合适量，放尿时应注意观察患者的反应并询问其感觉。

7. 若需做尿培养，用无菌标本瓶接取中段尿液 5ml，盖好瓶盖，放置合适处，避免碰洒或污染。

8. 导尿完毕，轻轻拔出导尿管，撤下孔巾，擦净外阴，使患者舒适。整理导尿用物弃于医用垃圾桶内，撤出患者臀下的小橡胶单和治疗巾，放于治疗车下层。脱去手套，用洗手消毒液消毒双手，协助患者穿好裤子，保护患者隐私。整理床单位，清理用物，测量尿量；尿标本贴标签后及时送检，避免污染。洗手，记录导尿的时间及尿液的性质、颜色和量。

【注意事项】

1. 严格执行查对制度和无菌操作技术原则。

2. 在操作过程中注意保护患者的隐私，并采取适当的保暖措施以防止患者着凉。

3. 对膀胱高度膨胀且极度虚弱的患者，第一次放尿不得超过 1000ml，大量放尿可使腹腔内压急剧下降，血液大量滞留在腹腔内，导致血压下降而虚脱；另外膀胱内压突然降低，还可导致膀胱黏膜急剧充血，发生血尿。

4. 老年女性尿道口回缩，插管时应仔细观察、辨认，避免误入阴道。

5. 为女患者插尿管时，如导尿管误入阴道，应更换无菌导尿管，然后重新插管。

6. 为避免损伤和导致泌尿系统感染，必须掌握男性和女性尿道的解剖特点。

【健康教育】

1. 向患者讲解导尿的目的和意义。

2. 教会患者如何配合操作，减少污染。

3. 介绍相关疾病的知识。

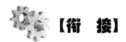 【衔　接】

导尿管的发展史

至少从公元前 3000 年人们就已经在医疗中使用了导尿管。早期导管的制作材料有锌、金、铜、木、铁以及植物的叶子等。直到公元 1730 年才出现了第一个由丝编织的可曲性导管。据记载：1752 年本杰明·富兰克林使用很细的肠制成了一根导管。19 世纪，固特异开创橡胶硫化技术后不久，就有了橡胶导尿管。

（二）留置导尿管术

留置导尿管术（retention catheterization）是在导尿后，将导尿管保留在膀胱内，引流尿液的方法。

【目的】

1. 抢救危重、休克患者时正确记录每小时尿量、测量尿比重，以密切观察患者的病情变化。

2. 为盆腔手术排空膀胱，使膀胱持续保持空虚状态，避免术中误伤。

3. 某些泌尿系统疾病手术后留置导尿管，便于引流和冲洗，并减轻手术切口的张力，促进切口的愈合。

4. 为尿失禁或会阴部有伤口的患者引流尿液，保持会阴部的清洁干燥。

5. 为尿失禁患者行膀胱功能训练。

【操作前准备】

1. 评估患者并解释

（1）评估：患者的年龄、病情、临床诊断、导尿的目的、意识状态、生命体征、合作程度、心理状况、生活自理能力、膀胱充盈度及会阴部皮肤黏膜情况。

（2）解释：向患者及家属解释留置导尿的目的、方法、注意事项和配合要点。

2. 患者准备

（1）患者及家属了解留置导尿的目的、过程和注意事项，学会在活动时防止导尿管脱落的方法等，如患者不能配合时，请他人协助维持适当的姿势。

（2）清洁外阴，做好导尿的准备。

3. 护士准备　衣帽整洁，修剪指甲，洗手，戴口罩。

4. 用物准备　同导尿术。

5. 环境准备　同导尿术。

【操作步骤】

1. 携用物至患者床旁，核对患者床号、姓名，再次解释。

2. 同导尿术初步消毒、再次消毒会阴部及尿道口，插入导尿管，严格按无菌操作进行，防止泌尿系统感染。

3. 见尿液后再插入 7～10cm，根据导管上注明的气囊容积向气囊注入等量的无菌溶液，轻拉导尿管有阻力感，即证实固定于膀胱内。气囊导尿管因导尿管前端有一气囊，当向气囊注入一定量的气体或液体后，气囊膨大可将导尿管头端固定于膀胱内，防止导尿管滑脱。

4. 导尿成功后，夹闭引流管，撤下孔巾，擦净外阴，用安全别针将集尿袋的引流管固定在床单上，集尿袋妥善地固定并低于膀胱的高度，开放导尿管；用别针固定要稳妥，既避免伤害患者，又不能使引流管滑脱，引流管要留出足够的长度，防止因翻身牵拉，使尿管脱出；防止尿液逆流造成泌尿系感染。

5. 整理导尿用物弃于医用垃圾桶内，撤出患者臀下的小橡胶单和治疗巾，并放于治疗车下层，脱去手套，协助患者穿好裤子，取舒适卧位，整理床单位，使患者舒适，保护患者隐私。洗手，记录留置导尿管的时间和尿液的性质、颜色、量及患者的反应等。

【注意事项】

1. 同导尿术 1～6。

2. 气囊导尿管固定时要注意不能过度牵拉尿管，以防膨胀的气囊卡在尿道内口，压迫膀胱壁或尿道，导致黏膜组织的损伤。

【健康教育】

1. 向患者及家属解释留置导尿的目的和护理方法，并鼓励其主动参与护理。

2. 向患者及家属说明摄取足够的水分和进行适当的活动对预防泌尿道感染的重要性，每天尿量应维持在 2000ml 以上，达到自然冲洗尿道的作用，以减少尿道感染的机会，同时也可以预防尿结石的形成。

3. 注意保持引流通畅，避免因导尿管受压、扭曲、堵塞等导致泌尿系统的感染。

4. 在离床活动时，应将导尿管远端固定在大腿上，以防导尿管脱出。集尿袋不得超过膀胱高度并避免挤压，防止尿液反流，导致感染的发生。

【留置导尿管患者的护理】

1. 防止泌尿系统逆行感染的措施

（1）保持尿道口清洁：女患者用消毒棉球擦拭外阴及尿道口，男患者用消毒棉球擦拭尿道口、龟头及包皮，每天 1～2 次。排便后及时清洗肛门及会阴部皮肤。

（2）集尿袋的更换：注意观察并及时排空集尿袋内尿液，并记录尿量。通常每周更换集尿袋 1～2 次，若有尿液性状、颜色改变，需及时更换。

（3）尿管的更换：定期更换导尿管，尿管的更换频率通常根据导尿管的材质决定，一般普通的留置导尿管每周更换导尿管一次，硅胶管每月更换一次。若有尿路感染随时更换。

2. 留置尿管期间，如病情允许应鼓励患者每日摄入水分在 2000ml 以上（包括口服和静脉输液等），达到冲洗尿道的目的。

3. 训练膀胱反射功能　可采用间歇性夹管方式夹闭导尿管，每 3～4 小时开放一次，使膀胱定时充盈和排空，促进膀胱功能的恢复。

4. 注意患者的主诉并观察尿液情况，发现尿液混浊、沉淀、有结晶时，应及时处理，每周检查尿常规一次。

（三）膀胱冲洗

膀胱冲洗（bladder irrigation）是通过三通的导尿管，将无菌溶液灌入到膀胱内，再利用虹吸原理将灌入的液体引流出来的方法。

【目的】

1. 对留置导尿管的患者，保持其尿液引流通畅。

2. 清洁膀胱　清除膀胱内的血凝块、黏液、细菌等异物，预防感染。

3. 治疗某些膀胱疾病，如膀胱炎、膀胱肿瘤。

【操作前准备】

1. 评估患者并解释

（1）评估：患者的年龄、病情、临床诊断、膀胱冲洗的目的、意识状态、生命体征、合作程度、心理状况。

（2）解释：向患者及家属解释有关膀胱冲洗的目的、方法、注意事项和配合要点。

2. 患者准备　患者及家属了解膀胱冲洗的目的、过程和注意事项，学会在操作时如何配合。

3. 护士准备　衣帽整洁，修剪指甲，洗手，戴口罩。

4. 用物准备（密闭式膀胱冲洗术）

（1）治疗车上层：按导尿术准备的导尿用物，遵医嘱准备的冲洗液，无菌膀胱冲洗器 1 套，消毒液，无菌棉签，医嘱执行本，手消毒液。

（2）治疗车下层：便盆及便盆巾、生活垃圾桶、医用垃圾桶。

（3）其他：常用冲洗溶液有生理盐水、0.02%呋喃西林溶液、3%硼酸溶液及 0.1%新霉素溶液。灌入溶液的温度为 38～40℃。若为前列腺肥大摘除术后患者，用 4℃左右的 0.9%氯化钠溶液灌洗。

5．环境准备　酌情屏风遮挡。

【操作步骤】

1．携用物至患者床旁，核对患者床号、姓名，再次解释操作的目的等，以便确认患者。

2．按留置导尿术插好并固定导尿管。

3．排空膀胱，便于冲洗液顺利滴入膀胱。有利于药液与膀胱壁充分接触，并保持有效浓度，达到冲洗的目的。

4．准备冲洗膀胱前，连接冲洗液体与膀胱冲洗器，将冲洗液倒挂于输液架上，排气后关闭导管，分开导尿管与集尿袋引流管接头连接处，消毒导尿管尾端开口和引流管接头，将导尿管和引流管分别与"Y"形管的两个分管相连接，"Y"形管的主管连接冲洗导管。膀胱冲洗装置类似静脉输液导管，其末端与"Y"形管的主管连接，"Y"形管的一个分管连接引流管，另一个分管连接导尿管。应用三腔管导尿时，可免用"Y"形管。

5．冲洗膀胱时，关闭引流管，开放冲洗管，使溶液滴入膀胱（图 14-3），调节滴速。待患者有尿意或滴入溶液 200～300ml 后，关闭冲洗管，放开引流管，将冲洗液全部引流出来后，再关闭引流管，按需要如此反复冲洗。操作时应注意瓶内液面距床面约 60cm，以便产生一定的压力，使液体能够顺利滴入膀胱；滴速一般为 60～80 滴/分，滴速不宜过快，以免引起患者强烈的尿意，迫使冲洗液从尿道口溢出；若患者出现不适或有出血情况，立即停止冲洗，并与医生联系；在冲洗过程中，询问患者感受，观察患者的反应及引流液性状。

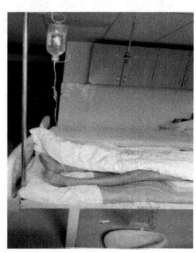

图 14-3　膀胱冲洗术

6．冲洗完毕，取下冲洗管，消毒导尿管口和引流接头并连接，清洁外阴部，固定好导尿管，减少外阴细菌的数量。协助患者取舒适卧位，整理床单位，清理物品。洗手，记录冲洗液名称、冲洗量、引流液性质及冲洗过程中患者的反应等。

【注意事项】

1．严格执行无菌技术操作。

2．避免用力回抽造成黏膜损伤。若引流的液体少于灌入的液体量，应考虑是否有血块或脓液阻塞，可增加冲洗次数或更换导尿管。

3．冲洗时嘱患者深呼吸，尽量放松，以减少疼痛。若患者出现腹痛、腹胀、膀胱剧烈收缩等情形，应暂停冲洗。

4．冲洗后如出血较多或血压下降，应立即报告医生给予处理，并注意准确记录冲洗液量及性状。

【健康教育】

1．向患者及家属解释膀胱冲洗的目的和护理方法，并鼓励其主动配合。

2．向患者说明摄取足够水分的重要性，每天饮水量应维持在 2000ml 左右，以产生足够的尿量冲洗尿路，达到预防感染的目的。

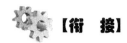 【衔 接】

导尿时遇到异常情况如何处理？

导尿时最常遇到的问题是导尿管插入困难，常见原因有：尿道口因创伤、炎症、男性包皮粘连等所致的狭窄，尿道异物、瘤、结石、畸形（闭锁、瓣膜）所致的阻塞，前列腺增生、炎性水肿及盆腔肿物压迫等所致的膀胱颈部梗阻。

处理：对尿道狭窄患者可选用新、细而质较硬的导尿管，如仍不能插入，可加用铁丝管芯助插或用金属导尿管，但要严格地沿着尿道的走行方向，缓缓地并适当加力插入，禁止盲目地强行硬插，以免造成尿道损伤。如不能插入时，可遵医嘱在无菌技术下行耻骨上膀胱穿刺，将膀胱内滞留的尿液抽出。有尿道损伤史的患者发生插管困难时，除考虑有尿道狭窄外，应注意有无假性尿道形成。男性位于舟状窝的尿道结石者，可扩张尿道口取出结石或切开取石，也可用硬导管将其顶入膀胱，以解决排尿问题。对尿道痉挛插管困难的患者，可于尿道内注入2%普鲁卡因2ml 5分钟后再行插管。

【小 结】

要做好排尿的观察及护理，护士就必须了解泌尿系统的解剖结构和生理结构，熟悉正常尿液的生成与排泄过程，才能正确地观察尿的量、色、性状及味等，为诊断和治疗提供依据；对排尿异常能针对性地采取有效护理措施；正确进行尿失禁、尿潴留患者的护理；操作中严格执行查对制度，遵循无菌技术操作原则；同时护士要维护患者的自尊，注意保护患者的隐私部位，能安全、熟练、准确地完成导尿操作，以解除患者痛苦，有利于患者的康复。

第二节　排 便 护 理

当食物由口进入胃和小肠消化吸收后，残渣储存于大肠内，其中除一部分水分被大肠吸收外，其余均由细菌发酵和腐败作用后形成粪便。通常情况下，粪便的性质与形状可以反映整个消化系统的功能状况。因此护士通过对患者排便活动及粪便的观察，可以及早发现和鉴别消化道疾病，有助于诊断和选择适宜的治疗、护理措施。

一、与排便有关的解剖与生理

（一）大肠的解剖

人体参与排便运动的主要器官是大肠。大肠全长1.5m，起自回肠末端，止于肛门，分盲肠、结肠、直肠和肛管四个部分。

1. 盲肠　为大肠与小肠的衔接部分，其内有回盲瓣，起括约肌的作用，既可控制回肠内容物进入盲肠的速度，又可防止大肠内容物逆流。

2. 结肠　分升结肠、横结肠、降结肠和乙状结肠，围绕在小肠周围。

3. 直肠　全长约16cm，从矢状面上看，有两个弯曲，即骶曲和会阴曲。会阴曲是直肠绕过尾骨尖形成的凸向前方的弯曲，骶曲是直肠在骶尾骨前面下降形成的凸向后方的弯曲。

4. 肛管　上续直肠，下止于肛门，长约 4cm，为肛门内外括约肌包绕。肛门内括约肌为平滑肌，有协助排便的作用；肛门外括约肌为骨骼肌，是控制排便的重要肌束。

（二）大肠的生理功能

1. 吸收水分、电解质和维生素。

2. 形成粪便并排出体外。

3. 利用肠内细菌制造维生素。

（三）大肠的运动

大肠的运动少而慢，对刺激的反应也较迟缓。这些特点符合大肠的生理功能。大肠的运动形式有以下几种：

1. 袋状往返运动　是空腹时最常见的一种运动形式，主要是由环行肌无规律的收缩引起。使结肠袋中内容物向前后两个方向作短距离移动，并不向前推进。

2. 分节或多袋推进运动　是进食后较多见的一种运动形式，由一个结肠袋或一段结肠收缩推移肠内容物至下一结肠段。

3. 蠕动　是一种推进运动，由一些稳定的收缩波组成，波前面的肌肉舒张，波后面的肌肉则保持收缩状态，使肠管闭合排空。蠕动对肠道排泄起重要作用。

4. 集团蠕动　是一种行进很快，向前推进距离很长的强烈蠕动。起源于横结肠，强烈的蠕动波可将肠内容物从横结肠推至乙状结肠和直肠。此蠕动每天发生 3～4 次，最常发生在早餐后的 60 分钟内。它由两种反射刺激引起，即胃-结肠反射和十二指肠-结肠反射。当食物进入胃、十二指肠后，通过内在神经丛的传递，反射性地引起结肠的集团蠕动而推动大肠内容物至乙状结肠和直肠，引发排便反射。胃-结肠反射和十二指肠-结肠反射对于肠道排泄有重要意义，可利用此反射来训练排便习惯。

（四）排便

从大肠排出废物的过程称为排便。正常人的直肠腔内除排便前和排便时通常无粪便。当肠蠕动将粪便推入直肠时，刺激直肠壁内的感受器，其兴奋冲动经盆神经和腹下神经至脊髓腰骶段的初级排便中枢，同时上传到大脑皮质，引起便意和排便反射。如果环境许可，皮质发出下行冲动到脊髓初级排便中枢，通过盆神经传出冲动，使降结肠、乙状结肠和直肠收缩，肛门内括约肌不自主的舒张，同时，阴部神经冲动减少，肛提肌收缩，肛门外括约肌舒张。此外，由于支配腹肌和膈肌的神经兴奋，腹肌、膈肌收缩，腹内压增加，共同促进粪便排出体外。

排便活动受大脑皮质的控制，意识可以促进或抑制排便。个体经过一段时间的排便训练后，便可以自主地控制排便。正常人的直肠对粪便的压力刺激有一定的阈值，达到此阈值时即可产生便意。如果个体经常有意识抑制便意，便会使直肠渐渐失去对粪便压力刺激的敏感性，加之粪便在大肠内停留过久，水分被吸收过多而干结，造成排便困难，这是产生便秘最常见的原因之一。

二、排便的评估

（一）排便的评估内容

1. 排便次数　排便是人体的基本生理需要，排便次数因人而异。一般成人每天排便 1～3 次，婴幼儿每天排便 3～5 次。每天排便超过 3 次（成人）或每周少于 3 次，应视为排便异常，如腹泻、便秘。

2．排便量 每日排便量与膳食的种类、数量、摄入的液体量、大便次数及消化器官的功能有关。正常成人每天排便量 100~300g。进食低纤维、高蛋白质等精细食物者粪便量少而细腻。进食大量蔬菜、水果等粗粮者粪便量较多。当消化器官功能紊乱时，也会出现排便量的改变，如肠道梗阻、腹泻等。

3．粪便的性状

（1）形状与软硬度：正常人的粪便为成形软便。便秘时粪便坚硬，呈栗子样；消化不良或急性肠炎时可为稀便或水样便；肠道部分梗阻或直肠狭窄，粪便常呈扁条形或带状。

（2）颜色：正常成人的粪便颜色呈黄褐色或棕黄色。婴儿的粪便呈黄色或金黄色。因摄入食物或药物种类的不同，粪便颜色会发生变化，如食用大量绿叶蔬菜，粪便可呈暗绿色；摄入动物血或铁制剂，粪便可呈无光样黑色。如果粪便颜色改变与上述情况无关，表示消化系统有病理变化存在。如柏油样便提示上消化道出血；白陶土色便提示胆道梗阻；暗红色血便提示下消化道出血；果酱样便见于肠套叠、阿米巴痢疾；粪便表面粘有鲜红色血液见于痔疮或肛裂；白色"米泔水"样便见于霍乱、副霍乱。

（3）内容物：粪便内容物主要为食物残渣、脱落的大量肠上皮细胞、细菌以及机体代谢后的废物，如胆色素衍生物和钙、镁、汞等盐类。粪便中混入少量黏液，肉眼不易查见。当消化道有感染并出血时粪便中可混有血液、脓液或肉眼可见的黏液。肠道寄生虫感染患者的粪便中可检出蛔虫、蛲虫、绦虫节片等。

（4）气味：正常时粪便气味因膳食种类而异，强度由腐败菌的活动性及动物蛋白质的量而定。肉食者味重，素食者味轻。严重腹泻患者因未消化的蛋白质与腐败菌作用，粪便呈碱性反应，气味极恶臭；下消化道溃疡、恶性肿瘤患者粪便呈腐败臭；上消化道出血的柏油样粪便呈腥臭味；消化不良、乳儿因糖类未充分消化或吸收脂肪酸产生气体，粪便呈酸性反应，气味为酸败臭。

（二）常见的异常排便

1．便秘（constipation） 指正常的排便形态改变，排便次数减少，排出过干、过硬的粪便，且排便不畅、困难。

（1）原因：某些器质性病变；排便习惯不良；中枢神经系统功能障碍；排便时间或活动受限制；强烈的情绪反应；各类直肠肛门手术；某些药物的不合理使用；饮食结构不合理，饮水量不足；滥用缓泻剂、栓剂、灌肠；长期卧床或活动减少等，以上原因均可抑制肠道功能而导致便秘的发生。

（2）症状和体征：腹胀、腹痛、食欲不佳、消化不良、乏力、舌苔变厚、头痛等。另外，便秘者粪便干硬，触诊腹部较硬实且紧张，有时可触及包块，肛诊可触及粪块。

2．粪便嵌塞 （fecal impaction） 指粪便持久滞留堆积在直肠内，坚硬不能排出。常发生于慢性便秘的患者。

（1）原因：便秘未能及时解除，粪便滞留在直肠内，水分被持续吸收而乙状结肠排下的粪便又不断加入，最终使粪块变得又大又硬不能排出，发生粪便嵌塞。

（2）症状和体征：患者有排便冲动，腹部胀痛，直肠肛门疼痛，肛门处有少量液化的粪便渗出，但不能排出粪便。

3．腹泻（diarrhea） 指正常排便形态改变，频繁排出松散稀薄的粪便甚至水样便。腹泻时肠蠕动增加，肠黏膜吸收水分功能发生障碍，胃肠内容物迅速通过胃肠道，水分不能在肠道内被及时吸收。又因肠黏膜受刺激，肠液分泌增加进一步增加了粪便的水分。因此，当粪便到达直肠时仍然呈液体状态，并排出体外形成腹泻。短时的腹泻可以帮助机体排出刺激性物质和有害物质，是一种保护性反应。但是，持续严重的腹泻，可使机体内的大量水分和胃肠液丧失，导致水、电解质和酸碱平衡紊乱。长期腹泻者还会因机体无法吸收营养物质而导致营养不良。

（1）原因：饮食不当或使用泻剂不当；情绪紧张焦虑；消化系统发育不成熟；胃肠道疾病；某些内分泌疾病，如甲亢等均可导致肠蠕动增加，发生腹泻。

（2）症状和体征：腹痛、肠痉挛、疲乏、恶心、呕吐、肠鸣音、有急于排便的需要和难以控制的感觉。粪便松散或呈液体样。

4. 排便失禁（fecal incontinence）　指肛门括约肌不受意识的控制而不自主地排便。

（1）原因：神经肌肉系统的病变或损伤，如瘫痪、胃肠道疾病、精神障碍、情绪失调等。

（2）症状和体征：患者不自主地排出粪便。

5. 肠胀气（flatulence）　指胃肠道内有过量气体积聚，不能排出。一般情况下，胃肠道内的气体只有 150ml 左右。胃内的气体可通过口腔嗝出，肠道内的气体部分在小肠被吸收，其余的可通过肛门排出，不会产生不适。

（1）原因：食入过多产气性食物、吞入大量空气、肠蠕动减少、肠道梗阻及肠道手术后。

（2）症状和体征：患者表现为腹部膨隆，叩诊呈鼓音、腹胀、痉挛性疼痛、呃逆、肛门排气过多。当肠胀气压迫膈肌和胸腔时，可出现气急和呼吸困难。

（三）影响排便的因素

生理、心理、社会文化、饮食与活动、病理等因素均可影响排便，护士必须完整地收集资料，做出正确的评估，并提供合理有效的护理措施，满足患者排便的需要。

1. 生理因素

（1）年龄：可影响人对排便的控制。2～3 岁以下的婴幼儿，神经肌肉系统发育不全，不能控制排便。老年人随年龄增加，腹壁肌肉张力下降，胃肠蠕动减慢，肛门括约肌松弛等导致肠道控制能力下降而出现排便功能的异常。

（2）个人排泄习惯：在日常生活中，许多人都有自己固定的排便时间；使用某种固定的便具；排便时从事某些活动，如阅读等。当这些生活习惯由于环境的改变无法维持时，就可能影响正常排便。

2. 心理因素　是影响排便的重要因素。精神抑郁时，身体活动减少，肠蠕动减少可导致便秘。而情绪紧张、焦虑可导致迷走神经兴奋，肠蠕动增加而引起吸收不良、腹泻。

3. 社会文化因素　社会的文化教育影响个人的排便观念和习惯。在现代社会，排便是个人隐私的观念已被大多数社会文化所接受。当个体因排便问题需要医务人员帮助而丧失隐私时，个体就可能压抑排便的需要而造成排便功能异常。

4. 饮食与活动

（1）食物与液体摄入：均衡饮食与足量的液体摄入是维持正常排便的重要条件。富含纤维的食物可提供必要的粪便容积，加速食糜通过肠道，减少水分在大肠内的再吸收，使大便柔软而易于排出。每日摄入足量液体，可以液化肠内容物使食物能顺利通过肠道。当摄食量过少、食物中缺少纤维或水分不足时，无法产生足够的粪便容积和液化食糜，食糜通过回肠速度减慢、时间延长，水分的再吸收增加，导致粪便变硬、排便减少而发生便秘。

（2）活动：可维持肌肉的张力，刺激肠道蠕动，有助于维持正常的排便功能。各种原因所致长期卧床、缺乏活动的患者，可因肌肉张力减退而导致排便困难。

5. 与疾病有关的因素

（1）疾病：肠道本身的疾病或身体其他系统的病变均可影响正常排便。如大肠癌、结肠炎可使排便次数增加；脊髓损伤、脑卒中等可致排便失禁。

（2）药物：有些药物能治疗或预防便秘和腹泻，如缓泻药可刺激肠蠕动，减少肠道水分吸收，促使排便；但是如果药物剂量掌握不正确，可能会导致相反的结果。有些药物则可能干扰排便的正常形态，如长时间服用抗生素，可抑制肠道正常菌群生长而导致腹泻；麻醉剂或止痛药，可使肠运动能力减弱而导致便秘。

（3）治疗和检查：某些治疗和检查会影响个体的排便活动，例如，腹部、肛门部位手术，会因为肠壁肌肉的暂时麻痹或伤口疼痛而造成排便困难；胃肠 X 线检查常需灌肠或服用钡剂，也可影响排便。

三、排便异常的护理

（一）便秘患者的护理

1. 提供适当的排便环境　为患者提供单独隐蔽的环境及充裕的排便时间。如拉上围帘或用屏风遮挡，避开查房、治疗护理和进餐时间，以消除紧张情绪，保持心情舒畅，利于排便。

2. 选取适宜的排便姿势　床上使用便盆时，除非有特别禁忌，最好采取坐姿或抬高床头，利用重力作用增加腹内压促进排便。病情允许时让患者下床上厕所排便。对手术患者，在手术前应有计划地训练其在床上使用便盆。

3. 腹部环形按摩　排便时用手沿结肠解剖位置自右向左环行按摩，可促使降结肠的内容物向下移动，并可增加腹内压，促进排便。指端轻压肛门后端也可促进排便。

4. 遵医嘱给予口服缓泻药物　缓泻剂可使粪便中的水分含量增加，加快肠蠕动，加速肠内容物的运行，而起到导泻的作用。但使用缓泻剂时应根据患者的特点及病情选用。对于老年人、儿童应选择作用缓和的泻剂，慢性便秘的患者可选用蓖麻油、番泻叶、酚酞（果导）、大黄等接触性泻剂。

使用缓泻剂可暂时解除便秘，但长期使用或滥用又常成为慢性便秘的主要原因。其机制是服用缓泻剂后结肠内容物被彻底排空，随后几天无足量粪便刺激不能正常排便，没有排便又再次使用缓泻剂，如此反复，使结肠的正常排便反射失去作用，反射减少造成结肠扩张弛缓，这样结肠就只对缓泻剂、栓剂、灌肠等强烈刺激做出反应，产生对缓泻剂的生理依赖，失去正常排便的功能，导致慢性便秘。

5. 使用简易通便剂　常用的有开塞露、甘油栓等。其作用机制是软化粪便，润滑肠壁，刺激肠蠕动，促进排便。

6. 以上方法均无效时，遵医嘱给予灌肠。

7. 健康教育　帮助患者及家属正确认识维持正常排便习惯的意义和获得有关排便的知识。

8. 帮助患者重建正常的排便习惯　指导患者选择一个适合自身排便的时间，理想的排便时间是进食后（早餐后），因进食刺激大肠集团蠕动而引起排便反射，每天固定在此时间排便，并坚持下去，不随意使用缓泻剂及灌肠等方法。

9. 合理安排膳食　多摄取促进排便的食物和饮料。如多食用蔬菜、水果、粗粮等高纤维食物；餐前提供开水、柠檬汁等热饮，促进肠蠕动，刺激排便反射；适当提供轻泻食物如梅子汁等促进排便；多饮水，病情允许时每天液体摄入量应不少于 2000ml；适当食用油脂类的食物。

10. 鼓励患者适当运动　按个人需要拟定规律的活动计划并协助患者进行运动，如散步、做操、打太极拳等。卧床患者可进行床上活动。此外还应指导患者进行增强腹肌和盆底部肌肉的运动，以增加肠蠕动和肌张力，促进排便。

（二）粪便嵌塞患者的护理

1. 早期可使用栓剂、口服缓泻剂来润肠通便。

2. 必要时先行油类保留灌肠，2～3 小时后再做清洁灌肠。

3. 人工取便　通常在清洁灌肠无效后按医嘱执行。具体方法为：术者戴上手套，将涂润滑剂的示指慢慢插入患者直肠内，触到硬物时注意大小、硬度，然后机械地破碎粪块，一块一块地取出。操作时应注意动作轻柔，避免损伤直肠黏膜。人工取便易刺激迷走神经，故心脏病、脊椎受损者须慎重使用。操作中如患者出现心悸、头昏时须立刻停止。

4. 健康教育　向患者及家属讲解有关排便的知识，建立合理的膳食结构。协助患者建立并维持正常的排便习惯，防止便秘的发生。

（三）腹泻患者的护理

1. 去除原因，如肠道感染者，应遵医嘱给予抗生素治疗。

2. 卧床休息，减少肠蠕动，注意腹部保暖。对不能自理的患者应及时给予便盆，消除焦虑不安的情绪，使之达到身心充分休息的目的。

3. 膳食调理　鼓励患者饮水，酌情给予清淡的流质或半流质食物，避免油腻、辛辣、高纤维食物。严重腹泻时可暂禁食。

4. 防止水和电解质紊乱　按医嘱给予止泻剂、口服补盐液或静脉输液。

5. 维持皮肤完整性　特别是婴幼儿、老年人、身体衰弱者，每次便后用软纸轻擦肛门，温水清洗，并在肛门周围涂油膏以保护局部皮肤。

6. 密切观察病情，记录排便的量、性质、次数等，必要时留取标本送检。病情危重者，注意生命体征变化。如疑为传染病则按肠道隔离原则护理。

7. 心理支持　粪便异味及玷污的衣裤、床单、被套、便盆均会给患者带来不适，因此要协助患者更换衣裤、床单、被套和清洗沐浴，使患者感到舒适。便盆清洗干净后，置于易取处，以方便患者取用。

8. 健康教育　向患者讲解有关腹泻的知识，指导患者注意饮食卫生，养成良好的卫生习惯。

（四）排便失禁患者的护理

1. 心理护理　排便失禁的患者心情紧张而窘迫，常感到自卑和忧郁，期望得到理解和帮助。护士应尊重和理解患者，给予心理安慰与支持。帮助其树立信心，配合治疗和护理。

2. 保护皮肤　床上铺橡胶（或塑料）单和中单或一次性尿布，每次便后用温水洗净肛门周围及臀部皮肤，保持皮肤清洁干燥。必要时，肛门周围涂搽软膏以保护皮肤，避免破损感染。注意观察骶尾部皮肤变化，定时按摩受压部位，预防压疮的发生。

3. 帮助患者重建控制排便的能力　了解患者排便时间，掌握排便规律，定时给予便盆，促使患者按时自己排便；与医生协调定时应用导泻栓剂或灌肠，以刺激定时排便；教会患者进行肛门括约肌及盆底部肌肉的收缩锻炼。指导患者取立位、坐位或卧位，试做排便动作，先慢慢收缩肌肉，然后再慢慢放松，每次 10 秒左右，连续 10 次，每次锻炼 20～30 分钟，每日数次。以患者感觉不疲乏为宜。

4．如无禁忌，保证患者每天摄入足量的液体。

5．保持床褥、衣服清洁，室内空气清新，及时更换污湿的衣裤、被单，定时开窗通风，除去不良气味。

（五）肠胀气患者的护理

1．指导患者养成良好的饮食习惯（细嚼慢咽）。

2．去除引起肠胀气的原因。如勿食产气食物和饮料，积极治疗肠道疾病等。

3．鼓励患者适当活动。协助患者下床活动如散步，卧床患者可做床上活动或变换体位，以促进肠蠕动，减轻肠胀气。

4．轻微胀气时，可行腹部热敷或腹部按摩、针刺疗法。严重胀气时，遵医嘱给予药物治疗或行肛管排气。

四、与排便有关的护理技术

（一）灌肠法

灌肠法（enema）是将一定量的液体由肛门经直肠灌入结肠，以帮助患者清洁肠道、排便、排气或由肠道供给药物或营养，达到确定诊断和治疗目的的方法。

根据灌肠的目的灌肠法可分为保留灌肠和不保留灌肠。根据灌入的液体量又可将不保留灌肠分为大量不保留灌肠和小量不保留灌肠。如为了达到清洁肠道的目的，而反复使用大量不保留灌肠，则为清洁灌肠。

大量不保留灌肠

【目的】

（1）解除便秘、肠胀气。

（2）清洁肠道：为肠道手术、检查或分娩做准备。

（3）稀释并清除肠道内的有害物质，减轻中毒。

（4）灌入低温液体，为高热患者降温。

【操作前准备】

（1）评估患者并解释

1）评估：患者的年龄、病情、临床诊断、意识状态、心理状况、排便情况、理解配合能力。

2）解释：向患者及家属解释灌肠的目的、操作方法、注意事项和配合要点。

（2）患者准备

1）了解灌肠的目的、方法和注意事项，并配合操作。

2）排尿。

（3）护士准备：衣帽整洁，修剪指甲，洗手，戴口罩。

（4）用物准备

1）治疗车上层：一次性灌肠包（包内有灌肠筒、引流管、肛管一套，孔巾，垫巾，肥皂冻1 包，纸巾数张，手套），医嘱执行本，弯盘，水温计，手消毒液。根据医嘱准备的灌肠液。

2）治疗车下层：便盆，便盆巾，生活垃圾桶，医用垃圾桶。

3）其他：输液架。

4）灌肠溶液：常用 0.1%～0.2% 的肥皂液，生理盐水。成人每次用量为 500～1000ml，小儿 200～500ml。溶液温度一般为 39～41℃，降温时用 28～32℃，中暑用 4℃。

（5）环境准备：酌情关闭门窗，屏风遮挡患者。保持合适的室温。光线充足或有足够的照明。

【操作步骤】

（1）携用物至患者床旁，核对患者床号、姓名及灌肠溶液，再次解释操作的目的。正确选用灌肠溶液，掌握溶液的温度、浓度和量。肝性脑病患者禁用肥皂液灌肠；充血性心力衰竭和水钠潴留患者禁用生理盐水灌肠；急腹症、消化道出血、妊娠、严重心血管疾病等患者禁忌灌肠。

（2）协助患者取左侧卧位，双膝屈曲，褪裤至膝部，臀部移至床沿。该姿势使降结肠、乙状结肠处于下方，利用重力作用使灌肠液顺利流入降结肠和乙状结肠，不能自我控制排便的患者可取仰卧位，臀下垫便盆。

（3）暴露臀部，盖好被子保暖，维护患者隐私，使其放松，并消毒双手。

（4）检查灌肠包并打开。取出将垫巾铺在患者臀下，孔巾铺在患者臀部，暴露肛门，弯盘放在患者臀部旁边，纱布（纸巾）放在治疗巾上。

（5）取出灌肠筒，关闭引流管上的开关，将灌肠液倒入灌肠筒内，灌肠筒挂于输液架上，筒内液面高于肛门 40～60cm。灌肠时注意保持一定灌注压力和速度，灌肠筒过高，压力过大，液体流入速度过快，不易保留，而且易造成肠道损伤。伤寒患者灌肠时灌肠筒内液面不得高于肛门 30cm，液体量不得超过 500ml。

（6）戴手套。

（7）润滑肛管前端，排尽管内气体，关闭开关，防止气体进入直肠。

（8）一手垫卫生纸分开臀部，暴露肛门口，嘱患者深呼吸，使患者放松，便于插入肛管，一手将肛管轻轻插入直肠 7～10cm。用手固定肛管。插肛管时应注意顺应肠道解剖，勿用力，以防损伤肠黏膜；如插入受阻，可退出少许，旋转后缓缓插入。小儿插入深度为 4～7cm（图 14-4）。

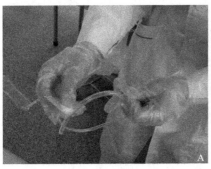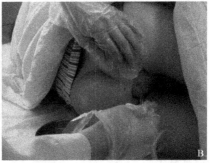

图 14-4　大量不保留灌肠

（9）打开开关，使液体缓缓流入。

（10）灌入液体过程中，密切观察筒内液面下降速度和患者的情况，如液面下降过慢或停止，多由于肛管前端孔道被阻塞，可移动肛管或挤捏肛管，使堵塞管孔的粪便脱落；患者感觉腹胀或有便意，可嘱患者张口深呼吸，放松腹部肌肉，并降低灌肠筒的高度以减慢流速或暂停片刻，以便转移患者的注意力，减轻腹压，同时减少灌入溶液的压力；患者若出现脉速、面色苍白、大汗、剧烈腹痛、心慌气促，此时可能发生肠道剧烈痉挛或出血，应立即停止灌肠，与医生联系，给予及时处理。

（11）待灌肠液即将流尽时夹管，避免拔管时空气进入肠道以及灌肠液和粪便随管流出，用卫生纸包裹肛管轻轻拔出，弃于医用垃圾桶内。擦净肛门，脱下手套，消毒双手。

（12）协助患者取舒适的卧位，嘱其尽量保留 5～10 分钟后再排便，使灌肠液在肠中有足够的作用时间，以利粪便充分软化容易排出。如果是降温灌肠时液体要保留 30 分钟，排便后 30 分钟，测量体温并记录。

（13）对不能下床的患者，给予便盆，将卫生纸、呼叫器放于易取处。协助能下床的患者上厕所排便。

（14）灌肠排便后及时取出便盆，擦净肛门，协助患者穿裤，整理床单位，开窗通风，保持病房的整齐，去除异味；观察大便性状，必要时留取标本送检；按相关要求处理用物，防止病原微生物传播；洗手，在体温单大便栏目处记录灌肠结果，如灌肠后解便一次为 1/E。灌肠后无大便记为 0/E。

【注意事项】

（1）妊娠、急腹症、严重心血管疾病等患者禁忌灌肠。

（2）伤寒患者灌肠时溶液不得超过 500ml，压力要低（液面不得超过肛门 30cm）。

（3）肝性脑病患者灌肠，禁用肥皂水，以减少氨的产生和吸收；充血性心力衰竭和水钠潴留患者禁用 0.9% 氯化钠溶液灌肠。

（4）准确掌握灌肠溶液的温度、浓度、流速、压力和溶液的量。

（5）灌肠时患者如有腹胀或便意时，应嘱患者做深呼吸，以减轻不适。

（6）灌肠过程中应随时注意观察患者的病情变化，如发现脉速、面色苍白、出冷汗、剧烈腹痛、心慌气急时，应立即停止灌肠并及时与医生联系，采取急救措施。

【健康教育】

（1）向患者及家属讲解维持正常排便习惯的重要性。

（2）指导患者及家属保持健康的生活习惯以维持正常排便。

（3）指导患者掌握灌肠时的配合方法。

小量不保留灌肠

小量不保留灌肠适用于腹部或盆腔手术后的患者、危重患者、年老体弱患者、小儿及孕妇等。

【目的】

（1）软化粪便，解除便秘。

（2）排除肠道内的气体，减轻腹胀。

【操作前准备】

（1）评估患者并解释

1）评估：患者的年龄、病情、临床诊断、意识状态、心理状况、排便情况、理解配合能力。

2）解释：向患者及家属解释灌肠的目的、操作的程序和配合要点。

（2）患者准备：同大量不保留灌肠。

（3）护士准备：衣帽整洁，修剪指甲，洗手，戴口罩。

（4）用物准备

1）治疗车上层：一次性灌肠包（或注洗器，量杯，肛管，温开水 5～10ml，止血钳，一次性垫巾或橡胶单和治疗巾，手套，润滑剂，卫生纸）、遵医嘱准备灌肠液、棉签、弯盘、手消毒液。

2）治疗车下层：便盆和便盆巾，生活垃圾桶、医用垃圾桶。

3）其他：常用灌肠液："1、2、3"溶液（50%硫酸镁 30ml、甘油 60ml、温开水 90ml）；甘油 50ml 加等量温开水；各种植物油 120～180ml。溶液温度为 38℃。

（5）环境准备：同大量不保留灌肠。

【操作步骤】

（1）携用物至患者床旁，核对患者床号、姓名及灌肠溶液，再次解释。

（2）协助患者取左侧卧位，双腿屈膝，褪裤至膝部，臀部移至床沿。臀下垫橡胶单与治疗巾。利用重力作用使灌肠溶液顺利流入乙状结肠。

（3）戴手套，将弯盘置于臀边，用注洗器抽吸灌肠液，连接肛管，润滑肛管前段，减少插管时的阻力和对黏膜的刺激，排气，夹管。

（4）左手垫卫生纸分开臀部，暴露肛门，嘱患者深呼吸，使患者放松，便于插入肛管，右手将肛管从肛门轻轻插入 7～10cm。

（5）固定肛管，松开血管钳，缓缓注入溶液，注入速度不得过快过猛，以免刺激肠黏膜，引起排便反射。注毕夹管，取注洗器再吸取溶液，松夹后再行灌注，如用小容量灌肠筒，液面距肛门不能超过 30cm。如此反复直至灌肠溶液全部注入完毕，灌肠时注意观察患者反应。

（6）血管钳夹闭肛管尾端或反折肛管尾端，用卫生纸包住肛管轻轻拔出，放入弯盘内。

（7）保留灌肠液：擦净肛门，取下手套，协助患者取舒适卧位。嘱其尽量保留溶液 10～20 分钟再排便，等充分软化粪便后利于排便。

（8）对不能下床的患者，给予便盆，将卫生纸、呼叫器放于易取处。协助能下床的患者上厕所排便。

（9）操作后整理床单位，清理用物。洗手，并做好记录，记录灌肠时间，灌肠液的种类、量、患者的反应（图 14-5）。

【注意事项】

（1）灌肠时插管深度为 7～10cm，压力宜低，灌肠液注入的速度不得过快。

（2）每次抽吸灌肠液时应反折肛管尾段，防止空气进入肠道，引起腹胀。

【健康教育】

（1）向患者及家属讲解维持正常排便习惯的重要性。

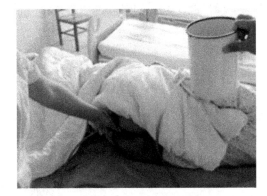

图 14-5　小量不保留灌肠

（2）向患者及家属解释灌肠的意义。

（3）指导患者及家属保持健康的生活习惯以维持正常排便。

保留灌肠

保留灌肠是将药液灌入到直肠或结肠内，通过肠黏膜吸收达到治疗疾病的目的。

【目的】

（1）镇静、催眠。

（2）治疗肠道感染。

【操作前准备】

（1）评估患者并解释

1）评估：患者的年龄、病情、临床诊断、意识状态、心理状况、排便情况、理解配合能力。

2）解释：向患者及家属解释保留灌肠的目的、操作程序和配合要点。

（2）患者准备：了解保留灌肠的目的、过程和注意事项，排尽大小便，配合操作。

（3）护士准备：衣帽整洁，修剪指甲，洗手，戴口罩。

（4）用物准备

1）治疗车上层：注洗器，治疗碗（内盛遵医嘱备的灌肠液）、肛管（20 号以下）、温开水 5～10ml、止血钳、润滑剂、棉签、手套、弯盘、卫生纸、橡胶或塑料单、治疗巾、小垫枕、手消毒液。

2）治疗车下层：便盆和便盆巾，生活垃圾桶、医用垃圾桶。

3）常用溶液：药物及剂量遵医嘱准备，灌肠溶液量不超过 200ml，溶液温度 38℃。①镇静、催眠用 10%水合氯醛，剂量按医嘱准备；②抗肠道感染用 2%小檗碱，0.5%～1%新霉素或其他抗生素溶液。

（5）环境准备：同大量不保留灌肠。

【操作步骤】

（1）携用物至患者床旁，核对患者床号、姓名及灌肠溶液，再次解释，保留灌肠以晚上睡眠前灌肠为宜，因为此时活动减少，药液易于保留吸收。

（2）根据病情选择不同的卧位。如慢性细菌性痢疾，病变部位多在直肠或乙状结肠，取左侧卧位。阿米巴痢疾病变多在回盲部，取右侧卧位，以提高疗效。

（3）将小垫枕、橡胶单和治疗巾垫于臀下，使臀部抬高约 10cm，以防止药液溢出。

（4）戴手套，润滑肛管前段，排气后轻轻插入肛门 15～20cm，缓慢注入药液。

（5）药液注入完毕，再注入温开水 5～10ml，抬高肛管尾端，使管内溶液全部注完，拔出肛管，擦净肛门，取下手套，消毒双手，嘱患者尽量保留药液在 1 小时以上，使药液充分被吸收，达到治疗目的，并注意观察患者反应。

（6）操作后整理床单位，清理用物。洗手，并做好记录，记录灌肠时间，灌肠液的种类、量，患者的反应。

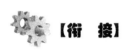 **【衔　接】**

先天性巨结肠的灌肠法

先天性巨结肠，多数是由于直肠与乙状结肠交界处或降结肠以上的肠壁，因腰骶部交感神经发育终止，造成肠壁肌间神经丛的神经节细胞缺如或减少，使该段肠管失去正常蠕动。因而患儿不能自行排便，同时灌肠液体不易回流，故护士必须熟练掌握此病的灌肠方法。

具体操作方法：在灌肠前先做直肠指检，了解狭窄段的长短。根据患儿年龄选择合适的肛管，一般为 20～24 号，软硬要适度，肛管太硬容易损伤或穿破肠壁，肛管软易盘曲。患儿取仰卧位，大腿外展，臀部垫高，要高于便盆平面。肛管沿骶骨弧度略偏左，过狭窄段进入扩大的肠腔内，一般要插入 15cm 以上，插入过程中有突然松弛的感觉，并有大量奇臭气体及黑便排出，此时固定肛管，用冲洗器吸取 50ml 等渗盐水注入，待自动流出或吸出，如此反复灌洗、抽吸，直至流出液不含粪便为止。灌入量应与流出量基本相等或流出量多于灌入量。

【注意事项】

（1）保留灌肠前嘱患者排便，肠道排空有利于药液吸收。了解灌肠目的和病变部位，以确定患者的卧位和插入肛管的深度。

（2）保留灌肠时，应选择稍细的肛管并且插入要深，液量不宜过多，压力要低，灌入速度宜慢，以减少刺激，使灌入的药液能保留较长时间，利于肠黏膜吸收。

（3）肛门、直肠、结肠手术的患者及大便失禁的患者，不宜做保留灌肠。

【健康教育】向患者及家属讲解有关疾病的知识和保留灌肠的方法，正确配合治疗。

（二）口服高渗溶液清洁肠道

高渗溶液进入肠道，在肠道内形成高渗环境，使肠道内水分大量增加，从而软化粪便，刺激肠蠕动，加速排便，达到清洁肠道的目的。适用于直肠、结肠检查和手术前肠道准备。常用溶液有甘露醇、硫酸镁。

1. 甘露醇法　患者术前 3 天进半流质饮食，术前 1 天进流质饮食，术前 1 天 14:00～16:00 口服甘露醇溶液 1500ml（20%甘露醇 500ml+5%葡萄糖 1000ml 混匀）。一般服用后 15～20 分钟即反复自行排便。

2. 硫酸镁法　患者术前 3 天进半流质饮食，每晚口服 50%硫酸镁 10～30ml，术前 1 天 14:00～16:00 口服 25%硫酸镁 200ml（50%硫酸镁 100ml+5%葡萄糖盐水 100ml）后再口服温开水 1000ml。一般服后 15～30 分钟即可反复自行排便，2～3 小时内可排便 2～5 次。

护士应观察患者的一般情况，注意排便次数及粪便性质，确定是否达到清洁肠道的目的并做好记录。

【小　结】

人体肠道主要排泄一些吸收后的代谢产物、食物残渣及分泌物，同时也排出少量水、盐类和热能、二氧化碳，是人体主要排泄废物的重要途径。人体在正常生理状况下，粪便的形状、颜色、气味、次数和量以及所含的混合物，直接反映整个消化系统的生理活动情况。护士在护理排便活动异常患者时，应始终保持高度责任感，在熟知肠道解剖结构及其生理的基础上，正确实施灌肠法，肛管排气，及时为患者解除痛苦，尽早恢复患者正常肠道生理功能。

目标检测

一、思考题

1. 患者，叶某，男性，因外伤导致尿失禁，现遵医嘱为该患者进行留置导尿。

请问：

（1）为叶先生留置导尿的目的是什么？

（2）导尿管插入的深度是多少？

（3）为防止泌尿系统逆行感染，应做好哪些护理？

2. 某患者，因做静脉肾盂造影检查，医嘱大量不保留灌肠 1 次。

请问：

（1）灌肠筒内液面距离肛门的距离是多少？肛管插入直肠的深度是多少？

（2）当液体灌入 100ml 时，患者腹胀并有便意，正确的护理措施是什么？

（3）灌肠中如果患者出现脉速、面色苍白、出冷汗、剧烈腹痛、心慌气促，说明患者可能发生了什么情况？正确的处理措施是什么？

二、选择题

1. 上消化道出血患者大便颜色是

A．黄褐色　　　B．陶土色

C．柏油色　　　D．鲜红色

2. 肝性脑病病员灌肠禁用

A．“1、2、3”溶液

B．温开水

C．等渗盐水

D．0.1%肥皂水

3. 子宫全切术后 3 天的患者发生腹胀宜选用的灌肠法是

A．大量不保留灌肠

B．“1、2、3”溶液灌肠

C．保留灌肠

D．使用简易通便器

4. 患者，女性，30 岁。近 3 日来平均每小时尿量为 14ml，应视为

A．多尿　　　　B．少尿

C．无尿　　　　D．正常尿量

5. 清洁灌肠时肛管插入直肠

A．7～10cm　　B．11～14cm

C．15～18cm　　D．19～20cm

6. 为下列患者做保留灌肠，应嘱其取右侧卧位的是

A．阿米巴痢疾患者

B．慢性细菌性痢疾患者

C．便秘者

D．盆腔手术后肠胀气患者

7. 保留灌肠宜保留时间为

A．5～10 分钟　　B．30 分钟

C．40 分钟　　　D．1 个小时

8. 成人大量不保留灌肠，溶液每次用量为

A．200ml　　　　B．250ml

C．1000ml　　　D．2000ml 以上

9. 肠套叠患儿的大便呈

A．果酱色　　　B．陶土色

C．柏油色　　　D．淡黄色

10. 正常尿液比重的平均值是

A．1.010～1.015　B．1.030～1.040

C．1.015～1.030　D．1.040～1.050

11. 极度衰竭且膀胱又高度膨胀的患者，首次放尿排空膀胱会引起

A．休克　　　　B．腹部剧痛

C．血尿、虚脱　　D．昏迷

12. 女患者导尿过程中，下列叙述不正确的是

A．遮挡患者

B．严格无菌操作

C．轻轻插入 8～10cm

D．污染导管应重新更换

第十五章 生命体征的评估及护理

教 学 目 标

了解：生命体征的生理性变化。
熟悉：正常生命体征的范围及异常生命体征的评估及护理。
掌握：生命体征的测量技术。

生命体征是体温、脉搏、呼吸和血压的总称。生命体征受大脑皮质的控制，是机体内在活动的一种客观反映，是评价机体身心状况的可靠指标。正常情况下，人的生命体征在一定范围内相对稳定，变化很小；但在病理情况下，变化却极其敏感。护理人员通过观察生命体征的变化，可以了解疾病的发生、发展及转归，为预防、诊断、治疗、护理提供依据。因此，掌握生命体征的观察和护理是临床护理中极为重要的内容之一。

第一节 体温的评估及护理

一、正常体温及生理性变化

（一）正常体温

通常所说的正常体温并不是指某一具体的数值，而是指一定的温度范围。临床上测量体温常以口腔、直肠、腋窝温度为标准，其中直肠温度最接近于人体深部温度，但口腔、腋下温度的测量更为常见、方便。成人体温正常范围及平均值见表15-1。

表 15-1　成人体温的正常范围及平均值

部位	正常范围	平均温度
腋温	36.0～37.0℃	36.5℃
口温	36.3～37.2℃	37.0℃
肛温	36.5～37.7℃	37.5℃

（二）生理性变化

体温可随昼夜、年龄、性别、运动、用药等因素而在一定范围内出现生理性波动，但其变化范围很小，一般不超过0.5～1.0℃。

1. **昼夜**　正常人体温在24小时内呈活动周期性变化，与机体的昼夜活动量有关，清晨2:00～6:00活动量少，体温最低；午后13:00～18:00活动量大，体温较高。

2. **年龄**　不同年龄由于基础代谢水平不同，体温也不同。婴幼儿由于新陈代谢旺盛，体温略高于成年人。另外，新生儿尤其是早产儿，因体温调节中枢尚未发育完善，体温易受环境温度的影响而随之波动。老年人由于代谢率降低，体温略低于成年人。

3. **性别**　同年龄段、同体形的女性温度平均比男性高0.3℃。而且女性的基础体温随月经周期出现规律性变化，即排卵后体温升高，这与体内孕激素水平周期性变化有关。

4. 活动　肌肉激烈活动（劳动或运动）可使骨骼肌紧张并强烈收缩，代谢增强，产热增加，体温升高。临床上应在患者安静状态下测量体温，小儿测温时应防止哭闹。

5. 药物　麻醉药物可抑制体温调节中枢或影响传入路径的活动并能扩张血管，增加散热，降低机体对寒冷环境的适应能力。因此对于手术患者在术中、术后应注意保暖。

二、异常体温的评估及护理

（一）体温过高

体温过高又称发热，指机体在致热原作用下，体温调节中枢的调定点上移而引起的调节性体温升高，即机体体温升高超过正常范围。当体温上升超过正常值的 0.5℃ 或一昼夜体温波动在 1℃ 以上即可称为发热。

1. 临床分级　以口腔温度为例，发热程度可划分为：

（1）低热：37.3～38.0℃。

（2）中等热：38.1～39.0℃。

（3）高热：39.1～41.0℃。

（4）超高热：41℃ 以上。

2. 发热过程及表现　一般发热过程包括三个时期。

（1）体温上升期：特点是产热大于散热。主要表现：皮肤苍白、干燥无汗、畏寒、疲乏不适，有时伴有寒战。体温上升的方式有骤升和渐升，骤升是体温突然升高，在数小时内升至高峰，如肺炎球菌肺炎；渐升是体温逐渐升高，数日内达到高峰，一般不伴有寒战，如伤寒。

（2）高热持续期：特点是产热和散热在较高水平上趋于平衡。主要表现：皮肤潮红、灼热、口唇干燥、呼吸深而快、心率加快、头痛、头晕、食欲缺乏、全身不适、软弱无力、尿少，严重者可出现谵妄、昏迷。

（3）退热期：特点是散热大于产热，体温恢复至正常。主要表现：大量出汗、皮肤潮湿。退热方式有骤退和渐退。骤退是指体温在数小时内降至正常，如大叶性肺炎、疟疾等，骤退者由于大量出汗，体液大量丧失，易出现血压下降、脉搏细速、四肢厥冷等虚脱或休克现象；渐退是指体温在数天内降至正常，如伤寒、风湿热等。

3. 常见热型　临床上把各种体温曲线的形态称为热型。不同的发热性疾病可表现出不同的热型，加强观察有助于疾病的诊断。常见热型有以下四种（图 15-1）：

（1）稽留热（constant fever）：体温维持在 39～40℃ 达数天或数周，24 小时波动范围不超过 1℃。常见于肺炎球菌肺炎、伤寒等。

（2）弛张热（remittent fever）：体温在 39℃ 以上，24 小时内温差达 1℃ 以上，体温最低时仍高于正常水平。常见于败血症、风湿热、化脓性疾病等。

（3）间歇热（intermittent fever）：体温骤然升高至 39℃ 以上，持续数小时或更长，然后下降至正常或正常以下，经过一个间歇，体温又升高，并反复发作，即高热期和无热期交替出现。常见于疟疾等。

（4）不规则热（irregular fever）：发热无一定规律，且持续时间不定。常见于流行性感冒、癌性发热等。

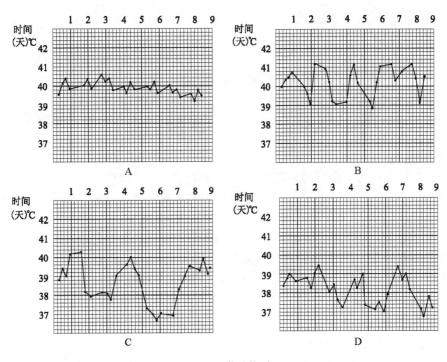

图 15-1　常见热型

A. 稽留热；B. 弛张热；C. 间歇热；D. 不规则热

4. 护理措施

（1）降低体温：可选用物理降温或药物降温方法。物理降温有局部和全身冷疗两种方法。药物降温是通过降低体温调节中枢的兴奋性及血管扩张、出汗等方式促进散热而达到降温的目的。

（2）加强病情观察：应每 4 小时测量一次。注意发热类型、程度及经过，及时注意呼吸、脉搏和血压的变化。

（3）维持水、电解质平衡：鼓励患者多饮水。

（4）补充营养：给予高热量、高蛋白、高维生素、易消化的流质或半流质食物。

（5）休息：能减少能量的消耗，有利于机体康复。

（6）预防并发症：①口腔护理。发热时由于唾液分泌减少，口腔黏膜干燥，且抵抗力下降，有利于病原体生长、繁殖，易出现口腔感染。应在晨起、餐后、睡前协助患者漱口，保持口腔清洁。②皮肤护理。退热期，往往大量出汗，应及时擦干汗液，更换衣服和床单，防止受凉，保持皮肤的清洁、干燥。对长期持续高热者，应协助其改变体位，防止压疮、肺炎等并发症出现。

（7）心理护理：经常探视患者，耐心解答各种问题，尽量满足患者的需要，给予精神安慰。

（二）体温过低

体温低于正常范围称为体温过低。若体温低于 35℃ 以下称为体温不升。常见于早产儿、重度营养不良及极度衰竭的患者。此外，长时间暴露在低温环境中使机体散热过多过快，导致体温过低；颅脑外伤、脊髓受损、药物中毒等导致的体温调节中枢功能受损也是造成体温过低的常见原因。体温过低是一种危险的信号，常提示疾病的严重程度和不良预后。

1．临床分级（以口腔温度为例）

（1）轻度：32.1～35℃。

（2）中度：30～32℃。

（3）重度：<30℃，瞳孔散大，对光反射消失。

（4）致死温度：23～25℃。

2．临床表现　发抖、血压降低、心跳呼吸减慢，皮肤苍白冰冷，躁动不安，嗜睡，意识障碍，甚至昏迷等。

3．护理措施

（1）环境温度：提供合适的环境温度，维持室温在22～24℃。

（2）保暖措施：给予毛毯、棉被、电热毯、热水袋，添加衣服，防止体热散失，给予热饮，提高机体温度。

（3）加强监测：观察生命体征，持续监测体温的变化，至少每小时测量一次，直至体温恢复至正常且稳定。同时注意呼吸、脉搏、血压的变化。

（4）病因治疗：去除引起体温过低的原因，使体温恢复正常。

三、体温测量技术

（一）体温计的种类

1．玻璃体温计　见图15-2。

2．电子体温计　见图15-3。

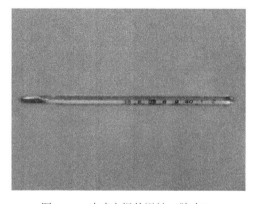

图15-2　玻璃水银体温计（腋表）

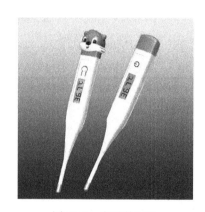

图15-3　电子体温计

（二）体温计的消毒与检测

1．体温计消毒法　为了防止交叉感染，用后的体温计应进行消毒处理。

（1）口表、腋表消毒法：使用后即浸泡于消毒液中，5分钟后取出清水冲净，擦干，放入另一消毒液容器中，浸泡30分钟后取出，用冷开水冲洗干净，拭干后用手或离心机将汞柱甩至35℃以下，存放于清洁盒内备用。切忌用40℃以上的热水浸泡、冲洗体温计，防止汞过度膨胀，引起爆裂。

（2）肛表消毒法：先用消毒纱布擦净，再按上述方法单独进行消毒。

（3）电子体温计消毒法：根据制作材料的性质选用不同的消毒方法，如浸泡、熏蒸等。

2．体温计检测法　为保证测量准确，使用中的体温计（包括新使用的体温计）应定期进行准确性检测。检测时，先将全部体温计的水银柱甩至35℃以下，再同时放入已测好的

36~40℃的水中，3 分钟后取出检视。如误差在 0.2℃以上、玻璃柱出现裂隙或水银柱自行下降，则不能再使用。合格体温计用纱布擦干后，放入清洁容器内备用。

（三）体温测量技术

【目的】

1．判断体温有无异常。

2．监测体温变化，分析热型，观察伴随症状。

3．为疾病的诊断、治疗、护理和预防提供依据。

【准备】

1．护士准备　衣帽整洁，修剪指甲，洗手。

2．评估患者并解释

（1）评估：患者的年龄、病情、意识、治疗情况、心理状态及合作程度。

（2）解释：向患者及家属解释体温测量的目的、方法、注意事项及配合要点。

3．患者准备

（1）了解体温测量的目的、方法、注意事项及配合要点。

（2）体位舒适、情绪稳定。

（3）测温前 20~30 分钟若有运动、进食、冷热饮、冷热敷、洗澡、坐浴、灌肠等，应休息 30 分钟后再测量。

4．环境准备　病室安静、整洁，光线充足，必要时拉上窗帘或用屏风遮挡。

5．用物准备　测量盘内备清洁干燥的容器，容器内放置清洁体温计，消毒液纱布、弯盘、记录本、笔及有秒针的表，如测肛温可另备润滑油、棉签、卫生纸。

【操作步骤】

1．核对　清点、检查体温计（无破损、水银柱在 35℃以下），携用物至患者床旁，核对患者床号、姓名。

2．测量　选择测量体温的方法。

（1）口温：测量方法方便。

1）部位：口表水银端斜放于舌下热窝（口腔中温度最高的部位，在舌系带两侧，左右各一，由舌动脉供血）。

2）方法：闭口勿咬，用鼻呼吸，避免体温计被咬碎，造成损伤。

3）时间：测量 3 分钟以获得正确的测量结果。

（2）腋温：测量方法安全，用于婴儿或其他无法测量口温者。

1）部位：体温计水银端放于腋窝正中以形成人工体腔，以保证测量的准确性；但若腋下有汗，导致散热增加，则会影响所测体温的准确性。

2）方法：擦干汗液，体温计紧贴皮肤，屈臂过胸，夹紧，不能合作者，应协助完成。

3）时间：因 10 分钟才能使腋下人工体腔内的温度接近机体内部的温度，故测量需达 10 分钟。

（3）肛温：测量方法准确但不方便，用于婴儿、幼儿、昏迷、精神异常者。

1）体位：侧卧、俯卧、屈膝仰卧位，暴露测温部位，便于测量。

2）方法：润滑肛表水银端，便于插入，避免擦伤或损伤肛门及直肠黏膜，插入肛门 3~4cm；婴幼儿可取仰卧位，护士一手握住患儿双踝，提起双腿；另一手将已润滑的肛表插入肛门（婴儿 1.25cm，幼儿 2.5cm）并握住肛表用手掌根部和手指将双臀轻轻捏拢，固定。

3）时间：3分钟。

3. 取表　取出体温计，用消毒纱布擦拭，若测肛温，用卫生纸擦净患者肛门处。

4. 读数　评估体温是否正常，若与病情不符合应重新测量，有异常及时处理。

5. 记录　将体温值记录在记录本上。

6. 协助　注重工作完整性，协助患者穿衣、裤，取舒适体位。

7. 消毒　体温计消毒备用。

8. 绘制　洗手后绘制体温单。

【注意事项】

1. 测量体温前，应认真清点体温计的数量，并检查体温计是否完好，水银柱是否在35℃以下。

2. 精神异常、昏迷、婴幼儿、口腔疾病、口鼻手术或呼吸困难及不能合作者，不宜测口温；进食或面颊部冷、热敷后，应间隔30分钟后测量。

3. 腋下出汗较多及腋下有创伤、手术、炎症者，肩关节受伤或极度消瘦夹不紧体温计者不宜测腋温。

4. 腹泻、直肠或肛门手术者禁忌测肛温；心肌梗死患者不宜测肛温，以免刺激肛门引起迷走神经反射，导致心动过缓；坐浴或灌肠者须待30分钟后方可测直肠温度。

5. 如患者不慎咬破体温计，应立即清除玻璃碎屑以免损伤唇、舌、口腔、食管和胃肠道黏膜，再口服蛋清或牛奶以延缓汞的吸收。若病情允许，可服用粗纤维食物，以促进汞的排出。

6. 发现体温与病情不相符时，应在床边监测，必要时测口温和肛温作对照。

7. 严格做好体温计的清洁消毒工作，防止交叉感染。传染病患者的体温计应固定使用。

8. 向患者及家属讲解监测体温的重要性，影响体温的因素；学会体温的正确测量方法和异常体温的护理；增强自我护理能力。

【案例分析】

患者李某，女性，39岁。持续高热1周，体温持续在39.1～40.0℃，以发热待查于上午8:10收入院。入院时测体温40℃，脉搏112次/分，呼吸28次/分，血压110/80mmHg，神志清楚，面色潮红，口唇干裂，食欲缺乏。上午8:50给予退热剂后，体温降至38.9℃，下午2:00体温又升至39.8℃。

思考：

1. 如何区分正常体温与异常体温？

2. 该患者发热为何种热型？如何护理？

3. 如何正确测量体温？

第二节　脉搏的评估及护理

在每一个心动周期中，随着心脏的节律性收缩和舒张，动脉内的压力发生周期性变化，导致动脉管壁产生有节律的搏动，称为动脉脉搏，简称脉搏。因此，正常情况下，脉率与心率一致，当脉搏微弱不易测定时，应测心率。

一、正常脉搏及生理性变化

（一）正常脉搏

1. 脉率　指每分钟脉搏搏动的次数，正常成人在安静状态下，脉率为 60～100 次/分。

2. 脉律　指脉搏的节律性。它反映了左心室的收缩情况，正常脉率跳动均匀规则，间隔时间相等。

3. 脉搏的强弱　它是触诊时血液流经血管的一种感觉。正常情况下每搏强弱相同。

4. 动脉壁的情况　触诊时可感觉到的动脉壁性质。正常动脉壁光滑、柔软、富有弹性。

（二）脉搏的生理性变化

1. 年龄　脉率随年龄的增长而逐渐降低，到老年时轻度增加。

2. 性别　女性脉率比男性稍快，通常相差 5 次/分。

3. 活动、情绪、运动、兴奋、恐惧、愤怒、焦虑使脉率增快；休息、睡眠则使脉率减慢。

4. 药物、饮食　进食、使用兴奋剂、浓茶或咖啡能使脉率增快；禁食、使用镇静剂、洋地黄类药物能使脉率减慢。

二、异常脉搏的评估及护理

（一）异常脉搏

1. 脉率异常

（1）速脉：指在安静状态下成人脉率每分钟超过 100 次，又称心动过速。常见于发热、甲状腺功能亢进、心力衰竭等。

（2）缓脉：指在安静状态下成人脉率每分钟少于 60 次，又称心动过缓。常见于颅内压增高、房室传导阻滞、甲状腺功能减退、阻塞性黄疸等。

2. 节律异常

（1）间歇脉：在一系列正常均匀的脉搏中，出现一次提前而较弱的脉搏，其后有一较正常延长的间歇（即代偿性间歇），称间歇脉，亦称过早搏动。如每隔一个或两个正常搏动后出现一次过早搏动，前者称二联律，后者称三联律。常见于各种器质性心脏病或洋地黄中毒等患者。正常人在过度疲劳、精神兴奋时偶尔也出现间歇脉。

（2）绌脉：在同一单位时间内脉率少于心率，称脉搏短绌或绌脉。常见于心房颤动的患者。

3. 强弱异常

（1）洪脉：当心排血量增加，周围动脉阻力较小，动脉充盈度和脉压较大时，脉搏搏动强大有力，称洪脉。常见于高热、甲状腺功能亢进、主动脉关闭不全等。

（2）丝脉：当心排血量减少，周围动脉阻力较大，动脉充盈度降低时，脉搏搏动细弱无力，扪之如细丝，称丝脉。常见于心功能不全、大出血、休克、主动脉瓣狭窄等。

（3）交替脉：指节律正常而强弱交替出现的脉搏。常见于高血压心脏病、冠状动脉粥样硬化性心脏病等。

（4）奇脉：当平静吸气时脉搏明显减弱或消失称为奇脉。常见于心包积液和缩窄性心包炎等。

（5）水冲脉：脉搏骤起骤落，急促而有力，如潮水涨落样称水冲脉。常见于中动脉关闭不全、甲状腺功能亢进等。

4．动脉壁异常　正常动脉用手指压迫时，其远端动脉管不能触及，若仍能触到者，提示动脉硬化。

（二）异常脉搏的护理措施

1．休息与活动　指导患者增加卧床休息的时间，适当活动，以减少心肌耗氧量。必要时给予氧疗。

2．密切观察病情　观察脉搏的脉率、节律、强弱等；观察药物的治疗效果和不良反应；有起搏器者应做好相应的护理。

3．备齐急救物品和急救仪器　准备抗心律失常药物，除颤器处于完好状态。

4．心理护理　稳定情绪，消除紧张、恐惧情绪。

5．健康教育　指导患者进清淡易消化的饮食；戒烟限酒；善于控制情绪；勿用力排便；学会自我检测脉搏及观察药物的不良反应。

三、脉搏测量技术

【目的】

1．判断脉搏有无异常。

2．监测脉搏变化，间接了解心脏的状态。

3．为疾病的诊断、治疗、护理和预防提供依据。

【准备】

1．护士准备　衣帽整洁，修剪指甲，洗手。

2．评估患者并解释

（1）评估：患者的年龄、病情、治疗情况、心理状态及合作程度。

（2）解释：向患者及家属解释脉搏测量的目的、方法、注意事项及配合要点。

3．患者准备

（1）患者了解测量脉搏的目的、方法、注意事项及配合要点。

（2）测量前 20～30 分钟无剧烈运动、情绪激动等影响脉搏的因素。

4．用物准备　有秒针的表、记录本和笔，必要时备听诊器。

5．环境准备　病室安静、整洁，光线充足。

【操作步骤】

1．核对　携用物至患者床旁，确认患者：核对患者床号、姓名。

2．体位　卧位或坐位；手腕伸展，既保证患者舒适，又便于护士测量。

3．测量　护士以示指、中指、环指的指端按压在桡动脉处，按压力量适中（压力太大阻断脉搏搏动，压力太小感觉不到脉搏搏动），以能清楚测得脉搏搏动为宜（图 15-4）。

4．计数　正常脉搏测 30 秒，乘以 2。测量时须注意脉律、脉搏强弱等情况，若发现患者脉搏短绌，应由两名护士同时测量得到正确的心率及脉律，一人听心率（心脏听诊部位可选择左锁骨中线内侧第 5 肋间处），另一人测脉率，由听心率者发出"起"或"停"口令，计时 1 分钟（图 15-5）。

5．记录　将脉律数记录在记录本上，脉搏短绌以分数式记录，记录方式为心率/脉率。如心率 200 次/分，脉律为 60 次/分，则应写成 200/60（次/分）。

6．绘制　洗手后绘制体温单。

【注意事项】

1．选择合适的测量部位。

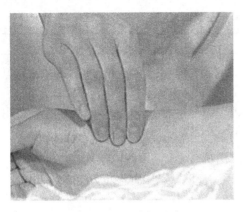

图 15-4　桡动脉测量法

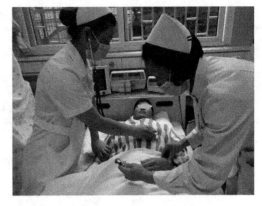

图 15-5　脉搏短绌测量法

2. 不可用拇指诊脉，因拇指小动脉搏动较强，易与患者的脉搏相混淆。

3. 为偏瘫或肢体有损伤的患者测脉率应选择健侧肢体。

4. 测量脉率的同时，还应注意脉搏的节律、强弱，动脉管壁的弹性、紧张度等，发现异常及时报告医生并详细记录。

5. 异常脉搏应测量 1 分钟。

第三节　呼吸的评估及护理

为确保新陈代谢的正常进行和内环境的相对稳定，机体需要不断地从外界环境中摄取氧气，并把自身产生的二氧化碳排出体外，这种机体与环境之间进行气体交换的过程，称为呼吸。

一、正常呼吸及生理性变化

（一）正常呼吸

正常成人安静状态下呼吸频率为 16～20 次/分，节律规则，呼吸运动均匀平稳，无声且不费力。呼吸与脉搏的比例为 1：5～1：4。一般情况下，男性及儿童以腹式呼吸为主；女性以胸式呼吸为主。

（二）生理性变化

1. 年龄　年龄越小，呼吸频率越快。如新生儿呼吸约为 44 次/分。

2. 性别　同年龄的女性呼吸比男性稍快。

3. 运动　剧烈运动可使呼吸加深加快；休息和睡眠时呼吸减慢。

4. 情绪　强烈的情绪变化，如紧张、恐惧、愤怒、悲伤、害怕等可刺激呼吸中枢，引起呼吸加快或屏气。

5. 血压　大幅度变动时，可以反射性地影响呼吸，血压升高，呼吸减慢减弱；血压降低，呼吸加快加强。

6. 其他　如环境温度升高，可使呼吸加深加快。

二、异常呼吸的评估及护理

（一）异常呼吸

正常呼吸和异常呼吸的型态和特点见表 15-2。

表 15-2　正常呼吸和异常呼吸

呼吸名称	呼吸形态	特点
正常呼吸	吸气 呼气	规则、平稳
呼吸过速		规则、快速
呼吸过缓		规则、缓慢
深度呼吸		深而大
潮式呼吸		潮水般起伏
间断呼吸		呼吸和呼吸暂停交替出现

1．频率异常

（1）呼吸过速：也称气促，指成人在安静状态下呼吸频率超过 24 次/分。见于发热、疼痛、甲状腺功能亢进等。

（2）呼吸过缓：成人在安静状态下呼吸频率低于 12 次/分，称为呼吸过缓。见于颅内压增高、巴比妥类中毒等。

2．深浅度异常

（1）深度呼吸：又称库斯莫呼吸，是一种深而规则的大呼吸，可伴有鼾音。见于糖尿病酮症酸中毒和尿毒症酸中毒等。

（2）浅快呼吸：是一种浅表而不规则的呼吸，有时呈叹息样。可见于呼吸肌麻痹、某些肺和胸膜疾病，也可见于濒死的患者。

3．节律异常

（1）潮式呼吸：又称陈-施呼吸，是一种周期性的呼吸异常，其表现为呼吸由浅慢逐渐变为深快，再由深快转为浅慢，经过一段时间的呼吸暂停（5～30 秒）后，又开始重复以上的周期性变化。多见于中枢神经系统疾病，如脑炎、脑膜炎、颅内压增高及巴比妥类药物中毒等。

（2）间断呼吸：又称毕奥呼吸。表现为有规律地呼吸几次后，突然停止，间隔一段时间后又开始呼吸，如此反复交替。常在临终前发生。

4．声音异常

（1）蝉鸣样呼吸：即吸气时产生一种极高的音响，似蝉鸣样。产生机制是由于声带附近阻塞。常见于喉头水肿、喉头异物等。

（2）鼾声呼吸：即呼吸时发出一种粗大的鼾声，是由于器官或支气管内有较多的分泌物积蓄所致。多见于昏迷患者。

5．呼吸困难　是指呼吸频率、节律和深浅度的异常。临床上可分为以下三种：

（1）吸气性呼吸困难：患者表现为吸气困难，吸气时间延长，伴有明显的三凹征（胸骨上窝、锁骨上窝、肋间隙凹陷）。常见于器官阻塞、气管异物、喉头水肿等。

（2）呼气性呼吸困难：患者表现为呼气费力、呼气时间延长。常见于支气管哮喘、阻塞性肺气肿。

（3）混合性呼吸困难：患者表现为吸气、呼气均感费力，呼吸表浅、频率增加。常见于重症肺炎、广泛性肺纤维化、大面积肺不张、大量胸腔积液等。

（二）护理措施

1. 保持呼吸道通畅　必要时给予氧气吸入。

2. 改善环境　保持环境清洁、安静、舒适，室内空气流动、清新，温度、湿度适宜，有利于患者放松和休息。

3. 加强观察　观察呼吸的频率、深度、节律、声音、形态有无异常；有无咳嗽、咳痰、咯血、发绀、呼吸困难及胸痛表现。观察药物的治疗效果和不良反应。

4. 心理护理　维持良好的护患关系，稳定患者情绪，保持良好心态。

5. 健康教育　戒烟限酒，减少对呼吸道黏膜的刺激；培养良好的生活方式；教会患者呼吸训练的方法，如缩唇呼吸、腹式呼吸等。

三、呼吸的测量

【目的】

1. 判断呼吸有无异常。

2. 监测呼吸变化，间接了解呼吸系统的功能状态。

3. 为疾病的诊断、治疗、护理和预防提供依据。

【准备】

1. 护士准备　衣帽整洁，修剪指甲，洗手。

2. 评估患者并解释

（1）评估：患者的年龄、病情、治疗情况、心理状态及合作程度。

（2）解释：向患者及家属解释呼吸测量的目的、方法和注意事项。

3. 患者准备

（1）了解呼吸测量的目的、方法和注意事项。

（2）体位舒适，情绪稳定，保持自然呼吸状态。

（3）测量前 20～30 分钟无剧烈运动、情绪激动等影响呼吸的因素。

4. 用物准备　有秒针的表、记录本和笔，必要时备棉花。

5. 环境准备　病室安静、整洁，光线充足。

【操作步骤】

1. 核对　携用物至患者床旁，确认患者：核对患者床号、姓名。

2. 体位　体位舒适，精神放松，避免引起患者的紧张。

3. 方法　护士将手放在患者的诊脉部位似诊脉状，眼睛观察患者胸部或腹部的起伏，女性以胸式呼吸为主；男性和儿童以腹式呼吸为主。

4. 观察　呼吸频率（一起一伏为一次呼吸）、深度、节律、音响、形态及有无呼吸困难，便于协助诊断，为预防、治疗、康复、护理提供依据。

5. 计数　正常呼吸测 30 秒，乘以 2；异常呼吸患者或婴儿应测 1 分钟。

6. 记录　将所测呼吸值记录在记录本上。

7. 转记　洗手后将呼吸值转记到体温单上。

【注意事项】

1. 呼吸受意识控制，测呼吸时应转移患者的注意力，使其处于自然呼吸状态，以保持测量的准确性。

2. 幼儿宜先测量呼吸，后测量体温。因测量体温幼儿易哭闹不配合而影响呼吸测量。

3. 呼吸不规则者及婴儿应测 1 分钟。

4. 测量呼吸的同时应观察呼吸的深浅度、节律，有无异常声音等。

5. 危重患者呼吸微弱，可用少许棉花置于患者鼻孔前，观察棉花被吹动的次数，计时应 1 分钟。

四、促进呼吸功能的护理技术

（一）清除呼吸道分泌物的护理技术

1. **有效咳嗽**　咳嗽是一种防御性呼吸反射，可排出呼吸道内的异物、分泌物，具有清洁、保护和维护呼吸道通畅的作用，适用于神志清醒尚能咳嗽的患者。护士应对患者进行指导，帮助患者学会有效咳嗽的方法。促进有效咳嗽的主要措施：①改变患者姿势，使分泌物流入大气道内便于咳出。②鼓励患者做缩唇呼吸，即鼻吸气，口缩唇呼气，以引发咳嗽反射。③在病情许可的情况下，增加患者活动量，有利于痰液的松动。④双手稳定地按压胸壁下侧，提供一个坚实的力量，有助于咳嗽。有效咳嗽的步骤为：患者取坐位或半卧位，屈膝，上身前倾，双手抱膝或在胸部和膝盖上置一枕头并用两肋夹紧，深吸气后屏气 3 秒钟（有伤口者，护士应将双手压在切口的两侧），然后腹肌用力，两手抓紧支持物（脚和枕），用力做爆破性咳嗽，将痰液咳出。

2. **叩击**　指用手叩打胸背部，借助震动，使分泌物松脱而排出体外。适用于长期卧床、久病体弱、排痰无力的患者。叩击的手法是：患者取坐位或侧卧位，操作者将手固定成背隆掌空状，即手背隆起，手掌中空，手指弯曲，拇指紧靠示指，有节奏地从肺底自下而上、由外向内轻轻叩打。边叩边鼓励患者咳嗽。注意不可在裸露的皮肤、肋骨上下、脊柱、乳房等部位叩击。

3. **体位引流**　置患者于特殊体位，使肺与支气管所存积的分泌物借助重力作用流入大气管并咳出体外，称体位引流。适用于痰量较多、呼吸功能尚好的支气管扩张、肺脓肿等患者，可起到重要的治疗作用。对严重高血压、心力衰竭、高龄、极度衰弱、意识不清等患者应禁忌。其实施要点为：

（1）患者体位要求是患肺处于高位，其引流的支气管开口向下，便于分泌物顺体位引流而咳出。临床上应根据病变部位不同采取相应的体位进行引流。

（2）嘱患者间歇深呼吸并尽力咳痰，护士轻叩相应部位，提高引流效果。

（3）痰液黏稠不易引流时，可给予蒸气吸入、超声雾化吸入、祛痰药，有利排出痰液。

（4）宜选用空腹时行体位引流，每日 2～4 次，每次 15～30 分钟。

（5）体位引流时应监测：①患者的反应，如出现头晕、面色苍白、出冷汗、血压下降等，应停止引流；②引流液的色、质、量，并予以记录。如引流液大量涌出，应注意防止窒息。如引流液每日小于 30ml，可停止引流。叩击与体位引流后，遂即进行深呼吸和咳嗽，有利于分泌物的排出。

4. **吸痰法**　指经口、鼻腔、人工气道将呼吸道的分泌物吸出，以保持呼吸道通畅，预防吸入性肺炎、肺不张、窒息等并发症的一种方法。临床上主要用于年老体弱、危重、昏迷、麻醉未清醒前等各种原因引起的不能有效咳嗽、排痰者。

吸痰装置有中心吸引器（中心负压装置）、电动吸引器两种，它们利用负压吸引原理，连接导管吸出痰液。医院设有中心负压装置，吸引器管道连接到各病室床单位，使用时只需连接吸痰导管，开启开关，即可吸痰。电动吸引器由马达、偏心轮、气体过滤器、负压表、安全瓶、储液瓶组成。安全瓶和储液瓶上有两个玻璃管，并通过橡胶管相互连接。接通电源后马达带动偏心轮，从吸气孔吸出瓶内空气，并由排气孔排出，不断循环转动，使瓶内产生负压，将痰液吸出。

在紧急状态下，可用注射器吸痰和口对口吸痰。前者用 50～100ml 注射器连接导管进行抽吸；后者由操作者托起患者下颌，使其头后仰并捏住患者鼻孔，口对口吸出呼吸道分泌物，解除呼吸道梗阻症状。

【目的】

1．清除呼吸道分泌物，保持呼吸道通畅。

2．促进呼吸功能，改善肺通气。

3．预防并发症的发生。

【操作前的准备】

1．评估患者并解释

（1）评估：患者的年龄、病情、意识、治疗情况，有无将呼吸道分泌物排出的能力，心理状态及合作程度。

（2）解释：向患者及家属解释吸痰的目的、方法、注意事项及配合要点。

2．患者准备

（1）了解吸痰的目的、方法、注意事项及配合方法。

（2）体位舒适，情绪稳定。

3．护士准备　衣帽整洁，修剪指甲，洗手，戴口罩。

4．用物准备

（1）治疗盘内备：有盖罐 2 只（试吸罐和冲洗罐，内盛无菌生理盐水）、一次性无菌吸痰管数根、无菌纱布、无菌血管钳或镊子、无菌手套、弯盘。

（2）治疗盘外备：电动吸引器或中心吸引器。必要时准备压舌板、张口器、舌钳、电插板等。

5．环境准备　室温适宜、光线充足、环境安静。

【操作步骤】

1．核对　携用物至患者床旁，确认患者：核对患者床号、姓名。

2．调节　接通电源，打开开关，检查吸引器性能，调节负压，一般成人 40.0～53.3kPa（300～400mmHg）；儿童＜40.0kPa。

3．检查　患者口腔、鼻腔，取下活动义齿，若口腔吸痰有困难，可由鼻腔吸引，昏迷患者可用压舌板或张口器帮助张口。

4．体位　患者头部转向一侧，面向操作者。

5．试吸　连接吸痰管，在试吸罐中试吸少量生理盐水，目的是检查吸痰管是否通畅，同时润滑导管前端。

6．吸痰　一手反折吸痰管末端（插管时不可有负压，以免引起呼吸道黏膜损伤），另一手用无菌血管钳（镊）或者戴手套持吸痰管前端，插入口咽部（10～15cm），然后放松导管末端，先吸口咽部分泌物，再吸气管内分泌物，若气管切开吸痰，注意无菌操作，先吸气管切开处，再吸口（鼻）部，吸痰过程中应采取左右旋转并向上提管的手法，以利于呼吸道分泌物的充分吸尽；每次吸痰时间＜15 秒。

7．抽吸　吸痰管退出时，在冲洗罐中用生理盐水抽吸，以免分泌物堵塞吸痰导管，一根吸痰管只使用一次。

8．观察　动态评估患者气道是否通畅；患者的反应，如面色、呼吸、心率、血压等；吸出痰的色、质、量。

9. 安置患者　拭净脸部分泌物，取舒适体位，整理床单位。

10. 整理用物　吸痰管按一次性用物处理，吸痰的玻璃接管插入盛有消毒液的试管中浸泡，吸痰用物根据吸痰操作性质每班更换或每日更换 1～2 次。

11. 记录　洗手后记录。

【注意事项】

1. 吸痰前，检查电动吸引器性能是否良好，连接是否正确。

2. 严格执行无菌操作，每次吸痰应更换吸痰管。

3. 每次吸痰时间＜15 秒，以免造成缺氧。

4. 吸痰动作轻稳，防止呼吸道黏膜损伤。

5. 痰液黏稠时，可配合叩击、蒸气吸入、雾化吸入，提高吸痰效果。

6. 电动吸引器连续使用时间不宜过久；储液瓶内液体达 2/3 满时，应及时倾倒，以免液体过多吸入马达瓶内损坏仪器。储液瓶内应放少量消毒液，使吸出液不致黏附瓶底，便于清洗消毒。

【健康教育】

1. 教会清醒患者吸痰时的正确配合方法，向患者及患者家属讲解呼吸道疾病的预防保健知识。

2. 指导患者呼吸道有分泌物时应及时吸出，确保气道通畅，改善呼吸，纠正缺氧。

（二）氧气疗法

氧是生命活动所必需的物质，如果组织得不到足够的氧或不能充分利用氧，组织的代谢、功能其至形态都可能发生异常变化，这一过程称为缺氧。氧气疗法指通过给氧，提高动脉血氧分压（PaO_2）和动脉血氧饱和度（SaO_2），增加动脉血氧含量（CaO_2），纠正各种原因造成的缺氧状态，促进组织的新陈代谢，维持机体生命活动的一种治疗方法。

1. 缺氧分类和氧疗适应证

（1）低张性缺氧：主要特点为动脉血氧分压降低，使动脉血氧含量减少，组织供氧不足。由于吸入气氧分压过低、外呼吸功能障碍、静脉血分流入动脉血所致。常见于高山病、慢性阻塞性肺部疾病、先天性心脏病等。

（2）血液性缺氧：由于血红蛋白数量减少或性质改变，造成血氧含量降低或血红蛋白结合的氧不易释放。常见于贫血、一氧化碳中毒、高血红蛋白血症等。

（3）循环性缺氧：组织血流量减少使组织供氧量减少所致。其原因为全身性循环缺氧和局部性循环性缺氧。常见于休克、心力衰竭、栓塞等。

（4）组织性缺氧：组织细胞利用氧异常所致。常见于氰化物中毒、大量放射线照射等。以上四种缺氧中，低张性缺氧疗效最好。

2. 缺氧程度判断　根据临床表现及动脉血氧分压（PaO_2）和动脉血氧饱和度（SaO_2）来确定。

（1）轻度低氧血症：$PaO_2 > 6.67kPa$（50mmHg），$SaO_2 > 80\%$，无发绀，一般不需氧疗。如有呼吸困难，可给予低流量、低浓度（氧流量 1～2L/min）氧气。

（2）中度低氧血症：PaO_2 4～6.67kPa（30～50mmHg），SaO_2 60%～80%，有发绀、呼吸困难，需氧疗。

（3）重度低氧血症：$PaO_2 < 4kPa$（30mmHg），$SaO_2 < 60\%$，明显发绀、呼吸极度困难，出现三凹征，是氧疗的绝对适应证。

　　血气分析检查是监测用氧效果的客观指标，当患者 PaO_2 低于 50mmHg（6.61kPa）时，应给予吸氧。

　　3. 供氧装置　有氧气筒及氧气压力表（图 15-6）、管道氧气装置（中心供氧装置）（图 15-7）两种。

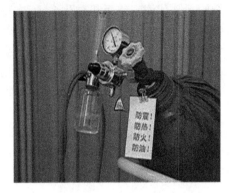

图 15-6　氧气压力表装置

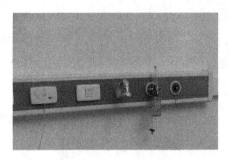

图 15-7　中心供氧装置

　　（1）氧气筒及氧气压力表装置

　　1）氧气筒：是一圆柱形无缝钢筒，筒内可耐高压 14.7MPa（150kg/cm²）的氧，容纳氧气 6000L。氧气筒的顶部有一总开关，控制氧气的进出。氧气筒颈部的侧面，有一气门与氧气表相连，是氧气自筒中输出的途径。

　　2）氧气表：由压力表、减压器、流量表、湿化瓶及安全阀组成。压力表可测知氧气筒内的压力，以 MPa 或 kg/cm² 表示，压力越大，表明氧气筒内氧气越多。减压器是一种弹簧自动减压装置，将来自氧气筒内的压力减至 0.2～0.3MPa（2～3kg/cm²），使流量平稳，保证安全。流量表用来测量每分钟氧气的流出量，流量表内有浮标，可得知每分钟氧气的流出量。湿化瓶具有湿化氧气及观察氧气流量的作用。可选用一次性或内装 1/3～1/2 灭菌蒸馏水的湿化瓶，通气管浸入水中，湿化瓶出口和鼻导管相连。安全阀的作用是当氧流量过大、压力过高时，安全阀内部活塞自行上推，过多的氧气由四周小孔流出，以确保安全。

　　3）装表法：氧气表装在氧气筒上，以备急用。方法是：将氧气筒置于氧气架上，打开总开关（逆时针转 1/4 周），使少量气体从气门处流出，遂即迅速关上（顺时针），达到避免灰尘吹入氧气表、清洁气门的目的；然后将氧气表稍向后轻置于氧气筒气门上，用手初步旋紧，再用扳手拧紧，使氧气表直立于氧气筒旁；连接湿化瓶：确认流量开关呈关闭状态，打开总开关，再打开流量开关，检查氧气装置无漏气、流出通畅，关紧流量开关，推至病室待用。因此装表法可简单归纳为一吹（尘）、二上（表）、三紧（拧紧）、四查（检查）。

　　可供应时间=氧气筒内氧气量（L）-氧气筒容积（L）/每分钟用量（L）×60min

　　氧气浓度与流量的关系：吸氧浓度（%）=21+4×氧流量（L/min）。

　　（2）氧气管道装置（中心供氧装置）：医院氧气集中由供应站负责供给，设管道至病区、门诊、急诊。供应站有总开关控制，各用氧单位配氧气表，打开流量表即可使用。此法迅速、方便。装表法：①将流量表安装在中心供氧管道氧气流出口处，接上湿化瓶；②打开流量开关，调节流量，检查指示浮标能达到既定流量（刻度），全套装置无漏气后备用。

　　4. 给氧方法　鼻氧管给氧法：是将鼻氧管前端插入鼻孔内约 1cm，导管环固定稳妥即可（图 15-8）。此法比较简单，患者感觉比较舒适，容易接受，因而是目前临床上常用的给

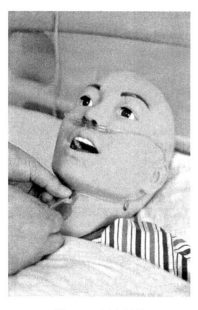

图 15-8 固定导管

氧方法之一。

【目的】

1）纠正各种原因造成的缺氧状态，提高动脉血氧分压和动脉血氧饱和度，增加动脉血氧含量。

2）促进组织的新陈代谢，维持机体生命活动。

【操作前准备】

1）评估患者并解释：①评估：患者的年龄、病情、意识、治疗情况、心理状态及合作程度。②解释：向患者及家属解释吸氧法的目的、方法、注意事项及配合要点。

2）患者准备：①了解吸氧法的目的、方法、注意事项及配合要点。②体位舒适，情绪稳定，愿意配合。

3）护士准备：衣帽整洁，修剪指甲，洗手，戴口罩。

4）用物准备：①治疗盘内备：小药杯（内盛冷开水）、纱布、弯盘、鼻氧管、棉签、扳手。②治疗盘外备：管道氧气装置或氧气筒及氧气压力表装置、用氧记录单、笔、标志。

5）环境准备：室温适宜、光线充足、环境安静、远离火源。

【操作步骤】

1）核对：携用物至患者床旁，确认患者，核对患者床号、姓名。

2）清洁检查：用湿棉签清洁双侧鼻腔并检查鼻腔有无分泌物堵塞及异常。

3）连接：将鼻导管与湿化瓶的出口相连接。

4）调节：根据病情调节氧流量。

5）湿润：将鼻氧管前端放入小药杯冷开水中湿润，并检查鼻氧管是否通畅。

6）插管：将鼻导管插入患者鼻孔 1cm，动作轻柔，以免引起黏膜损伤。

7）固定：将导管环绕患者耳部向下放置并调节松紧度，注意松紧适宜，防止因导管太紧引起皮肤受损。

8）记录：给氧时间、氧流量、患者反应，便于对照。

9）观察：缺氧症状、实验室指标、氧气装置有无漏气、是否通畅、有无氧疗不良反应，有异常及时处理。

10）停止用氧：先取下鼻氧管，防止操作不当，引起组织损伤。

11）安置患者：取舒适体位，整理床单位。

12）卸表。氧气筒：关闭总开关，放出余气后，关闭流量开关，再卸表。卸表口诀：一关（总开关及流量开关）、二扶（压力表）、三松（氧气筒气门与氧气表连接处）、四卸（表）。中心供氧：关流量开关，取下流量表。

13）用物处理：一次性用物消毒后集中处理，氧气筒上悬挂"空"或"满"的标志。

14）记录：停止用氧时间及效果。

【注意事项】

1）用氧前，检查氧气装置有无漏气，是否通畅。

2）严格遵守操作规程，注意用氧安全，切实做好"四防"，即防震、防火、防热、防油。氧气瓶搬运时要避免倾倒撞击。氧气筒应放在阴凉处，周围严禁烟火及易燃品，距明火至少 5m，距暖气至少 1m，以防引起燃烧。氧气表及螺旋口勿上油，也不用带油的手装卸。

3）使用氧气时，应调节流量后应用。停用氧气时，应先拔出导管，再关闭氧气开关。中途改变流量，先分离鼻氧管与湿化瓶连接处，调节好流量再接上。以免一旦开关出错，大量氧气进入呼吸道而损伤肺部组织。

4）常用湿化液：灭菌蒸馏水。急性肺水肿用 20%～30%乙醇，具有降低肺泡内泡沫的表面张力，使肺泡泡沫破裂、消散，改善肺部气体交换，减轻缺氧症状的作用。

5）氧气筒内氧勿用尽，压力表至少要保留 0.5MPa（5kg/cm²），以免灰尘进入筒内，再充气时引起爆炸。

6）对未用完或已用尽的氧气筒，应分别悬挂"满"或"空"的标志，既便于及时调换，也便于急用时搬运，提高抢救速度。

7）用氧过程中，应加强监测。

【健康教育】

1）向患者及家属解释氧疗的重要性。

2）指导正确使用氧疗的方法及注意事项。

3）积极宣传呼吸道疾病的预防保健知识。

（2）鼻塞法：鼻塞是一种用塑料制成的球状物，操作时将鼻塞塞入一侧鼻孔鼻前庭给氧。此法刺激性小，患者较为舒适，且两侧鼻孔可交替使用。适用于长期吸氧的患者。

（3）面罩法：将面罩置于患者的口鼻部供氧，氧气自下端输入，呼出的气体从面罩两侧孔排出。由于口、鼻部都能吸入氧气，效果较好。给氧时必须有足够的氧流量，一般需6～8L/min，适用于张口呼吸且病情较重的患者。

（4）氧气头罩法：将患者头部置于头罩里，罩面上有多个孔，可以保持罩内一定的氧浓度、温度和湿度。头罩与颈部之间要保持适当的空隙，防止二氧化碳潴留及重复吸入，此法主要用于小儿。

（5）氧气枕法：氧气枕是一长方形橡胶枕，枕的一角有一橡胶管，上有调节器可调节氧流量，氧气枕充入氧气，接上湿化瓶即可使用。此法可用于家庭氧疗、危重患者的抢救或转运途中，以枕代替氧气装置。

5. 家庭供氧方法　随着便携式供氧装置的面世和家庭用氧源的发展，一些慢性呼吸系统疾病和持续低氧血症的患者可以在家中进行氧疗。家庭氧疗一般采用制氧器、小型氧气瓶及氧气枕等方法，对改善患者的健康状况，提高他们的生活质量和运动耐力有显著疗效。

6. 氧疗监护

（1）缺氧症状：患者由烦躁不安变为安静、心率变慢、血压上升、呼吸平稳、皮肤红润温暖、发绀消失，说明缺氧症状改善。

（2）实验室检查：实验室检查指标可作为氧疗监护的客观指标。主要观察氧疗后 PaO_2（正常值 12.6～13.3kPa 或 95～100mmHg）、$PaCO_2$（正常值 4.7～5.0kPa 或 35～45mmHg）、SaO_2（正常值 95%）等。

（3）氧气装置：有无漏气，管道是否通畅。

（4）氧疗的不良反应：当氧浓度高于 60%、持续时间超过 24 小时，可出现氧疗不良反应。常见的不良反应有以下几种：

1）氧中毒：其特点是肺实质的改变，表现为胸骨下不适、疼痛、灼热感，继而出现呼吸增快、恶心、呕吐、烦躁、断续的干咳。预防措施是避免长时间、高浓度氧疗，经常做血气分析，动态观察氧疗的治疗效果。

2）肺不张：吸入高浓度氧气后，肺泡内氮气被大量置换，一旦支气管有阻塞时，其所属肺泡内的氧气被肺循环血液迅速吸收，引起吸入性肺不张。表现为烦躁，呼吸、心率增快，血压上升，继而出现呼吸困难、发绀、昏迷。预防措施是鼓励患者做深呼吸，多咳嗽和经常改变卧位姿势，防止分泌物阻塞。

3）呼吸道分泌物干燥：氧气是一种干燥气体，吸入后可导致呼吸道黏膜干燥，分泌物黏稠，不易咳出，且有损纤毛运动。因此，氧气吸入前一定要先湿化再吸入，以此减轻刺激作用，并定期雾化吸入。

4）晶状体后纤维组织增生：仅见于新生儿，以早产儿多见。由于视网膜血管收缩、视网膜纤维化，最后出现不可逆的失明，因此新生儿应控制氧浓度和吸氧时间。

5）呼吸抑制：见于 II 型呼吸衰竭者（PaO_2 降低、$PaCO_2$ 增高），由于 $PaCO_2$ 长时期处于高水平，呼吸中枢失去了对二氧化碳的敏感性，呼吸的调节主要依靠缺氧对外周化学感受器的刺激来维持，吸入高浓度氧，解除缺氧对呼吸的刺激作用，使呼吸中枢抑制加重，甚至呼吸停止。因此对 II 型呼吸衰竭患者应给予低浓度、低流量（1～2L/min）持续吸氧，维持 PaO_2 在 8kPa 即可。

第四节　血压的评估及护理

血压是血管内流动着的血液对单位面积血管壁的侧压力（压强）。在不同血管内，血压被分为动脉血压、毛细血管压和静脉血压，而一般所说的血压是指动脉血压。

一、正常血压及生理性变化

（一）正常血压

以肱动脉血压为标准，正常成人安静状态下的血压范围为收缩压 90～139mmHg（12.0～18.6kPa），舒张压 60～89mmHg（8.0～12.0kPa），脉压 30～40mmHg（4.0～5.3kPa）。血压的计量单位有 kPa 和 mmHg 两种，两者之间的换算关系是：1mmHg=0.133kPa，1kPa=7.5mmHg。

（二）生理变化

正常人的血压经常在小范围内波动，保持着相对的恒定。但可因各种因素的影响而有所改变，并且以收缩压的改变为主。

1. 年龄　随年龄的增长，收缩压和舒张压均有逐渐增高的趋势，但收缩压的升高比舒张压的升高更为明显。

2. 性别　青春期前的男女血压差别不明显，女性在更年期前，血压低于男性，更年期后血压升高，差别较小。

3. 昼夜和睡眠　一般清晨血压最低，然后逐渐升高，至傍晚最高。睡眠不佳血压可稍升高。

4. 环境温度　寒冷环境，末梢血管收缩，血压略升高；高温环境，皮肤血管扩张，血压可略下降。

5. 体位改变　立位血压高于坐位血压，坐位血压高于卧位血压，这与重力引起的代偿机制有关。对于长期卧床或使用某些降压药物的患者，若由卧位改为立位时，可出现头晕、眩晕、血压下降等直立性低血压的表现。

6．测量部位　部分人右上肢高于左上肢 5～10mmHg（0.65～1.33kPa），与左右肱动脉的解剖位置有关。下肢血压高于上肢 20～40mmHg（2.67～5.33kPa），与股动脉的管径较肱动脉粗、血流量大有关。

7．其他　情绪激动、紧张、恐惧、兴奋、剧烈运动、吸烟可使血压升高。饮酒、摄盐过多、药物等对血压也有影响。

二、异常血压的评估及护理

（一）异常血压

1．高血压　指在正常状态下，成人收缩压≥140mmHg 和（或）舒张压≥90mmHg。

2．低血压　指正常状态下，成人收缩压低于 90mmHg，舒张压低于 60mmHg，称为低血压。

3．脉压变化

（1）脉压增大：常见于主动脉硬化、主动脉瓣关闭不全、动静脉瘘、甲状腺功能亢进。

（2）脉压减小：常见于心包积液、缩窄性心包炎、末梢循环衰竭。

（二）异常血压的护理措施

1．监测血压　对需密切观察血压者应做到"四定"，即定时间、定部位、定体位、定血压计；合理用药，注意药物治疗效果和不良反应的监测；观察有无并发症的发生。

2．劳逸结合　积极参加力所能及的体力劳动和适当的体育运动，以改善血液循环，增强心血管功能。

3．心理护理　精神紧张、情绪激动、烦躁、焦虑、忧愁等都是诱发高血压的精神因素，因此高血压患者应加强自我修养，随时调整情绪，保持心情舒畅。

4．健康教育　教会患者测量和判断异常血压的方法；生活有度、作息有时、修身养性、合理营养、戒烟限酒。

三、血压测量技术

（一）血压计的种类

常用的血压计主要有水银血压计、无液血压计和电子血压计三种。

（二）血压计的构造

血压计主要由三部分组成。

1．输气球及调节空气压力的阀门。

2．袖带　由内层长方形扁平的橡胶气囊和外层布套组成。

3．测压计。

（三）血压测量技术

【目的】

1．判断血压有无异常。

2．监测血压变化，间接了解循环系统的功能状况。

3．为诊断、治疗、护理和预防提供依据。

【准备】

1．护士准备　衣帽整洁，修剪指甲，洗手，戴口罩。

2．评估患者并解释

（1）评估：患者的年龄、病情、治疗情况、心理状态及合作程度。

（2）解释：向患者及家属解释血压测量的目的、方法、注意事项及配合要点。

3．患者准备

（1）了解测量血压的目的、方法、注意事项及配合要点。

（2）体位舒适、情绪稳定。

（3）测量前 15～30 分钟无运动、吸烟、情绪变化等影响血压的因素。

4．用物准备　血压计、听诊器、记录本及笔。

5．环境准备　病室安静、整洁，光线充足。

【操作步骤】

1．核对　测血压前，患者应至少坐位安静休息 5 分钟，30 分钟内禁止吸烟或饮咖啡，排空膀胱，携用物至患者床旁，确认患者：核对患者床号、姓名。

2．测量血压（肱动脉测量法）

（1）体位：手臂位置（肱动脉）与心脏呈同一水平。坐位：平第 4 肋；仰卧位：平腋中线。若肱动脉高于心脏水平，测得血压值偏低；若肱动脉低于心脏水平，测得血压值偏高。

（2）手臂：卷袖，露臂，手掌向上，肘部伸直。必要时脱袖，以免衣袖过紧影响血流，从而影响血压测量值的准确性（图 15-9）。

（3）血压计：打开，垂直放妥，避免倾倒，开启水银槽开关。

（4）缠袖带：驱尽袖带内空气，平整置于上臂中部，下缘距肘窝 2～3cm，松紧以能插入 1 指为宜，袖带缠得太松，充气后呈气球状，有效面积变窄，使血压测量值偏高；袖带缠得太紧，未注气已受压，使血压测量值偏低。

（5）充气：触摸肱动脉搏动，将听诊器胸件置肱动脉搏动最明显处（图 15-10），避免听诊器胸件塞在袖带下，以免局部受压较大和听诊时出现干扰声。一手固定，另一手握加压气球，关气门，充气至肱动脉消失（肱动脉搏动消失表示袖带内压力大于心脏收缩压，血流被阻断）再升高 20～30mmHg。注意：充气不可过猛、过快，以免水银溢出和患者不适。充气不足或充气过度都会影响测量结果。

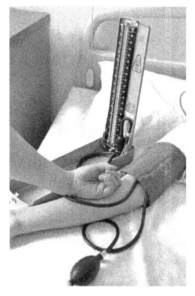

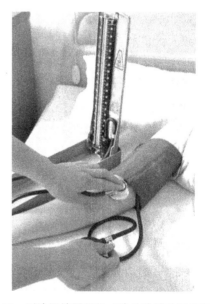

图 15-9　缠绕袖带（松紧合适）　　　图 15-10　听诊器放置部位（肱动脉搏动最明显处）

（6）放气：缓慢放气，速度以水银柱每秒下降 4mmHg 为宜，注意水银柱刻度和肱动脉声音的变化，注意：放气太慢，使静脉充血，舒张压值偏高；放气太快，未注意到听诊间隔，猜测血压值，影响测量结果。

（7）判断：眼睛视线保持与水银柱弯月面同一水平。视线低于水银柱弯月面，读数偏高；反之，读数偏低。听诊器出现的第一声搏动音，表示袖带内压力降至与心脏收缩压相等，血流能通过受阻的肱动脉，此时水银柱所指的刻度即为收缩压；当搏动音突然变弱或消失，水银柱所指的刻度即为舒张压（WHO 规定成人应以动脉搏动音的消失作为判断舒张压的标准）。

3. 整理血压计 排尽袖带内余气，扪紧气门，整理后放入盒内；血压计盒盖向左倾斜45°，使水银全部流回槽内，关闭水银槽开关，盖上盒盖，平稳放置。

4. 协助患者 取舒适体位，必要时协助穿衣。

5. 记录 将所测血压值按收缩压/舒张压 mmHg（kPa）记录在记录本上。如：120/80mmHg。

6. 转记 洗手后将血压值转记值体温单上。

【注意事项】

1. 需长期观察血压的患者应做到四定：定时间、定部位、定体位、定血压计。

2. 为偏瘫、肢体外伤或手术的患者测血压时应选择健侧肢体测量。

3. 排除影响血压的因素。

（1）袖带过宽使大段血管受压，致搏动音在到达袖带下缘之前已消失，故测得血压值偏低；袖带过窄测得的血压值偏高。

（2）袖带过紧使血管在未充气前已受压，测得血压值偏低；袖带过松使橡胶袋呈球状，以致有效测量面积变窄，导致测得血压值偏高。

（3）肱动脉高于心脏水平，测得血压值偏低，肱动脉低于心脏水平，测得血压值偏高。

（4）视线低于汞柱，使血压读数偏高；视线高于汞柱，使血压读数偏低。

4. 发现血压异常或听不清时，应重新测量。重测时，应先将袖带内空气驱尽，汞柱降至"0"点，稍待片刻后再测量，一般连测 2～3 次，取其最低值，必要时可行双侧肢体对照。

 【知识拓展】

高血压的危害

高血压是我国的常见病、多发病，是危害人民健康的主要疾病之一，也是全球范围内的重大公共卫生问题。随着生活水平的不断提高，生活节奏的不断加快，高血压发病呈上升趋势。高血压的危害主要表现在以下几个方面：

1. 心 高血压引起的心脏改变主要是左心室肥厚和扩张，最终导致心力衰竭；长期高血压常合并冠状动脉粥样硬化和微血管病变。

2. 脑 长期高血压可使脑血管发生缺血与变性，形成微动脉瘤而发生脑出血；使脑动脉硬化而并发脑血栓。

3. 肾 高血压可使肾动脉硬化、肾实质缺血和肾单位不断减少，最终导致肾衰竭。

4. 视网膜 高血压可使视网膜小动脉硬化，当血压急剧升高时视网膜易渗血或出血，导致视物模糊。根据研究高血压与遗传和多种环境不良因素作用有关，预防要从多方面做起。实践证明，消除不利于心理和身体健康的行为、坚持健康文明的生活方式、保持心态平衡、合理膳食、限酒戒烟、适量运动、控制体重，不但可以预防高血压的发生，而且在一定程度上还可以控制已发生的高血压，是降低药物的不良反应、提高生活质量的有效途径。同时大力开展防治高血压知识的宣传教育，提高人们对高血压的知晓率、治疗率和控制率，这对减少高血压患病率和并发症，减少致残率和死亡率也是非常重要的。

目标检测

选择题

1. 适宜采用口腔测量体温的是
A. 昏迷患者　　　B. 患儿
C. 口鼻手术者　　D. 呼吸困难者
E. 肛门手术者

2. 可导致脉率减慢的是
A. 颅内压增高　　B. 贫血
C. 冠心病心绞痛　D. 急性左心衰
E. 心源性休克

3. 可使血压测量值偏高的因素为
A. 手臂位置过高
B. 袖带过紧
C. 袖带过宽
D. 袖带过松
E. 眼睛视线高于水银柱弯月面

4. 患者姚某，男性，28 岁。持续高热数天，每日体温最高达 40.3℃，最低至 39.0℃，此热型符合
A. 稽留热　　　　B. 弛张热
C. 间歇热　　　　D. 不规则热
E. 异常热

5. 患者，女性，60 岁。烦躁不安，面色苍白。查体：血压 90/60mmHg，脉搏呈丝状脉，患者可能是
A. 休克
B. 甲状腺功能亢进
C. 缩窄性心包炎
D. 脑血管意外
E. 肺水肿

6. 患者，男性，52 岁。急性肺水肿，给予 20%~30%乙醇湿化给氧，其目的是
A. 刺激呼吸中枢
B. 促使氧气快速湿润
C. 吸收水分，减轻肺水肿
D. 降低肺泡内泡沫的表面张力
E. 刺激血管收缩，减少渗出

（7~9 题共用题干）
患者江某，男性，35 岁。持续高热 5 天，精神委靡，每晨 9:00 测得口腔温度 39.2℃左右，下午 16:00 测得口腔温度 39.8℃左右。

7. 此热型称为
A. 稽留热　　　　B. 弛张热
C. 间歇热　　　　D. 不规则热
E. 异常热

8. 发热程度属于
A. 低热　　　　　B. 中等热
C. 高热　　　　　D. 超高热
E. 极高热

9. 对该患者的护理措施，不妥的是
A. 每 4 小时测体温一次
B. 卧床休息
C. 保持病室安静
D. 鼓励患者多饮水
E. 禁止开门窗

（10~12 题共用题干）
患者包某，男性，24 岁。因"风心病、心房颤动"入院，主诉心悸、头晕、胸闷、四肢乏力，护士为其切脉时发现脉搏细速、不规则，同一单位时间内心率大于脉率，听诊心率快慢不一，心律完全不规则，心音强弱不等。

10. 此脉搏称为

A. 缓脉　　　　B. 间歇脉

C. 绌脉　　　　D. 洪脉

E. 丝脉

11. 此脉搏属于

A. 频率异常　　B. 次数异常

C. 节律异常　　D. 强弱异常

E. 动脉壁异常

12. 正确测量脉搏的方法是

A. 先测脉率，再测心率

B. 护士测脉率，医生测心率

C. 一人同时测脉率和心率

D. 一人听心率，一人测脉率，同时测 1 分钟

E. 一人测脉率，一人计时

第十六章 药物疗法

教 学 目 标

了解：常用药物种类及其作用、领取方法。

熟悉：超声雾化吸入、氧气雾化吸入的操作方法及注意事项。

掌握：药物的保管原则、药疗的原则、注射的原则；青霉素过敏反应的临床表现、预防和抢救措施；口服给药法、吸入法、各种注射法及其注意事项。

给药是临床最常用的一种治疗方法，药物在预防、诊断和治疗疾病中起着重要的作用。护理人员是给药的直接执行者，为了保证合理、准确、安全、有效地给药，护士必须了解药理学的相关知识，掌握正确的给药方法和技术，正确评估患者用药后的疗效和反应，指导患者合理用药，防止和减少不良反应；并做好药品的管理工作，确保临床用药安全、有效。

第一节　药物疗法概述

药物疗法是临床工作中最常采用的一种治疗手段，其目的包括治疗疾病、减轻不适、协助诊断、维持正常生理功能、预防疾病以及促进健康。护士是药物疗法的直接执行者。为了合理、安全、有效地用药，最大限度地发挥药物的治疗作用，减轻药物不良反应，护士在药物疗法执行过程中必须明确自身的职责，了解药物治疗方法的基本知识，掌握药物治疗的方法和技能，应用护理程序实施正确的给药技术，确保安全用药。

一、药物的种类、领取和保管原则

（一）药物的种类

1. 内服药　分为固体剂型和液体剂型，固体剂型包括片剂、丸剂、散剂、胶囊等；液体剂型包括口服液、酊剂和合剂等。

2. 外用药　包括软膏、搽剂、酊剂、洗剂、滴剂、粉剂、栓剂、涂膜剂等。

3. 注射药　包括水溶液、混悬液、油剂、结晶、粉剂等。

4. 其他类　植入慢溶片、粘贴敷片等。

（二）药物的领取

药物的领取必须凭医生的处方进行。通常，门诊患者按医生处方在门诊药房自行领取；住院患者药物的领取方法各医院的规定不一，大致包括：

1. 病区　病区内设有药柜，具有一定数量的常用药物，由专人负责管理，按期进行领取和补充；患者使用的贵重药物和特殊药物凭医生的处方领取；剧毒药和麻醉药（如吗啡、哌替啶等）病区内有固定数量，使用后凭医生的处方领取补充。

2. 中心药房　医院内设有中心药房，中心药房的人员负责摆药，病区护士核对并取回，按时给患者服用。

（三）药物的保管原则

1. 药柜放置　药柜应放在通风、干燥、光线明亮处，避免阳光直射。保持整洁，由专人负责，定期检查药品质量，以确保药品安全。

2. 分类放置　药品应按内服、外用、注射、剧毒等分类放置。先领先用、以防失效。贵重药、麻醉药、剧毒药应有明显标记，加锁保管，专人负责，使用专本登记，并实行严格交班制度。

3. 标签明显　药瓶上贴有明显标签：内服药标签为蓝色边、外用药为红色边、剧毒药和麻醉药为黑色边。标签要字迹清楚，标签上应标明药名（中、英文对照）、浓度、剂量。

4. 定期检查　药物要定期检查，如有沉淀、混浊、异味、潮解、霉变等现象，或标签脱落、辨认不清，应立即停止使用。

5. 妥善保存　根据药物的性质妥善保存。

二、影响药物作用的因素

药物的治疗效果不仅与药物本身的性质与剂量有关，而且也与机体内、外因素的影响有关，作为护理人员了解和熟悉这些影响因素，有助于采取相应的护理措施，防止和减少不良反应的发生，使药物更好地发挥作用，达到最佳的治疗效果。

（一）药物的因素

1. 药物剂量　剂量（dose）指用药量。药物剂量不同，机体的反应也不同，一般而言，在一定范围内，剂量越大，药物在体内的浓度越高，作用也就越强。临床上规定的药物的治疗量或有效量，是指能对机体产生明显效应而不引起毒性反应的剂量，也是适用于大多数人使用的常用量；若药物超过有效量，则引起毒性反应。

2. 药物剂型　不同剂型的药物由于吸收量与速度不同，从而影响药物作用的快慢和强弱。一般而言，注射药物比口服药物吸收快，因而作用往往较为明显。在注射剂中，水溶液比混悬液、油剂吸收快；在口服制剂中，溶液比片剂、胶囊容易吸收。

3. 给药途径　不同的给药途径可以影响药物的吸收和分布。从而影响药物效应的强弱。常用的给药途径有消化道给药（口服、舌下给药、直肠给药）、注射给药（肌内注射、皮下注射、静脉注射、动脉注射）、呼吸道吸入给药、皮肤黏膜用药。药物吸收速度除静脉注射和动脉注射是将药液直接注入静脉和动脉进入血液循环外，其他药物均有一个吸收过程，吸收速度由快至慢的顺序为：吸入＞舌下含化＞直肠＞肌内注射＞皮下注射＞口服＞皮肤。

不同的给药途径可使药物作用产生质的差别。如硫酸镁口服产生导泻与利胆作用，而注射给药则产生镇静和降压作用。

4. 给药时间　给药的间隔时间应以药物的半衰期作为参考依据，尤其是抗生素类药物更应注意维持药物在血中的有效浓度。若肝、肾功能不良者可适当调整给药间隔时间，给药间隔时间短易导致蓄积中毒，给药间隔时间长则血药浓度波动增大。

5. 联合用药　是指为了达到治疗目的而采取的两种或两种以上药物同时或先后应用。联合用药往往会发生体内或体外药物之间的相互影响，若联合用药后使原有的效应增强称为协同作用（synergistic effect）；若联合用药后使原有的效应减弱称为拮抗作用（antagonist effect）。临床上联合用药的目的是发挥药物的协同作用，增强治疗效果，避免和减轻药物不良反应。

（二）机体的因素

1. 生理因素

（1）年龄：《中华人民共和国药典》规定用药剂量 14 岁以下为儿童用药剂量，14～60 岁为成人剂量，60 岁以上为老人剂量。儿童剂量和老人剂量应以成人剂量为参考剂量酌情减量，这与儿童和老人的生理功能较成人存在较大差异有关。

儿童时期各个器官和组织正处于发育、生长时期，年龄越小，器官和组织的发育越不完全。药物使用不当可引起器官和组织发育障碍，甚至发生严重不良反应，造成后遗症。儿童血-脑屏障和脑组织发育不完善，对中枢抑制药和中枢兴奋药非常敏感，使用吗啡、哌替啶极容易出现呼吸抑制，而应用尼可刹米、氨茶碱、麻黄碱等又容易出现中枢兴奋而致惊厥。儿童的肝、肾功能发育不健全，药物代谢和排泄的能力较低，易造成毒性反应，如氨基糖苷类、抗生素所致的耳毒性。儿童体液占体重比例较大，而对水盐的调节能力差，使用利尿剂后容易出现血钾和血钠降低等电解质紊乱。

老年人的组织器官及其功能随年龄增长而出现生理性衰退，在药效学和药动学方面出现改变，肝、肾功能的减退使药物代谢和排泄速率相应减慢，对药物的耐受性降低，且常伴有老年性疾病，因而对某些药物的敏感性增高。

（2）性别：虽然性别不同对药物的反应一般无明显的差异，但女性在用药时应注意"三期"，即月经期、妊娠期和哺乳期对药物作用的影响。在月经期、妊娠期，子宫对泻药、子宫收缩药及刺激性较强的药物较敏感，容易造成月经过多、痛经、流产、早产。在妊娠期，某些药物可通过胎盘进入胎儿体内，对胎儿生长发育和活动造成影响，严重的可导致畸胎，据 1979 年美国食物及药品管理局（FDA）分类，已证实对胎儿有危害、妊娠期禁用的药物，如表16-1 所示。在哺乳期，注意药物经乳腺排泌进入婴儿体内引起中毒。

表 16-1　肯定有致畸作用的药物

药物	致畸表现
乙醇	异常面容，肢体、心脏畸形
沙利度胺（反应停）	海豹肢畸形
甲氨蝶呤	脑积水、无脑儿、腭裂
维生素 A	泌尿道畸形、骨骼异常
己烯雌酚	性别异性、男性睾丸发育不全、女性青春期阴道癌
甲睾酮	女性男性化
抗甲状腺药	甲状腺功能低下
苯妥英钠	唇裂及腭裂
放射性碘	先天性甲状腺肿大、甲状腺功能低下
可的松	腭裂
金刚烷胺	单心室、肺不张、骨骼肌异常
四环素	早期：手指畸形、先天性白内障、骨发育不良 后期：黄齿、珐琅质形成不全
卡那霉素	听力丧失
氯霉素	再生障碍性贫血、灰婴综合征

（3）营养状况：患者的营养状况也能影响药物的作用，营养不良者，对药物作用较敏感，对药物毒性反应的耐受性也较差。

2. 病理状态　疾病可影响机体对药物的敏感性，也可改变药物的体内过程，因而影响药物的效应。如正常人对常用的解热镇痛药无降温反应，而发热者则可出现明显的解热退烧作用；治疗量的强心苷类药物不引起正常人的心排血量增加，而心力衰竭患者则会明显增加。

肝、肾功能是影响药物作用的重要因素。肝脏是机体进行解毒及药物代谢的重要器官。肝功能不良者，药物的吸收、分布、代谢和排泄等环节均受到不同程度的影响，主要表现为首过消除降低，经肝脏代谢的药物消除变慢，药物与血浆蛋白结合减少及经胆汁排泄的药物转运减慢，可使药物的药理效应和不良反应增强，甚至蓄积中毒。一方面可能加重肝脏功能的损害；另一方面引起其他的药源性疾病，如急性和慢性药物中毒。常见的引起肝毒性的药物有：抗精神失常药，如氯丙嗪；抗癫痫药，如苯妥英钠、卡马西平；解热镇痛药，如水杨酸类药；抗生素、抗结核药，如四环素、红霉素、氯霉素、异烟肼、利福平；激素类药，如甲睾酮、苯丙酸诺龙。肾功能减退时，主要经肾脏排泄的药物消除变慢，药物半衰期延长，药物蓄积体内，致使药物作用增强，甚至产生毒性反应；其次肾功能减退者伴有低蛋白血症，使得弱酸性药物与血浆蛋白结合率降低，游离药物浓度增加，血药浓度增加，药物不良反应也增加。常引起肾毒性的药物有磺胺类药、四环素类抗生素、氨基糖苷类抗生素、解热镇痛抗炎药等。

3. 心理因素 在一定程度上影响药物的效应，尤其是患者的精神状态、对药物的信赖程度、医护人员的语言等因素更加明显。

（1）精神状态：患者的精神状态可影响药物的效应。乐观、愉快的情绪能提高机体的功能，如增加消化液分泌、加强胃肠道蠕动和吸收、提高脑功能，使呼吸、循环、内分泌、体温、代谢等功能趋于稳定，在此基础上进行药物治疗能使药物更好地发挥疗效。若患者有悲观、失望、忧郁、悲哀、恐惧、紧张、焦虑、愤怒等不良情绪，则可使患者产生应激反应如交感神经活动加强，肾上腺皮质和髓质、脑垂体、甲状腺等内分泌腺分泌增多，使血管收缩，血压上升，血小板聚集，血液黏滞性增高，其结果必然影响药物疗效，甚至还可诱发或加重疾病。

（2）对药物的信赖程度：患者对药物的信赖程度可影响药物的疗效。患者如认为某药物不起作用，不但自觉疗效不高，甚至采取不配合的态度；相反，患者对药物信赖，则可提高疗效。

（3）医护人员的语言：在患者接受药物治疗时医护人员的语言可影响患者的情绪及对药物的信赖程度，因而医护人员应从社会和心理角度了解患者的心理需求，给予同情与理解，分析患者的求医行为，重视语言沟通的艺术和技巧在药物治疗中的作用，在药物治疗的同时给患者以情感上的满足。

（三）饮食的影响

饮食与药物发生相互作用会改变药物的体内过程，对药物的作用产生影响。

1. 饮食能降低药物吸收，使疗效降低 服铁剂时不能与茶水、高脂饮食同时服用，因为茶叶中的鞣酸与铁形成铁盐妨碍吸收；脂肪抑制胃酸分泌，也影响铁的吸收。在补钙时不宜同食菠菜，因菠菜中含大量草酸，草酸与钙结合成草酸钙影响吸收，从而使疗效降低。

2. 饮食能促进药物吸收，使疗效增强 酸性食物可增加铁剂的溶解度，促进铁吸收；高脂饮食可促进脂溶性维生素 A、D、E 的吸收，因而维生素 A、D、E 宜餐后服用，以增强疗效。

3. 饮食能改变尿液 pH，影响疗效　鱼、肉、蛋等酸性食物在体内代谢产生酸性物质；牛奶、蔬菜、豆制品等碱性食物在体内代谢形成碳酸氢盐，它们排出时会影响尿的 pH，而使药效发生变化。如氨苄西林、呋喃妥因在酸性尿液中杀菌力强，因此用它们治疗泌尿系统感染时宜多食荤食，使尿液偏酸，增强抗菌作用；而应用氨基糖苷类、头孢菌素、磺胺类药时，则宜多吃素食，以碱化尿液，增强抗菌效力。

三、给药原则

给药原则是一切用药的总则。在执行药疗工作中，必须严格遵守。

（一）根据医嘱给药

给药属于非独立性的护理操作，必须严格根据医嘱给药。护士应具有一定的药理知识，熟悉常用药物的作用、副作用、用法、毒性反应，了解患者的健康状况，对有疑问的医嘱，应及时向医生提出，不可盲目执行，也不得擅自更改医嘱。

（二）严格执行查对制度

认真做到"三查七对"（the three checks and seven rights），才能达到"五个准确"，即将准确的药物，按准确的剂量，用准确的方法，在准确的时间给予准确的患者。

三查：操作前、操作中、操作后查（查七对内容）。

七对：对床号、姓名、药名、浓度、剂量、方法、时间（图 16-1）。

注意检查药物质量，对疑有变质或超过有效期的药物，不能使用。

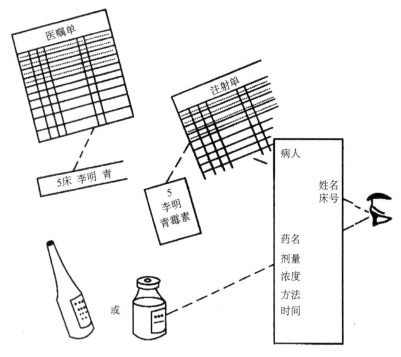

图 16-1　七对示意图

（三）安全正确给药

合理掌握给药次数和时间：应以维持有效血药浓度和发挥最大药效为最佳选择，同时考虑药物的特性及人体的生理节奏。医院常见外文缩写见表 16-2。

表 16-2 医院常用的外文缩写及中文译意

外文缩写	中文译意	外文缩写	中文译意
Aq	水	biw	每周 2 次
（Ag）Ag dest	蒸馏水	ad	加至
Co	复方	Rp、R	处方、请取
Liq	液体	OD	右眼
Mist	合剂	OS	左眼
Ol	油	OU	双眼
Pulv	粉剂	AD	右耳
Syr	糖浆剂	AS	左耳
Tinct，Tr	酊剂	am	上午
Caps	胶囊剂	pm	下午
Tab	片剂	ac	饭前
Pil	丸剂	pc	饭后
Ung	软膏	Hs	临睡前
aa	各	St（start）	即刻
gtt	滴、滴剂	Dc	停止
prn	必要时（长期）	ID	皮内注射
sos	需要时（限用 1 次）	H	皮下注射
qod	隔日 1 次	IM 或 im	肌内注射
qd	每日 1 次	IV 或 iv	静脉注射
qm	每晨 1 次	kg	公斤，千克
qn	每晚 1 次	g	克
qh	每小时 1 次	mg	毫克
q6h	每 6 小时 1 次	μg	微克
bid	每日 2 次	b	磅
tid	每日 3 次	L	升
qid 或 4id	每日 4 次	ml	毫升
12n	中午 12 点	IU，iu	国际单位
12mn	午夜 12 点	u	单位

掌握正确的给药方法与技术：不同给药方法有其相应的操作措施，掌握各种给药技术是护士胜任药疗工作的必备条件，如在抢救患者时，护士运用准确而娴熟的注射技术使药物进入患者体内而迅速发挥疗效，对抢救的成功起着重要的作用。

备好的药物应及时分发或使用，避免久置引起药物污染或药效降低，给药应向患者解释，以取得合作，并给予相应的用药指导，提高患者自我合理用药的能力，对易发生不良反应的药物，使用前应了解过敏反应史，必要时做过敏试验，使用中加强观察。

（四）密切观察反应

给药后应观察药物的治疗作用和不良反应。药物的治疗作用和不良反应是药物的两重表现，临床用药的效果正是药物作用两重性的综合体现。训练有素的护士应熟练运用各种药物的药理知识，观察并记录用药后的反应，持续评估药物的疗效，及时发现药物的不良反应，以便为临床护理及调整治疗计划提供重要依据。

（五）指导患者合理用药

合理用药可使药物治疗符合安全性、有效性、经济性、适当性的标准。安全性是选择药物的首要前提，力求在获得最大治疗效果的同时，让患者承担最小的治疗风险。有效性是用药的首要目标，即药物的治疗效果必须明确。经济性是合理用药的基本要素，经济性并不意味着用药越便宜、越少越好，而是指消耗最小的成本追求最大的效果。适当性是实现合理用药的基本保证，用药的适当性表现在用药的各个方面，一般指在用药时必须做到药物选择正确、剂量适当、给药途径适宜、合并用药合理，目的是充分发挥药物的作用，尽量减少药物的毒副作用，迅速有效地控制疾病的发展，使人体恢复健康。因而护士有责任在指导患者合理用药时告知患者查清病因，明确诊断后用药；说明所用药物的作用、用法及药物可能引起的不良反应；了解其他并存的疾病及过敏史；注意联合用药时药物之间的相互作用；不可任意加大剂量或过早停药。同时注意患者对药物的信赖程度与情绪反应，有无药物依赖、滥用或不遵医嘱等行为，并予以相应的指导。

四、给药途径

常用的给药途径有：口服、舌下含服、吸入、皮肤黏膜用药、直肠给药以及注射（皮内、皮下、肌内、静脉注射）等。除动、静脉注射药液直接进入血液循环外，其他药物均有一个吸收过程，吸收顺序依次为：吸入＞舌下含服＞直肠＞肌内注射＞皮下注射＞口服＞皮肤。有些药物不同的给药途径可产生不同的药物效应，如硫酸镁口服产生导泻与利胆作用，而注射则产生镇静和降压作用。

【案例分析】

护生小晴毕业实习第一天来到内科病房，带教老师——介绍了治疗室环境布局与物品摆放的位置，并重点介绍了药柜的管理要求，希望同学们尽快熟悉，以便今后开展工作。

思考：病房药柜内药物的种类有哪些？如何领取与保管？给药的原则是什么？如何正确掌握给药的途径和给药的时间？

第二节　口服给药法

口服给药是临床上最常用、方便、经济、安全、适用范围广的给药方法，药物经口服后被胃肠道吸收入血液循环，从而达到局部治疗和全身治疗的目的。然而，由于口服给药吸收较慢且不规则，易受胃内容物的影响，药物产生效应的时间较长，因此不适用于急救、意识不清、呕吐不止、禁食等患者。

操作要点

（一）取药方法

1. 洗手、戴口罩。
2. 固体药　用药匙取。
3. 水剂药　用量杯取，剂量要准确。
4. 不足 1ml 药剂　用滴管取（1ml 相当于 15 滴）。

（二）配药方法

1. 查对（服药牌和小药卡）。
2. 配药　先配固体药，再配水剂药。
3. 再次查对　由两人核对。

（三）发药

1. 严格查对制度。
2. 合作患者　待患者服药后方可离开。
3. 危重患者　喂服。

4. 儿童患者 喂服（避免呛入气管）。

5. 药杯处理 消毒→清洗→消毒。

（四）注意事项

1. 严格执行查对制度和无菌操作原则。

2. 需吞服的药物通常用 40～60℃温开水送服，不要用茶水服药。

3. 婴幼儿、鼻饲或上消化道出血患者所用的固体药，发药前需将药片研碎。

4. 增加或停用某种药时，应及时告知患者。

5. 注意药物之间的配伍禁忌。

（五）健康教育

解释用药的目的和注意事项，根据药物的特性进行正确的用药指导。

1. 对牙齿有腐蚀作用的药物，如酸类和铁剂，应用吸水管吸服后漱口，以保护牙齿。

2. 缓释片、肠溶片、胶囊吞服时不可嚼碎；舌下含片应放在舌下或两颊黏膜与牙齿之间待其溶化。

3. 健胃药宜在饭前服用，助消化药及对胃黏膜有刺激的药物宜在饭后服用，催眠药在睡前服，驱虫药宜在空腹或半空腹时服用。

4. 抗生素及磺胺类药物应准时服药，以保证有效的血药浓度。

5. 服用对呼吸道黏膜起安抚作用的药物如止咳糖浆后不宜立即饮水。

6. 某些磺胺类药物经肾脏排出，尿少时宜析出结晶堵塞肾小管，服用后要多饮水。

7. 服强心苷类药物时需加强对心率及节律的监测，脉率低于每分钟 60 次或节律不齐时应暂停服用，并告知医生。

第三节 雾化吸入疗法

雾化吸入法是应用雾化装置将药液分散成细小的雾滴以气雾状喷出，使其悬浮在气体中经鼻或口由呼吸道吸入的治疗方法。吸入药物除了对呼吸道局部产生作用外，还可通过肺组织吸收而产生全身性疗效。雾化吸入用药具有奏效较快、药物用量较小、不良反应较轻的优点，临床应用广泛。

一、超声波雾化吸入法

（一）超声雾化吸入的原理

超声波发生器通电后输出的高频电能通过水槽底部晶体换能器转换为超声波声能，声能震动并透过雾化罐底部的透声膜作用于罐内的药液，使药液表面张力破坏而成为细微雾滴，通过导管在患者深吸气时进入呼吸道。

（二）药物的选择及作用

1. 抗生素 庆大霉素、卡那霉素，治疗控制呼吸道感染。

2. 祛痰药 糜蛋白酶，稀释痰液、帮助祛痰。

3. 平喘药 氨茶碱等，解除支气管痉挛。

4. 糖皮质激素 地塞米松与抗生素同时使用减轻呼吸道症状。

（三）吸入治疗的方法

1. 准备雾化器（图 16-2）、连接吸入装置。

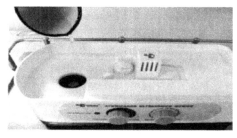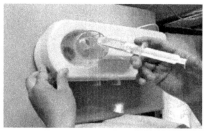

A   B

图 16-2　超声雾化器

A. 水槽内加水；B. 雾化罐内置药液

2. 药液准备　稀释量 30～50ml。

3. 吸入治疗（图 16-3）　核对、解释、定时 15～20 分钟、调节雾量大小，口含嘴放患者口中、深吸气。

4. 吸毕　取下口含嘴或面罩，关雾化开关、再关电源开关。

5. 患者处理　擦干患者面部，整理床单位。

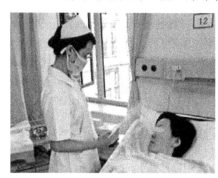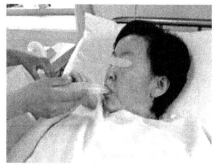

图 16-3　超声雾化吸入

【注意事项】

1. 护士熟悉雾化器性能，水槽内应保持足够水量（虽有缺水保护装置，但不可在缺水状态下长时间开机），水温不宜超过 60℃。

2. 注意保护药杯及水槽底部晶体换能器，因药杯及晶体换能器质脆易破碎，在操作及清洗过程中，动作要轻，防止损坏。

3. 观察患者痰排出是否困难，若因黏稠的分泌物经湿化后膨胀致痰液不易咳出时，应予以拍背以协助痰排出，必要时吸痰。

二、氧气雾化吸入法

（一）超声雾化吸入的原理

氧气雾化吸入法的基本原理是借助高速气流通过毛细管并在管口产生负压，将药液由接邻的小管吸出；所吸出的药液又被毛细管口高速的气流撞击成细小的雾滴，呈气雾喷出。

（二）操作方法

1. 解释　讲解和示范操作方法。

2. 体位　坐位或半坐位。

3. 药液　稀释量 5ml。

4. 氧流量调节　6～8L/min、指导患者作深吸气动作。

5. 吸毕　取下口含嘴或面罩，关氧开关和电源开关，整理用物。

6. 雾化器浸泡于消毒液中 1 小时，再洗净、擦干备用。

【注意事项】

1. 正确使用供氧装置，注意用氧安全，室内应避免火源。

2. 观察及协助排痰，若因黏稠的分泌物经湿化后膨胀致痰液不易咳出时，应予以拍背以协助痰排出，必要时吸痰。

3. 使用雾化器时，应取下湿化瓶。

第四节　注射给药法

注射给药法是将无菌药液或生物制剂注入体内，达到预防疾病、治疗疾病的目的。

一、注射原则

注射原则（principles of injection）是注射给药的总则，必须严格遵守。

（一）严格遵守无菌操作原则

1. 注射环境整洁安静，符合无菌操作要求。

2. 注射前护士必须洗手、戴口罩、戴手套，保持衣帽整洁；注射后护士应洗手。

3. 按要求进行注射部位皮肤消毒，并保持无菌。皮肤常规消毒方法：用 2%碘酊棉签以注射点为中心向外螺旋式旋转涂擦，直径在 5cm 以上，待干后，用 75%乙醇以同法脱碘，待乙醇挥发后即可注射。如使用 0.5%碘伏，则以棉签同法涂擦消毒两遍即可，无需脱碘。

4. 注射器空筒的内壁、活塞、乳头和针头的针尖、针梗、针栓内壁必须保持无菌。

（二）严格执行查对制度

严格执行"三查七对"，仔细检查药物质量，如发现药液变质、变色、混浊、沉淀、过期或安瓿有裂痕等现象，不可应用；如同时注射多种药物，应查对有无配伍禁忌。

（三）严格执行消毒隔离制度

注射时做到一人一套物品：包括注射器、针头、止血带、棉垫。所用物品须按消毒隔离制度和一次性用物处理原则进行处理，不可随意丢弃。

（四）选择合适的注射器和针头

根据药物剂量、黏稠度和刺激性的强弱或注射部位选择合适的注射器和针头。注射器应完整无损，不漏气；针头锐利、无钩、无弯曲，型号合适；注射器和针头衔接紧密。一次性注射器须在有效时间内且包装须密封。

（五）选择合适的注射部位

注射部位应避开神经、血管处（动、静脉注射除外），局部应无炎症、损伤、瘢痕、硬结、皮肤病。对需长期注射的病人，应经常更换注射部位。

（六）掌握合适的进针角度和深度

各种注射法分别有不同的进针角度和深度要求（图 16-4），进针时不可把针梗全部刺入注射部位。

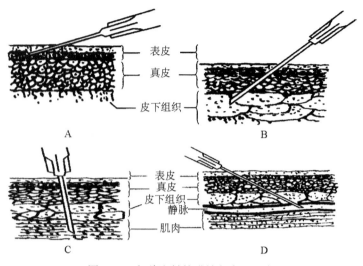

图 16-4 各种注射的进针角度和深度

A. 皮内注射；B. 皮下注射；C. 肌肉注射；D. 静脉注射

（七）现配现用注射药液

药液在规定注射时间前临时抽取，即时注射，以防药物效价降低或被污染。

（八）注射前排尽空气

注射前必须排尽注射器内的空气，特别是动、静脉注射，以防气体进入血管形成栓塞。排气时，还应防止药液浪费。

（九）注药前检查回血

进针后，推注药液前，应抽动注射器活塞，检查有无回血。动、静脉注射必须见有回血方可推注药液。皮下、肌内注射如有回血，必须拔出针头从新进针，不可将药液注入血管内。

（十）减轻病人疼痛的注射技术

1．解除病人思想顾虑，分散其注意力，取合适体位，便于进针。

2．注射时做到"两快一慢伴匀速"，即进针、拔针快，推药慢，推药速度要均匀。

3．注射刺激性较强的药物，选用细长针头，进针要深。如需同时注射多种药物，一般先注射刺激性较弱的药物，再注射刺激性强的药物。

二、注射用物

1．注射盘内用物　无菌镊子、皮肤消毒液、棉签、弯盘、砂轮、启瓶器等。

2．注射器和针头（图 16-5，图 16-6），保持无菌。

3．药物　按医嘱准备。

4．治疗车下层准备以下物品　污物桶 2 个，一个放置损伤性废弃物（用过的注射器针头）；另一个放置感染性废弃物（用过的注射器）。

5．注射本或注射卡　根据医嘱准备注射本或注射卡，作为注射给药的依据。

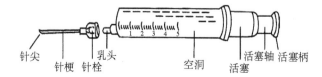

图 16-5 注射器及针头的构造

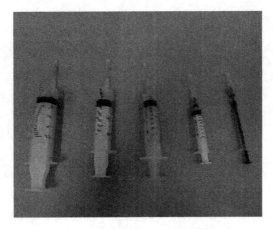

图 16-6 各种型号的注射器

三、药液抽吸方法

1. 从安瓿内吸取药液法（图 16-7）

（1）查对药液。

（2）消毒安瓿：用 2%碘酊和 75%乙醇，或 0.5%的安尔碘。

（3）打开安瓿：砂轮划痕、消毒、折断。

（4）抽吸药液：注意不可污染活塞。

（5）排尽空气：避免药液浪费。

（6）保护针头不被污染。

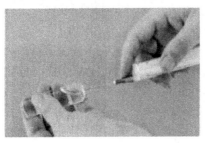
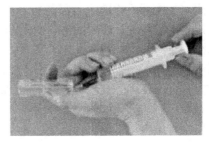

A   B

图 16-7 自安瓿内抽吸药液

A. 自小安瓿内吸取药液；B. 自大安瓿内吸取药液

2. 从密封瓶内吸取药液法（图 16-8）

（1）查对。

（2）除去铝盖中心部分，消毒瓶塞、待干。

（3）抽吸药液：先注入等量空气、（倒转瓶身）针头在液面以下、吸取药液至所需量。

（4）拔出针头：固定针栓。

（5）排尽空气。

（6）查对后备用。

3. 结晶、粉剂或油剂吸药法

（1）结晶、粉剂：先用生理盐水、注射用水或专用溶媒溶解后，按上法吸取。

（2）混悬液：先摇匀再吸取，方法同上。

（3）油剂：选择稍粗的针头吸取，方法同上。

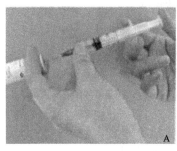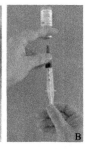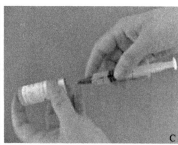

图 16-8　自密封瓶内抽取药液

A. 注空气入瓶内；B. 倒转药瓶抽药；C. 以示指固定针栓，拔出针头

四、常用注射法

（一）皮内注射法

皮内注射法（intradermic injection，ID）是将小量药液或生物制品注入患者的表皮与真皮之间的方法。

【目的】

1．药物过敏试验。

2．预防接种。

3．局麻的先驱步骤。

【评估】

1．病人病情、治疗情况、用药史、药物过敏史。

2．病人意识状态、心理状态、对用药的认知合作程度。

3．病人注射部位的皮肤状况。通常根据皮内注射的目的选取不同的部位：如药物过敏试验选择前臂掌侧下段，因该处皮肤较薄，易于注射，且易辨认局部反应；预防接种常选择上臂三角肌下缘；局部麻醉常选择实施局部麻醉处。

【计划】

1．操作者准备　洗手、戴口罩。熟悉药物的用法及药理作用，询问病人药物过敏史并解释皮内注射的目的及注意事项。

2．用物准备　注射盘内加 1ml 注射器、4 1/2 号针头、注射卡、药液；如为药物过敏试验，另备 0.1% 盐酸肾上腺素 1 支、2ml 注射器、6 号针头。

3．病人准备　病人理解注射目的，获得有关皮内注射的一般知识，能积极配合，取舒适体位并暴露注射部位。

4．环境准备　备物环境按无菌操作要求进行：注射环境安静、整洁、光线适宜，必要时遮挡病人。

【实施】

1．核对医嘱，抽取药液　操作中严格执行查对制度和无菌操作原则。

2．确认患者　携用物至患者床旁，核对患者床号、姓名，解释并取得配合。

3．选择注射部位　根据皮内注射的目的选择部位，帮助患者取合适体位，例如，药物过敏试验常选用前臂掌侧下段，因该处皮肤较薄，易于注射，且易辨认局部反应；预防接种常选用上臂三角肌下缘；局部麻醉则选麻醉处。

4. 消毒皮肤 用 75%乙醇消毒皮肤，忌用碘酊消毒，以免影响对局部反应的观察。

5. 二次核对（操作中查对），排尽空气。

6. 穿刺、注射 一手紧绷局部皮肤，一手持注射器，针头斜面向上，与皮肤成 5°角刺入皮内。待针头斜面完全进入皮内后，放平注射器。用紧绷皮肤手的拇指固定针栓，注入抽吸液 0.1ml，使局部隆起形成一皮丘（图 16-9）。注意：注入的剂量要准确，进针角度不能过大，否则会刺入皮下。操作过程中不断与患者沟通，以了解患者的反应。嘱患者勿按揉局部，以免影响结果的观察，20 分钟后观察局部反应，做出判断。若需作对照试验，则用另一注射器及针头，在另一前臂相应部位同法注入 0.1ml 生理盐水。

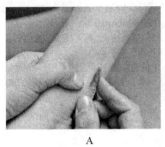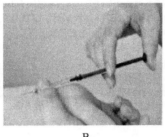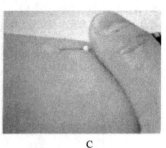

A   B   C

图 16-9 皮内注射

A. 进针；B. 固定推药；C. 形成皮丘

7. 拔针 注射完毕，迅速拔出针头，勿按压针眼。

8. 再次核对（操作后查对）。

9. 操作后处理

（1）协助患者取舒适卧位。

（2）清理用物：按消毒隔离原则处理用物。

（3）洗手。

（4）记录：过敏试验结果记录在病历上，阳性用红笔标记"+"，阴性用蓝笔或黑笔标记"-"。

【注意事项】

1. 严格执行查对制度和无菌操作制度。

2. 做药物过敏试验前，护士应详细询问患者的用药史、过敏史及家族史，如患者对需要注射的药物有过敏史，则不可作皮试，应及时与医生联系，更换其他药物。

3. 做药物过敏试验消毒皮肤时忌用碘酊、碘伏，以免影响对局部反应的观察。

4. 进针角度以针尖斜面能全部进入皮内为宜，进针角度过大易将药液注入皮下，影响结果的观察和判断。

5. 在为患者做药物过敏试验前，要备好急救药品，以防发生意外。

6. 药物过敏试验结果如为阳性反应，告知患者或家属，不能再用该种药物，并记录在病历上。

（二）皮下注射法

皮下注射法（hypodermic injection，HD）是将少量药液或生物制品注入皮下组织的方法，用于药物治疗、预防接种、局麻药注射。常用部位：上臂三角肌下缘、上臂外侧、腹部、后背、大腿前侧和外侧方。

【目的】

1. 注入小剂量药物　用于不宜口服给药，而需在一定时间内发生药效时。

2. 预防接种。

3. 局部麻醉用药。

【评估】

1. 病人病情、治疗情况、用药史，所用药物的药理作用。

2. 病人意识状态、肢体活动能力，对给药计划的了解、认识程度及合作程度。

3. 病人注射部位的皮肤及皮下组织状况。常用的皮下注射部位有：上臂三角肌下缘、两侧腹壁、后背、大腿前侧和外侧（图16-10，图16-11）。

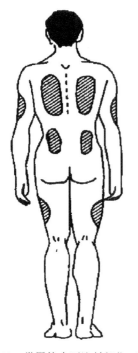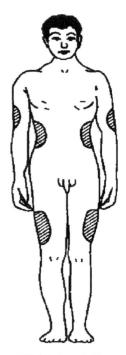

图 16-10　常用的皮下注射部位（一）　　　　图 16-11　常用的皮下注射部位（二）

【计划】

1. 操作者准备　洗手、戴口罩。熟悉药物的用法及药理作用，询问病人用药史并解释皮下注射的目的及注意事项。

2. 用物准备注射盘内加 1～2ml 注射器、5 1/2～6 号针头、注射卡及按医嘱准备药液。

3. 病人准备　病人理解注射目的，能积极配合，取舒适体位并暴露注射部位。

4. 环境准备　备物环境按无菌操作要求进行；注射环境安静、整洁、光线适宜，必要时遮挡病人。

【实施】

1. 核对医嘱，抽取药液　操作中严格执行查对制度和无菌操作原则。

2. 确认患者　携用物至患者床旁，核对患者床号、姓名，解释并取得配合。

3. 选择注射部位　根据注射目的选择部位：常选用上臂三角肌下缘，也可选用两侧腹壁、后背、大腿前侧和外侧，帮助患者取合适体位。

4．常规消毒皮肤、待干。

5．二次核对（操作中查对），排尽空气。

6．穿刺　一手绷紧局部皮肤，一手持注射器，以示指固定针栓，针头斜面向上，与皮肤成 30°～40°角，快速刺入皮下，操作中加强与患者的沟通，以便发现不适及时处理；进针不宜过深以免刺入肌层；一般将针梗的 1/2～2/3 刺入皮下，勿全部刺入以免不慎断针增加处理的难度；确保针头未刺入血管内（图 16-12）。

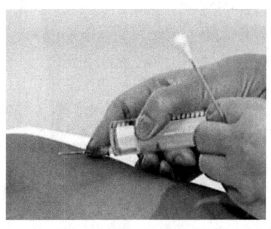

图 16-12　皮下注射

7．推药　松开绷紧皮肤的手，抽动活塞，如无回血，缓慢推注药液，以减轻疼痛。

8．拔针、按压　注射毕，用无菌干棉签轻压针刺处，快速拔针后按压片刻，压迫至不出血为止。

9．再次核对（操作后查对）。

10．操作后处理

（1）协助患者取舒适卧位。

（2）清理用物：按消毒隔离原则处理用物。

（3）洗手。

（4）记录：记录注射时间，药物名称、浓度、剂量，患者的反应。

【注意事项】

1．严格执行查对制度和无菌操作原则。

2．对皮肤有刺激的药物一般不做皮下注射。

3．护士在注射前详细询问患者的用药史。

4．对过于消瘦者，护士可捏起局部组织，适当减小穿刺角度，进针角度不宜超过45°，以免刺入肌层。

（三）肌内注射法

肌内注射法（intramuscular injection，IM）是将药物注入肌肉组织的方法，主要用于药物治疗常用部位。注射部位包括臀大肌、臀中肌、臀小肌、股外侧肌、上臂三角肌。

1．臀大肌注射定位（图 16-13）　臀大肌起自髂后上棘与尾骨尖之间，肌纤维平行向外下方止于股骨上部。坐骨神经起自骶丛神经，自梨状肌下孔出骨盆至臀部，在臀大肌深部，约在坐骨结节与大转子之间中点处下降至股骨，其体表投影为自大转子尖至坐骨结节中点向下至腘窝。注射时注意避免损伤坐骨神经。臀大肌注射的定位方法有两种：

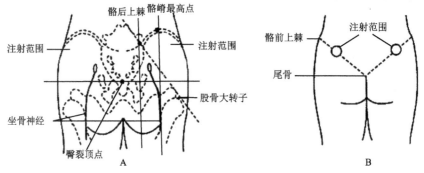

图 16-13　臀大肌注射定位法

A. 十字法；B. 连线法

（1）十字法：从臀裂顶点向左侧或向右侧划一水平线，然后从髂嵴最高点作一垂线，将一侧臀部分为四个象限，其外上象限（避开内角）为注射区。

（2）连线法：从髂前上棘至尾骨作一连线，其外上 1/3 处为注射部位。

2．臀中、小肌注射定位法　"三横指定位"、"示中指定位"。

（1）以示指尖和中指尖分别置于髂前上棘和髂嵴下缘处，在髂嵴、示指、中指之间构成一个三角形区域，其示指与中指构成的内角为注射区。

（2）髂前上棘外侧三横指处（以患者的手指宽度为主）。

3．股外侧肌注射定位法　大腿中段外侧。一般成人可取髋关节下 10cm 至膝关节的范围。此处大血管、神经干很少通过，且注射范围较广，可供多次注射，尤其适用 2 岁以下幼儿。

4．上臂三角肌注射定位法　上臂外侧，肩峰下 2～3 横指处。此处肌肉较薄，只可作小剂量注射。

【操作步骤】

1．核对医嘱，抽取药液　操作中严格执行查对制度和无菌操作原则。

2．确认患者　携用物至患者床旁，核对患者床号、姓名，解释并取得配合。

3．选择注射部位　根据注射目的选择部位，帮助患者取合适体位。

4．常规消毒皮肤、待干。

5．二次核对（操作中查对），排尽空气。

6．穿刺　一手拇指、示指绷紧局部皮肤，一手持注射器，中指固定针栓，将针头与皮肤成 90°角迅速垂直刺入，操作中加强与患者的沟通，以便发现不适及时处理；切勿将针头全部刺入，以防针梗从根部衔接处折断难以取出；消瘦及患儿进针深度酌减；确保针头未刺入血管内（图 16-14）。

7．推药　松开绷紧皮肤的手，抽动活塞，如无回血，缓慢推注药液，以减轻疼痛。

8．拔针、按压　注射毕，用无菌干棉签轻压针刺处，快速拔针后按压片刻，压至不出血为止。

9．再次核对（操作后查对）。

10．操作后处理

（1）协助患者取舒适卧位。

（2）清理用物：按消毒隔离原则处理用物。

（3）洗手。

（4）记录：记录注射时间，药物名称、浓度、剂量，患者的反应。

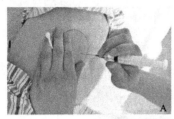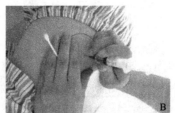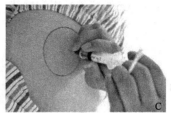

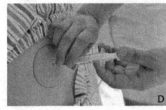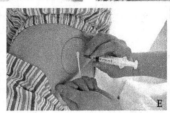

图 16-14 肌内注射

A. 绷紧皮肤；B. 垂直进针；C. 抽取回血；D. 缓慢推药；E. 按压拔针

【注意事项】

1. 严格执行查对制度和无菌操作原则。

2. 两种药物同时注射时，注意配伍禁忌。

3. 对 2 岁以下婴幼儿不宜选用臀大肌注射，因其臀大肌尚未发育好，注射时有损伤坐骨神经的危险，最好选用臀中肌和臀小肌注射。

4. 若针头折断，应先稳定患者情绪，并嘱患者保持原位不动，固定局部组织，以防断针移位，同时尽快用无菌血管钳夹住断端取出；如断端全部埋入肌肉，应速请外科医生处理。

5. 对需长期注射者，应交替更换注射部位，并选用细长针头，以避免或减少硬结的发生。如因长期多次注射出现局部硬结时，可采用热敷、理疗等方法予以处理。

（四）静脉注射法

静脉注射法（intravenous injection，IV）是自静脉注入药物的方法。常用部位：肘窝的贵要静脉、正中静脉、头静脉和手背、足背、踝部的浅静脉。

【目的】

1. 注入药物，用于药物不宜口服、皮下注射、肌内注射或需迅速发挥药效时。

2. 注入药物作某些诊断性检查。

3. 静脉营养治疗。

【操作前准备】

1. 评估患者并解释

（1）评估：①患者的病情及治疗情况；②意识状态、肢体活动能力；③对给药计划及血标本采集的了解、认识程度及合作程度；④穿刺部位的皮肤状况、静脉充盈度及管壁弹性。

（2）解释：向患者及家属解释静脉注射的目的、方法、注意事项及配合要点，药物的作用及副作用。

2. 患者准备

（1）患者了解静脉注射的目的、方法、注意事项及配合要点，药物的作用及副作用。

（2）取舒适卧位，暴露注射部位。

3．护士准备　衣帽整洁，修剪指甲，洗手，戴口罩。

4．用物准备

（1）注射盘。

（2）注射器（规格视药量而定）、6～9 号针头或头皮针、无菌纱布、止血带、注射用小枕、注射卡，必要时备胶布。

（3）药液：按医嘱准备。

5．环境准备　清洁、安静、光线充足或有足够的照明，必要时用屏风或拉帘遮挡。

【操作步骤】

1．四肢静脉注射（图 16-15）

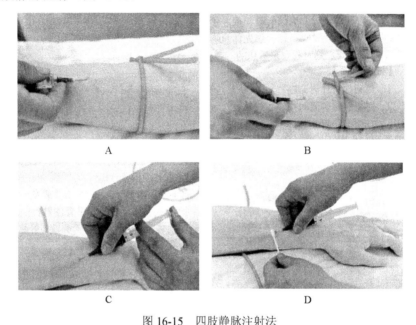

图 16-15　四肢静脉注射法

A．进针；B．松止血带；C．固定推药；D．按压拔针

（1）核对医嘱，抽取药液：操作中严格执行查对制度和无菌操作原则。

（2）确认患者：携用物至患者床旁，核对患者床号、姓名，解释并取得配合。

（3）选择合适静脉：选择粗直、弹性好、易于固定的静脉，避开关节和静脉瓣；以手指探明静脉走向及深浅；对需长期注射者，应有计划地由小到大、由远心端到近心端选择静脉。

（4）垫小棉枕：在穿刺部位的下方垫小棉枕。

（5）系止血带：在穿刺部位上方（近心端）约 6cm 处扎紧止血带，应将止血带末端朝上，以防污染无菌区域。

（6）常规消毒皮肤，待干。

（7）嘱患者握拳。

（8）二次核对（操作中查对）。

（9）排尽空气。

（10）穿刺：以一手拇指绷紧静脉下端皮肤，使其固定；另一手持注射器，示指固定针栓、针头斜面向上，与皮肤成 15°～30° 角自静脉上方或侧方刺入皮下，再沿静脉走向滑行刺入静脉，见回血，可再沿静脉走行进针少许，穿刺时应沉着，一旦出现局部血肿，立即拔出针头，按压局部，另选其他静脉更换针头重新穿刺。

（11）两松一固定：松开止血带，嘱患者松拳，固定针头。

（12）缓慢注入药液：注射对组织有强烈刺激性的药物，应另备抽有生理盐水的注射器和头皮针，注射穿刺成功后，先注入少许生理盐水，证实针头确在静脉内，再换上抽有药液的注射器进行推药，以免药液外溢而致组织坏死，注药时根据患者年龄、病情及药物性质掌握注药速度，并随时听取患者主诉，观察局部情况及病情变化。

（13）拔针、按压：注射毕，将干棉签放于穿刺点上方快速拔出针头，按压片刻，或嘱患者屈肘，压至不出血为止。

（14）再次核对（操作后查对）。

（15）操作后处理

1）协助患者取舒适卧位，整理床单位。

2）清理用物。

3）洗手。

4）记录：记录注射的时间，药物名称、浓度、剂量，患者的反应。

2．股静脉注射法

（1）同四肢静脉注射（1）～（2）。

（2）体位：协助患者取仰卧位，下肢伸直略外展外旋。

（3）消毒：常规消毒局部皮肤，消毒术者左手示指和中指。

（4）同四肢静脉注射（8）～（9）。

（5）确定穿刺部位：用左手示指于腹股沟扪及股动脉搏动最明显部位并予固定。

（6）穿刺：右手持注射器，针头和皮肤成 90° 或 45° 角，在股动脉内侧 0.5cm 处刺入，抽动活塞见有暗红色回血，提示针头已进入股静脉，如抽出血液为鲜红色，提示针头进入股动脉，应立即拔出针头，用无菌纱布紧压穿刺处 5～10 分钟，直至无出血为止。

（7）固定针头，注入药液。

（8）拔针、按压：注射毕，拔出针头。局部用无菌纱布加压止血 3～5 分钟，然后用胶布固定，以免引起出血或形成血肿。

（9）同四肢静脉注射（14）～（15）。

【注意事项】

1．严格执行查对制度和无菌操作制度。

2．静脉注射对组织有强烈刺激性的药物，一定要在确认针头在静脉内后方可推注药液，以免药液外溢导致组织坏死。

第五节　药物过敏试验法

一、青霉素过敏试验法及过敏反应的护理

（一）过敏反应的原因

药物作为一种抗原进入机体后，有些个体体内会产生特异性抗体（IgE、IgG 和

IgM），使 T 淋巴细胞致敏，当再次应用同类药物时，抗原抗体在致敏淋巴细胞上相互作用，引起过敏反应。

（二）过敏反应的预防

1. 询问过敏史，已知过敏者忌做皮试。
2. 试验结果为阴性者方可给药，阳性者醒目注明阳性反应。
3. 停药 3 天以上，药物批号改变需重做试验。
4. 青霉素须现配现用。
5. 加强责任心，严格执行查对制度，做好急救准备，注射后观察 30 分钟以上。

（三）过敏反应的表现

青霉素过敏性休克多在注射后 5～12 分钟内，甚至可在数秒内发生，既可发生于皮内试验过程中，也可发生于初次肌内注射或静脉注射时（皮内试验结果阴性）；还有极少数患者发生于连续用药过程中。其临床表现主要包括如下几方面：

（1）呼吸道梗阻症状：由喉头水肿、支气管痉挛、肺水肿引起，可表现为胸闷、气促、哮喘与呼吸困难，伴濒死感。

（2）循环衰竭症状：由周围血管扩张导致有效循环不足，可表现为面色苍白，出冷汗、发绀，脉搏细弱，血压下降。

（3）中枢神经系统症状：因脑组织缺氧，可表现为面部及四肢麻木，意识丧失，抽搐或大小便失禁等。

（4）其他过敏反应表现：可有荨麻疹，恶心、呕吐、腹痛与腹泻等。

（四）青霉素过敏反应的护理

1. 评估过敏反应的临床表现　过敏性休克、血清病型反应、各器官或组织反应、青霉素过敏反应发生的时间。

2. 青霉素过敏性休克及其处理

（1）立即停药，协助患者平卧，报告医师，就地抢救。

（2）立即皮下注射 0.1%盐酸肾上腺素 1ml，小儿剂量酌减。症状如不缓解，可每隔半小时皮下或静脉注射该药 0.5ml，直至脱离危险期。盐酸肾上腺素是抢救过敏性休克的首选药，具有收缩血管、增加外周阻力、提升血压、兴奋心肌、增加心排血量及松弛支气管平滑肌的作用。

（3）吸氧改善缺氧症状：呼吸抑制时，立即进行口对口人工呼吸，并肌内注射尼可刹米、洛贝林等呼吸兴奋剂。有条件者行气管插管、呼吸机辅助呼吸。喉头水肿导致窒息时，应尽快施行气管切开以保持呼吸道通畅。

（4）根据医嘱静脉注射地塞米松 5～10mg 或将琥珀酸钠氢化可的松 200～400mg 加入 5%～10%葡萄糖溶液 500ml 静脉滴注；应用抗组胺类药物，如肌内注射盐酸异丙嗪 25～50mg 或苯海拉明 40mg。

（5）静脉滴注 10%葡萄糖溶液或平衡液扩充血容量。如血压仍不回升，可按医嘱加入多巴胺或去甲肾上腺素静脉滴注。

（6）如发生呼吸心搏骤停：立即行复苏抢救，如施行体外心脏按压、气管内插管或人工呼吸等急救措施。

（7）密切观察病情，记录患者生命体征、神志和尿量等病情变化；不断评价治疗与护理效果，为进一步处置提供依据。

（五）过敏试验的方法

1. 皮试液的配制　稀释液、生理盐水。标准剂量：每毫升含青霉素 200～500U，配制方法见表 16-3。

表 16-3　青霉素皮肤试验液的配制（以青霉素钠 80 万 U 为例）

青霉素钠	加 0.9%氯化钠溶液（ml）	每毫升药液青霉素钠含量（U/ml）	要点与说明
80 万 U	4	20 万	用 5ml 注射器，6～7 号针头
0.1ml 上液	0.9	2 万	以下用 1ml 注射器，6～7 号针头
0.1ml 上液	0.9	2000	每次配制时均将溶液摇匀
0.1ml 上液	0.9	200	配制完毕换接 4 1/2 号针头，妥善放置

2. 试验方法　按皮内注射法在正确部位注入皮试液 0.1ml（含青霉素 50U），20 分钟后观察结果。

3. 试验结果判断

（1）阴性：局部无异常改变，无自觉症状。

（2）阳性：局部皮丘隆起，出现红晕硬块，直径大于 1cm 或红晕周围有伪足、痒感，重者发生过敏性休克。

4. 记录试验结果。

二、链霉素过敏试验法及过敏反应的护理

1. 试验药液配制　标准剂量：每毫升含链霉素 2500U，配制方法见表 16-4。

表 16-4　链霉素皮肤试验液的配制

链霉素	加 0.9%氯化钠溶液（ml）	每毫升药液链霉素含量（U/ml）	要点与说明
100 万 U	3.5	25 万	用 5ml 注射器，6～7 号针头
0.1ml 上液	0.9	2 万	换用 1ml 注射器
0.1ml 上液	0.9	2000	每次配制时均将溶液摇匀，配制完毕换接 4 1/2 号针头，妥善放置

2. 试验方法　取链霉素试验液 0.1ml 作皮内注射（含 250U），20 分钟后观察，记录试验结果，结果判断、过敏反应表现及急救措施同青霉素法，另静脉注射葡萄糖酸钙和氯化钙。

三、破伤风抗毒素过敏试验法及脱敏注射法

1. 试验药液配制　标准剂量：每毫升含破伤风抗毒素（tetanus antitoxin，TAT）150U。取原液 0.1ml 加生理盐水至 1ml 摇匀，即 150U/ml。

2. 试验方法　取 TAT 试验液 0.1ml（15U）作皮内注射，20 分钟后观察结果。

3. 结果判断

（1）阴性：局部无红肿。

（2）阳性：局部皮丘红肿，硬结直径大于 1.5cm，红晕直径大于 4cm，有时出现伪足、痒感，严重反应同青霉素。

4. 脱敏注射法　即小量多次注射药液（表 16-5），每隔 20 分钟注射一次，密切观察。

表 16-5　破伤风抗毒素脱敏注射法

次　数	TAT（ml）	加 0.9%氯化钠溶液（ml）	注射途径
1	0.1	0.9	肌内注射
2	0.2	0.8	肌内注射
3	0.3	0.7	肌内注射
4	余量	稀释至 1ml	肌内注射

四、普鲁卡因过敏试验法及过敏反应护理

1. 试验药液配制　取 0.25%普鲁卡因液 0.1ml 作皮内注射。
2. 试验方法　皮内注射 20 分钟后观察结果。
3. 试验结果判断　同青霉素。
4. 过敏反应护理　同青霉素。

五、细胞色素 C 过敏试验法

1. 试验药液配制　取细胞色素 C 0.1ml（每支 2ml，含 15mg），加生理盐水至 1ml（0.75mg/ml）。
2. 过敏试验法
（1）皮内试验法：取皮试液 0.1ml（0.075mg）皮内注射，20 分钟后观察试验结果。
（2）划痕试验法：皮肤消毒→滴细胞色素 C 原液 1 滴于皮肤上，用无菌针头划痕，20 分钟后观察试验结果。
3. 试验结果判断
（1）阴性：局部红肿。
（2）阳性：局部发红，直径大于 1cm，有丘疹。
4. 过敏反应处理　同青霉素。

六、碘过敏试验法及过敏反应处理

1. 皮内试验法
（1）取碘造影剂 0.1ml 作皮内注射，20 分钟后观察结果。
（2）试验结果判断
1）阴性：局部无反应。
2）阳性：局部有红肿、硬块，直径大于 1cm。
2. 静脉注射试验法
（1）先作皮内试验。
（2）若为阴性，按静脉注射法缓缓注入造影剂 1ml（3%泛影葡胺），注射后观察 5～10 分钟判断结果。
（3）试验结果判断：有血压、脉搏、呼吸和面色等改变为阳性。
（4）过敏反应：同青霉素。

目标检测

选择题

1. 执行给药原则中，下列首要的是
A. 遵医嘱给药
B. 给药途径要准确
C. 给药时间要准确
D. 注意用药不良反应
E. 给药过程中要观察疗效

2. 发挥药效最快的给药途径是
A. 口服　　　　B. 外敷
C. 吸入　　　　D. 皮下注射
E. 静脉注射

3. 肌内注射时，选用连线法进行体表定位，其注射区域正确的是
A. 髂嵴和尾骨连线的外上 1/3 处
B. 髂嵴和尾骨连线的中 1/3 处
C. 髂前上棘和尾骨连线的外上 1/3 处
D. 髂前上棘和尾骨连线的中 1/3 处
E. 髂前上棘和尾骨连线的后 1/3 处

4. 臀大肌注射时，应避免损伤
A. 臀部动脉　　B. 臀部静脉
C. 坐骨神经　　D. 臀部淋巴
E. 骨膜

5. 抢救青霉素过敏性休克的首选药物是
A. 盐酸异丙嗪　B. 去氧肾上腺素
C. 盐酸肾上腺素 D. 异丙肾上腺素
E. 去甲肾上腺素

6. 接受破伤风抗病毒脱敏注射的患者出现轻微反应时，护士应采取的正确措施是
A. 立即停止注射，迅速给予抢救处理
B. 立即报告医生
C. 重新开始脱敏注射
D. 停止注射，待反应消退后，减少剂量、增加次数注射
E. 注射苯海拉明抗过敏

7. 患者张某，需要口服磺胺类药，

护士嘱咐其服药期间需多喝水的目的是
A. 减轻胃肠道刺激
B. 增加药物疗效
C. 维持血液 pH
D. 避免损害造血系统
E. 增加药物溶解度，避免结晶析出

8. 患者郭某，病情危重，需进行股静脉注射，下列正确的叙述是
A. 选择股动脉外侧 0.5cm 处进针
B. 右手持注射器，针头与皮肤成 20°角进针
C. 患者取仰卧位，下肢伸直，略内收
D. 患者有出血倾向时，不宜采用股静脉注射
E. 注射完毕，无菌棉签按压 3～5 分钟

9. 患儿 1 岁零 8 个月，因支气管炎需肌内注射青霉素，注射部位最好选用
A. 臀大肌
B. 臀中肌、臀小肌
C. 上臂三角肌
D. 前臂外侧肌
E. 股外侧肌

10. 患者张某，静脉注射 25%葡萄糖溶液，患者述说疼痛，推注稍有阻力，局部无肿胀，抽无回血，应考虑是
A. 静脉痉挛
B. 针刺入过深，穿破对侧血管壁
C. 针头斜面一半在血管外
D. 针头斜面紧贴血管内壁
E. 针头刺入过浅，药物注入皮下

11. 李某，患急性肺炎，注射青霉素数秒后，出现胸闷气促、面色苍白、脉细弱、出冷汗，血压 65/45mmHg，此时首先应采取的急救措施是
A. 立即通知医生
B. 静脉注射 0.1%盐酸肾上腺素

C．立即停药、平卧，皮下注射 0.1%
盐酸肾上腺素

D．立即吸氧，行胸外心脏按压

E．即刻注射强心剂

12．郭某，因肺结核注射链霉素，出现发热、皮疹、荨麻疹，医嘱静脉注射葡萄糖酸钙，其目的是

A．收缩血管，增加外周阻力

B．松弛支气管平滑肌

C．减轻毒性症状

D．降低体温

E．缓解皮肤瘙痒

（13～14 题共用题干）

患者徐某，64 岁。患糖尿病 10 年，常规注射胰岛素 6U，餐前 30 分钟，H，tid。

13．"H"译成中文的正确含义是

A．皮内注射　　B．皮下注射

C．肌内注射　　D．静脉注射

E．静脉滴注

14．选择合适的注射部位是

A．腹部　　　　B．股外侧肌

C．臀大肌　　　D．前臂外侧

E．臀中肌、臀小肌

（15～17 题共用题干）

患者李某，18 岁。患急性扁桃体炎，医嘱青霉素皮试。

15．配制青霉素皮试液时，其皮内注射剂量为

A．10U　　　　　B．50U

C．100U　　　　D．500U

E．2500U

16．皮试后 5 分钟患者出现胸闷，气急伴濒危感，皮肤瘙痒，面色苍白，出冷汗，脉细速，血压下降，烦躁不安，考虑患者出现了

A．青霉素毒性反应

B．血清病型反应

C．呼吸道过敏反应

D．青霉素过敏性休克

E．皮肤组织过敏反应

17．根据患者病情，应首先采用的紧急措施是

A．立即停药平卧，皮下注射 0.1%盐酸肾上腺素

B．立即皮下注射异丙肾上腺素

C．立即静脉注射地塞米松

D．立即注射呼吸兴奋剂

E．立即静脉输液，给予升压药滴入

第十七章 静脉输液与输血

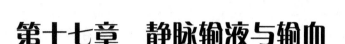
静脉输液与输血是临床上用于纠正人体水、电解质及酸碱平衡失调，恢复内环境稳定并维持机体正常生理功能的重要治疗措施。正常情况下，人体内水、电解质、酸碱度均保持在正常范围内，以维持机体内环境的相对平衡状态，保证机体正常的生理功能。但在疾病和创伤时，水、电解质及酸碱平衡会发生紊乱。通过静脉输液与输血，可以迅速、有效地补充机体丧失的体液和电解质，增加血容量，改善微循环，维持血压。此外，通过静脉输注药物，还可以达到治疗疾病的目的。因此，护士必须熟练掌握有关输液、输血的理论知识和操作技能，以便在治疗疾病、保证患者安全和挽救患者生命过程中发挥积极、有效的作用。

第一节 静脉输液法

静脉输液（intravenous infusion）是将大量无菌溶液或药物直接输入静脉的治疗方法。对于静脉输液，护士的主要职责是遵医嘱建立静脉通道、监测输液过程以及输液完毕的处理。同时，还要了解治疗目的、输入药物的种类和作用、预期效果、可能发生的不良反应及处理方法。

一、静脉输液的原理及目的

（一）静脉输液的原理

静脉输液是利用大气压和液体静压形成的输液系统内压高于人体静脉压的原理将液体输入静脉内。

（二）静脉输液的目的

1. 补充血容量，改善微循环。
2. 补充水和电解质，调节或维持人体内水、电解质及酸碱平衡。
3. 供给营养物质，促进组织修复，增加体重，维持正氮平衡。
4. 输入药物，治疗疾病。如输入抗生素控制感染；输入解毒药物达到解毒作用；输入脱水剂降低颅内压等。

二、静脉输液的常用溶液及作用

（一）晶体溶液

晶体溶液（crystal solution）的分子质量小，在血管内存留时间短，对维持细胞内外水分的相对平衡，纠正体内的水、电解质失调效果明显。

1. 葡萄糖溶液　用于补充热量和水分，减少组织分解，防止酮体产生，减少蛋白消耗及促进钾离子进入细胞内。5%葡萄糖溶液或 10%葡萄糖溶液进入人体后迅速分解，一般不产生高渗透压作用，也不引起利尿作用，常用作静脉给药的载体和稀释剂。

2. 等渗电解质溶液　用于补充水和电解质，维持体液容量和渗透压平衡。因为液体的丢失绝大部分并非单纯的水分丢失，而是同时伴有电解质的丧失。血液中钠离子的多少关系到血浆容量的多少，缺少钠离子时，血浆容量下降。补液时应注意水与电解质的平衡。常用的含钠溶液包括 0.9%氯化钠溶液、复方氯化钠溶液（林格等渗溶液）、5%葡萄糖氯化钠溶液。

3. 碱性溶液　用于纠正酸中毒，维持酸碱平衡。常用的溶液有 5%碳酸氢钠溶液、1.4%碳酸氢钠溶液、11.2%乳酸钠溶液和 1.84%乳酸钠溶液。

碳酸氢钠进入人体后，解离成钠离子和碳酸氢根离子，可接受体液中过剩的氢离子生成碳酸。此外，碳酸氢钠还可直接提高血中二氧化碳的结合力。其优点为补碱迅速，且不易加重乳酸血症。碳酸氢钠在中和酸以后生成的碳酸，需以二氧化碳形式经肺呼出，因此对呼吸功能不全的患者，使用疗效受限。

乳酸钠可解离为钠离子和乳酸根离子，钠在血液中与碳酸氢根结合，形成碳酸氢钠。乳酸根离子可接收氢离子生成乳酸。但休克、肝功能不全、缺氧、右心衰竭的患者或新生儿，由于对乳酸的运用能力差，易加重乳酸血症，故不宜使用。

4. 高渗溶液　用于利尿脱水，可迅速提高血浆渗透压、回收组织水进入血管内，消除水肿；可降低颅内压，改善中枢神经系统的功能。常用溶液有 20%甘露醇、25%山梨醇、25%～50%葡萄糖溶液等。

（二）胶体溶液

胶体溶液（colloid solution）的分子质量大，在血液内停留时间长，能有效维持血浆胶体渗透压，增加血容量，改善微循环，提高血压。常用的溶液有：

1. 右旋糖酐　为水溶性多糖类高分子聚合物，常用的溶液有右旋糖酐 70（平均相对分子质量为 7.5 万左右）、右旋糖酐 40（平均相对分子质量为 4 万左右）。右旋糖酐 70 能提高血浆胶体渗透压，扩充血容量；右旋糖酐 40 能降低血液黏稠度，减少红细胞凝聚，改善血液循环和抗血栓形成。

2. 羟乙基淀粉 40（706 代血浆）　为化学合成的多糖类聚合物，化学结构与右旋糖酐 40 基本相同，扩容作用良好，输入后使循环血量和心排血量均增加，在体内停留时间较右旋糖酐长，过敏反应少，急性大出血时可与全血共用。多用于失血性休克、严重烧伤和低蛋白血症等。

3. 明胶类代血浆　是由各种明胶与电解质组合的血浆代用品，分子质量约为 1 万，能有效地增加血浆容量，改善微循环，防止组织水肿，由于它有良好的血液相容性，即使大量输注也不影响凝血机制和纤维蛋白溶解系统，故安全性超过右旋糖酐。

4. 血液制品　能提高胶体渗透压，扩大和增加循环血容量，补充蛋白质和抗体，有助于组织修复和增强机体免疫力。常用的有 5%白蛋白和血浆蛋白等。

（三）静脉高营养溶液

凡不能经消化道供给营养或营养摄入不足者都可用静脉插管输注静脉高营养溶液（parenteral nutrition solutions）的方法来维持营养的供给。高营养溶液能供给患者热量，维持正氮平衡，补充各种维生素和矿物质。其成分包括氨基酸、脂肪酸、维生素、矿物质、高浓度葡萄糖或右旋糖酐以及水分。制剂根据患者的不同需要现配现用，配制时必须严格执行无菌技术操作，同时在溶液内不得添加与营养素无关的物质。常用的高营养液有复方氨基酸、脂肪乳剂等。

三、临床补液原则

输入溶液的种类和量应根据患者水、电解质及酸碱平衡紊乱的程度来确定，一般遵循以下原则：

1. "先晶后胶、先盐后糖" 补充血容量通常先采用晶体液（平衡溶液），但晶体液扩容作用短暂（1小时左右），而胶体溶液分子质量大，不易透过血管壁，扩容作用持久，所以在查明患者情况后应尽快补充胶体溶液。糖溶液经体内代谢后成为低渗液，扩容作用相对减小。

2. "先快后慢" 早期输液速度应快，以初步纠正体液失衡，待病情基本稳定后逐步减慢。一般在开始的4～8小时内输入补液总量的1/3～1/2，余量24～48小时内补足。根据药物的性质、患者的病情、年龄以及心肺肾功能调节输液速度。

3. "宁少勿多" 一般先初步纠正体液失衡，然后1～2日内继续补液直至完全纠正。监测每小时尿量和尿比重，估计补液量是否足够。当每小时尿量为30～40ml，比重为1.018/L时，说明补液量恰当。

4. 补钾四不宜" 静脉补钾时应注意：不宜过早，见尿补钾；不宜过浓，不超过0.3％；不宜过快，成人不超过20mmol/min；不宜过多，成人每日总量不超过5g，小儿每日0.1～0.3g/kg体重。

四、输液部位

静脉输液时，应根据患者的病情缓急、输液的性质和量、病程长短，患者的年龄、神志、体位、即将进行的手术部位以及合作情况等选择静脉输液部位。对于长时间需输液的患者，应先从四肢远心端静脉开始穿刺，逐渐向近心端移动，有计划地选择静脉穿刺部位。常用的输液部位有：

1. 周围静脉 通过四肢浅表静脉进行输液，一般成人多选此部位，上肢常用肘正中静脉、头静脉、贵要静脉、手背静脉网。下肢常用大隐静脉、小隐静脉、足背静脉网。

2. 头皮静脉 通过头皮浅表静脉进行输液，小儿多选此部位：小儿头皮静脉分支甚多，互相沟通，交错成网，且表浅易见，不宜滑动，便于固定，较大的有颞浅静脉、额静脉、耳后静脉及枕静脉。

3. 颈外静脉、锁骨下静脉 需要长期持续输液或需要静脉高营养的患者多选此部位。此静脉管径粗大、不易塌陷，硅胶管插入后保留时间长。

五、常用静脉输液的方法

（一）周围静脉输液术

【目的】同"静脉输液的目的"。

【操作前准备】

1. 评估患者并解释

（1）评估：患者的年龄、病情、意识状态及营养状况等；心理状况及配合程度；穿刺部位的皮肤、血管状况及肢体活动度。

（2）解释：向患者及家属解释输液的目的、方法、注意事项及配合要点。

2．患者准备

（1）了解静脉输液的目的、方法、注意事项及配合要点。

（2）输液前排尿和（或）排便，并取舒适卧位。

3．护士准备　衣帽整洁，修剪指甲，洗手，戴口罩。

4．用物准备　注射盘1个、止血带1根、棉签1包、弯盘1只、加药用注射器1个、开瓶器1个、输液器1副、小夹板及绷带（需要时备）、静脉穿刺针（头皮针）1枚、胶布1卷、输液敷帖（或消毒小纱布）1块、输液溶液及药物按医嘱备、输液架及网套1套、输液卡1张、笔1支、有秒针的表1个、治疗车1辆、医用及生活垃圾桶各1个。

5．环境准备　整洁、安静、舒适、安全、光线适宜。

【操作步骤】

1．洗手、戴口罩。

2．核对药液瓶签（药名、浓度、剂量和时间）和输液卡：根据医嘱严格进行查对制度，三查七对，防止差错。

3．检查药液及输液器质量　检查名称、剂量、有效期，瓶口有无松动，瓶身有无裂缝，药液有无变质，将瓶上下摇动几次，对光检查药液有无浑浊、沉淀、絮状物等。

4．消毒加药　启开液体瓶铝盖中心部分，常规消毒瓶塞后，按医嘱加入药物，并在液体瓶标签上注明床号、姓名、药名、剂量、浓度、加药时间并签名。根据医嘱和治疗原则、病情急缓及药物半衰期等情况，合理分配用药，安排液体输入顺序，注意配伍禁忌。

5．准备输液器　检查输液器后取出，将输液导管和通气管针头同时插入瓶塞至粗针头根部，关闭调节器；要检查输液器的包装有无破损，是否过期。

6．备齐用物，携至患者床前，核对床头卡及患者信息，向患者解释，嘱患者排尿。再次进行查对，解释输液目的及过程，目的是杜绝差错，消除患者顾虑，取得患者配合，并避免输液后入厕不便。

7．备胶布　将输液瓶倒挂于输液架上，排出输液器内空气：倒置茂菲滴管，打开调节器，使药液下降，当药液平面达茂菲滴管 1/3～1/2 时，迅速倒转滴管，使药液下降，充满导管，排尽空气（图 17-1）。

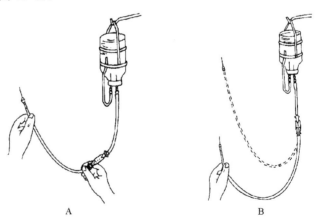

图 17-1　静脉输液排气法

A. 倒置茂菲滴管，打开调节器；B. 转正滴管

8．排气成功后，关闭调节器，待用；注意保持导管接头的无菌状态。

9．协助患者取舒适卧位，选择静脉　根据病情、药物性质和患者的合作情况选择合适的静脉，应选择粗、直、弹性好的静脉，避开关节处静脉，注意保护和合理使用静脉，一般从远心端小静脉开始穿刺。

10．在待输液肢体下垫小枕，在穿刺点上方6cm处扎止血带，常规消毒穿刺部位皮肤。

11．静脉穿刺　再次核对药液，嘱患者握拳，将静脉穿刺针与输液导管相接，再次排气后，取下护针帽，行静脉穿刺，见回血后，将针头平行送入血管少许。

12．一手扶针柄，一手松止血带和调节器，嘱患者松拳，即"三松"；待药液滴入通畅后，用输液贴固定针柄，再用输液贴覆盖针眼部位，最后环绕固定针头附近的输液管（图17-2）。

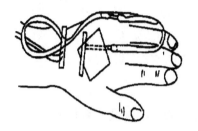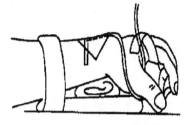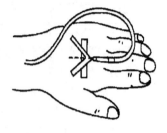

图 17-2　静脉输液固定法

13．根据药物的性质，患者的病情、年龄及心肺肾功能状况调节输液速度，一般成人40～60滴/分，儿童20～滴/分；对心、肺、肾功能不良者，老年体弱者，婴幼儿以及输入刺激性较强的药物、含钾药物、高渗性药物或血管活性药物等，应减慢滴速；对严重脱水、血容量不足、心肺功能良好者输液速度可适当加快。

14．取出止血带和小垫枕，协助患者取舒适卧位。

15．对患者及家属进行健康教育，不可随意调节速度，注意保护输液部位，不按压、扭曲输液导管；将呼叫器置于患者易取之处，若输液部位肿胀、疼痛或全身不适及时报告。

16．在输液卡（图17-3）上记录输液的时间、药物、滴速、患者情况，并签名，挂于输液架上。

静脉输液巡视卡

科别：　　　　　床号：　　　　　姓名：　　　　　日期：

时间	药名	剂量	滴速	余液量	患者情况	签名

图 17-3　静脉输液巡视卡

17．输液过程中加强巡视，倾听患者主诉，观察输液部位状况，及时处理输液故障，并填写输液巡视卡；观察滴速、余液量，防止液体滴尽，及时更换输液瓶；保持输液通畅，防止针头堵塞及滑出；密切观察有无输液反应，如有心悸、畏寒、持续咳嗽等情况，应立即减慢滴速或停止输液，并通知医生，及时处理。

18．如需更换输液瓶时，常规消毒瓶塞，将第 1 瓶中的通气管拔出，插入第 2 瓶液体内，再将第一瓶中的输液管拔出后插入第 2 瓶液体内，待输液通畅后，方可离开。

19．输液毕，夹闭输液导管，揭开固定贴膜，用干棉签或小纱布轻压穿刺点上方，快速拔针，按压片刻至无出血，拔针时按压用力不可过大，以免引起疼痛和损伤血管；按压部位稍靠皮肤穿刺点以压迫静脉进针点，防止皮下出血。

20．协助患者取舒适卧位，整理床单位。

21．清理用物，记录。

（二）头皮静脉输液术

【目的】同"静脉输液的目的"。

【操作前准备】

1．评估患者并解释

（1）评估：患者的年龄、病情、意识状态及营养状况等；心理状况及配合程度；穿刺部位的皮肤、血管状况及肢体活动度。

（2）解释：向患者及家属解释输液的目的、方法、注意事项及配合要点。

2．患者准备

（1）了解静脉输液的目的、方法、注意事项及配合要点。

（2）输液前排尿和（或）排便，并取舒适卧位。

3．护士准备　衣帽整洁，修剪指甲，洗手，戴口罩。

4．用物准备

（1）同"周围静脉输液术"。

（2）另备 4～5 1/2 号头皮针。

5．环境准备　整洁、安静、舒适、安全、光线适宜。

【操作步骤】

1．同周围静脉输液术 1～5。

2．必要时剃去局部头发，由助手固定患儿肢体及头部，操作者立于患儿头侧选择静脉；注意需与动脉相鉴别：静脉外观呈微蓝色，无搏动，管壁薄，易被压瘪，不易滑动，易固定。

3．用 75％乙醇消毒局部皮肤、待干。

4．用 5ml 注射器抽取适量生理盐水，接上静脉头皮针头。

5．用左手拇指、示指分别固定静脉两端，右手持静脉头皮针沿静脉向心方向平行刺入，避免穿破血管。

6．见回血，缓缓推入少许生理盐水，以确定针梗是否在血管内。

7．未见异常，则固定针头，并接上输液导管，固定方法同"周围静脉输液术"。

8．根据病情和年龄调节滴数，一般不超过 20 滴/分。

9．其余操作同"周围静脉输液术"。

（三）静脉留置针输液术

静脉留置针（venous retention needles）又称套管针，作为头皮针换代产品，已成为临床输液的主要工具。静脉留置针可用于静脉输液、输血、动脉及静脉抽血等，适用于长期输液，年老体弱，血管穿刺困难的患者。静脉留置针输液有以下优越性：①保护患者静脉，避免反复穿刺的痛苦；②随时保持通畅的静脉通道，便于急救和给药。

1. 留置针结构　静脉留置针由针头部和肝素帽两部分组成。

（1）针头部：为软硅胶导管后接硬塑回血室，内有不锈钢针芯，针芯尖端突出于软硅胶导管的针头部。

（2）肝素帽：前端是硬塑活塞，后端有橡胶帽封闭，帽内有腔和中空管道，可容纳肝素。

【目的】同"静脉输液的目的"。

【操作前准备】

1. 评估患者并解释

（1）评估：患者的年龄、病情、意识状态及营养状况等；心理状况及配合程度；穿刺部位的皮肤、血管状况及肢体活动度。

（2）解释：向患者及家属解释输液的目的、方法、注意事项及配合要点。

2. 患者准备

（1）了解静脉输液的目的、方法、注意事项及配合要点。

（2）输液前排尿和（或）排便，并取舒适卧位。

3. 护士准备　衣帽整洁，修剪指甲，洗手，戴口罩。

4. 用物准备

（1）同"周围静脉输液术"。

（2）另备静脉留置针 1 套、无菌手套 1 副、输液固定贴膜 1 块、肝素溶液适量。

5. 环境准备　整洁、安静、舒适、安全、光线适宜。

【操作步骤】

1. 同周围静脉输液术 1～6。

2. 协助患者取舒适卧位，选择穿刺静脉，选择弹性好、走向清晰、避开关节的四肢静脉。

3. 检查并打开静脉留置针包装，即检查产品的（失效期）日期、包装是否完好和型号。

4. 在穿刺点上方 10cm 处扎止血带，常规消毒穿刺部位皮肤，嘱患者握拳，使静脉充盈，便于穿刺。

5. 戴无菌手套，取出静脉留置针，将输液器上的针头插入留置针的肝素帽内，排尽头皮式套管针内的空气，从而减少医院内感染的发生率，保护护士自身的安全。

6. 去除针套，旋转松动外套管，调整针头斜面，消除套管与针芯的粘连，检查产品的完整性及针头斜面有无倒钩，导管边缘是否粗糙。

7. 左手绷紧皮肤，右手拇指与示指握住留置针回血室两侧，使针尖斜面向上与皮肤成 15°～30° 角进针，同时观察回血室部见到回血后，调整穿刺角度为 10° 左右，顺静脉走向将留置针推进 0.5～1cm，固定静脉，便于穿刺，确保外套管在静脉内。

8. 右手握住留置针回血室部，使针芯固定，以针芯为支撑，左手将外套管全部送入静脉内。

9．松止血带和调节器，嘱患者松拳；可放置小纱布于针座下，以左手环指（或小指）按压导管尖端处静脉，抽出针芯，右手取肝素帽迅速插入导管内，使静脉恢复通畅，动作轻稳、熟练，避免导管口溢血。

10．常规消毒肝素帽的橡胶塞，将已准备好的静脉输液针头插入肝素帽内，使药液顺利滴入（图 17-4）。

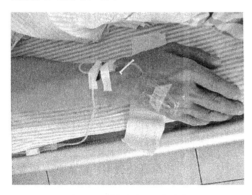

图 17-4　静脉留置针固定

11．用输液贴固定留置针。用注明置管日期、时间的胶布固定留置针管，作为置管时间的依据，避免穿刺点及周围被污染。

12．脱下手套，调节滴速，再次查对。

13．协助患者取舒适卧位，清理用物。

14．在使用留置针的过程中，经常巡视穿刺部位，及时发现早期并发症。注意保护有留置针的肢体，尽量避免肢体下垂，以防血液回流阻塞，静脉留置针一般可保留 3～5 天。

15．暂停输液时，先拔出部分静脉输液针，仅剩针尖斜面在肝素帽内，缓慢推注 2～5ml 封管液，使导管及肝素帽充满，剩下 0.5～1ml 后并以边推注边拔针的方法拔出输液针头，边推注边拔针可确保正压封管，避免空气进入；封管液用稀释肝素溶液：每毫升生理盐水含肝素 10～100U。

16．再次输液时，常规消毒肝素帽的橡胶塞，先推注 5～10ml 生理盐水冲管，再将静脉输液针插入肝素帽内，进行输液；每次输液前后检查穿刺部位和静脉走向有无红、肿、热、痛及静脉硬化，询问患者有无不适，发现异常及时拔除导管。

17．拔管　停止输液时，先撕下小胶布，再揭开输液贴，将无菌棉签置于穿刺点前方，迅速拔出套管针，按压穿刺点，直到不出血为止。

18．整理用物，记录。

（四）颈外静脉穿刺置管输液术

颈外静脉属于颈部最大的浅静脉，在下颌角后方垂直下降，越过胸锁乳突肌后缘，于锁骨上方穿过深筋膜，最后汇入锁骨下静脉，其行径表浅，位置较恒定，易于穿刺。

1．颈外静脉穿刺置管输液术（external jugular vein intubation）　适用于：①需长期输液而周围静脉不易穿刺的患者；②长期静脉内滴注高浓度或刺激性的药物，或行静脉内高营养治疗的患者；③周围循环衰竭而需测中心静脉压的危重患者。

2．穿刺部位　取下颌角与锁骨上缘中点连线的上 1/3 处颈外静脉外缘为穿刺点。不可过高或过低，过高因靠近下颌角妨碍操作，过低易损伤锁骨下胸膜及肺尖（图 17-5）。

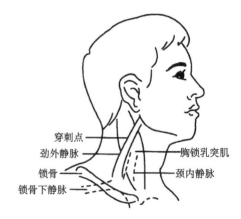

图 17-5　颈外静脉穿刺点定位法

（五）锁骨下静脉穿刺置管输液术

锁骨下静脉位于胸锁关节的后方，与颈内静脉汇合成无名静脉，左右无名静脉汇合成上腔静脉入右心房（图 17-6）。此静脉较为粗大，成人的直径可达 1～2cm，虽然不是很表浅，但常处于充盈状态，周围又有结缔组织固定，血管不易塌陷，也较易穿刺。硅胶管插入后，可保留较长时间。另外锁骨下静脉距离右心房较近，当输入大量高浓度溶液或刺激性较强的药物时，由于管腔较粗，血量较多，注入液体随即被稀释，对血管的刺激性较小。因而，对下列患者宜选用锁骨下静脉穿刺置管术（subclavian vein intubation）进行输液：①长期不能进食或丢失大量液体的患者，如食管手术后患者、危重患者等，需补充大

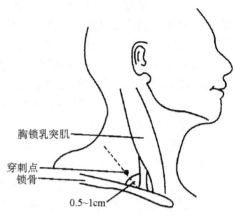

图 17-6 锁骨下静脉穿刺点定位

量高热量、高营养液体及电解质；②各种原因所致的大出血患者，需迅速输入大量液体，以纠正血容量不足，提高血压；③癌症患者进行化疗，需注入刺激性较强的抗癌药物；④紧急放置心内起搏导管；⑤测定中心静脉压等。

【注意事项】

1. 严格无菌操作和查对制度。
2. 合理安排输液顺序，注意药物的配伍禁忌。
3. 长期输液者，注意保护和选用静脉。
4. 输液前应排尽空气。
5. 输液过程中加强巡视，发现异常及时处理。
6. 如发现留置管有回血，立即用稀释肝素液冲注，以免管腔被堵塞。

六、输液速度及时间的计算

在输液过程中，点滴系数指每毫升溶液的滴数。常用的静脉输液器的点滴系数有 10、15、20 三种型号。静脉点滴的速度和时间可按下列公式计算。

1. 已知每分钟滴数和液体总量，计算输液所需的时间

输液时间（小时）=液体总量×点滴系数/每分钟滴数×60（分钟）

例如，患者需输入 1000ml 液体，每分钟滴数为 50 滴，输液器的点滴系数为 15，需用多长时间输完？

2. 已知液体总量和计划所用的时间，计算每分钟滴数

每分钟滴数=液体总量（ml）×点滴系数/输液时间（分钟）

例如，已知有 1000ml 5%的葡萄糖溶液，要求 5 小时滴完，点滴系数为 15，问滴液速度为多少？

七、常见输液故障排除方法及常见输液反应和护理

1. 溶液不滴

（1）针头滑出血管外：液体注入皮下组织，可见局部肿胀并有疼痛。处理：将针头拔出，更换针头另选血管重新穿刺。

（2）针头斜面紧贴血管壁：妨碍液体顺利滴入血管。处理：调整针头位置或适当变换

肢体位置，直到点滴通畅为止。

（3）针头堵塞：一手捏住滴管下端输液管，另一手轻轻挤压靠近针头端的输液管，若感觉有阻力，松手又无回血，则表明针头可能已阻塞。处理：更换针头，重新选择静脉穿刺。切忌强行挤压导管或用溶液冲注针头，以免凝血块进入静脉造成栓塞。

（4）压力过低：由于输液瓶位置过低或患者肢体抬举过高或患者周围环境不良所致。处理：适当抬高输液瓶或放低肢体位置。

（5）静脉痉挛：由于穿刺肢体暴露在冷的环境中时间过长或输入的液体温度过低所致。处理：局部进行热敷以缓解痉挛。

2. 茂菲滴管内液面过高或过低

（1）茂菲滴管液面过高

1）滴管侧壁有调节孔时，可先夹紧滴管上端的输液管，然后打开调节孔，待滴管内液体降至露出液面，见到点滴时，再关闭调节孔，松开滴管上端的输液管即可。

2）滴管侧壁没有调节孔时，可将输液瓶取下，倾斜输液瓶，使插入瓶内的针头露出液面，待滴管内液体缓缓下流至露出液面，再将输液瓶挂回输液架上继续输液。

（2）茂菲滴管内液面过低

1）滴管侧壁有调节孔时，先夹紧滴管下端的输液管，然后打开调节孔，待滴管内液面升至所需高度（一般为 1/2～2/3 滴管高度）时，再关闭调节孔，松开滴管下端的输液管即可。

2）滴管侧壁无调节孔时，可先夹紧滴管下端的输液管，用手挤压滴管，迫使输液瓶内的液体下流至滴管内，当液面升至所需高度（一般为 1/2～2/3 滴管高度）时，停止挤压，松开滴管下端的输液管即可。

3. 茂菲滴管内液面自行下降　应检查滴管上端输液管与滴管的衔接是否松动、滴管有无漏气或裂隙，必要时更换输液器。

八、输液反应及防治

（一）发热反应

1. 原因　输入致热物质（致热原、死菌、游离的菌体蛋白、药物成分不纯等）。多由于输液瓶清洁灭菌不彻底，输入的溶液或药物制品不纯、消毒保存不良，输液器消毒不严格或被污染，输液过程中未能严格执行无菌操作等所致。

2. 症状　多发生于输液后数分钟至 1 小时。患者表现为发冷、寒战和高热。轻者体温在 38℃左右，停止输液后数小时可自行恢复正常；严重者起初寒战，继之高热，体温可达41℃，并伴有头痛、恶心、呕吐、脉速等全身症状。

3. 护理措施

（1）输液前认真检查药液质量，输液器包装及灭菌日期、有效期，严格执行无菌技术操作。

（2）反应轻者，立即减慢点滴速度，通知医生，同时注意观察体温变化。

（3）对高热患者给予物理降温，观察生命体征，必要时遵医嘱给予抗过敏药物或激素治疗。

（4）反应严重者，应立即停止输液，保留剩余溶液和输液器，送检验室做微生物培养，查找反应原因。

（二）循环负荷过重（急性肺水肿）

1. 原因

（1）输液速度过快，短时间内输入过多液体，使循环血容量急剧增加，心脏负荷过重。

（2）患者原有心肺功能不良，尤多见于急性左心功能不全者。

2. 症状　患者突然出现呼吸急促、胸闷、面色苍白、出冷汗、心前区有压迫感或疼痛、咳嗽、咳粉红色泡沫样痰，严重时粉红色泡沫样痰液可由口鼻涌出，听诊肺部布满湿啰音，心率快，心律不齐。

3. 护理措施

（1）输液过程中，密切观察患者情况，对老年人、儿童、心肺功能不良的患者，应控制滴注速度，不宜过快，液量不可过多。

（2）出现上述症状，立即停止输液并通知医生，进行紧急处理。如病情允许协助患者取端坐位，双腿下垂，以减少下肢静脉回流，减轻心脏负荷。必要时进行四肢轮扎。用止血带或血压计袖带适当加压四肢，以阻断静脉血流，但动脉血仍可通过。每 5～10 分钟轮流放松一个肢体上的止血带，减少静脉回心血量。待症状缓解后，逐渐解除止血带。

（3）给予高流量氧气吸入（氧流量为 6～8L/min），以提高肺泡内氧分压，增加氧的弥散，改善低氧血症；在湿化瓶内盛 20%～30%乙醇溶液，以减低肺泡表面的张力，使泡沫破裂消散，从而改善肺部气体交换，减轻缺氧状态。

（4）遵医嘱给予镇静剂，平喘、强心、利尿和扩血管药物，以舒张周围血管，加速液体排出，减少回心血量，减轻心脏负荷。

（5）安慰患者，解除患者的紧张情绪。

（三）静脉炎

1. 原因　由于长期输注高浓度、刺激性较强的药液，或静脉内放置刺激性大的塑料管时间过长，引起局部静脉壁发生化学性反应；或在输液过程中无菌操作不严，导致局部静脉感染。

2. 症状　沿静脉走向出现条索状红线，局部组织发红、肿胀、灼热、疼痛，有时伴有畏寒、发热等全身症状。

3. 护理措施

（1）严格执行无菌操作，对血管壁有刺激性的药物应充分稀释后再应用，并减慢滴速，防止药物漏出血管外，有计划地更换输液部位，以保护静脉。

（2）停止在此部位输液，抬高患肢并制动，局部用 95%乙醇或 50%硫酸镁溶液湿敷（早期冷敷，晚期热敷），每日 2 次，每次 20 分钟，也可用中药外敷（金黄散局部外敷）。

（3）超短波理疗，每日1次，每次 10～20 分钟。

（4）如合并感染，根据医嘱用抗生素治疗。

（四）空气栓塞

1. 原因

（1）输液导管内空气未排尽，导管连接不紧，有漏缝。

（2）加压输液、输血时无人守护，液体输完未及时更换药液或拔针。

进入静脉的空气形成气栓，随血流首先进入右心房，然后进入右心室。如空气量少，则被右心室随血液压入肺动脉并分散到肺小动脉内，最后经毛细血管吸收，对身体损害较小；如空气量大，空气在右心室内阻塞肺动脉入口，使血液不能进入肺内，气体交换发生障碍，引起机体严重缺氧而立即死亡（图17-7）。

2. 症状　患者感到异常不适，胸骨后疼痛，出现呼吸困难和严重发绀，有濒死感。听诊心前区，可闻及响亮的、持续的"水泡声"，心电图呈现心肌缺血和急性肺源性心脏病的改变。

3. 护理措施

（1）输液前输液导管内空气要绝对排尽。

（2）输液中加强巡视，发现故障及时处理，及时更换输液瓶或添加药物；输液完毕及时拔针，加压输液时专人守护。

（3）拔除较粗、近胸腔的深静脉导管时，必须严密封闭穿刺点。

（4）发现上述症状，立即置患者于左侧头低足高卧位，此体位在吸气时可增加胸内压力，减少空气进入静脉，同时使肺动脉的位置处于右心室的下部，气泡则向上漂移到右心室，避开了肺动脉入口。由于心脏舒缩，空气被振荡成泡沫，分次小量进入肺动脉内，逐渐被吸收（图17-8）。

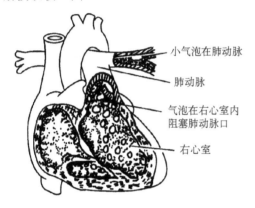

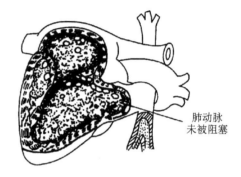

图17-7　空气在右心室内阻塞肺动脉入口　　　图17-8　患者左侧头低足高位，气泡向上标移
避开肺动脉口

（5）给予高流量氧气吸入，提高患者的血氧浓度，纠正严重缺氧状态。

（6）有条件者可通过中心静脉导管抽出空气。

（7）严密观察患者病情变化，有异常及时对症处理。

（五）液体外渗

1. 原因　穿刺时刺破血管或输液过程中针头或留置导管滑出血管外，使液体进入穿刺部位的血管外组织而引起。

2. 症状　局部组织肿胀、苍白、疼痛，输液不畅，如药物有刺激性或毒性，可引起严重的组织坏死。

3. 护理措施

（1）牢固固定针头，避免移动；减少输液肢体的活动。

（2）经常检查输液管是否通畅，特别是在加药之前。

（3）发生液体外渗时，应立即停止输液，更换肢体和针头重新穿刺。

（4）抬高患肢以减轻水肿，可局部热敷20分钟，促进静脉回流和渗出液的吸收，减轻疼痛和水肿。

九、输液泵的应用

输液泵（infusion pump）是指机械通过作用于输液导管达到控制输液速度的目的。常用于需要严格控制输入液量和药量的情况，如在应用升压药物、抗心律失常药物、婴幼儿静脉输液和静脉麻醉时。

按输液泵的控制原理可将其分为活塞型注射泵和蠕动滚压型输液泵，后者又可分为容积控制型（ml/h）和滴数控制型（滴/分）。

1．容积控制型输液泵　输注剂量较为准确，它只测实际输入的液体量，不受溶液的浓度、黏度、导管内径的影响，速度调节幅度为 1ml/h，速率控制范围在 1~90mL/h。实际工作中只选择所需输液总量及每小时的速率，泵便自动按设定的方式工作，并自动进行参量监视。

2．微量注射泵　其特点是输注药液流速平稳、均衡、精确；调节幅度为 0.1ml/h。主要用于儿科、心血管病的治疗。也应用于需注入避光的、半衰期极短的药物。

3．滴数控制型输液泵　通过控制输液的滴数来调整注入输液量，可以准确计算滴数，但液滴的大小受输注溶液的黏度、导管内径的影响，输入量不够精确。

第二节　静脉输血法

静脉输血（blood transfusion）是将全血或成分血如血浆、红细胞、白细胞或血小板等通过静脉输入体内的方法。输血是急救和治疗疾病的重要措施之一，在临床上广泛应用。

一、静脉输血的目的及原则

（一）输血的目的

1．补充血容量　增加有效循环血量，改善心肌功能和全身血液灌流，提升血压、增加心排血量，促进循环。用于失血、失液引起的血容量减少或休克患者。

2．纠正贫血　增加血红蛋白含量，促进携氧功能。用于血液系统疾病引起的贫血和某些慢性消耗性疾病的患者。

3．补充血浆蛋白　增加蛋白质，改善营养状态，维持血浆胶体渗透压，减少组织渗出和水肿，保持有效循环血量。用于低蛋白血症以及大出血、大手术的患者。

4．补充各种凝血因子和血小板　改善凝血功能，有助于止血。用于凝血功能障碍（如血友病）及大出血的患者。

5．补充抗体、补体等血液成分　增强机体免疫力，提高机体抗感染能力。用于严重感染的患者。

6．排除有害物质　改善组织器官的缺氧状况，用于一氧化碳、苯酚等化学物质中毒。因为上述物质中毒时，血红蛋白失去了运氧能力或不能释放氧气以供机体组织利用。

此外，溶血性输血反应及重症新生儿溶血病时，可采用换血法；也可采用换血浆法，已达到排除血浆中的自身抗体的目的。

（二）静脉输血的原则

1．输血前必须做血型鉴定及交叉配血试验。

2．无论是输全血还是输成分血，均应选用同型血液输注。但在紧急情况下，如无同型血，可选用 O 型血输给患者。AB 型血的患者除可以接受 O 型血外，还可以接受其他异型血型的血（A 型血和 B 型血），但要求直接交叉配血试验阴性（不凝集），而间接交叉试验可以阳性（凝集）。因为输入的量少，输入的血清中的抗体可被受血者体内大量的血浆稀释，而不足以引起受血者的红细胞的凝集，故不出现反应。因此，在这种特殊情况下，必须一次输入少量血，一般最多不超过400ml，且要放慢输入速度。

3. 患者如果需要再次输血，则必须重新做交叉配血试验，以排除机体已经产生抗体的情况。

二、血液制品的种类

（一）全血

1. 新鲜血　是指在4℃冰箱内冷藏，保存时间在1周之内的血液。新鲜血液基本保留了血液的所有成分，可以补充各种血细胞、凝血因子和血小板，主要适用于血液病病人。

2. 库存血　即在4℃冰箱内可保存2~3周。库存血虽含有血液的各种成分，但随着其保存时间延长，白细胞、血小板、凝血酶原等成分破坏较多，钾离子含量增多，酸性增高。大量输注时，可引起高血钾症和酸中毒。主要适用于各种原因所致的大出血。

（二）成分血

成分血（transfusion of blood components）即依据不同的血液比重，将血液中的各种成分加以分离提纯，分别制成高浓度的制品，根据病人病情的需要分别输入有关血液成分。其优点为：一血多用，节约血源，针对性强，制品浓度高，疗效好，不良反应少，便于保存和运输。成分血是目前临床上常用的输血类型。

1. 红细胞

（1）浓缩红细胞：即新鲜全血经分离血浆后的剩余部分，其仍含少量血浆，故可直接输入。适用于携氧能力缺陷和血容量正常的贫血病人，如各种急慢性失血、高钾血症及肝、肾、心功能障碍者。

（2）红细胞悬液：即全血经分离血浆后的红细胞加入等量红细胞保养液制成。适用于战地急救及中小手术病人。

（3）洗涤红细胞：即红细胞经0.9%氯化钠溶液离心洗涤数次后，再加入适量0.9%氯化钠溶液，含抗体成分少。适用于对血浆蛋白有过敏反应的贫血病人、免疫性溶血性贫血病人、脏器或组织移植、反复输血者。应在6小时内输用，因故未能及时输用者只能在4℃环境下保存12小时。

2. 白细胞浓缩悬液　新鲜全血经离心后取其白膜层的白细胞，保存于4℃环境下，48小时内有效。常用于粒细胞缺乏伴严重感染者。应尽快输注，室温下保存不应超过24小时。

3. 血小板浓缩悬液　新鲜全血经离心所得，22℃保存，24小时内有效。适用于血小板减少或血小板功能障碍所致的出血病。

4. 各种凝血制剂　如凝血酶原复合物等，适用于各种原因所致的凝血因子缺乏的出血性疾病者。

5. 血浆　即全血经分离后所得的液体部分。其主要成分为血浆蛋白，不含血细胞，无凝集原。

（1）新鲜液体血浆：含正常量的全部凝血因子，适用于凝血因子缺乏的病人。

（2）普通冰冻血浆：一般于30℃保存，有效期限为一年。使用时置于37℃的温水中融化。

（3）保存血浆：用于低血容量及血浆蛋白较低的病人。

6. 其他血液制品

（1）白蛋白液：从血浆提纯所得，其作用能提高机体血浆蛋白与胶体渗透压，适用于低蛋白血症者。

（2）纤维蛋白原：适用于纤维蛋白缺乏症、弥散性血管内凝血（DIC）的病人。

（3）抗血友病球蛋白浓缩剂：适用于血友病病人。

三、血型

（一）血型

血型（blood type）是指红细胞膜上特异性抗原的类型。一般根据红细胞所含的凝集原（agglutinogen）不同，将人类的血液分为若干类型。临床上主要应用的有 ABO 血型系统及 Rh 血型系统。

1. ABO 血型系统　人类血液红细胞含有 A、B 两种凝集原，依据所含凝集原的不同，将血液分为 O、AB、A、B 四型。血清中含有与凝集原相对抗的物质，称之为凝集素（agglutinin）。分别有抗 A 与抗 B 凝集素（表 17-1）。

表 17-1　ABO 血型系统

血型	凝集原	凝集素	血型	凝集原	凝集素
A	A	抗 B	AB	A、B	无
B	B	抗 A	O	无	抗 A、抗 B

2. Rh 血型系统　人类红细胞除含有 A、B 抗原外，还有 C、c、D、d、E、e 六种抗原。其中 D 抗原的抗原性最强，故凡红细胞含有 D 抗原者称为 Rh 阳性。汉族人中，99% 为 Rh 阳性，1% 为 Rh 阴性。Rh 阴性的人输入 Rh 阳性血液，或 Rh 阳性胎儿的红细胞从胎盘进入了 Rh 阴性的母体，就会使 Rh 阴性者产生抗 Rh 抗体，当再次输入 Rh 阳性血液时，就会出现不同程度的溶血反应。

（二）交叉相容配血试验

为了保证输血安全，输血前虽已验明受血者与献血者的 ABO 血型系统相同，仍须做交叉相容配血试验，其目的是检查两者之间有无不相容抗体。

1. 直接交叉相容配血试验　即供血者红细胞和受血者血清进行配合试验。目的是检查受血者血清中有无破坏献血者红细胞的抗体。

2. 间接交叉相容配血试验　即供血者血清和受血者红细胞进行配合试验。目的是检查输入血液的血浆中有无能破坏受血者红细胞的抗体。

具体方法见表 17-2，直接和间接交叉相容配血试验均没有凝集反应，即为配血相容，才可进行输血。交叉配血试验可检验血型，又能发现红细胞或血清中是否存在其他的凝集原或凝集素，以免引起红细胞凝集反应。

表 17-2　交叉配血试验

	直接交叉相容配血试验	间接交叉相容配血试验
供血者	红细胞	血清
受血者	血清	红细胞

四、静脉输血的方法

（一）输血前的准备

1. 备血　根据医嘱认真填写输血申请单，并抽取患者静脉血标本 2ml，将血标本和输血申请单一起送血库作血型鉴定和交叉配血试验。采血时禁止同时采集两个患者的血标本，以免发生混淆。

2. 取血 根据输血医嘱，护士凭提血单到血库取血，并和血库人员共同认真做好"三查八对"。三查：查血液的有效期、血液的质量以及血液的包装是否完好无损。八对：对姓名、床号、住院号、血袋（瓶）号（储血号）、血型、交叉配血试验的结果、血液的种类、血量。核对完毕，确认血液没有过期，血袋完整无破漏或裂缝，血液分为明显的两层（上层为浅黄色的血浆，下层为暗红色的红细胞，两者边界清楚，无红细胞溶解），血液无变色、浑浊，无血凝块、气泡或其他异常物质，护士在交叉配血试验单上签字后方可提血。

3. 取血后注意事项 血液自血库取出后，勿剧烈振荡，以免红细胞破坏而引起溶血。库存血不能加温，以免血浆蛋白凝固变性而引起不良反应。如为库存血，需在室温下放置15～20分钟后再输入。

4. 核对 输血前，需与另一个护士再次进行核对，确定无误并检查血液无凝块后双签名，方可输血。

5. 知情同意 输血前，应先取得患者的理解并征求患者的同意，签署知情同意书。

（二）输血法

目前临床均采用密闭式输血法，密闭式输血法有间接静脉输血法和直接静脉输血法两种。

【目的】详见输血的目的。

【操作前准备】

1. 评估患者并解释

（1）评估：①患者的病情、治疗情况（作为合理输血的依据）；②血型、输血史及过敏史（作为输血时查对及用药的参考）；③心理状态及对输血相关知识的了解程度（为心理护理及健康教育提供依据）；④穿刺部位皮肤、血管状况：根据病情、输血量、年龄选择静脉，并避开破损、发红、硬结、皮疹等部位的血管。一般采用四肢浅静脉，急症输血时多采用肘部静脉，周围循环衰竭时，可采用颈外静脉或锁骨下静脉。

（2）解释：向患者及家属解释输血的目的、方法、注意事项及配合要点。

2. 患者准备

（1）了解输血的目的、方法、注意事项和配合要点。

（2）采集血标本，以验血型和做交叉配血试验。

（3）签写知情同意书。

（4）排空大小便，取舒适卧位。

3. 护士准备 衣帽整洁，修剪指甲，洗手，戴口罩。

4. 用物准备

（1）间接静脉输血法：同密闭式输液法，仅将一次性输液器换为一次性输血器（滴管内有滤网，可去除大的细胞碎屑和纤维蛋白等微粒，而血细胞、血浆等均能通过滤网；静脉穿刺针头为 9 号针头）。

（2）直接静脉输血法：同静脉注射，另备 50ml 注射器及针头数个（根据输血量多少而定）、3.8%枸橼酸钠溶液、血压计袖带。

（3）生理盐水、血液制品（根据医嘱准备）、一次性手套。

5. 环境准备 整洁、安静、舒适、安全。

【操作步骤】

间接输血法（indirect transfusion）：将抽出的血液按静脉输液法输给患者的方法。

1. 再次检查核对　将用物携至患者床旁，与另一位护士一起再次核对和检查，要严格执行查对制度，避免差错事故的发生，按取血时的"三查八对"内容逐项进行核对和检查，确保无误。

2. 建立静脉通道　按静脉输液法建立静脉通道，输入少量生理盐水；在输入血液前先输入少量生理盐水，冲洗输血器管道。

3. 摇匀血液　以手腕旋转动作将血袋内的血液轻轻摇匀；避免剧烈震荡，以防止红细胞破坏。

4. 连接血袋进行输血　戴手套，打开储血袋封口，常规消毒或用安尔碘消毒开口处塑料管，将输血器针头从生理盐水瓶上拔下，插入输血器的输血接口，缓慢将储血袋倒挂于输液架上；戴手套是为了医务人员自身的保护；输血袋若为双插头，则用锁扣锁住生理盐水通路（或用止血钳夹住生理盐水通路），打开另一输血通路开始输血。

5. 操作后查对　核对患者的床号、姓名、住院号、血袋（瓶）号（储血号）、血型、交叉配血试验的结果及血液的种类、血量。

6. 控制和调节滴速　开始输入时速度宜慢，观察 15 分钟左右，如无不良反应后再根据病情及年龄调节滴速；开始滴速不要超过 20 滴/分，成人一般 40～60 滴/分，儿童酌减。

7. 操作后处理

（1）安置卧位：撤去治疗巾，取出止血带和小垫枕，整理床单位，协助患者取舒适卧位。

（2）将呼叫器放于患者易取处。

（3）整理用物，洗手。

（4）记录：告知患者如有不适及时使用呼叫器通知护士；在输血卡上记录输血的时间、滴速、患者的全身及局部情况，并签全名。

8. 续血时的处理　如果需要输入 2 袋以上的血液时，应在上一袋血液即将滴尽时，常规消毒或用安尔碘消毒生理盐水瓶塞，然后将针头从储血袋中拔出，插入生理盐水瓶中，输入少量生理盐水，然后再按与第一袋血相同的方法连接血袋继续输血；两袋血之间用生理盐水冲洗是为了避免两袋血之间发生反应；如为双插头血袋，则用锁扣锁住输血通路（或用止血钳夹住输血通路），打开生理盐水通路开始滴入生理盐水；输完血的血袋要保留，以备出现输血反应时查找原因）。

9. 输血完毕后的处理

（1）用上述方法继续滴入生理盐水，直到将输血器内的血液全部输入体内再拔针。

（2）同周围输液法步骤 19～21。

（3）输血袋及输血器的处理：输血完毕后，用剪刀将输血器针头剪下放入锐器收集盒中；将输血管道放入医用垃圾桶中；将输血袋送至输血科保留 24 小时。

（4）洗手，记录：记录的内容包括输血时间、种类、血量、血型、血袋号（储血号），有无输血反应。

直接输血法（direct transfusion）：是将供血者的血液抽出后立即输给患者的方法。适用于无库存血而患者又急需输血及婴幼儿的少量输血时。

1. 准备卧位　请供血者和患者分别卧于相邻的两张床上，露出各自供血或受血的一侧肢体。

2. 查对　认真核对供血者和患者的姓名、血型及交叉配血结果；严格执行查对制度，避免差错事故发生。

3. 抽取抗凝剂　用备好的注射器抽取一定量的抗凝剂，避免抽出的血液凝固，一般 50ml 血中需加入 3.8％枸橼酸钠溶液 5ml。

4. 抽、输血液

（1）将血压计袖带缠于供血者上臂并充气。

（2）选择穿刺静脉，常规消毒皮肤。

（3）用加入抗凝剂的注射器抽取供血者的血液，然后立即行静脉注射，将抽出的血液输给患者。注意要点有：使静脉充盈，压力维持在 13.3kPa（100mmHg）左右，易于操作；一般选择粗大静脉，常用肘正中静脉；抽、输血液时需三人配合：一人抽血，一人传递，另一人输注，如此连续进行；从供血者血管内抽血时不可过急过快，并注意观察其面色、血压等变化，并询问有无不适；推注速度不可过快，随时观察患者的反应；连续抽血时，不必拔出针头，只需更换注射器，在抽血间期放松袖带，并用手指压迫穿刺部位前端静脉以减少出血。

5. 输血完毕后的处理

（1）输血完毕，拔出针头，用无菌纱布块按压穿刺点至无出血。

（2）同密闭式输液法步骤 19～21。记录的内容包括：输血时间、血量、血型，有无输血反应。

【注意事项】

1. 在取血和输血过程中，要严格执行无菌操作及查对制度。在输血前，一定要由两名护士根据需查对的项目再次进行查对，避免差错事故的发生。

2. 输血前后及两袋血之间需要滴注少量生理盐水，以防发生不良反应。

3. 血液内不可随意加入其他药品，如钙剂、酸性及碱性药品、高渗或低渗液体，以防血液凝集或溶解。

4. 输血过程中，一定要加强巡视，观察有无输血反应的征象，并询问患者有无任何不适反应。一旦出现输血反应，应立刻停止输血，并按输血反应进行处理（详见本节的常见输血反应及护理）。

5. 严格掌握输血速度，对年老体弱、严重贫血、心力衰竭患者应谨慎，滴速宜慢。

6. 输完的血袋送回输血科保留 24 小时，以备患者在输血后发生输血反应时检查分析原因。

【健康教育】

1. 向患者说明输血速度调节的依据，告知患者勿擅自调节滴数。

2. 向患者介绍常见输血反应的症状和防治方法。并告知患者，一旦出现不适症状，应及时使用呼叫器。

3. 向患者介绍输血的适应证和禁忌证。

4. 向患者介绍有关血型的知识、做血型鉴定及交叉配血试验的意义。

五、常见的输血反应及护理

输血是具有一定危险性的治疗措施，会引起输血反应，严重者可以危及患者的生命。因此，为了保证患者的安全，在输血过程中，护士必须严密观察患者，及时发现输血反应的征象，并积极采取有效的措施处理各种输血反应。

（一）发热反应

发热反应是最常见的输血反应。

1. 原因

（1）由致热原引起，如血液、保养液或输血用具被致热原污染。

（2）多次输血后，受血者血液中产生白细胞和血小板抗体，当再次输血时，受血者体内产生的抗体与供血者的白细胞和血小板发生免疫反应，引起发热。

（3）输血时没有严格遵守无菌操作原则，造成污染。

2. 临床表现　可发生在输血过程中或输血后 1～2 小时内，患者先有发冷、寒战，继之出现高热，体温可达 38～41℃，可伴有皮肤潮红、头痛、恶心、呕吐、肌肉酸痛等全身症状，一般不伴有血压下降。发热持续时间不等，轻者持续 1～2 小时即可缓解，缓解后体温逐渐降至正常。

3. 护理

（1）预防：严格管理血库保养液和输血用具，有效预防致热原，严格执行无菌操作。

（2）处理：①反应轻者减慢输血速度，症状可以自行缓解；②反应过重者应立即停止输血，密切观察生命体征，给予对症处理（发冷者注意保暖、高热者给予物理降温），并及时通知医生；③必要时遵医嘱给予解热镇痛药或抗过敏药，如异丙嗪或肾上腺皮质激素等；④将输血器、剩余血液连同储血袋一并送检。

（二）过敏反应

1. 原因

（1）患者为过敏体质，对某些物质易引起过敏反应。输入血液中的异体蛋白质与患者机体的蛋白质结合形成全抗原而使机体致敏。

（2）输入的血液中含有致敏物质，如供血者在采血前服用过可致敏的药物或进食了可致敏的食物。

（3）多次输血的患者，体内可产生过敏性抗体，当再次输血时，抗原抗体相互作用而发生输血反应。

（4）供血者血液中的变态反应性抗体随血液传给受血者，一旦与相应的抗原接触，即可发生过敏反应。

2. 临床表现　过敏反应大多发生在输血后期或即将结束输血时，其程度轻重不一，通常与症状出现的早晚有关。症状出现越早，反应越严重。

（1）轻度反应：输血后出现皮肤瘙痒，局部或全身出现荨麻疹。

（2）中度反应：出现血管神经性水肿，多见于颜面部，表现为眼睑、口唇高度水肿。也可发生喉头水肿，表现为呼吸困难，两肺可闻及哮鸣音。

（3）重度反应：发生过敏性休克。

3. 护理

（1）预防：①正确管理血液和血制品；②选用无过敏史的供血者；③供血者在采血前 24 小时内不宜吃高蛋白和高脂肪的食物，宜用清淡饮食或饮糖水，以免血中含有过敏物质；④对有过敏史的患者，输血前根据医嘱给予抗过敏药物。

（2）处理：根据过敏反应的程度给予对症处理。①轻度过敏反应，减慢输血速度，给予抗过敏药物，如苯海拉明、异丙嗪或地塞米松，用药后症状可缓解；②中重度过敏反应，应立即停止输血，通知医生，根据医嘱皮下注射 1：1000 肾上腺素 0.5～1ml 或静脉滴注氢化可的松或地塞米松等抗过敏药物；③呼吸困难者给予氧气吸入，严重喉头水肿者行气管切开；④循环衰竭者给予抗休克治疗；⑤监测生命体征的变化。

（三）溶血反应

溶血反应是受血者或供血者的红细胞发生异常破坏或溶解引起的一系列临床症状。溶血反应是最严重的输血反应，分为血管内溶血和血管外溶血。

1. 血管内溶血

（1）原因：①输入了异型血液：供血者和受血者血型不符而造成血管内溶血，反应发生快，一般输入 10～15ml 血液即可出现症状，后果严重；②输入了变质的血液：输入前红细胞已经被破坏溶解，如血液储存过久、保存温度过高、血液被剧烈震荡或被细菌污染、血液内加入高渗或低渗溶液或影响 pH 的药物等，均可导致红细胞破坏溶解。

（2）临床表现：轻重不一，轻者与发热反应相似，重者在输入 10～15ml 血液时即可出现症状，死亡率高。通常可将溶血反应的临床表现分为以下三个阶段。

第一阶段：受血者血清中的凝集素与输入血中红细胞表面的凝集原发生凝集反应，使红细胞凝集成团，阻塞部分小血管。患者出现头部胀痛，面部潮红，恶心、呕吐，心前区压迫感，四肢麻木，腰背部剧烈疼痛等反应。

第二阶段：凝集的红细胞发生溶解，大量血红蛋白释放到血浆中出现黄疸和血红蛋白尿（尿呈酱油色），同时伴有寒战、高热、呼吸困难、发绀和血压下降等。

第三阶段：一方面，大量血红蛋白从血浆进入肾小管，遇酸性物质后形成结晶，阻塞肾小管；另一方面，由于抗原、抗体的相互作用，又可引起肾小管内皮缺血、缺氧而坏死脱落，进一步加重了肾小管阻塞，导致急性肾衰竭，表现为少尿或无尿，管型尿和蛋白尿，高血钾症、酸中毒，严重者可致死亡。

（3）护理

1）预防：①认真做好血型鉴定与交叉配血试验；②输血前认真查对，杜绝差错事故的发生；③严格遵守血液保存规则，不可使用变质血液。

2）处理：一旦发生溶血反应，应进行以下处理。①立即停止输血，并通知医生。②给予氧气吸入，建立静脉通道，遵医嘱给予升压药或其他药物治疗。③将剩余血、患者血标本和尿标本送化验室进行检验。④双侧腰部封闭，并用热水袋热敷双侧肾区，解除肾小管痉挛，保护肾脏。⑤碱化尿液：静脉注射碳酸氢钠，增加血红蛋白在血液中的溶解度，减少沉淀，避免阻塞肾小管。⑥严密观察生命体征和尿量，插入导尿管，监测每小时尿量，并做好记录。若发生肾衰竭，行腹膜透析或血液透析治疗。⑦若出现休克症状，应进行抗休克治疗。⑧心理护理：安慰患者，消除其紧张、恐惧心理。

2. 血管外溶血　多由 Rh 系统内的抗体（抗 D、抗 C 和抗 E）引起。临床常见 Rh 系统血型反应中，绝大多数是由 D 抗原与其相应的抗体相互作用产生抗原抗体免疫反应所致。反应的结果使红细胞破坏溶解，释放出来的游离血红蛋白转化为胆红素，经血液循环至肝后迅速分解，然后通过消化道排出体外。Rh 阴性患者首次输入 Rh 阳性血液时不发生溶血反应，但输血 2～3 周后体内即产生抗 Rh 因子的抗体。如再次接受 Rh 阳性的血液，即可发生溶血反应。Rh 因子不合所引起的溶血反应较少见，且发生缓慢，可在输血后几小时至几天后才发生，症状较轻，有轻度的发热伴乏力、血胆红素升高等。对此类患者，应查明原因，确诊后尽量避免再次输血。

（四）与大量输血有关的反应

大量输血一般是指在 24 小时内紧急输血量相当于或大于患者总血容量。常见的与大量输血有关的反应有循环负荷过重、出血倾向及枸橼酸钠中毒等。

1. 循环负荷过重 即肺水肿，其原因、临床表现和护理同静脉输液反应。

2. 出血倾向

（1）原因：长期反复输血或超过患者原血液总量的输血，由于库存血中的血小板破坏较多，使凝血因子减少而引起出血。

（2）临床表现：表现为皮肤、黏膜瘀斑，穿刺部位大块淤血或手术伤口渗血。

（3）护理：①短时间内输入大量库存血时，应密切观察患者的意识、血压、脉搏等变化，注意皮肤、黏膜或手术伤口有无出血；②严格掌握输血量，每输库存血 3～5 个单位，应补充 1 个单位的新鲜血；③根据凝血因子缺乏情况补充有关成分。

3. 枸橼酸钠中毒反应

（1）原因：大量输血使枸橼酸钠大量进入体内，如果患者的肝功能受损，枸橼酸钠不能完全氧化和排出，而与血中的游离钙结合使血钙浓度下降。

（2）临床表现：患者出现手足抽搐，血压下降，心率缓慢。心电图出现 Q—T 间期延长，甚至心搏骤停。

（3）护理：遵医嘱常规每输库存血 1000ml，静脉注射 10%葡萄糖酸钙 10ml。预防发生低血钙。

（五）其他

其他输血反应包括空气栓塞，细菌污染反应，体温过低以及通过输血传染各种疾病（病毒性肝炎、疟疾、艾滋病）等。因此，严格把握采血、储血和输血操作的各个环节，是预防上述输血反应的关键。

目标检测

选择题

1. 患者王某，静脉补液 1000ml，50滴/分，从上午 8:20 开始，估计可滴完的时间为

A. 上午 11:00　　B. 中午 12:20

C. 下午 13:20　　D. 下午 14:00

E. 下午 14:20

2. 某患者颅内压增高症状明显，医嘱静脉滴注甘露醇 250ml，30 分钟滴完，每分钟应滴

A. 60 滴　　　B. 80 滴

C. 100 滴　　D. 125 滴

E. 140 滴

3. 下列不是大量快速输血反应的为

A. 心脏负荷过重　　B. 出血倾向

C. 高血钙　　　　　D. 枸橼酸中毒

E. 高热量饮食

4. 输入血制品前不需要进行血型鉴定和交叉配血试验的是

A. 浓集红细胞　　B. 红细胞悬液

C. 洗涤红细胞　　D. 全血

E. 血浆

5. 静脉输液过程中患者感觉胸部不适，随即发生呼吸困难，严重发绀，心前区听诊闻及持续响亮的"水泡音"，你认为是

A. 急性肺水肿　　B. 空气栓塞

C. 超敏反应　　　D. 发热反应

E. 溶血反应

第十八章 冷热疗法

冷、热疗法是临床常用的物理治疗方法。通过冷热作用于人体的局部或全身，达到止血、镇痛、退热、增进舒适和减轻症状的目的。作为冷、热疗法的实施者，护士应了解冷、热疗法的效应，掌握正确的使用方法，观察患者的反应，并对治疗效果进行及时的评价，以确保患者的安全，满足患者的身心需要，达到治疗目的。

第一节 冷热疗法概述

一、冷、热疗法的效应

（一）生理效应

皮肤血管由动脉和小动脉交织的血管组成。当局部受到冷刺激时。可增加交感神经对血管收缩的冲动，使小动脉收缩。当局部受热刺激时，由于抑制交感神经对血管的收缩的冲动，使受热部位及周围皮肤小动脉扩张。冷热疗法的应用使机体产生不同的生理效应。

（二）继发效应

用冷或热超过一定时间，产生与生理效应相反的作用，这种现象称为继发效应。如热疗可使血管扩张，但持续 30～45 分钟后，则血管收缩；同样持续用冷 30～60 分钟后，则血管扩张，这是机体避免长时间用冷或热造成对组织的损伤而引起的防御反应。因此，冷热治疗应有适当的时间，以 20～30 分钟为宜，如需反复使用，中间需间隔 1 小时，让组织有一个复原过程，防止产生继发效应而抵消生理效应。

（三）远处效应

对身体局部用冷、热时，其作用的影响会波及身体其他部位，这种现象称为交感性反应。这种反应时间较短，故有时难以察觉。如右手用热时，除右手血管扩张外，左手也有相同的现象。

二、冷、热疗法的作用

（一）冷疗法的作用

1. 控制炎症扩散　冷使血管收缩，血流减少，细菌的活动力和细胞代谢率降低。炎症早期应用冷疗，可使炎症局限和抑制化脓，常用于炎症早期。

2. 减轻局部的充血或出血　用冷可使毛细血管收缩，通透性降低，进而减轻局部组织的出血和水肿。常用于软组织挫伤、关节扭伤的急性渗出期及体表组织的出血，如鼻出血、扁桃体摘除术后等。

3. 减轻疼痛　用冷可抑制组织细胞的活动，降低神经末梢敏感性，从而减轻疼痛；同时，用冷后血管收缩，渗出减少，因而减轻局部组织内的张力，也起到减轻疼痛的作用。如踝关节扭伤 48 小时内可以冷湿敷，以减轻踝关节软组织的出血和疼痛。

4. 降低体温　冷直接与皮肤接触，通过传导散热，降低体温。如高热降温时置冰囊于大血管处。头部用冷，可降低脑细胞的代谢，提高脑组织对缺氧的耐受性，减少脑组织损害。脑损伤、脑缺氧的患者用冷疗方法有保护脑组织的作用。

（二）热疗法的作用

1. 促进炎症消散　热可使局部血管扩张，促进血液循环，增强新陈代谢和白细胞的吞噬功能。因而炎症早期用热，可促进炎性物的吸收和消散；炎症后期用热，可促进白细胞释放出蛋白溶解酶，溶解坏死组织，有助于坏死组织的消除与组织修复。

2. 解除疼痛　用热可降低痛觉神经的兴奋性，改善血液循环，以加速组胺等致痛物质的运出；消除水肿，以减轻对局部神经末梢的压力；使肌肉、肌腱和韧带等组织松弛，从而缓解疼痛。

3. 减轻深部组织充血　用热使体表血管扩张，血流量增加，因此深部组织血流量减少，从而减轻深部组织充血。

4. 保暖　对末梢循环不良的患者用热，使患者感到温暖舒适。

三、影响冷热疗法效果的因素

（一）方式

冷热应用方式不同收到的效果也不同。因为水比空气导热性能强，渗透力大，因此湿冷、湿热的效果优于干冷、干热。临床应用中应根据病变部位和治疗要求进行选择。使用湿热疗法时，水温须比干热法低；使用湿冷时，水温应比干冷疗法高。

（二）部位

人体皮肤的薄厚分布不均。皮肤薄或经常不暴露的部位对于冷、热反应明显，用冷比用热更为敏感。血液循环情况也能影响冷热疗法的效果，血液循环良好的部位，可增强冷热应用的效果。如高热患者，临床上为其进行物理降温，将冰袋、冰囊放置在腋下、颈部、腹股沟等体表大血管处，以增加散热。此外，不同深浅的皮肤对冷热反应也不同，皮下冷感受器比热感受器多 8～10 倍，故浅层皮肤对冷较敏感。

（三）面积

人体接受冷疗或热疗面积的大小和反应的强弱有关。应用面积大，则冷热疗法效果就较强；反之，则较弱。但应注意，冷热疗面积越大，患者的耐受性就越差，更大面积的用冷或用热将会引起全身反应。

（四）时间

一定的时间其反应是随着时间的增加而增强，以达到最大的治疗效果。但时间过长所产生的继发性效应将抵消治疗作用。同时，还会导致不良反应的发生，如寒战、面色苍白、冻疮或烫伤等。

（五）温度

冷、热应用时的温度与体表的温度相差越大，机体对冷、热刺激的反应越强；反之，则越弱。环境温度也直接影响着治疗效果，如环境温度高于或等于身体温度时，用热效应增强，而用冷效应降低；相反，在干燥的冷环境中用冷，效果则会增强，而用热则效果会降低。

（六）个体差异

个体对用冷或用热的耐受力不同，反应也不同。老年人因体温调节能力较差，对冷热刺激反应的敏感性降低。婴儿体温调节中枢未发育完全，对冷热的适应能力有限。对昏迷、血循环障碍、血管硬化、感觉迟钝等患者，因对冷热的敏感性降低，尤其应注意防止烫伤或冻伤。

四、冷、热疗法的禁忌

（一）冷疗法应用禁忌

1. 血液循环障碍 大面积组织受伤、局部组织血液循环不良、感染性休克、微循环障碍、皮肤颜色发绀者，因循环不良，组织营养不足，使用冷疗将进一步使血管收缩，加重血液循环障碍，导致局部组织缺血缺氧而变性坏死。

2. 组织损伤、表皮破损 冷可致血循环不良，增加组织损伤，影响伤口愈合。特别是大面积的组织损伤应禁止用冷。

3. 水肿部位 冷会使血管收缩，血流减少，影响细胞间液的吸收，故水肿部位禁忌用冷。

4. 冷过敏者 对冷过敏者在应用冷疗可导致出现过敏症状，如红斑、荨麻疹、关节疼痛、肌肉痉挛等。

5. 慢性炎症或深部化脓病灶 冷可使局部血流量减少，妨碍炎症吸收。

6. 禁忌部位 枕后、耳郭、阴囊处禁忌用冷，以防冻伤；心前区禁忌用冷，以防反射性心率减慢、心房颤动、心室纤颤及房室传导阻滞；腹部用冷可导致腹泻；足心禁忌用冷，以防止末梢血管收缩而影响散热，或一过性冠状动脉收缩。

（二）热疗法应用禁忌

1. 未经确诊的急性腹痛 热疗可减轻疼痛而掩盖疾病真相，贻误诊断和治疗。

2. 鼻周围三角区感染 因该处血管丰富，面部静脉无静脉瓣，且和颅内海绵窦相通，用热会使血管扩张而导致炎症扩散至脑部，造成严重的颅内感染和败血症。

3. 器官出血 热疗可使局部血管扩张，增加器官的血流量和血管的通透性而加重出血。

4. 软组织扭伤、挫伤早期 凡扭伤、挫伤后 48 小时内禁忌用热疗，因用热会加重出血和肿胀。

5. 恶性肿瘤 治疗部位有恶性肿瘤时不可实施热疗法。因热会加速细胞活动、分裂及生长，从而加重病情。

第二节　冷疗法的应用

冷疗法是用低于人体温度的物质，作用于机体的局部或全身，以达到控制炎症扩散，减轻局部充血和出血，减轻疼痛，降低体温的治疗方法。

根据冷疗的面积及方式，冷疗的方法分为局部冷疗和全身冷疗两种。局部冷疗包括冰袋、冰囊、冰帽、冰槽、冷湿敷法和化学致冷袋等；全身冷疗包括温水擦浴、乙醇擦浴等。

一、局部冷疗法

（一）冰袋或冰囊的应用

【目的】冰袋或冰囊（图 18-1）的目的是降温、止血、镇痛、消炎。

【评估】

1．患者的年龄、病情、体温及治疗情况。

2．患者局部皮肤状况，如颜色、温度、有无硬结、淤血等，有无感觉障碍等。

3．患者的意识状况、活动能力及合作程度。

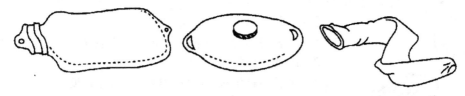

图 18-1　冰袋或冰囊

【计划】

1．操作者准备　洗手、戴口罩，熟悉冰袋（冰囊）的作用及用法，向患者解释用冰袋（冰囊）的目的及注意事项。

2．患者准备　了解冰袋（冰囊）使用的意义、方法、注意事项及配合要点，并接受使用冰袋（冰囊）行局部冷疗。

3．用物准备　治疗盘内备冰袋（冰囊）、布套、毛巾；治疗盘外备冰块、脸盆及冷水、勺。

4．环境准备　室温适宜，酌情关闭门窗，无对流风直吹患者。

【实施】（以冰袋为例）

1．备冰　将小冰块放入盆内用冷水冲去棱角，避免冰块的棱角损坏冰袋或者使患者不舒适。

2．装袋　将小冰块装入冰袋内约 1/2 满，便于冰袋与皮肤接触。

3．排气　排尽空气，扎紧袋口。空气可加速冰的融化，且无法与皮肤完全接触，影响治疗效果。

4．检查　用毛巾擦干冰袋，倒提检查。检查冰袋有无破损、漏水。

5．加套　将冰袋装入布套。减少冷直接对皮肤的刺激。

6．核对　携用物至床旁，核对解释，确认患者。

7．放置位置　将冰袋放于需要部位。高热患者降温，可放在前额、头顶、颈部、腋下、腹股沟等部位；扁桃体摘除术后，放置前额时，应将冰囊吊起，仅使其底部接触前额，以减轻压力。冰囊可放在颈前颌下，必要时，可向患者说明，用三角巾两端在颈后部系好。

8．用冷时间　不超过 30 分钟，以防产生继发效应。

9．观察效果与反应　局部皮肤出现发紫、麻木感，要停止使用。

10．操作后处理　撤去治疗用物，协助患者取舒适体位，整理床单位，对用物进行处理。冰袋内水倒空，倒挂晾干，吹入少量空气，夹紧袋口备用；布套送洗。

11．洗手、记录　记录用冷的部位、时间、效果、反应，便于评价。

【注意事项】

1．注意观察冷疗部位的血液循环情况。

2．冷疗过程中，应注意随时观察冰袋有无漏水，冰块是否融化。

3．用冷时间须准确，最长不超过 30 分钟，如需再用应间隔 60 分钟。

4．用于降温时，应在冰袋使用后 30 分钟测体温并记录。

【健康教育】

1．向患者及家属介绍冰袋的目的、作用及正确的使用方法。

2．向患者及家属说明使用冰袋的注意事项及应达到的治疗效果。

（二）冰帽或冰槽的应用

【目的】头部降温，预防脑水肿。

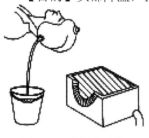

图 18-2　冰帽和冰槽

【评估】

1．患者的年龄、病情、体温及治疗情况。

2．患者头部状况。

3．患者的意识状况、活动能力及合作程度。

【计划】

1．操作者准备　洗手、戴口罩，熟悉冰帽（冰槽）（图 18-2）的作用及用法，向患者解释用冰帽（冰槽）的目的及注意事项。

2．患者准备　了解冰帽（冰槽）使用的意义、方法、注意事项及配合要点，并接受使用冰帽（冰槽）行局部冷疗。

3．用物准备　冰帽（冰槽）、冰块、脸盆及冷水、水桶、肛表。若使用冰槽降温时备不脱脂棉球及凡士林纱布。

4．环境准备　室温适宜，酌情关闭门窗，无对流风直吹患者。

【实施】

1．备冰　同冰袋法。

2．核对　携用物至床旁，核对解释，确认患者。

3．降温

（1）冰帽降温：头部置冰帽中，后颈部、双耳郭垫海绵，防止枕后、外耳冻伤。排水管置于桶内。

（2）冰槽降温：头部置冰槽中，两耳塞不脱脂棉球，用凡士林纱布覆盖两眼。防止冰水流入耳内，保护角膜。

4．观察效果与反应　维持肛温在 33℃左右，不宜低于 30℃，以防心室纤颤等并发症出现。

5．操作后处理　撤去治疗用物，协助患者取舒适体位，整理床单位，对用物进行处理。冰帽：处理方法同冰袋。冰槽：将冰水倒空后备用。

6．洗手、记录　记录用冷的部位、时间、效果、反应，便于评价。

【注意事项】

1．观察头部皮肤的变化　尤其是耳郭部位应注意防止发生青紫、麻木及冻伤。

2．观察体温　为患者测肛温，每 30 分钟一次。

3．观察患者的心率　防止心房颤动、心室纤颤或房室传导阻滞等的发生。

【健康教育】

1．向患者及家属介绍冰帽（冰槽）的目的、作用及正确的使用方法。

2．向患者及家属说明使用冰帽（冰槽）的注意事项及应达到的治疗效果。

（三）冷湿敷法

【目的】降温，早期扭伤、挫伤的消肿、止痛。

【评估】同冰袋冷疗法。注意有无伤口。

【计划】

1. 操作者准备　洗手、戴口罩，熟悉冷湿敷的作用及用法，向患者解释用冷湿敷的目的及注意事项。

2. 患者准备　了解冷湿敷使用的意义、方法、注意事项及配合要点，并接受使用冷湿敷行局部冷疗。

3. 用物准备

（1）治疗盘内：卵圆钳2把、敷布2块、凡士林、纱布、棉签、一次性治疗巾。

（2）治疗盘外：盛放冰水的容器，必要时备屏风、换药用物。

4. 环境准备　室温适宜，酌情关闭门窗，必要时屏风或床帘遮挡。

【实施】

1. 核对　携用物至床旁，核对解释，确认患者。

2. 患处准备　患者取舒适卧位，暴露患处，垫一次性治疗巾于受敷部位下，受敷部位涂凡士林，上盖一层纱布。保护皮肤及床单位，必要时屏风或床帘遮挡，维护患者隐私。

3. 冷敷

（1）敷布浸入冰水中，卵圆钳夹起拧至半干。敷布须浸透，拧至不滴水为宜，若冷敷部位为开放性伤口，须按无菌技术处理伤口（图18-3）。

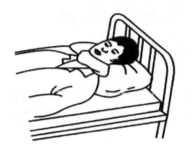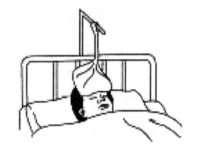

图18-3　冷敷

（2）抖开敷于患处。

（3）每3～5分钟更换敷布一次，持续15～20分钟，确保冷敷效果，以防产生继发效应。

4. 观察　局部皮肤变化及患者反应。

5. 操作后处理

（1）擦干冷敷部位，擦掉凡士林，协助患者取舒适体位，整理床单位。

（2）用物处理：消毒后备用。

6. 洗手、记录　记录冷敷的部位、时间、效果、患者的反应等，便于评价。

【注意事项】

1. 观察局部皮肤的变化及患者的全身反应。

2. 敷布浸泡需彻底，拧至不滴水为度，并及时更换敷布。

3. 冷敷部位如为开放性伤口，应按无菌原则处理。

【健康教育】

1. 向患者及家属介绍冷湿敷的目的、作用及正确的使用方法。

2. 向患者及家属说明使用冷湿敷的注意事项及应达到的治疗效果。

二、全身用冷法

温水或乙醇进行全身擦浴，通过其蒸发和传导作用来增加机体的散热，达到全身降温的目的。

温水或乙醇拭浴

【目的】 为高热患者降温。

【评估】 同冷湿敷法。

【计划】

1. 操作者准备 洗手、戴口罩，熟悉温水（乙醇）拭浴的作用及用法，向患者解释用温水（乙醇）拭浴的目的及注意事项。

2. 患者准备 了解温水（乙醇）拭浴使用的意义、方法、注意事项及配合要点，并接受使用温水（乙醇）拭浴降温。

3. 用物准备

（1）治疗盘内备：大毛巾、小毛巾、热水袋（内装 60～70℃热水，装入套中）、冰袋（内装冰块，装入套中）。

（2）治疗盘外备：脸盆内盛 32～34℃温水 2/3 满（乙醇拭浴需准备 25%～35%的乙醇 200～300ml，温度 32～34℃）。必要时备干净衣裤、屏风、便器。

4. 环境准备 室温适宜，酌情关闭门窗，必要时用屏风或床帘遮挡。

【实施】

1. 核对 携用物至床旁，核对解释，确认患者。

2. 松被尾、脱衣 松开床尾盖被，协助患者脱去上衣，便于擦拭。

3. 置冰袋、热水袋 冰袋置头部，热水袋置足底。头部置冰袋，帮助降温，同时可以防止由于擦浴时皮肤血管收缩、头部充血而引起的头痛，把热水袋放在患者的足底，促使足底局部末梢血管扩张，避免患者寒战、不适。

4. 拭浴

（1）方法：脱去衣裤，把大毛巾垫在擦拭部位下面，将浸湿温水或乙醇的小毛巾拧至半干，缠裹在手上成手套状，以离心方向拭浴，拭浴毕，用大毛巾擦干皮肤。

（2）顺序

1）露出一侧上肢，自颈部沿上臂外侧擦至手背，自侧胸部经腋窝内侧至手心，同法擦拭另一上肢；使患者侧卧，露出背部，自颈向下擦拭全背部，擦干后穿好上衣；擦拭腋下、肘窝、掌心等部位，用力可略大，时间可稍长，有利降温。

2）露出一侧下肢，自髋部沿腿的外侧擦至足背，自腹股沟的内侧擦至踝部，自股下经腘窝擦至足跟；同法擦拭另一下肢，擦干后穿好裤子，移去热水袋，盖好被子。擦拭腹股沟、腘窝等部位，用力可略大，时间可稍长，有利降温。

（3）时间：每侧（四肢、腰背部）3 分钟，全过程 20 分钟以内，以防止产生继发效应。

5. 观察 应观察患者全身情况，有无寒战、面色苍白及脉搏、呼吸异常，若有异常，应立即停止拭浴，通知医生。

6. 操作后处理

（1）拭浴毕，取下热水袋，根据需要更换干净衣裤，协助患者取舒适体位。

（2）整理床单位，开窗，拉开床帘或撤去屏风。

（3）用物处理：用物处理后备用。

7. 洗手、记录　记录时间、效果、反应，便于评价。体温降至 39℃ 以下，应取下冰袋。拭浴 30 分钟后测量体温，并记录在体温单上。

【注意事项】

1. 因全身用冷面积较大，拭浴中应注意观察患者的反应，如有面色苍白、寒战，或脉搏、呼吸异常时，应立即停止拭浴，并报告医生。

2. 在擦至腋窝、肘部、腹股沟、腘窝等血管丰富处，应稍用力擦拭，并将停留时间延长些，以利于散热。

3. 一般拭浴时间为 15～20 分钟，以免患者着凉。

4. 禁忌擦拭后颈部、心前区、腹部和足底。

5. 新生儿、血液病患者等禁忌使用。

【健康教育】

1. 向患者及家属介绍全身降温的目的、作用及正确的使用方法。

2. 向患者及家属说明全身降温的注意事项及应达到的治疗效果。

第三节　热疗法的应用

热疗法是一种利用高于人体温度的物质，作用于机体的局部或全身，以达到促进血液循环、消炎、解痉和解除疲劳的目的的治疗方法。

一、干热疗法

（一）热水袋的应用

【目的】解痉、镇痛、保暖、舒适。

【评估】

1. 患者的年龄、病情、治疗情况。

2. 患者局部皮肤状况，如颜色、温度、有无硬结、淤血及开放性伤口等，有无感觉障碍等。

3. 患者的意识状况、活动能力及合作程度。

【计划】

1. 操作者准备　洗手、戴口罩，熟悉热水袋的作用及用法，向患者解释用热水袋的目的及注意事项。

2. 患者准备　了解热水袋使用的意义、方法、注意事项及配合要点。

3. 用物准备　热水袋及布套，水罐内盛热水（60～70℃），水温计，毛巾。

4. 环境准备　室温适宜，酌情关闭门窗，无对流风直吹患者。

【实施】

1. 测量水温　调节温度至 60～70℃。昏迷、局部知觉麻痹、麻醉未清醒，小儿、老年等患者，水温应调至 50℃。

2. 备热水袋

（1）灌水：放平热水袋，去塞，左手持热水袋口边缘，右手灌水，灌 1/2 或 2/3 满。一边灌一边提高热水袋，使水不致溢出，如敷在炎症部位，只灌 1/3 满，以免压力过大引起疼痛。

（2）排气：将热水袋慢慢放平，排出袋内空气，拧紧塞子，以防影响热的传导。

（3）检查：用毛巾擦干热水袋，倒提，检查热水袋有无破损，以防漏水。

（4）加套：将热水袋装入布套中，可避免热水袋与患者皮肤直接接触。

3. 核对　携用物至床旁，核对解释，确认患者。

4. 放置位置　放置于所需部位，袋口朝身体外侧。谨慎小心，避免烫伤。

5. 时间　不超过 30 分钟，以防产生继发效应。

6. 观察　效果与反应、热水温度等。如皮肤出现潮红、疼痛要停止使用，并在局部涂凡士林以保护皮肤。另外应保证热水温度，达到治疗效果。

7. 操作后处理　撤去治疗用物，协助患者取舒适体位，整理床单位，对用物进行处理。热水袋倒空，倒挂晾干，吹入少量空气，夹紧袋口备用；布袋送洗。

8. 洗手、记录　记录部位、时间、效果、患者反应，便于评价。

【注意事项】

1. 对婴幼儿、老年人、昏迷、末梢循环不良、麻醉未清醒、感觉障碍等患者，热水袋的水温应调至 50℃以内，以避免直接接触患者的皮肤而引起烫伤。

2. 热水袋使用过程中，应经常观察局部皮肤的颜色。

3. 热水袋如需持续使用，应及时更换热水。

4. 严格执行交接班制度。

【健康教育】

1. 向患者及家属介绍热水袋的目的、作用及正确的使用方法。

2. 向患者及家属说明使用热水袋的注意事项及应达到的治疗效果。

（二）烤灯的应用

【目的】消炎、解痉、镇痛，促进创面干燥结痂，保护肉芽组织生长。

【评估】

1. 患者的年龄、病情、治疗情况。

2. 患者局部皮肤及开放性伤口情况等，有无感觉障碍等。

3. 患者的意识状况、活动能力及合作程度。

【计划】

1. 操作者准备　洗手、戴口罩，熟悉烤灯的作用及用法，向患者解释用烤灯的目的及注意事项。

2. 患者准备　了解烤灯使用的意义、方法、注意事项及配合要点。

3. 用物准备　烤灯，必要时备屏风。

4. 环境准备　室温适宜，酌情关闭门窗，必要时用屏风遮挡。

【实施】

1. 核对　携用物至床旁，核对解释，确认患者。

2. 暴露　暴露治疗部位，协助患者取舒适体位，清洁治疗部位。必要时屏风或床帘遮挡，保护患者隐私。

3．调节　移动红外线灯头至治疗部位斜上方或侧方，一般灯距为 30～50cm，温热为宜（用手试温），防止烫伤。

4．照射 20～30 分钟　注意保护眼睛，可戴有色的眼镜或用湿纱布遮盖。照射面颈部、胸部的患者，应注意保护，以防产生继发效应。

5．观察　每 5 分钟观察效果与反应。皮肤出现桃红色为正常反应，观察有无过热、心慌、头晕等，以及皮肤有无发红、疼痛等，如果出现要停止使用，报告医生。

6．用物处理　将烤灯及红外线灯擦拭整理后备用。

7．洗手、记录　记录部位、时间、效果、患者反应，便于评价。

【注意事项】

1．根据治疗部位选择不同功率的灯头。

2．照射面颈部、胸部的患者，应注意保护眼睛，可戴有色的眼镜或用湿纱布遮盖。

3．照射过程中，应使患者保持舒适体位，嘱患者如有过热、心慌、头晕等，应及时告知医护人员。

4．照射过程中，应随时观察患者局部皮肤反应，如皮肤出现紫红色，应立即停止照射，并涂凡士林以保护皮肤。

【健康教育】

1．向患者及家属介绍使用烤灯的目的、作用及正确的使用方法。

2．向患者及家属说明使用烤灯的注意事项及应达到的治疗效果。

二、湿热疗法

（一）热湿敷法

【目的】促进局部血液循环、消炎、消肿、减轻疼痛。

【评估】同热水袋的使用。

【计划】

1．操作者准备　洗手、戴口罩，熟悉热湿敷的作用及用法，向患者解释用热湿敷的目的及注意事项。

2．患者准备　了解热湿敷的意义、方法、注意事项及配合要点。

3．用物准备

（1）治疗盘内：卵圆钳 2 把、敷布 2 块、凡士林、纱布、棉签、一次性治疗巾。

（2）治疗盘外：热水瓶、小水盆（内盛热水）。必要时备大毛巾、热水袋、屏风、换药用物。

4．环境准备　室温适宜，酌情关闭门窗，必要时屏风或床帘遮挡。

【实施】

1．核对　携用物至床旁，核对解释，确认患者。

2．暴露　暴露治疗部位，垫一次性治疗巾于受敷部位下，受敷部位涂凡士林，上盖一层纱布。保护皮肤及床单位，必要时屏风或床帘遮挡，维护患者隐私。

3．热湿敷

（1）敷布浸入热水中，卵圆钳夹起拧至半干，水温为 50～60℃，拧至不滴水为宜，放在手腕内侧试温，以不烫手为宜。

（2）抖开，折叠敷布敷于患处，上盖棉垫，过热，可掀起敷布一角散热。及时更换盆内热水维持水温，若患者热敷部位有伤口，须按无菌技术处理伤口。

（3）每 3～5 分钟更换敷布一次，持续 15～20 分钟，以防产生继发效应。

4．观察效果及反应　观察皮肤颜色，全身情况，以防烫伤。

5．操作后处理

（1）敷毕，擦干热敷部位，协助患者取舒适体位，整理床单位。勿用摩擦方法擦干，因皮肤长时间处于湿热气中容易破损。

（2）用物处理：消毒后备用。

6．洗手、记录　记录部位、时间、效果、患者反应，便于评价。

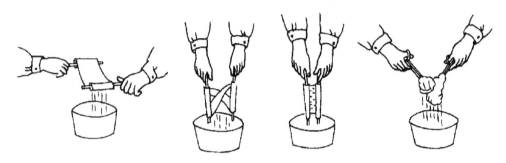

图 18-4　热湿敷敷布拧干法

【注意事项】

1．面部热湿敷的患者，敷后 15 分钟方能外出，以防受凉感冒。

2．热湿敷过程中，应注意观察局部皮肤状况，及时更换敷布，每 3～5 分钟一次，以保持适当温度。

3．有伤口的部位作热湿敷时，应按无菌操作进行，敷后伤口按换药法处理。

【健康教育】

1．向患者及家属介绍热湿敷的目的、作用及正确的使用方法。

2．向患者及家属说明热湿敷的注意事项及应达到的治疗效果。

（二）温水浸泡

【目的】消炎、镇痛、消毒创口，用于手、足、前臂、小腿部位的感染早期，使炎症局限；感染晚期伤口破溃，促进伤口愈合。

【评估】同热湿敷法。

【计划】

1．操作者准备　洗手、戴口罩，熟悉温水浸泡的作用及用法，向患者解释用温水浸泡的目的及注意事项。

2．患者准备　了解温水浸泡的意义、方法、注意事项及配合要点。

3．用物准备

（1）治疗盘内：长镊子、纱布。

（2）治疗盘外：热水瓶、药液（遵医嘱）、浸泡盆（根据浸泡部位选用）。必要时备换药用物。

4．环境准备　室温适宜，酌情关闭门窗，必要时屏风或床帘遮挡。

【实施】

1．核对　携用物至床旁，核对解释，确认患者。

2．配药、调温　配溶液至浸泡盆的 1/2 满，调节水温至 43～46℃。

3. 暴露患处　取舒适体位，便于操作。

4. 浸泡　将需浸泡的肢体慢慢放入盆中浸泡，必要时用镊子夹取纱布反复清洗创面，使患者逐渐适应。

5. 持续时间 30 分钟，以防产生继发效应。

6. 观察效果及反应　局部皮肤有无发红、疼痛等，如水温不足，应先移开肢体后加热水，以免烫伤。

7. 操作后处理

（1）浸泡毕，擦干浸泡部位。

（2）撤去治疗用物，协助患者取舒适体位，整理床单位，对用物进行处理，如有伤口，须按无菌技术处理伤口。用物消毒后备用。

6. 洗手、记录　记录部位、时间、效果、患者反应，便于评价。

【注意事项】

1. 浸泡过程中，应注意观察患者局部皮肤情况。

2. 浸泡过程中，应随时添加热水或药液，以维持所需温度。

3. 有伤口的患者，需用无菌浸泡盆及浸泡液，且浸泡后按换药法处理伤口。

【健康教育】

1. 向患者及家属介绍温水浸泡的目的、作用及正确的使用方法。

2. 向患者及家属说明温水浸泡的注意事项及应达到的治疗效果。

目标检测

选择题

1. 冷疗的目的不包括
A. 抑制炎症扩散
B. 减轻深部组织充血
C. 减轻疼痛
D. 降低体温
E. 减轻局部充血

2. 冷疗控制炎症消散的机制是
A. 增强白细胞的吞噬功能
B. 降低微生物的活力
C. 降低神经的兴奋性
D. 溶解坏死组织
E. 增强免疫功能

3. 冷疗减轻疼痛的作用机制是
A. 降低了神经末梢的敏感性
B. 降低痛觉神经的兴奋性
C. 降低细胞的新陈代谢
D. 降低了细菌活力

E. 减慢血流速度

4. 关于冷疗影响因素的描述，错误的是
A. 湿冷比干冷效果好
B. 冷疗的效果与用冷面积成正比
C. 冷疗的效果与用冷时间成正比
D. 冷环境用冷，效果会增强
E. 婴幼儿对冷反应较为强烈

5. 患者，男性，18 岁。1 小时前因踢球致踝部扭伤，正确的处理方法是
A. 热敷　　　　B. 冷敷
C. 按摩　　　　D. 红外线照射
E. 绷带包裹

6. 患者，女性。全身微循环障碍，临床上禁忌使用冷疗的理由是
A. 引起过敏
B. 引起腹泻
C. 发生冻伤
D. 降低血液循环会影响创面愈合

E．导致组织缺血缺氧而变性坏死

7．腹部禁用冷是为了防止

A．体温骤降　　B．引起腹泻

C．心律失常　　D．冻伤

E．心率减慢

8．禁忌用冷的部位不包括

A．耳郭　　　　B．心前区

C．腹部　　　　D．底

E．腹股沟

9．冷疗可引起冠状动脉收缩的部位是

A．阴囊　　　　B．心前区

C．腹部　　　　D．足底

E．前额

10．患者，男性。腋温 39℃，使用冰袋为其降温时应将冰袋放在

A．腹部　　　　B．足底、腹股沟

C．背部、腋下　D．前额、头顶

E．枕后、耳郭

11．患者，男性，18 岁。高热 3 天，行温水擦浴时，禁忌擦浴的部位是

A．面部、腹部、足部

B．胸前区、腹部、足底

C．面部、背部、腋窝

D．肘窝、腋窝、腹股沟

E．肘窝、手心、腹股沟

12．乙醇擦浴前置冰袋于患者头部的目的是

A．防止脑水肿

B．防止心律失常

C．防止体温继续上升

D．减轻头部充血

E．减轻患者不适

13．患者，女性，13 岁。行扁桃体摘除术，术后应将冰袋置于

A．前额　　　　B．颈前颌下

C．头顶部　　　D．胸部

E．腋窝处

14．热疗的目的不包括

A．促进炎症的消散和局限

B．减轻深部组织充血

C．缓解疼痛

D．控制炎症扩散

E．保暖

15．关于热疗影响因素的描述，错误的是

A．湿热比干热效果好

B．热疗的效果与用热面积成正比

C．热疗的效果与用热时间成正比

D．冷环境用热，效果会降低

E．老年人对热反应比较迟钝

16．面部危险三角区感染时禁用热疗的目的是

A．加重患者疼痛　B．引起局部出血

C．掩盖患者病情　D．造成面部烫伤

E．导致颅内感染

17．患者，男性，26 岁。突然腹痛，面色苍白，大汗淋漓，护士不应采取的措施是

A．询问病史

B．通知医生

C．给热水袋以缓解疼痛

D．测生命体征

E．安慰患者

18．老年患者用热水袋水温不可超过

A．30℃　　　　B．40℃

C．50℃　　　　D．60℃

E．70℃

19．不宜热水坐浴的是

A．痔疮手术后　B．肛门部充血

C．外阴部炎症　D．肛裂感染

E．急性盆腔炎

20．患者，男性，18 岁。鼻唇沟处有一疖，表现为红、肿、热、痛，前来就诊时护士告诉其禁用热，其原因是

A．加重局部疼痛

B．加重局部功能障碍

C．掩盖病情

D．防止出血

E．防止颅内感染

第十九章 标本采集

第一节 标本采集的意义和原则

一、标本采集的意义

随着现代医学的不断发展，诊断疾病的方法日益增多，但各种标本检验仍然是基本的诊断方法之一。标本采集的意义是：①协助明确疾病诊断；②推测病程进展；③拟定治疗方案；④观察病情。标本检验结果的准确与否直接影响到对患者疾病的诊断、治疗和抢救，而高质量的检验标本是获得准确而可靠的检验结果的基础，因此应用正确的标本采集方法极为重要，是护士必须掌握的基本知识和技能之一。

二、标本采集的原则

为了保证标本的质和量，真实反应患者标本的检验结果，在采集各种检验标本时，应遵循如下基本原则。

（一）遵照医嘱

严格按照医嘱采集各种标本。护士应认真查对医生填写的检验申请单，申请单应字迹清楚、目的明确，并且申请人签全名。如护士对申请单有疑问，应及时找相关医生核实，核实无误后方可执行。

（二）充分准备

1. 明确标本采集的相关事宜　采集标本前护士应明确检验项目、检验目的、采集标本量、采集的方法及注意事项。

2. 护士自身准备　护士操作前应修剪指甲、洗手，戴口罩、帽子和手套，必要时穿隔离衣。

3. 患者准备　采集标本前应向患者耐心解释留取标本的目的和要求，消除其思想顾虑，取得其信任与合作。对要求空腹采集的标本，应提前告知患者禁食。

4. 物品准备　根据采集标本的种类及容量准备好合适的采集容器并确认容器无破损，在选好的容器外贴上检验标签，注明患者科别、床号、住院号、姓名、检验项目、标本采集日期和时间等。

（三）严格查对

查对是保证标本采集无误的重要环节之一。采集前应认真查对医嘱，核对检验申请单项目、患者的床号、姓名、住院号等，确认无误后方可进行。采集后需再次对采集的标本进行上述项目的查对，无误后分类与检验申请单一并送检。

（四）正确采集

采集时间、标本容器、标本量及抗凝剂等应符合检验专业分析前质量控制的要求。采集细菌培养标本，要严格遵守无菌技术的操作原则，避免污染，同时不可混入防腐剂、消毒剂及其他药物，保证培养基足量并与采集标本充分混匀，以免影响检验结果，并在使用抗生素前采集。若已使用抗生素或其他药物，应在血药浓度最低时采集，并在检验单上注明。需要由患者自己留取标本时（如中段尿、24 小时尿标本、痰标本、大便标本中病理成分的采集等），要详细告知患者标本留取方法、注意事项，以保证采得质量高、符合要求的标本。

（五）及时送检

标本采集后应及时送检，不可放置时间过久，以免影响检验结果。特殊标本（如血气分析等）还需按要求注明采集时间及相应的生命体征，立即送检。原则上除门诊患者自行采集的某些标本允许患者自行送往实验室外，其他标本一律由医护人员送检。各类标本分别送检，保证运送容器的密闭性和安全性。运送途中应妥善放置，防止过度震荡造成溶血，防止标本容器破损以及标本被污染、丢失和混淆，防止标本容器失去密闭性造成水分的蒸发或标本溢出对环境的污染，保持标本的检验标签清晰可辨。

第二节　各种标本采集技术

一、血标本采集法

血液是由血浆和血细胞两部分组成，在体内通过循环系统与机体所有组织器官发生联系，参与机体的每一项功能活动，对维持机体的新陈代谢、功能调节和维持机体内、外环境的平衡有着重要的作用。血液系统发生病变时，可以影响全身组织器官，组织器官病变又可直接或间接地引起血液的各种成分或比例改变。因此，血液检查是临床最常用的检验项目之一，它可反映机体某些功能状态及异常变化，为判断患者病情进展以及疾病的诊断、治疗提供参考。

（一）毛细血管采血法

毛细血管采血法的常用采血部位为耳垂和手指末梢。凡用血量较少的检查，一般从手指取血，手指采血操作方便，可获足够血量，成人以左手环指为宜；婴幼儿可从拇指或足跟部采集。严重烧伤患者，可选择皮肤完整处采血。耳垂采血疼痛较轻，操作方便，但耳垂外周血液循环较差，血细胞容易凝集，受气温影响较大，检查结果不够恒定，一般手指采血困难者选择此种方法，并且由检验科工作人员具体实施。

（二）静脉血标本采集法

静脉血标本采集（intravenous blood sampling）是自静脉抽取静脉血标本的方法。常用的静脉包括：①四肢浅静脉：上肢常用肘部浅静脉（贵要静脉、肘正中静脉、头静脉）、腕部及手背静脉；下肢常用大隐静脉、小隐静脉及足背静脉。②颈外静脉：婴幼儿常在颈外静脉采血。③股静脉：位于股三角区，在股神经和股动脉的内侧，一般四肢静脉采血困难者选用。

【检验目的】

1. 血培养标本　培养检测血液中的病原菌。

2. 全血标本　测定红细胞沉降率、血常规、凝血时间以及血液中某些物质如血糖、尿素氮、肌酐、尿酸、肌酸、血氨等的含量。

3. 血清标本　测定肝功能、血清酶、脂类、电解质等。

【操作前准备】

1. 评估患者并解释

（1）评估：①患者的病情、治疗情况、意识状态、肢体活动能力；②对血标本采集的了解、认识程度及合作程度；③有无情绪变化如检验前紧张、焦虑等，有无饮食、运动、吸烟、服用药物，有无饮酒、茶或咖啡等；④需做的检查项目、采血量及是否需要特殊准备；⑤静脉充盈度及管壁弹性，穿刺部位的皮肤状况如有无水肿、结节、瘢痕、伤口等。

（2）解释：向患者及家属解释静脉血标本采集的目的、方法、临床意义、配合要点及注意事项，取得患者及家属的有效配合。

2. 护士准备　衣帽整洁，修剪指甲，洗手，戴口罩。

3. 用物准备

（1）治疗车上层：注射盘、检验单（标明科室、床号、住院号、姓名、标本类型、检验目的、标本采集时间等）、标本容器或真空采血管（标本容器完好，抗凝剂、培养基等符合要求）、检验标签（项目与检验单吻合，核对无误后按要求贴在标本容器上）、一次性注射器（规格视血量而定）、针头或双向采血针、止血带、治疗巾、注射用小垫枕、胶布、手消毒液，按需要准备酒精灯、火柴。

（2）治疗车下层：生活垃圾桶、医用垃圾桶、锐器回收盒。

4. 环境准备　清洁、安静，温湿度适宜，光线充足或有足够的照明，必要时屏风或围帘遮挡。

【操作步骤】

1. 备齐用物携至床旁。

2. 根据检验单及标签核对患者的床号，确认患者的姓名，解释说明检验目的，取得患者的配合，协助患者取适当的体位，暴露要穿刺的部位（必要时屏风遮挡）。

3. 选择合适的静脉，将治疗巾铺于小垫枕上，置于穿刺部位下，嘱患者握拳，使静脉充盈。

4. 按静脉注射法扎紧止血带，常规消毒皮肤（如为股静脉穿刺则以股动脉搏动最明显处为中心消毒 $5cm^2$ 以上，并常规消毒护士触摸股动脉搏动的示指和中指）。

5. 再次核对。

6. 采血

（1）注射器采血

1）穿刺、抽血：持一次性注射器或针头连接注射器，按静脉注射法行静脉穿刺（股静脉穿刺则垂直进针），见回血后抽取所需血量。穿刺时一旦出现局部血肿，立即拔出针头，按压局部，另选其他静脉重新穿刺。

2）"两松一拔一按压"：抽血毕，松止血带，嘱患者松拳，迅速拔出针头，按压局部1～2 分钟（凝血功能障碍患者、颈外静脉穿刺、股静脉穿刺拔针后按压时间延长至 10 分钟），防止皮下血肿形成或淤青。

3）将血液注入标本容器内：同时抽取不同种类的血标本，应先将血注入血培养瓶，然后注入抗凝管，最后注入干燥试管。①血培养标本：先除去密封瓶铝盖，中心部常规消毒瓶塞，更换针头后将血液注入瓶内，轻轻摇匀，标本应在使用抗生素前采集，如已使用抗生素，应在检验单上注明。一般血培养取血 5ml，对亚急性细菌性心内膜炎患者，为提高培养阳性率，采血 10～15ml。②全血标本：取下针头，将血液沿管壁缓慢注入盛有抗凝剂的试管内（勿将泡沫注入），轻轻摇动，使血液与抗凝剂充分混匀，防止血液凝固（图 19-1）。③血清标本：取下针头，将血液沿管壁缓慢注入干燥试管内（勿将泡沫注入），避免震荡，以免红细胞破裂溶血。

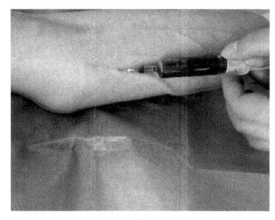
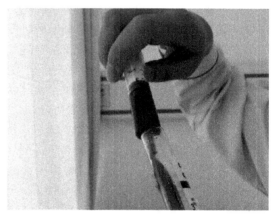

A   B

图 19-1　注射器采静脉血

A．注射器穿刺抽血；B．血液注入标本容器

（2）真空采血器采血

1）穿刺：取下真空采血针护套，手持采血针，按静脉注射法行静脉穿刺。

2）采血：见回血，将采血针另一端拔掉护套，然后刺入真空管。当血液流入采血管时，即可松开止血带采血至需要量，如需多管采血，可再刺入所需的真空管（图 19-2）。

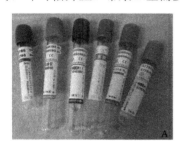
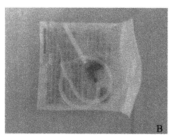
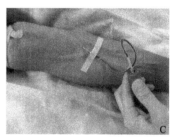

A   B   C

图 19-2　真空采血器采血

A．真空采血管；B．真空采血针；C．真空采血针穿刺采血

3）拔针、按压：采血结束，先拔真空管，后自患者肘部拔去针头，按压局部 1～2 分钟（凝血功能障碍患者、颈外静脉穿刺、股静脉穿刺拔针后按压时间延长至 10 分钟），防止皮下血肿形成或淤青。

7. 操作后处理

（1）再次核对化验单、患者、标本。

（2）协助患者取舒适卧位，整理床单位，清理用物、分类处置，撤去屏风。

（3）洗手，记录。

（4）将标本连同化验单及时送检，真空采血器采血者将采血管上标签号撕下贴至化验单上。

【注意事项】

1. 严格执行查对制度和无菌操作制度。尤其对交叉配血的标本，一次只能采集一人标本，避免同时采集多人标本导致混淆，从而引起严重后果。

2. 采集标本的方法、采血量和时间要准确。通常情况下采血时间以上午 7:00～9:00 较为适宜。考虑到体位和运动对检验结果的影响，静脉血液标本最好于起床后 1 小时内采集。作生化检验应在清晨空腹时采血，事先通知患者抽血前勿进食以免影响检验结果。细菌培养标本尽可能在使用抗生素前或伤口局部治疗前、高热寒战期采集。住院患者静脉血标本原则上应于晨间起床前空腹时采集；门诊患者应避免使用任何药物，不能停用的药物应予以注明，如抗生素、糖皮质激素、维生素及其他影响代谢或干扰测试反应的药物，以便解释结果时参考。

此外，不同的血液测定项目对血液标本的采集时间有不同的要求，主要有：①空腹采血：进食可使血液中某些化学成分改变，影响检查结果。因此，大部分血液生化检测要求受检者空腹 8 小时后，或晚餐后次日晨空腹采血。但是过度空腹时，血液中某些成分分解、释放，又可导致某些检验结果异常，如血糖、转铁蛋白可因空腹时间过长而降低；三酰甘油、游离脂肪酸反而增高。②定时采血：即在规定的时间段内采集标本。如口服葡萄糖耐量试验、药物血浓度监测、激素测定等。监测药物血浓度时，考虑到药物浓度峰值和服药时间的影响，一般在下次服药之前采血。血液中激素的水平因有明显的昼夜节律变化，其采集时间亦常有严格的规定和控制。

3. 采血时，肘部采血不要拍打、挤压患者前臂，结扎止血带的时间以 1 分钟为宜，过长可导致血液成分变化影响检验结果。

4. 注射器采血时应先排尽空气且只能向外抽，而不能向静脉内推，以免注入空气，形成气体栓塞而造成严重后果。

5. 如果使用止血带选择静脉，推荐再次使用前应保证至少间隔 2 分钟。使用止血带时，患者不要进行松紧拳头的动作。

6. 采全血标本时，需注意抗凝，血液注入容器后，立即轻轻旋转摇动试管 8～10 次，使血液和抗凝剂混匀，避免血液凝固，从而影响检查结果。抽血清标本须用干燥注射器、针头和干燥试管，避免震荡引起溶血。采集血培养标本时，应防污染，除严格执行无菌技术操作外，抽血前应检查培养基是否符合要求，瓶塞是否干燥，培养液不宜太少。血培养标本应注入无菌容器内，不可混入消毒剂、防腐剂及药物，以免影响检验结果。

7. 严禁在输液、输血、有疾病的肢体抽取血标本，应在对侧肢体采集。

8. 真空管采血时，不可先将真空采血管与采血针头相连，以免试管内负压消失而影响采血。

【健康教育】

1. 向患者或家属说明采集血液标本的目的与配合要求。

2. 向患者解释空腹采血的意义，嘱其在采血前按时禁饮食。采血后压迫止血的时间不宜过短。

3. 在采集血培养标本时，告知患者及家属使用抗生素前或血药浓度最低时采集，患者如果已使用抗生素，应向医护人员说明。

（三）动脉血标本采集法

动脉血标本采集（arterial blood sampling）是自动脉抽取动脉血标本的方法。常用动脉有股动脉、桡动脉。

【检验目的】采集动脉血标本，作血气分析。

【操作前准备】

1. 评估患者并解释

（1）评估：①患者的病情、治疗情况、意识状态及肢体活动能力；②对动脉血标本采集的认识和合作程度；③穿刺部位的皮肤及血管状况；④用氧或呼吸机使用情况。

（2）解释：向患者及家属解释动脉血标本采集的目的、方法、临床意义、注意事项及配合要点。

2. 自身准备　衣帽整洁，修剪指甲，洗手，戴口罩。

3. 用物准备

（1）治疗车上层：注射盘、2ml 或 5ml 一次性注射器或动脉血气针、肝素注射液、治疗巾、注射用小垫枕、无菌纱布、无菌手套、无菌软木塞或橡胶塞、小沙袋、检验单、检验标签（项目与检验单吻合）、手消毒液。

（2）治疗车下层：生活垃圾桶、医用垃圾桶、锐器回收盒。

4. 患者准备　配合护士测定体温、血氧饱和度等。

5. 环境准备　清洁、安静、光线适宜，必要时用屏风或围帘遮挡患者。

【操作步骤】

1. 备齐用物携至床旁。

2. 根据检验单及标签核对患者的床号，确认患者的姓名，在注射器或动脉血气针上贴上标签，解释说明检验目的，取得患者的配合，协助患者取适当的体位，暴露要穿刺的部位（必要时屏风遮挡）。

3. 选择合适的动脉（一般选股动脉或桡动脉），将治疗巾铺于小垫枕上，置于穿刺部位下（图 19-3A）。

4. 严格执行无菌操作原则，消毒皮肤，范围大于 $5cm^2$，消毒术者固定动脉手的示指和中指或戴无菌手套。

5. 再次核对。

6. 采血

（1）普通注射器采血：穿刺前先抽吸肝素 0.5ml，湿润注射器管腔后排尽肝素液和空气，用固定动脉手的示指和中指触及动脉搏动最明显处并固定动脉于两指间，另一手持注射器在两指间垂直刺入或与动脉走向成 40°角刺入动脉，见有鲜红色血液涌进注射器即固定穿刺针的方向和深度，用固定动脉的手抽取血液至所需量（不同型号的血液气体分析仪对所采集的动脉血量要求不同，根据检验科要求采集）。

（2）动脉血气针采血：取出并检查动脉血气针，将血气针活塞拉至所需的血量刻度，血气针筒自动形成吸引等量血液的负压。穿刺方法同上，见有鲜红色回血，固定血气针，血气针会自动抽取所需血量。

7. 采血毕，迅速拔出针头，局部用无菌纱布加压止血 5～10 分钟，必要时用沙袋压迫止血，直至无出血为止，对凝血功能障碍患者拔针后按压时间延长。针头拔出后立即刺入软木塞或橡胶塞中（图 19-3B），以隔绝空气（以免影响检验结果），并轻轻搓动注射器使血液与肝素混匀，防止血标本凝固。

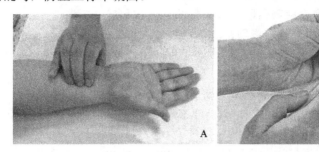

图 19-3　动脉血标本采集

A. 确定穿刺点；B. 针尖斜面全部刺入橡胶塞内

8. 操作后处理

（1）再次核对化验单、患者、标本。

（2）协助患者取舒适卧位，整理床单位，交代注意事项，清理用物并分类处置，撤去屏风。

（3）洗手，记录。

（4）将测定的体温、血氧饱和度、给氧浓度、呼吸机的参数等标注在化验单空白处，标本连同化验单及时送检。

【注意事项】

1. 严格执行查对制度和无菌操作原则。

2. 桡动脉穿刺点为前臂掌侧腕关节上 2cm、动脉搏动明显处；股动脉穿刺点在腹股沟股动脉搏动明显处。穿刺时，患者取仰卧位，下肢伸直略外展外旋，以充分暴露穿刺部位。新生儿宜选择桡动脉穿刺，因股动脉穿刺垂直进针时易伤及髋关节。

3. 如患者饮热水、沐浴、运动，需休息 30 分钟后再采血。

4. 拔针后局部用无菌纱布或沙袋加压止血，以免出血或形成血肿。

5. 血气分析标本必须与空气隔绝，立即送检。

6. 有出血倾向者慎用动脉穿刺法采集动脉血标本，采集后需延长按压时间。

【健康教育】向患者说明动脉血标本采集的目的、方法、注意事项及配合要点。

二、尿标本采集法

尿液是体内血液经肾小球滤过，肾小管和集合管重吸收、排泄、分泌产生的终末代谢产物。尿液的组成和性状不仅与泌尿系统疾病直接相关，而且还受机体各系统功能状态的影响，反映了机体的代谢状况。临床上常采集尿标本作物理、化学、细菌学等检查，以了解病情、协助诊断或观察疗效。

【检验目的】

1. 尿常规标本　用于检查尿液的颜色、透明度，测定比重，检查有无细胞和管型，并作尿蛋白和尿糖定性检测等。

2. 尿培养标本　用于细菌培养或细菌敏感试验，以了解病情，协助临床诊断和治疗。

3. 12 小时或 24 小时尿标本　用于各种尿生化检查和尿浓缩查结核杆菌等检查。

【操作前准备】

1．评估患者并解释

（1）评估：患者的病情、临床诊断、意识状态、合作程度及心理状况。

（2）解释：向患者及家属解释留取标本的目的、方法和配合要点。

2．护士准备　衣帽整洁，修剪指甲，洗手，戴口罩。

3．用物准备　除检验单、标签、手消毒液、生活垃圾桶、医用垃圾桶外，根据检验目的的不同，另备如下标本：

（1）尿常规标本：一次性尿常规标本容器，必要时备便盆或尿壶。

（2）尿培养标本：无菌标本试管、无菌手套、无菌棉球、消毒液、长柄试管夹、火柴、酒精灯、便器、屏风，必要时备无菌导尿包。

（3）12 小时或 24 小时尿标本：集尿瓶（容量 3000～5000ml）、防腐剂。

4．环境准备　宽敞、安静、安全、隐蔽。

【操作步骤】

1．备齐用物携至床旁。

2．根据检验单及标签核对患者的床号，确认患者的姓名，核对检验标签，解释说明检验目的，取得患者的配合。

3．再次核对，收集尿液标本。

（一）尿常规标本

1．能自理的患者，给予贴上标签的标本容器，嘱其将晨起第一次尿（晨尿浓度较高，未受饮食的影响，所以检验结果较准确）留于容器内（图 19-4），除测定尿比重需留 100ml 以外，其余检验留取 30～50ml 即可送检。

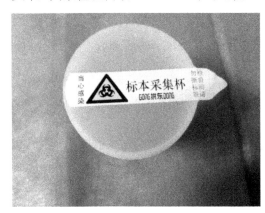

图 19-4　尿常规标本采集盒

2．行动不便的患者，协助患者在床上使用便器（注意使用屏风遮挡，保护患者隐私，卫生纸勿丢入便器内），收集尿液于标本容器中，贴上标签送检。

3．留置导尿的患者，于集尿袋下方引流孔处打开橡胶塞收集尿液，婴儿或尿失禁患者可用尿套或尿袋协助收集尿液于标本容器中，贴上标签送检。

（二）尿培养标本

1．中段尿留取法

（1）屏风遮挡，协助患者取适宜的卧位，放好便器，注意保护患者隐私。

（2）按导尿术清洁、消毒外阴，防止外阴部细菌污染标本。

（3）点燃酒精灯，用试管夹夹住试管于酒精灯上消毒试管口后，嘱患者立即排尿，待排出部分尿液冲洗尿道后，接取中段尿 5～10ml，留取标本时勿触及容器口。

（4）再次消毒试管口和盖子，快速盖紧试管，熄灭酒精灯。

（5）清洁外阴，协助患者穿好裤子，整理床单位，清理用物，核对并贴上标签送检。

2．导尿术留取法　按照导尿术（见第十四章）插入导尿管将尿液引出，留取中段尿标本，核对并贴上标签送检。

（三）12 小时或 24 小时尿标本

1. 在集尿瓶上注明患者信息，标明留取尿液的起止时间（必须在医嘱规定的时间内留取，不可多于或少于 12 小时或 24 小时，以得到正确的检验结果）。

2. 若留取 12 小时尿标本，嘱患者于晚上 19：00 排空膀胱后开始留取尿液，至次晨 7：00 留取最后一次尿液；若留取 24 小时尿标本，嘱患者于早晨 7：00 排空膀胱后，开始留取尿液，至次晨 7：00 留取最后一次尿液，集尿瓶应放在阴凉处，并根据检验要求在尿中加防腐剂，常用防腐剂见表 19-1。

3. 请患者将尿液先排在便器或尿壶内，然后再倒入集尿瓶内。

4. 留取最后一次尿液后，将 12 小时或 24 小时的全部尿液盛于集尿瓶内，充分混匀，测总量记录于检验单上，从中取适量（一般为 40ml）用于检验，核对、贴上检验标签，余尿弃去。

表 19-1　常用防腐剂用法

防腐剂	作　用	用　法	临床应用
甲醛	防腐和固定尿中有机成分	每 30ml 尿液加 40% 甲醛 1 滴	艾迪计数（12 小时尿细胞计数）等
浓盐酸	保持尿液在酸性环境中，防止尿液中激素被氧化	24 小时尿中共加 5～10ml	内分泌系统的检查，如 17-酮类固醇、17-羟类固醇等
甲苯	保持尿中化学成分不变	第一次尿倒入后，每 100ml 尿中加 0.5%～1% 甲苯 2ml，使之形成薄膜覆盖于表面，防止细菌污染。如测定尿中钠、钾、氯、肌酐、肌酸等则需加 10ml	尿蛋白定量、尿糖定量检测

4. 操作后处理

（1）洗手、记录尿液总量、颜色、气味等。

（2）核对标本、化验单，及时送检。

（3）用物按常规消毒处理。

【注意事项】

1. 在采集过程中避免大便污染，女患者月经期不宜留取尿标本。

2. 会阴部分泌物过多时，应先清洁或冲洗再收集。

3. 做早孕诊断试验应留取晨尿。

4. 留取尿培养标本时，应严格执行无菌操作，防止标本污染，影响检验结果。

5. 留取 12 小时或 24 小时尿标本，集尿瓶应放在阴凉处，根据检验项目要求在瓶内加防腐剂，防腐剂应在患者留尿液后加入，不可将便纸等物混入。

6. 根据细菌计数，可判断是否为尿路感染。若 $>10^5/ml$ 则为感染，$<10^5/ml$ 多为体外污染；介于两者之间则为可疑；对于免疫功能相当低下者，$\leqslant 10^5/ml$ 亦应考虑为感染，应结合病情分析。

【健康教育】

1. 留取前根据检验目的不同向患者介绍尿标本留取的方法及注意事项。

2. 向患者说明正确留取尿标本的重要性，教会留取方法，确保检验结果的准确性。

三、粪便标本采集法

正常粪便是由已消化和未消化的食物残渣、消化道分泌物、大量细菌和水分组成。粪便标本的检验结果有助于评估患者的消化系统功能，协助诊断、治疗疾病。根据检验目的的不同，其标本的留取方法也不同，且留取方法与检验结果密切相关。

【检验目的】

1. 常规标本　用于检查粪便的性状、颜色、细胞等。

2. 培养标本　用于检查粪便中的致病菌。

3. 隐血标本　用于检查粪便内肉眼不能察见的微量血液。

4. 寄生虫标本　用于粪便中的寄生虫、幼虫以及虫卵计数的检查。

【操作前准备】

1. 评估患者并解释

（1）评估：患者的病情、临床诊断、意识状态、合作程度、心理状况。

（2）解释：向患者及家属解释留取粪便标本的目的、方法和配合要点。

2. 护士准备　衣帽整洁，修剪指甲，洗手，戴口罩。

3. 用物准备　除检验单、检验标签（贴于标本容器上）、手套、手消毒液、生活垃圾桶、医用垃圾桶外，根据检验目的的不同，另备以下标本：

（1）常规标本：标本容器（内附棉签或检便匙）、清洁便盆。

（2）培养标本：无菌培养瓶、无菌棉签、消毒便盆。

（3）隐血标本：标本容器（内附棉签或检便匙）、清洁便盆。

（4）寄生虫标本：标本容器（内附棉签或检便匙）、透明胶带或载玻片（查找蛲虫）、清洁便盆。

4. 环境准备　安静、安全、隐蔽。

【操作步骤】

1. 备齐用物携至床旁。

2. 根据检验单及标签核对患者的床号、姓名，解释说明检验目的，取得患者的配合。

3. 屏风遮挡，请患者排空膀胱，避免排便时尿液排出，大、小便混合，影响检验结果。

4. 再次核对，收集粪便标本。

（1）便常规标本

1）嘱患者排便于清洁便盆内。

2）用检便匙取中央部分或黏液脓血部分约 5g，置于检便盒内送检（图 19-5）。

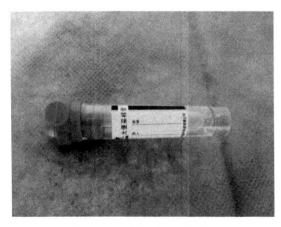

图 19-5　便常规标本采集管

（2）培养标本

1）嘱患者排便于消毒便盆内。

2）用无菌棉签取中央部分粪便或黏液脓血部分 2～5g 置于培养瓶内，盖紧瓶塞送检。为提高检验阳性率，尽量多处取标本。

（3）隐血标本：按常规标本留取。

（4）寄生虫及虫卵标本

1）检查寄生虫及虫卵：嘱患者排便于便盆内，用检验匙取不同部位带血或黏液部分 5～10g 送检。

2）检查蛲虫：蛲虫常在午夜或清晨爬到肛门处产卵，故嘱患者睡觉前或清晨未起床前将透明胶带贴于肛门周围处可取得标本。取下并将已粘有虫卵的透明胶带面贴在载玻片上或将透明胶带对合，立即送检验室做显微镜检查，必要时连续采集数天。

3）检查阿米巴原虫：因阿米巴原虫在低温的环境下易失去活力而难以查到，为保持阿米巴原虫的活动状态，需将便器加温至接近人体的体温，排便后标本连同便盆立即送检，防止阿米巴原虫死亡。

5. 操作后处理

（1）用物按常规消毒处理，避免交叉感染。

（2）洗手，记录粪便的形状、颜色、气味等。

（3）核对标本、化验单，及时送检。

【注意事项】

1. 采集培养标本时，如患者无便意，用长棉签蘸 0.9%氯化钠溶液，由肛门插入 6~7cm，顺一个方向轻轻旋转后退出，将棉签置于培养瓶内，盖紧瓶盖。

2. 采集隐血标本时，嘱患者检查前三天禁食肉类，动物肝、血和含铁丰富的药物、食物，如果已经食用者嘱其三天后采集标本，以免造成假阳性。

3. 采集寄生虫标本时，如患者服用驱虫药或作血吸虫孵化检查，应该留取全部粪便。

4. 检查阿米巴原虫，在采集标本前几天，不应给患者服用钡剂、油质或含金属的泻剂，以免金属制剂影响阿米巴虫卵或胞囊的显露。

5. 患者腹泻时的水样便应盛于容器中送检。

【健康教育】

1. 留取标本前根据检验目的的不同向患者介绍粪便标本留取的方法及注意事项。

2. 对患者说明正确留取标本对检验结果的重要性。

3. 教会患者留取标本的正确方法，确保检验结果的准确性。

四、痰标本采集法

痰液是气管、支气管和肺泡所产生的分泌物，正常情况下分泌很少。痰液的主要成分是黏液和炎性渗出物。虽然唾液和鼻咽分泌物可混入痰内，却非痰的组成成分。当呼吸道黏膜受到刺激时，分泌物增多，痰量也增多，但大多清晰、呈水样。当肺部炎症、肿瘤时，痰量增多、不透明并伴有性状改变。

【检验目的】

1. 常规痰标本　检查痰液中的细菌、虫卵或癌细胞等。

2. 痰培养标本　检查痰液中的致病菌，为选择抗生素提供依据。

3. 24 小时痰标本　检查 24 小时的痰量，并观察痰液的性状，协助诊断或作浓集结核杆菌检查（一种提高结核杆菌检出率的检测方法）。

【操作前准备】

1. 评估患者并解释

（1）评估：患者的年龄、病情、治疗情况、心理状态及合作程度。

（2）解释：向患者及家属解释痰标本采集的目的、方法、注意事项及配合要点。

2. 护士自身准备　衣帽整洁，修剪指甲，洗手，戴口罩。

3. 用物准备　除检验单、检验标签、手消毒液、生活垃圾桶、医用垃圾桶外，根据检验目的的不同，另备以下标本：

（1）常规痰标本：痰盒。

（2）痰培养标本：无菌痰盒、漱口溶液。

（3）24 小时痰标本：广口大容量痰盒。

（4）无力咳痰者或不合作者：集痰器、吸痰用物（吸引器、吸痰管）、一次性手套。如收集痰培养标本需备无菌用物。

4．环境准备　温度适宜、光线充足、环境安静。

【操作步骤】

1．携用物至患者床旁。

2．核对患者床号、姓名、化验单、检验标签，将标签贴于标本容器上。

3．再次核对，收集痰标本。

（1）常规标本

1）能自行留痰者：①晨起并用清水漱口，去除口腔中杂质。②深呼吸数次后用力咳出气管深处的痰液置于痰盒中，如痰液不易咳出，可配合雾化吸入等方法。

2）无力咳痰或不合作者：①选择合适体位，叩击胸背部，使痰液松动。②集痰器分别连接吸引器和吸痰管吸痰（开口高的一端连接吸引器，低的一端连接吸痰管）（图 19-6），置痰液于集痰器中，注意自我防护。

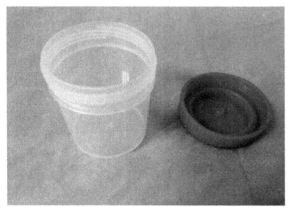
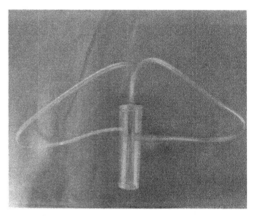

A　　　　　　　　　　　　B

图 19-6　痰标本采集容器

A. 痰培养标本采集盒；B. 集痰器

（2）痰培养标本

1）能自行留痰者：①晨起用漱口溶液漱口，再用清水漱口。②深呼吸数次后用力咳出气管深处的痰液置于无菌痰盒内（图 19-6），盖紧容器，注意防止污染。

2）无力咳痰或不合作者：用无菌操作法采集痰标本，方法同常规标本收集。

（3）24 小时痰标本

1）晨起（7：00）漱口后第一口痰起至次晨（7：00）漱口后第一口痰止。正常人痰量很少，24 小时约 25ml 或无痰液。

2）24 小时痰液全部收集在痰盒内。

4．洗手　防止交叉感染。

5．观察记录　痰液的色、质、量、外观性状等，24 小时痰标本应记录痰液总量。

6．核对　标本、化验单，及时送检。

【注意事项】

1. 如查癌细胞，应用 10%甲醛溶液或 95%乙醇溶液固定痰液后立即送验。

2. 不可将唾液、漱口水、鼻涕等混入痰液中。

3. 收集痰液时间宜选择在清晨，因此时痰量较多，痰内细菌也较多，可提高阳性率。

4. 作 24 小时痰量和分层检查时，应嘱患者将痰吐在无色广口瓶内，需要时可加少许苯酚以防腐。

【健康教育】

1. 向患者及家属解释痰标本收集的重要性。

2. 指导痰标本收集的方法及注意事项。

五、咽拭子标本采集

正常人咽喉部应有口腔正常菌群，而无致病菌生长。咽部的细菌均来自外界，正常情况下不致病，但在机体全身或局部抵抗力下降和其他外部因素作用下可以出现感染等而导致疾病。因此，咽拭子（throat swab）细菌培养能分离出致病菌，有助于白喉、化脓性扁桃体炎、急性咽喉炎等的诊断。

【目的】取咽部及扁桃体分泌物做细菌培养或病毒分离，以协助诊断。

【操作前准备】

1. 评估患者并解释

（1）评估：患者的年龄、病情、治疗情况、心理状态及合作程度。

（2）解释：向患者及家属解释咽拭子标本采集的目的、方法、配合要点及注意事项。

2. 患者准备　体位舒适，愿意配合，如已进食嘱其 2 小时后再留取标本。

3. 护士自身准备　衣帽整洁，修剪指甲，洗手，戴口罩。

4. 用物准备

1）治疗车上层：无菌咽拭子培养管（图 19-7）、酒精灯、火柴、压舌板、化验单、检验标签、手消毒液。

2）治疗车下层：生活垃圾桶、医用垃圾桶。

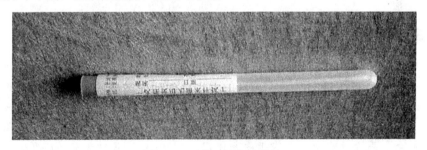

图 19-7　无菌咽拭子培养管

5. 环境准备　室温适宜、光线充足、环境安静。

【操作步骤】

1. 携用物至患者床旁。

2. 核对患者床号、姓名、化验单、检验标签，将标签贴于标本容器上。

3. 点燃酒精灯，嘱患者张口发"啊"音以暴露咽喉部，必要时用压舌板轻压舌部。

4. 再次核对。

5. 用培养管内长棉签擦拭两侧腭弓、咽及扁桃体上的分泌物，动作敏捷而轻柔（图

19-8）。

6. 试管口在酒精灯火焰上消毒后，将棉签插入试管中，塞紧以防止标本污染。

7. 洗手，记录。

8. 核对标本、化验单，及时送检。

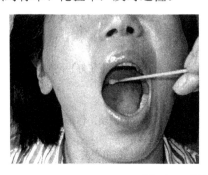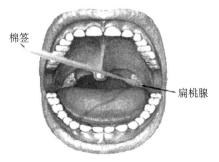

图 19-8　咽拭子标本采集法

【注意事项】

1. 避免交叉感染。

2. 做真菌培养时，须在口腔溃疡面上采集分泌物。

3. 注意棉签不要触及其他部位，防止污染标本，影响检验结果。

4. 避免在进食后 2 小时内留取标本，以防呕吐。

5. 最好在使用抗菌药物前采集标本，如已使用抗菌药物，写明用药名称、剂量、时间。

【健康教育】

1. 向患者及家属解释取咽拭子标本的目的，使其能正确配合。

2. 指导配合采集咽拭子标本的方法及注意事项。

六、呕吐物标本采集法

当患者呕吐时，用弯盘或痰杯留取呕吐物，连同化验单及时送检。

 【案例分析】

张护士值夜班，收治了一位胃癌患者李某，血红蛋白 48g/L，10 分钟后，又收治了一位失血性休克患者蔡某，失血量累计 1250ml，两位患者均急需输血。在采集交叉配血标本时，张护士心想"反正都要抽血，我就一起抽了吧"，在抽血的过程中，张护士反复念叨"这是蔡某的，那是李某的"，但是最后还是混淆了。她把标本送到输血科进行配血，取血查对后，先给李某进行输血，血输进李某体内 7 分钟后患者诉头痛、胸痛、心前区压迫感、全身不适、腰背酸痛，继而出现寒战、高热、恶心、呕吐、脸色苍白、酱油色尿及鼻出血，医务人员积极采取抢救措施，避免了严重事故的发生。

思考：患者李某输血后出现了什么情况？张护士在操作过程中哪些做法不恰当？

目标检测

选择题

1．一般血培养标本的取血量是
A．1ml B．2ml
C．5ml D．10ml
E．15ml

2．同时采集不同种类的静脉血标本时，注入试管的正确顺序是
A．干燥管—抗凝管—血培养瓶
B．干燥管—血培养瓶—抗凝管
C．抗凝管—血培养瓶—干燥管
D．血培养瓶—干燥管—抗凝管
E．血培养瓶—抗凝管—干燥管

3．采集静脉血标本查血常规时，正确的方法是
A．采集血量一般为5ml
B．用抗凝试管
C．从静脉留置针处取血
D．采集后将针头靠近试管壁缓慢注入
E．血液注入试管后不可摇动

4．痰常规标本采集的时间通常是
A．随时采集 B．睡前
C．清晨 D．饭前
E．饭后

5．检查痰中癌细胞，固定标本的溶液常选用
A．浓盐酸 B．5%苯酚
C．10%甲醛 D．75%乙醇
E．0.1%苯扎溴铵

6．做真菌培养时，采取分泌物的部位是
A．两侧腭弓 B．扁桃体
C．腭垂 D．溃疡面
E．咽部

7．患者，男性，20岁。高热5天，可疑败血症，医嘱做血培养，其目的是
A．查血中白细胞数量
B．查血中红细胞数量
C．测氨基转移酶活性

D．查心肌酶活性
E．找致病菌

8．护士在为张某采集血培养标本时，正确的做法是
A．标本容器中加防腐剂
B．餐前取标本
C．已用抗生素的患者不可采集标本
D．在血药浓度最低时采集标本
E．采用干燥管

（9～11题共用题干）
患者，男性，65岁。上腹疼痛20小时入院，医嘱急诊查血常规、淀粉酶。

9．适宜的取血时间是
A．即刻 B．睡前
C．用药后2小时 D．第二天清晨
E．夜间23：00左右

10．取血标本时，正确的措施是
A．为了减轻患者的痛苦，应自静脉留置针处取血
B．取血量为10ml左右
C．血常规标本应将血液注入干燥试管内
D．血淀粉酶标本采集后避免震荡
E．应先留取血淀粉酶标本再留取血常规标本

11．血标本容器外应贴标签，不属于标签注明的项目是
A．床号 B．姓名
C．科室 D．取血量
E．送检目的

（12～14题共用题干）
患者，男性，70岁。入院诊断为慢性阻塞性肺疾病。

12．医生欲测定患者的二氧化碳分压，护士应留取的标本是
A．全血标本 B．血浆标本
C．血清标本 D．血培养标本
E．动脉血标本

13．住院期间，需抽血检查患者的肝功能，正确的做法是

A．将血液注入抗凝管中

B．应采集全血标本

C．空腹时抽血

D．取血量一般为 5ml

E．将注射器针头紧贴试管壁，缓慢注入血液

14．患者咳嗽，咳黄脓痰，医嘱留取痰标本以检验痰液中的致病菌。正确的方法是

A．第二天早餐后留取常规痰标本

B．第二天晨起留取痰培养标本

C．即刻起留取 24 小时痰标本

D．留任何痰标本前均用漱口液漱口

E．痰标本容器外应贴标签，标注痰量

（15～18 题共用备选答案）

A．血清标本　　　B．全血标本

C．血浆标本　　　D．血培养标本

E．动脉血标本

15．测定肾功能时采集

16．检查血液中是否有疟原虫时需采集

17．检查血液中氧分压时需采集

18．检查红细胞沉降率时需采集

（19～22 题共用备选答案）

A．干燥试管

B．抗凝管

C．盛有培养液的密封瓶内

D．一次性集痰器

E．大容量广口集痰盒

19．测空腹血糖的血标本应注入

20．查找血液中的病原菌的血标本应注入

21．昏迷患者留取痰标本时应使用

22．留取 24 小时痰标本时应使用

第二十章 危重患者的护理及抢救技术

教 学 目 标

了解：对危、急、重症患者的护理中护理人员应具备的素质。

熟悉：病情观察的方法及内容。

掌握：危重患者的病情评估、支持性护理及常用抢救技术。

第一节 病 情 观 察

一、危重患者的病情评估

（一）病情观察的意义

病情观察是护理工作的一项重要内容，及时、准确地观察病情可为临床诊断、治疗、护理和预防并发症提供依据；为诊断疾病和制订治疗护理方案提供依据；预测疾病的发展趋势和转归；了解治疗效果和用药反应；及时发现危重症和并发症。

（二）护理人员应具备的素质

病情观察是护士运用感觉器官和借助辅助医疗工具，有目的、有计划地观察患者的生理、病理变化和心理反应的过程，是临床护士必须具备的基本能力之一。要做到及时、准确地观察病情，护理人员应具备以下素质：

1. 高度的责任心和同情心，广博的专业理论知识。

2. 经常巡视病房并与患者进行沟通，养成主动、随时利用一切机会观察病情的好习惯。

3. 培养高度的职业敏感性，细致而准确地观察病情。

4. 观察病情要有针对性，既要抓住重点，又要兼顾全面。

5. 认真记录观察结果，重点、简要地递进行交班，发现特殊病情变化及时通知有关人员处理。

（三）病情观察的方法

病情观察是护理危重患者的前提，抢救配合是护理危重患者的关键，组织管理是护理危重患者的必要保证，这三方面的工作对患者的预后及转归起着决定性作用。

1. 直接观察法 利用感觉器官观察患者的方法，包括视诊、听诊、嗅诊、触诊、叩诊。护士用自己的眼睛看、耳朵听、鼻子嗅、双手触摸来观察患者的意识、行为、生理、病理变化等，这是观察病情最基本的方法。

（1）视诊：是用视觉来观察患者的全身或局部表现的方法。视诊可观察患者一般状态和许多全身性的体征，如发育、营养、体型或体质、意识、表情、体位、姿势和步态等。局部视诊可了解患者身体各部分的改变，如皮肤、黏膜、眼、耳、鼻、口、舌、头颈、胸廓、腹形、肌肉、骨骼、关节外形等。特殊部位的视诊需借助于某些仪器如耳镜、鼻镜、检眼镜等帮助检查。视诊方法虽然简单，但有时可对某些疾病的诊断提供重要线索，如双眼向外突出可考虑甲状腺功能亢进（简称甲亢）。

（2）听诊：听取患者的主诉，用耳直接或借助听诊器或其他仪器听取患者身体各部分发出的声音，并分析判断声音所代表的不同含义。通过耳可以直接听到患者发出的声音，如听到咳嗽，可以通过咳嗽的不同声音和音调、持续时间、剧烈程度以及声音的改变来分析患者疾病的状态。借助听诊器可以听到患者的心音、心率、呼吸音、肠鸣音等。

（3）触诊：是用手来进行体格检查的方法。通过触、摸、按、压被检查局部，以了解体表（皮肤及皮下组织等）及器官（心、肺、肝、脾、肾、子宫等）的物理特征；如大小、轮廓、硬度、触痛、移动度及液动感等，可帮助检查者对诊断检查部位及器官是否发生病变提供直观的重要依据。触诊时必须紧密结合解剖部位及器官，对组织间的关系进行分析方有诊断价值（图20-1）。

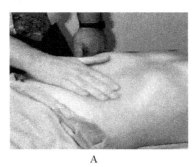 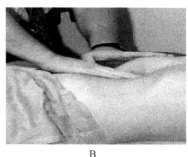

A   B

图 20-1　触诊

A. 浅部触诊法；B. 深部触诊法

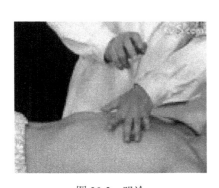

图 20-2　叩诊

（4）叩诊：是通过手指叩击或手掌拍击被检查部位体表，使之震动而产生音响，根据所感到的震动和所听到的音响特点来了解被检查部位器官的大小、形状、位置及密度，如确定肺下界、心界大小、有无腹水及腹水的大概量等。叩诊（图 20-2）可分为直接叩诊和间接叩诊。

（5）嗅诊：利用鼻子的嗅觉来判断患者异常气味与病症之间关系的一种诊断方法。来自患者皮肤、黏膜、呼吸道、胃肠道、呕吐物、排泄物、分泌物、脓液和血液等的气味，根据其疾病不同，其特点和性质也不一样。如呼吸时的恶臭味、烂苹果味、大蒜样臭味等。

2. 间接观察法　通过与医生、家属、亲友的交流、床边和书面交接班、阅读病历、检验报告、会诊报告及其他相关资料，获取有关病情的信息。

（四）病情观察的内容

1. 一般情况的观察

（1）发育与体型：发育是否正常，通常以年龄、智力和体格成长状态（身高、体重及第二性征）之间的关系来判断。发育正常时，年龄与体格成长状态之间的关系是平衡的。成人发育正常状态的判断指标常包括头部的长度为身高的 1/8～1/7，胸围等于身高的 1/2，坐高等于下肢的长度，双上肢展开的长度约等于身高。发育和遗传、内分泌、营养代谢、经济条件、运动等内外因素均有密切关系。如在发育成熟前腺垂体功能亢进，体格可异常高大，称为巨人症；若在发育成熟后腺垂体功能亢进，则为肢端肥大症；若在发育时垂体功能减退，则体格可异常矮小，称为侏儒症。临床上把成人的体型分为三种：

1）均称型：身体各部分匀称适中。

2）瘦长型：身体瘦长，颈长肩窄，胸廓扁平，腹上角<90°。

3）矮胖型：身短粗壮，颈短肩宽，胸廓宽厚，腹上角>90°。

（2）营养：营养状态是根据皮肤、毛发、皮下脂肪、肌肉的发育情况综合判断的，也可通过测量一定时间内体重的变化来观察营养状况。

1）营养状态的等级：①良好：黏膜红润，皮肤有光泽，弹性良好，皮下脂肪丰满而有弹性，肌肉结实，指甲、毛发润泽，肋间隙及锁骨上窝平坦，肩胛部和股部肌肉丰满。②不良：皮肤黏膜干燥，弹性降低，皮下脂肪菲薄，肌肉松弛无力，指甲粗糙无光泽，毛发无光泽，肋间隙、锁骨上窝凹陷，肩胛部和髋骨棱角突出。③中等介于两者之间。

2）常见的营养异常状态：①营养不良：主要由摄食不足或消耗增多两大因素引起，常表现为消瘦，即体重低于标准体重的 10%。多见于患有慢性疾病或严重疾病的患者。②肥胖：超过标准体重 20%以上者为肥胖。肥胖主要由于摄食过多，摄入量超过消耗量，过剩的营养物质转化为脂肪积存在体内所致。此外，内分泌、遗传、环境、运动和精神因素等皆对其有影响。

（3）面容与表情

1）急性病容：面色潮红，鼻翼扇动，呼吸急促，口唇疱疹，表情痛苦。见于急性热病，如大叶性肺炎、疟疾等患者。

2）慢性病容：面容憔悴，面色灰暗或苍白，目光暗淡。见于慢性消耗性疾病，如恶性肿瘤、肝硬化等患者。

3）贫血面容：面色苍白，唇舌色淡，表情疲惫乏力，见于各种贫血患者。

4）甲亢面容：面容惊愕，眼裂增大，眼球凸出，目光闪烁，兴奋，烦躁，见于甲亢患者。

5）二尖瓣面容：面色晦暗，双颊紫红，口唇轻度发绀，见于风湿性心脏病患者。

6）满月面容：面圆如满月，皮肤发红，常伴痤疮和小须，见于肾上腺皮质功能亢进及长期应用肾上腺皮质激素的患者。

7）病危面容：面容枯槁，面色苍白或铅灰，表情淡漠，目光无神，眼眶凹陷，鼻骨嵴耸，见于大出血、严重休克、脱水、急性腹膜炎等患者。

（4）姿势和体位：姿势是指一个人的举止状态。健康成人躯干端正，肢体动作灵活适度。体位是指身体在休息时所处的状态，有时对某些疾病的诊断具有一定意义。临床常见体位有：自动体位、被动体位、强迫体位。例如，极度衰竭或意识丧失的患者常呈被动卧位；心力衰竭患者常采取强迫坐位，以减轻心脏负担并改善呼吸；发绀型先天性心脏病患者往往在步行不远或在其他活动的进程中采取蹲踞体位以缓解呼吸困难和心悸等症状。

（5）步态：即一个人走动时所表现的姿态。某些疾病可表现出特征性的步态改变，如佝偻病、大骨节病、双侧先天性髋关节脱位等患者，走路时身体左右摇摆称蹒跚步态；小脑疾病、乙醇中毒或巴比妥类中毒患者走路时躯干重心不稳，步态紊乱如醉酒状称醉酒步态。突然出现步态改变，可能是病情变化的征兆，如高血压患者突然出现跛行，则应考虑有发生脑血管意外、偏瘫的可能。

（6）皮肤、黏膜：主要应观察皮肤和黏膜颜色、弹性、温度、湿度以及有无皮疹、出血、水肿的情况。如贫血患者皮肤苍白；休克患者皮肤常苍白湿冷；肝胆疾病患者常有巩膜黄染；严重缺氧患者常表现为口唇、指端发绀；脱水患者常出现皮肤干燥且弹性减低；造血系统疾病患者常出现皮肤、黏膜的出血点、紫癜、瘀斑等；肾脏疾病患者常可见全身性水肿；而右心衰竭则可出现下肢水肿等。

（7）呕吐物与排泄物：呕吐是指胃内容物经口吐出体外的一种复杂反射动作。呕吐应注意观察呕吐方式及呕吐物的性状、色、量、味。排泄物包括粪、尿、痰、汗液等。主要观察其性状、色、量、气味等。

2. 生命体征的观察　生命体征是体温、脉搏、呼吸和血压的总称。

3. 意识状态的观察　凡能影响大脑功能的疾病，都会引起不同程度的意识改变，这种状态称为意识障碍。根据意识障碍的程度可分为嗜睡、意识模糊、昏睡和昏迷。也可出现以兴奋性增高为主的高级神经中枢急性失调状态，即谵妄。应注意观察意识障碍的持续时间、程度变化，以判断病情的转归。

（1）嗜睡：最轻的意识障碍，患者持续处于睡眠状态，能被唤醒，醒后能正确回答问题和做出各种反应，刺激去除后很快又入睡。

（2）意识模糊：意识水平轻度下降，患者对周围环境漠不关心，答话简短迟钝，表情淡漠，对时间、地点、人物的定向力完全或部分障碍。

（3）昏睡：患者处于熟睡状态，不易唤醒，醒后不能正确回答问题，刺激停止后即进入熟睡。

（4）昏迷：严重的意识障碍，可分为两种情况（表 20-1）。

1）浅昏迷：意识大部分丧失，无自主运动，对周围事物及声、光刺激无反应，对强烈刺激可有痛苦表情及躲避反应。角膜反射、瞳孔对光反射、吞咽反射、眼球运动等可存在。生命体征一般无变化，可有大小便失禁或潴留。

2）深昏迷：意识完全丧失，对各种刺激全无反应，全身肌肉松弛，深、浅反射均消失，偶有深反射亢进及病理反射出现。出现呼吸不规则，血压可有下降。

表 20-1　深昏迷和浅昏迷的区别

项目	浅昏迷	深昏迷
意　识	大部分丧失，无自主运动	完全丧失
外界刺激	对周围事物及声光刺激均无反应，对强烈刺激（如压迫眶上神经）可出现痛苦表情	对各种刺激均无反应，全身肌肉松弛
深浅反射	各种反射均存在	深浅反射均消失
生命体征	一般无明显改变	呼吸不规则，血压可有下降，机体仅能维持呼吸与循环的最基本功能
大小便	可有大小便失禁或潴留	大小便失禁或潴留

临床上还可使用格拉斯哥昏迷评分量表（glasgow coma scale，GCS）对患者的意识障碍及严重程度进行观察与测定。GCS 量表（表 20-2）总分范围为 3~15 分，15 分表示意识清醒。按意识障碍的差异分为轻、中、重三度，轻度 13~14 分，中度 9~12 分，重度 3~8 分，低于 8 分者为昏迷，低于 3 分者为深昏迷或脑死亡。

4. 瞳孔的观察　瞳孔变化是颅内疾病、药物中毒等病情变化的一个重要指征。观察瞳孔要注意两侧瞳孔的形状、位置、边缘、大小、反应等。正常瞳孔为圆形，位置居中，边缘整齐，两侧等大，在自然光线下直径为 2~5mm，对光反射和调节反射两侧相等。瞳孔直径小于 2mm 称瞳孔缩小，小于 1mm 称针尖样瞳孔，单侧瞳孔缩小提示同侧小脑幕裂孔疝早期，双侧瞳孔缩小，常见于有机磷、巴比妥类、吗啡中毒；瞳孔直径大于 5mm 称瞳孔散大，双侧瞳孔散大，常见于一氧化碳、颠茄类、氰化物中毒；双侧瞳孔不等或忽大忽小，是脑疝早期征象；一侧瞳孔散大，对光反应消失，常提示颅内病变如颅内血肿、脑肿瘤等所致的小脑幕裂孔疝的发生；双侧瞳孔散大固定，为脑的不可逆损害征象，常见于颅内压增高、颅脑损伤、颠茄类药物中毒及濒死状态。昏迷患者因昏迷程度不同，其瞳孔对光反应可以表现存在、迟钝或消失。

5．心理状态的观察　应包括患者的思维能力、语言和非语言行为、异常情绪、情感反应等。如有无记忆力减退、思维混乱、反应迟钝，语言、行为是否怪异等情况，以及有无焦虑、忧郁、恐惧、绝望等情绪状态。

表 20-2　格拉斯哥昏迷量表（GCS）

项　目	状　态	分　数
睁眼反应	自发性的睁眼反应 声音刺激有睁眼反应 疼痛刺激有睁眼反应 任何刺激均无睁眼反应	4 3 2 1
语言反应	对人物、时间、地点等定向问题清楚 对话混淆不清，不能准确回答有关人物、时间、地点等定向问题 言语不流利，但字意可辨 言语模糊不清，字意难辨 任何刺激均无语言反应	5 4 3 2 1
运动反应	可按指令动作 能确定疼痛部位 对疼痛刺激有肢体退缩反应 疼痛刺激时肢体过屈（去皮质强直） 疼痛刺激时肢体过伸（去大脑强直） 疼痛刺激时无反应	6 5 4 3 2 1

6．中心静脉压的观察　中心静脉压是上、下腔静脉进入右心房处的压力，通过上、下腔静脉或右心房内置管测得。它受右心泵血功能、循环血容量及体循环静脉系统血管紧张度三个因素影响。测定中心静脉压对了解有效循环血容量和右心功能有重要意义。正常值为 5～12cmH$_2$O；小于 2～5cmH$_2$O 表示右心充盈不佳或血容量不足；大于 15～20cmH$_2$O 表示右心功能不良。

7．特殊检查或药物治疗的观察　临床上各种检查、治疗的目的各不相同，护士应主要了解各种检查或治疗的注意事项、生命体征，倾听患者的主诉，观察可能出现的各种不良反应或并发症以及治疗后效果等。如锁骨下静脉穿刺后观察有无胸闷或呼吸困难；乙状结肠镜检查后观察有无脉搏细数或便血；应用利尿剂的患者应观察尿量多少、有无电解质紊乱的表现；应用胰岛素治疗的患者应观察有无出冷汗、心慌、神志不清等低血糖反应的表现。

二、危重患者的支持性护理

对危重患者，护士应做好支持性护理，以避免并发症，防止感染，减轻患者痛苦，争取早日康复。

（一）病情观察与记录

及时观察、准确判断危重患者的病情变化是抢救危重患者的重要环节。要注意患者病情及生命体征的动态变化，准确及时做好各项护理记录。如患者出现呼吸、心搏停止等危急情况，要立即报告医生，并做好应急处理。

（二）保持呼吸道通畅

昏迷患者头偏向一侧，及时清理呼吸道分泌物，防止误吸；舌后坠者，用舌钳拉出，保持功能位；人工气道者应及时雾化、吸痰；如病情允许，及时为患者翻身、叩背，促进患者咳嗽、排痰，改善通气，预防继发感染。

（三）确保患者安全

对意识丧失、谵妄或昏迷的患者要保证其安全，必要时可使用保护具。对牙关紧闭、抽搐的患者，可用压舌板裹上数层纱布，放于上下臼齿之间，以免咬伤舌。室内光线宜柔和，工作人员动作要轻稳，避免引起患者抽搐。及时、准确执行医嘱，确保医疗安全。

（四）加强临床护理

1．注意眼、口、鼻及皮肤的护理　危重患者眼、口、鼻常出现分泌物，应及时用湿棉球或纱布擦拭。眼睑不能自行闭合者易发生角膜干燥，导致结膜炎或并发角膜溃疡，可涂抗生素眼膏，覆盖凡士林纱布保护。做好口腔护理，每日 2～3 次。注意保持床褥、内衣整洁、舒适，防止压疮发生。

2．补充营养及水分　应设法增进患者食欲，帮助自理缺陷的患者进食。对不能进食者，给予鼻饲或胃肠外营养。对液体不足的患者应补充足够的水分。

3．维持排泄功能，保持二便通畅　尿潴留或尿失禁者，可采取相应措施，必要时实施留置导尿。便秘者可酌情给予缓泻药物或灌肠；大便失禁者要保持床褥整洁，做好皮肤护理。

4．保持各种导管通畅　危重患者身上常安置多种导管，如输液管、输血管、吸氧管、导尿管、术后引流管等，要妥善固定、安全放置，防止导管扭曲、受压、堵塞、脱落，确保通畅。

5．维持肢体功能　要保持关节功能位，病情允许者，可协助患者做肢体被动活动、按摩，每日 2～3 次，以促进血液循环，增加肌肉张力，预防肌肉萎缩或静脉血栓形成。

（五）提供心理护理

注意观察清醒患者的心理变化，尽量满足患者需求，尊重患者权利，保护患者自尊。及时鼓励、安慰、疏导患者，解释说明各种抢救措施的目的，关心理解患者，缓解患者的心理压力。

第二节　危重患者的抢救

抢救危重患者是医疗、护理工作中一项紧急的任务，必须争分夺秒。护士应从思想上、组织上、物质上、技术上做好充分准备，常备不懈。遇有危重患者要当机立断，积极配合抢救。

一、抢救工作管理

（一）组织管理

1．建立责任明确的系统组织机构　在接到抢救任务时，应立即指定抢救负责人，组成抢救小组，一般可分为全院性和科室性抢救两种。抢救时护士可在医生未到之前，根据病情需要，予以适当、及时地紧急处理，如止血、吸氧、吸痰、人工呼吸、胸外心脏按压、建立静脉通道等。

2. 制订抢救方案 根据患者情况制订方案。护士应参与抢救方案的制订，使危重患者能及时、迅速得到抢救。护士应根据患者的情况和抢救方案制订出抢救护理计划，明确护理诊断与预期目标，确定护理措施，解决患者现存的或潜在的健康问题。

3. 做好核对工作 各种急救药物须经两人核对，正确后方可使用。执行口头医嘱时，须向医生复述一遍，双方确认无误后方可执行。抢救完毕需及时由医生补写医嘱。抢救中各种药物的空安瓿、输液空瓶、输血空袋等应集中放置，以便统计和查对。

4. 及时、准确做好各项记录 一切抢救工作均应在抢救结束后 6 小时内做好记录，要求字迹清晰、及时准确、详细全面，且注明执行时间与执行者。做好交接班工作，保证抢救和护理措施的落实。

5. 安排护士参加医生组织的查房、会诊、病例讨论，熟悉危重患者的病情、重点监测项目及抢救过程，做到心中有数、配合恰当。

6. 抢救室内抢救器械和药品管理严格，执行"五定"制度，即定数量、定点安置、定专人管理、定期消毒灭菌、定期检查维修，保证处于完好备用状态（保证急救物品完好率达 100%）。室内物品一律不得外借，值班护士班班交接，并做记录。护士还应熟悉抢救器械的性能和使用方法，并能排除一般故障。

7. 抢救用物的日常维护 抢救用物使用后要及时清理，归还原处并补充，要保持清洁、整齐。如抢救传染病患者，应按传染病要求进行消毒、处理，严格控制交叉感染。

（二）设备管理

1. 抢救室 病区抢救室宜设在距离医护办公室较近的单间病室内，室内光线充足，安静、整洁、宽敞。

2. 抢救床 以能升降的活动床为佳，另备木板一块，作心脏按压时使用。

3. 抢救车 应按照要求配置各种常用急救药品（表 20-3）、急救用无菌物品以及其他急救用物。

表 20-3　常用急救药品

类　别	常用药物
中枢兴奋药	如洛贝林、尼可刹米等
升压药	间羟胺、多巴胺、去甲肾上腺素、肾上腺素等
降压药	利血平、硫酸镁等
强心剂	毒毛花苷 K、毛花苷丙（西地兰）等
抗心律失常药	利多卡因、普鲁卡因胺等
血管扩张药	硝普钠、硝酸甘油等
止血药	酚磺乙胺、维生素 K、卡巴克络等
止痛、镇静、抗惊厥药	吗啡、哌替啶、苯巴比妥、氯丙嗪、地西泮、异戊巴比妥钠、苯妥英钠等
解毒药	碘解磷定、阿托品、亚甲蓝（美蓝）等
抗过敏药	异丙嗪、马来酸氯苯那敏（扑尔敏）、苯海拉明等
脱水利尿药	20%甘露醇、呋塞米、依他尼酸等
碱性药	5%碳酸氢钠、11.2%乳酸钠等
激素类药	地塞米松等

常用急救无菌物品：如静脉切开包、气管切开包、气管插管包、各种穿刺包、缝合

包、心内注射长针头等。

其他急救用物：消毒皮肤用物、开口器、压舌板、舌钳、喉镜、治疗盘、血压计、听诊器、叩诊锤、简易呼吸器、手电筒、止血带、绷带、胶布、电源插座等。

4. 急救器械　供氧装置、吸引器、除颤器、心电监护仪、呼吸机、洗胃机等。应保证各种急救器械完好，处于备用状态。

二、常用抢救技术

（一）心肺复苏技术

心肺复苏（CPR）术亦称基础生命支持技术，是针对由各种原因导致的心搏骤停，在4～6分钟内所必须采取的急救措施之一。目的在于尽快挽救脑细胞在缺氧状态下坏死（4分钟以上开始造成脑损伤，10分钟以上即造成脑部不可逆的伤害），因此施救时间越快越好。它包括三个主要步骤：即胸外心脏按压、开放气道和人工呼吸。

1. 呼吸心搏骤停的原因

（1）意外事件：如遭遇雷击、电击、溺水、自缢、窒息等。

（2）器质性心脏病：如急性广泛性心肌梗死、急性心肌炎等。

（3）神经系统病变：如脑炎、脑血管意外、脑部损伤等。

（4）手术和麻醉意外：如麻醉药剂量过大、给药途径有误、术中气管插管不当等。

（5）水、电解质及酸碱平衡紊乱：严重高血钾或低血钾均可引起心搏骤停。

（6）药物中毒或过敏：如锑剂、洋地黄类、安眠药中毒、化学农药中毒、青霉素过敏等。

2. 呼吸心搏骤停的临床表现及判定方法

（1）神志突然丧失，出现昏迷、抽搐：轻摇或轻拍并大声呼叫，观察是否有反应，如确无反应，说明患者意识丧失。

（2）颈动脉和股动脉搏动消失，血压测不出：颈动脉位于气管与胸锁乳突肌之间，可用示指、中指指端先触及气管正中，男性可先触及喉结，然后滑向颈外侧气管与肌群之间的沟内，触摸有无搏动；其次选股动脉，股动脉位于股三角区，可于腹股沟韧带稍下方触摸有无搏动。由于动脉搏动可能缓慢、不规律，或微弱不易触及，因此触摸脉搏一般不少于10秒。确认摸不到颈动脉或股动脉搏动，即可确定心搏停止。应注意对尚有心跳的患者进行胸外心脏按压，会导致严重的并发症。

（4）心搏停止：听不到心音，摸不到大动脉搏动。

（3）发绀或面色苍白：一般以口唇和指甲等末梢处最明显。

（5）呼吸停止或严重呼吸困难，无有效气体交换：应在保持气道开放的情况下进行判断。可通过听有无呼气声或用面颊部靠近患者的口鼻部感觉有无气体逸出，脸转向患者观察胸腹部有无起伏。

（6）瞳孔散大：须注意循环完全停止后超过1分钟才会出现瞳孔散大，且有些患者可始终无瞳孔散大现象，有些药物对瞳孔的改变也有一定影响。

（7）心电图出现等电位线或心室纤颤：心搏骤停时虽可出现上述多种临床表现，但其中以意识突然丧失和大动脉搏动消失这两项最为重要，故仅凭这两项即可做出心搏骤停的判断，并立即开始实施CPR技术。CPR技术的实施要求必须分秒必争，因此在临床工作中不能等心搏骤停的各种表现均出现后再行诊断；一定注意不要因听心音、测血压、做心电图而延误宝贵的抢救时间。

心肺复苏技术

【目的】以徒手操作来恢复心跳呼吸骤停患者的自主循环、自主呼吸和意识，抢救发生突然、意外死亡的患者。

【实施要点】

1. 评估患者

（1）判断患者意识（图 20-3A）：呼叫患者、轻拍患者肩部。确认患者意识丧失，立即呼救，寻求他人帮助，如在医院外应尽快拨打急救电话"120"或附近医院电话。

（2）判断患者颈动脉搏动（图 20-3B）：操作者示指和中指指尖触及患者气管正中部（相当于喉结的部位）旁开两指至胸锁乳突肌前缘凹陷处。判断时间为 10 秒钟。如无颈动脉搏动，应立即进行胸外按压。

2. 操作要点

（1）判断与呼救

1）判断意识、呼吸，5 秒钟内完成，报告结果（图 20-3A）。

2）触摸大动脉搏动，10 秒钟内完成，报告结果（图 20-3B）。

3）确认患者意识丧失，立即呼叫。

（2）安置体位

1）将患者安置于硬板床，取仰卧位。

2）去枕，头、颈、躯干在同一轴线上。

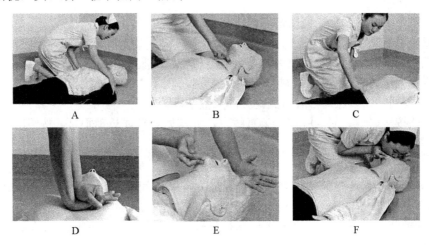

图 20-3 基本生命支持技术

A. 判断知觉；B. 判断颈动脉搏动；C. 松衣裤；D. 胸外心脏按压手法；E. 开放气道；F. 人工呼吸

3）双手放于两侧，身体无扭曲（口述）。

（3）心脏按压

1）抢救者立于患者右侧。

2）解开衣领、腰带，暴露患者胸腹部（图 20-3C）。

3）按压部位：胸骨中下 1/3 交界处。

4）按压方法：两手掌根部重叠，手指翘起不接触胸壁，上半身前倾，两臂伸直，垂直向下用力（图 20-3D）。

5）按压幅度：胸骨下陷至少 5cm。

6）按压频率：≥100 次/分（不超过 120 次/分）。

（4）开放气道

1）检查口腔，清除口腔异物。

2）取出活动义齿（口述）。

3）判断颈部有无损伤，根据不同情况采取合适方法开放气道（图 20-3E）。

（5）人工呼吸

1）捏住患者鼻孔。

2）深吸一口气，用力吹气，直至患者胸廓抬起（图 20-3F）。

3）吹气毕，观察胸廓情况。

4）连续 2 次。

5）按压与人工呼吸之比为 30∶2，连续 5 个循环。

（6）判断复苏效果：操作 5 个循环后，判断并报告复苏效果。

1）颈动脉恢复搏动，平均动脉血压大于 60mmHg（口述）。

2）自主呼吸恢复。

3）瞳孔缩小，对光反射存在。

4）面色、口唇、甲床和皮肤色泽转红。

（7）整理记录

1）整理用物。

2）六步洗手。

3）记录患者病情变化和抢救情况。

【注意事项】

1．人工呼吸时送气量不宜过大，以免引起患者胃部胀气。

2．胸外按压时要确保足够的频率及深度，尽可能不中断胸外按压，每次胸外按压后要让胸廓充分地回弹，以保证心脏得到充分的血液回流。

3．胸外按压时肩、肘、腕在一条直线上，并与患者身体长轴垂直。按压时，手掌掌根不能离开胸壁。

（二）心电监护技术

心电监护是指用心电监护仪对被监护者进行持续不间断的心电功能监测。其工作原理是通过感应系统如热敏电阻、电极、压力传感器、探头等接收来自患者的各种信息，经过导线输入到换能系统并放大，进一步计算和分析，最后显示到监护仪屏幕上。必要时可打印信息资料。

【目的】监测患者心率、心律、呼吸、血压、血氧饱和度等变化。

【实施要点】

1．评估要点

（1）评估患者病情、意识状态。

（2）评估患者皮肤状况。

（3）对清醒患者，告知监测目的及方法，取得患者合作。

（4）评估患者周围环境、光照情况及有无电磁波干扰。

2．操作要点

（1）检查监护仪功能及导线连接是否正常。

（2）清洁患者皮肤，保证电极与皮肤表面接触良好（图 20-4A）。

（3）将电极片连接至监护仪导联线上，按照监护仪标志要求贴于患者胸部正确位置（图 20-4B），避开伤口，必要时应当避开除颤部位。

1）RA（白色）：右锁骨中线第 1 肋间。

2）LA（黑色）：左锁骨中线第 1 肋间。

3）LL（红色）：左锁骨中线剑突水平。

4）RL（绿色）：右锁骨中线剑突水平。

5）V/C（棕色）：胸骨左缘第 4 肋间。

（4）清洁患者局部皮肤及指（趾）甲。

（5）将血氧饱和度传感器正确安放于患者手指、足趾或者耳廓处，使其光源透过局部组织，保证接触良好（图 20-4C）。女性患者清除指甲油，避免影响结果。

（6）选择合适的袖带，袖带缠绕位置适当，保证记号正好位于肱动脉之上，松紧度以能伸进两指为宜（图 20-4D）。测压的肢体应与患者心脏处于同一水平位置。

（7）选择导联，保证监测波形清晰、无干扰，设置相应合理的报警界限（图 20-4E，图 20-4F）。

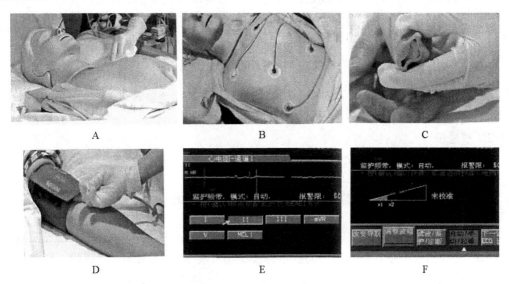

图 20-4　心电监护技术

A. 皮肤准备；B. 各电极片位置；C. 安置氧饱和度探头；D. 扎袖带；E. 选择心电导联；F. 调整波幅

3．指导患者

（1）告知患者不要自行移动或者摘除电极片。

（2）告知患者和家属避免在监护仪附近使用手机，以免干扰监测波形。

（3）指导患者学会观察电极片周围皮肤情况，如有痒痛感及时告诉医护人员。

【注意事项】

1．据患者病情，协助患者取平卧位或者半卧位。

2．密切观察心电图波形，及时处理干扰和电极脱落。

3．定时回顾患者 24 小时心电监测情况，必要时记录。

4．设定报警界限，不能关闭报警声音。

5. 定期观察患者粘贴电极片处的皮肤，定时更换电极片和电极片位置。

6. 不要在同一肢体上同时进行血氧饱和度和血压的测量。

7. 下列情况可以影响血氧饱和度检测结果　患者发生休克、体温过低、使用血管活性药物及贫血等。周围环境光照太强、电磁干扰及涂抹指甲油等也可以影响监测结果。

8. 观察患者局部皮肤及指（趾）甲情况，定时更换传感器位置。

9. 对躁动患者，应当固定好电极和导线，避免电极脱位以及导线打折缠绕。

10. 停机时，先向患者说明，取得合作后关机，断开电源。

（三）洗胃技术

洗胃技术是通过胃管将大量溶液反复饮入或灌入胃内，并吐出或吸出，以冲洗并排出胃内容物，减轻或避免吸收中毒的胃灌洗的方法。

【目的】

1. 解毒　可清除胃内毒物或刺激物，减少毒物的吸收，还可利用不同的灌洗液进行中和解毒，用于急性服毒或食物中毒的患者。服毒后 6 小时内洗胃最佳。

2. 为某些手术或检查作准备　如胃肠道手术。

3. 减轻胃黏膜水肿　幽门梗阻的患者，饭后常有滞留现象，引起上腹胀满、不适、恶心、呕吐等症状，通过胃灌洗，将胃内潴留食物洗出，减少潴留物对胃黏膜的刺激，从而消除或减轻胃黏膜水肿与炎症。

【适应证及禁忌证】

1. 适应证

（1）非腐蚀性毒物中毒：如有机磷、安眠药、重金属、生物碱中毒。

（2）食物中毒的患者。

2. 禁忌证

（1）吞服强酸、强碱者禁止洗胃。

（2）上消化道溃疡、癌症患者不宜洗胃。

（3）胃插管禁忌证：食管梗阻、食管胃底静脉曲张、胸主动脉瘤等。

【洗胃方法】

1. 口服催吐法　用于清醒患者。患者取坐位，取下患者活动义齿，将一次性围裙围至患者胸前，水桶放于患者面前；协助患者每次饮洗胃液 300～500ml，用压舌板刺激患者咽后壁或者舌根诱发呕吐，如此反复进行，直至洗出液澄清、嗅之无味为止；遵医嘱留取毒物标本送检。

2. 胃管洗胃法

（1）漏斗胃管洗胃：插入带漏斗胃管后，举漏斗高过头部 30～50cm，将洗胃液 300～500ml 缓慢倒入漏斗，当漏斗内尚余少量溶液时，迅速将漏斗降低至低于胃的位置，并倒置于污水桶内，利用虹吸原理，引出胃内灌洗物的方法（图 20-5）。

（2）注洗器洗胃：用于幽门梗阻和胃手术前的洗胃。方法：插入胃管→固定→大容量注洗器吸尽胃内容物→注入洗胃液 200ml→再抽出→反复冲洗，直至洗净为止。

（3）电动吸引器洗胃：通过胃管灌入洗胃溶液至所需量后，用电动吸引器连接胃管吸出胃内容物，当吸出量与灌入量差不多平衡时停止吸引，再次灌入洗胃溶液后又吸引，如此反复进行洗胃。在抢救急性中毒时，能迅速有效地清除胃内有害物质。此法原理是利用负压吸引，一般适用于无自动洗胃机的情况。

（4）自动洗胃机（图 20-6）洗胃：利用电磁泵作为动力源，通过自控电路的控制，使电磁泵自动转换动作，分别完成向胃内冲洗药液和吸出胃内容物的过程。能自动、迅速、彻底地清除胃内容物。

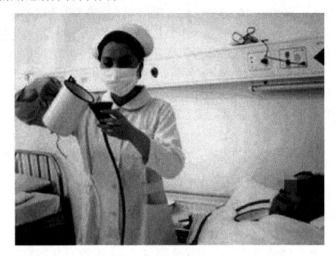

图 20-5 漏斗胃管洗胃法

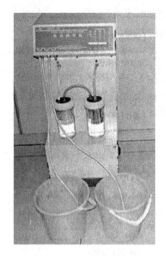

图 20-6 自动洗胃机

【操作前准备】

1. 评估患者

（1）了解患者病情，安抚患者，取得患者合作。

（2）对中毒患者，了解其服用毒物的名称、剂量及时间等。

（3）评估患者口鼻腔皮肤及黏膜有无破损、炎症或其他情况。

2. 洗胃前准备

（1）洗胃设备：洗胃管，水温计，镊子，血管钳。

（2）治疗盘内备：液状石蜡，汪洗器，量杯，纱布，棉签，胶布，弯盘，橡胶围裙，盛水桶，必要时备压舌板及开口器。

（3）选择适宜的胃管。

（4）配制适宜的洗胃溶液：根据毒物性质选用洗胃溶液，常用洗胃溶液的选择见表 20-4。温度 25～38℃，量 10 000～20 000ml。

表 20-4 洗胃溶液的选择

毒物种类	灌洗溶液	禁忌药物
酸性物	镁乳、蛋清水、牛奶	强碱药物
碱性物	5%乙酸溶液、白醋、蛋清水、牛奶	强酸药物
敌敌畏	2%～4%碳酸氢钠；1∶20 000～1∶15 000 高锰酸钾；1%氯化钠溶液	
1605、乐果	2%～4%碳酸氢钠	高锰酸钾
敌百虫	1∶20 000～1∶15 000 高锰酸钾；1%氯化钠溶液或清水	碱性药物
巴比妥类（安眠药）	1∶20 000～1∶15 000 高锰酸钾；硫酸钠导泻	硫酸镁
灭鼠药（磷化锌）	1∶20 000～1∶15 000 高锰酸钾；0.5%～1%硫酸铜	牛奶、鸡蛋、脂肪及其他油类食物
异烟肼	1∶20 000～1∶15 000 高锰酸钾；硫酸钠导泻	
氰化物	3%过氧化氢溶液饮吐后，1∶20 000～1∶15 000 高锰酸钾洗胃	

（5）选择置管方式：一般情况是经口插胃管。

【操作要点】

1. 插胃管 戴手套，用液状石蜡棉球润滑其前端约 20cm，由口腔插入 55～60cm，为前额发际到剑突的距离，将胃管轻轻插入，当插至 10～15cm 时（咽喉部）嘱患者做吞咽动作，随即顺势将胃管向前推进，直至预定长度。注意：插管过程中如患者出现恶心、呕吐可暂停插入，嘱其做深呼吸；如患者出现呛咳、呼吸困难、发绀现象，则表明误入气管，应立即拔出，休息片刻再重新插入。对于昏迷患者，一般采用经鼻胃管插管，插管前协助患者取去枕平卧位，使头后仰以避免误入气管，当胃管插至 15cm 时，左手托起患者头部，使其下颌靠近胸骨柄，以增大咽喉部弧度，便于胃管顺利通过会厌，直至预定长度。

2. 确定胃管在胃内

（1）连接注射器于胃管末端，快速向胃内注入 10ml 空气，置听诊器于胃部听到气过水声。

（2）抽吸胃液。

（3）将胃管末端浸入水中，无气泡溢出。

电动吸引器洗胃法：①接通电源，检查吸引器功能。②安装灌洗装置：输液管与"Y"形管主管相连，洗胃管末端及吸引器储液瓶的引流管分别与"Y"形管两分支相连，夹紧输液管，检查各连接处有无漏气。将灌洗液倒入输液瓶内，挂于输液架上。③润滑胃管前段，插管，并证实在胃内后固定。④开动吸引器，吸出胃内容物。吸引器负压宜保持在 13.3kPa 左右，过高易损伤胃黏膜。⑤关闭吸引器，夹紧储液瓶上的引流管，开放输液管使溶液流入胃内 300～500ml。⑥夹紧输液管，开放储液瓶上的引流管，开动吸引器，吸出灌入的液体。⑦反复灌洗直至洗出液澄清无味为止。

全自动洗胃机洗胃法：①接通电源，检查全自动洗胃机。②润滑胃管前段、插管，证实胃管在胃内后固定。③将已配好的洗胃液倒入水桶内，将 3 根橡胶管分别与机器的药管（进液管）、胃管、污水管（出液管）相连，药管的另一端放入洗胃液桶内，污水管的另一端放入空水桶内，胃管的另一端与已插好的患者胃管相连，调节药量流速。④按"手吸"键，吸出胃内容物，再按"自动"键，机器即开始对胃进行自动冲洗。冲洗时"冲"灯亮，吸引时"吸"灯亮。⑤若发现有食物堵塞管道，水流减慢，不流或发生故障时可交替按"手冲"和"手吸"键重复冲吸数次，直到管路通畅，再按"手吸"键将胃内残留液体吸出后，按"自动"键恢复自动洗胃，直至洗出液澄清无味为止。

3. 洗胃后护理 洗胃完毕，关闭洗胃机，将胃管与机器断开。胃管末端反折，嘱患者深吸气后屏气，快速拔出胃管并撤去治疗巾，擦净患者面部，协助其取舒适卧位。注意观察有无全身反应。必要时给予药物治疗，以有机磷农药中毒为例，在洗胃的同时建立静脉通路，予以抗胆碱药物和胆碱酯酶复能剂（阿托品+碘解磷定）。

【注意事项】

1. 毒物不明时，应抽取胃内容物及时送检，同时选用温开水或生理盐水洗胃，毒物性质明确后，再采用对抗剂洗胃。

2. 强腐蚀性毒物中毒时，禁止洗胃。

3. 中毒较重者取左侧卧位；昏迷患者洗胃时，采用去枕平卧位，头偏向一侧。

4. 洗胃液温度要适宜。

5. 严格掌握每次的灌洗量，即 300～500ml。

6. 洗胃中密切观察病情变化，配合抢救。若出现腹痛或吸出血性液体、血压下降等症状，立即停止洗胃，并通知医师，积极处理。

7. 幽门梗阻患者，应饭后 4～6 小时或空腹时洗胃，并记录胃内潴留量。

8. 电动吸引器洗胃，压力不宜过大，应保持在 13.3kPa（100mmHg），以免损伤胃黏膜。

9. 自动洗胃机洗胃，使用前应检查机器是否运转正常，各管道是否连接无误。

10. 注射器洗胃，证实胃管在胃内后，用注射器抽吸胃内容物，注入洗胃液约 200ml 后，再抽出弃去（注入盛水桶中），如此反复冲洗，直至洗净为止。

（四）简易呼吸器

简易呼吸器是一种人工呼吸辅助装置，是由单向阀控制的自张呼吸囊，携带和使用方便，有无氧源均可立即通气。使用简易呼吸器解决了抢救人员口对口人工呼吸的不便，可减轻工作人员的疲劳，避免较长时间采用口对口呼吸造成的低氧血症，同时可保护施救人员，避免交叉感染。常用于建立人工气道前的抢救，各种危重患者的转运等。简易呼吸器由面罩、单向阀、球囊、氧气储气袋、氧气导管组成（图 20-7）。

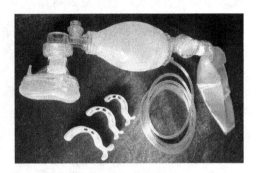

图 20-7　简易呼吸器

【目的】维持和增加机体通气量。纠正威胁生命的低氧血症。

【适应证】

1. 心肺复苏。

2. 各种疾病所致的呼吸抑制和呼吸肌麻痹。

3. 各种大型的手术中。

4. 转运危重患者时。

5. 在意外事件中的应用（突然氧气供应中断或压力过低、停电、呼吸机故障无法正常运作时）。

【禁忌证】

1. 中等以上活动性咯血。

2. 严重误吸引起的窒息性呼吸衰竭。

3. 肺大疱。

4. 张力性气胸。

5. 大量胸腔积液。

6. 活动性肺结核。

【实施要点】

1. 操作前准备　评估患者的病情及生命体征；呼吸道的畅通情况；呼吸器的完好状态；是否有使用简易呼吸器的指征和适应证。

2. 物品准备　口咽通气道；简易呼吸器。准备并连接面罩、球囊；如有可能应备氧气进行辅助氧疗，根据需要调节氧气流量使储气袋充盈。

3. 清除口腔与喉部异物，去除义齿等任何可见异物；将患者仰卧，去枕，头后仰；将患者的嘴张开，必要时插入口咽通气道，防止舌咬伤和舌后坠。

4. 抢救者应位于患者头部的后方，双手将患者头部向后仰，并托牢下颚使其朝上，使气道保持通畅。

5．EC 手法扣紧面罩　左手拇指和示指将面罩扣于患者口、鼻部，中指、环指和小指放在患者耳垂下方下颌角处，将下颌向前上托起，用右手挤压气囊。如果有人配合，则可由一人扣紧面罩，另一人帮助挤压气囊。检查压力阀开关是否已打开，将压力控制在40cmH$_2$O。实施简易呼吸器人工呼吸时应注意观察患者胸廓起伏情况，判断通气是否有效，通气是否适宜。一次挤压进入肺内的气体为 500ml 左右。挤压气囊时应注意气流速度，感知气道是否通畅（图 20-8）。

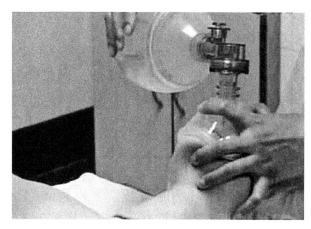

图 20-8　使用简易呼吸器

6．辅以吸氧　供氧量一般为 10～12L/min，视具体患者而定。

7．仔细观察患者的呼吸频率与呼吸深度　频率一般为 16～20 次/分，潮气量可按 8～15ml/kg 估算。观察患者胸部起伏情况，面色、甲床末梢循环情况。密切观察缺氧纠正情况，注意观察患者的生命体征及 SpO$_2$，SpO$_2$ 上升提示缺氧得以纠正；如患者皮肤、甲床转红润，瞳孔缩小，也说明患者缺氧得以纠正。

8．使用完毕后注意终末消毒　用力挤压球体数次，将积物清除干净，卸下并拆开，用水清洗干净，再用肥皂水擦洗，清水冲净。用 0.025%～0.05%含氯溶液浸泡 20～30 分钟，清水冲净、晾干，装配好备用。如遇特殊感染患者可使用环氧乙烷熏蒸消毒或参照产品说明书上的方法进行。每次清洁后应晾干组装，并置于急救箱内备用。单向阀应定期检查、测试。弹性呼吸囊不宜挤压变形后放置，以免影响弹性。

【注意事项】

1．选择合适型号的面罩，以便得到最佳使用效果。

2．接氧气进行氧疗时，安全阀应处于开启状态。如未接氧气时应将氧气储气阀及氧气储气袋取下。

3．在使用中应随时注意有无发绀的情况，呼吸频率是否适当，鸭嘴阀是否正常工作。

4．接氧气时，注意氧气管是否接牢。

5．发现患者有自主呼吸时，应按患者的呼吸动作加以辅助。

6．对清醒患者做好心理护理，解释应用呼吸器的目的和意义，缓解紧张情绪，使其主动配合。

（五）人工呼吸机

人工呼吸机是进行人工呼吸最有效的方法之一，可通过机械装置产生通气，对无呼吸患者进行强迫通气，对通气障碍的患者进行辅助呼吸。达到增加通气量，改善换气功能，减轻呼吸肌做功的目的。常用于各种原因所致的呼吸停止或呼吸衰竭的抢救及麻醉期间的呼吸管理。

【目的及操作前准备】同"简易呼吸器"。用于危重患者，长期循环、呼吸支持者。

【操作步骤】

1. 开机前准备　调节呼吸机各个预置参数，主要参数选择见表 20-5。

表 20-5　呼吸机主要参数的设置

项目	数值
呼吸频率（R）	10～16 次/分
每分通气量（VE）	8～10L/min
潮气量（Vr）	10～15ml/kg（通常在 600～800ml）
吸呼比值（I/E）	1：（1.5～2.0）
呼气压力（EPAR）	0.147～1.96kPa（一般应<2.94kPa）
呼气末正压（PEEP）	0.4～0.98kPa（渐增）
吸入氧浓度（FiO_2）	30%～40%（一般应<60%）

2. 开机。

3. 呼吸机与患者气道紧密相连

（1）面罩法：面罩盖住患者口、鼻后与呼吸机连接。适用于神志清楚，能合作并间断使用呼吸机的患者。

（2）气管插管法：气管内插管后与呼吸机连接。适用于神志不清的患者。

（3）气管切开法：气管切开放置套管后与呼吸机连接。适用于长期使用呼吸机的患者。

4. 观察病情及呼吸机运行情况　观察通气量是否合适，胸部是否随机械呼吸而起伏，两侧胸廓运动是否对称，双肺有无闻及对称的呼吸音；注意呼吸机工作是否正常，有无漏气，管路连接处有无脱落；观察神志、脉搏、呼吸、血压等变化，定期进行血气分析和电解质测定。

5. 根据需要调节呼吸机各参数　观察各参数是否符合病情需要；通气量不足：患者可出现烦躁不安、多汗、皮肤潮红、血压升高、脉搏加速；通气过度：患者可出现昏迷、抽搐等碱中毒症状；通气量适宜：患者安静，呼吸合拍，血压、脉搏正常。

6. 湿化、排痰　采用加温湿化器将水加温后产生水蒸气，混进吸入气体，同时起到加温加湿作用。充分湿化呼吸道，防止患者气道干燥，分泌物堵塞，诱发肺部感染；鼓励患者咳嗽，深呼吸，翻身、拍背，促进痰液排出，必要时吸痰；湿化罐内放无菌蒸馏水，减少杂质。

7. 使用呼吸机记录　患者反应、呼吸机参数、时间、效果及特殊处理。

8. 呼吸机撤离　指征：神志清楚，呼吸困难的症状消失，缺氧完全纠正。血气分析基本正常；心功能良好，生命体征稳定，无严重心律失常，无威胁生命的并发症。同时需注意：

（1）根据医嘱执行。

（2）核对。

（3）分离面罩或拔出气管内插管。

（4）记录。

（5）用物处理：做好呼吸机保养；用物消毒。

【注意事项】

1. 向清醒的患者及家属介绍呼吸机使用的目的、方法和必要性，解除恐惧、焦虑心理，做好卫生宣教工作，保持室内环境卫生。

2. 告知呼吸机报警出现的原因，避免增加患者及家属的紧张与不安。

 【案例分析】

患儿，男性，6 岁。在一家游泳馆学游泳，不料溺水，呼吸、心搏骤停。救生员立即对其实施心肺复苏术。

思考：

1. 如何正确实施心肺复苏术？

2. 在实施心肺复苏术过程中，应注意哪些问题？

3. 如何判断心肺复苏术是否有效？

目标检测

选择题

1. 患者处于持续睡眠状态，但能被语言或轻度刺激唤醒，刺激去除后又很快入睡，此时患者处于

A．嗜睡 　　　B．意识模糊

C．昏睡 　　　D．浅昏迷

E．深昏迷

2. 脑出血并发脑疝时，瞳孔的变化为

A．双侧瞳孔变小

B．双侧瞳孔变大

C．双侧瞳孔不等大

D．双侧瞳孔散大固定

E．双侧瞳孔无变化

3. 护理昏迷患者，下列选项正确的是

A．测口温时护士要扶托体温计

B．用干纱布盖眼以防角膜炎

C．保持病室安静，光线宜暗

D．防止患者坠床用约束带

E．每隔 3 小时给患者鼻饲流质食物

4. 为成人进行人工呼吸时呼吸频率为

A．5～7 次/分　　B．8～10 次/分

C．11～13 次/分　D．14～16 次/分

E．16 次/分以上

5. 心脏按压时，按压部位及抢救者双手的摆放方法是

A．胸骨中、下 1/3 交界处，双手平行叠放

B．胸骨中、下 1/3 交界处，双手垂直叠放

C．胸骨左缘两横指，双手平行叠放

D．胸骨左缘两横指，双手垂直叠放

E．心前区，双手垂直叠放

6. 急性中毒患者，当诊断不明时，应选择的洗胃液是

A．1∶15 000 高温酸钾

B．温开水或生理盐水

C．牛奶

D．3%过氧化氢

E．2%～4%碳酸氢钠

7. 成人洗胃灌注量每次应为

A．200ml

B．300～500ml　　C．500～800ml

D．800～1000ml　E．1000～1200ml

8．吞服强酸、强碱类腐蚀性药物的患者，切忌进行的护理操作是
A．口腔护理　　　B．洗胃
C．导泻　　　　　D．灌肠
E．输液

9．赵某，昏迷3天，眼睑不能闭合，护理眼部首选的措施是
A．按摩双眼睑　　B．热敷眼部
C．干纱布遮盖　　D．滴眼药水
E．用生理盐水纱布遮盖

10．患者吴某，5分钟前误服硫酸，目前患者神志清楚，最好立即给患者
A．用硫酸镁导泻
B．用1：15 000高锰酸钾液洗胃
C．用1%～4%碳酸氢钠溶液洗胃
D．口服碳酸氢钠
E．饮牛奶

（11～13题共用题干）

黄先生，75岁，已婚。在家里突然昏倒，立即被送入医院，诊断为"脑血管意外"。黄先生的妻子告诉护士，黄先生在发病前，一直自服降压药以控制他的高血压。

11．能够确定患者意识状态的选项是
A．角膜反射　　　B．生命体征
C．肌腱反射　　　D．疼痛刺激反应
E．瞳孔对光反射

12．黄先生意识恢复，但左侧肢体不能自主活动，出现偏瘫。当患者的妻子询问患者痊愈情况时，护士恰当的回答是
A．很难说，但多数患者至少需要一年以上才能痊愈
B．你好像对是否能恢复过去的生活方式很焦虑
C．担心是否能痊愈是很正常的。康复需要时间，进程会稍慢一些
D．你有些焦虑是正常的，但没有办

法可以估计你丈夫的恢复情况
E．不要急，黄先生很快就会恢复如常的

13．黄先生在逐渐恢复，为鼓励黄先生自己进食，护士应采用的护理措施是
A．协助把筷子和盛食物的餐具放到患者手里
B．建议黄太太帮助喂饭，以协助患者进食
C．将食物和餐具放在方便患者自己拿取的小餐桌上
D．给患者充足的时间，让他自己慢慢进食
E．先给患者喂饭，剩余一部分让患者自己进食

（14～6题共用题干）

李某，女性，64岁，独居。近日刚搬进一家新公寓，因急性哮喘发作而急诊入院治疗。

14．当患者急诊入院时，护士应协助其采用的体位是
A．仰卧位　　　　B．头高足低位
C．半坐卧位　　　D．左侧卧位
E．头低足高位

15．患者目前最主要的护理问题是
A．气体交换受损
B．有窒息的危险
C．恐惧
D．有体液不足的危险
E．潜在的电解质紊乱

16．根据患者的病情，护士下班时最需要交班的内容是
A．患者食欲下降
B．患者烦躁不安
C．患者尿量增加
D．患者呼吸型态
E．患者睡眠不佳

第二十一章 临终护理

生老病死是人类发展的自然客观规律。临终是人类必然的发展阶段，在人类的最后旅途中最需要的是关爱和帮助。作为护理人员在患者即将送走到生命终点的时刻，了解其生理和心理反应，帮助临终患者减轻疼痛以提高其生存质量，维护患者的尊严，同时对临终患者的家属给予疏导和安慰，使其保持良好的身心健康，是十分重要的。

第一节　临终关怀

一、临终关怀的概念

临终关怀是指由社会各层次人员（护士、医生、社会工作者、志愿者以及政府和慈善团体等）组成的团队向临终患者及其家属提供的包括生理、心理、社会文化、精神需要等方面的一种全面的支持和照料。其目的在于使临终患者的生命质量得以提高，能够无痛苦、舒适地走完人生最后的旅途，并使家属的身心健康得到维护和增强。

临终关怀是一门探讨临终患者生理、心理特征，为临终患者及其家属提供全面照料为研究内容的新兴学科。根据研究的范围和内容，临终关怀学可分为临终医学、临终护理学、临终心理学、临终关怀理论学、临终关怀社会学及临终关怀管理学等分支学科。

二、临终关怀的发展

古代的临终关怀，在西方可以追溯到中世纪西欧的修道院和济贫院。当时，那里可以作为危重患者及濒死的朝圣者、旅游者得到照料的场所，使其得到最后的安宁。在中国可以追溯到两千多年前的春秋战国时期祖国医学中的临终关怀思想。

现代临终关怀创始于 20 世纪 60 年代，创始人是英国的桑德斯（D.C.Saunders）。1967年桑德斯博士在英国的伦敦郊区创办了"圣克里斯多福临终关怀院"，这是世界上第一家现代临终关怀院，被赞誉为"点燃了世界临终关怀运动的灯塔"，桑德斯博士为促进全世界临终关怀运动的发展做出了卓越贡献。在圣克里斯多福临终关怀院的领导和带领下，临终关怀运动在英国得到迅速发展，20 世纪 80 年代中期，英国各种类型的临终关怀服务机构已发展到 600 多个，其中独立的临终关怀机构达 160 余家。此外，美国、日本、阿根廷、法国、巴西、加拿大、德国、挪威、中国香港和中国台湾等 60 多个国家和地区相继开展了临终关怀服务，也先后建立起了临终关怀院和相关机构，近年来临终关怀在世界范围内有了长足的发展。在中国，临终关怀服务首先在中国台湾和中国香港地区得到了相当的发展。

1988 年 7 月，我国天津医学院（现天津医科大学）在黄天中博士的资助下，成立了中国内地第一个临终关怀的研究机构。中国临终关怀的起步是从天津医学院临终关怀研究中心的成立开始的，崔以泰主任被誉为"中国临终关怀之父"。由中心主任崔以泰教授和名誉主任黄天中博士共同主持开展的"中国大陆 3197 名居民死亡态度的研究"，为我国临终关怀实践的发展提供了科学依据。1988 年 10 月，在上海诞生了中国第一所临终关怀医院——南汇护理院。这些都标志着我国已跻身于世界临终关怀研究与实践的行列。自天津医学院临终关怀研究中心成立以来，中国的临终关怀事业的发展大体经历了 3 个阶段。

1. 理论引进和研究起步阶段　国内外临终关怀学界普遍认为，中国临终关怀学术研究的起步应以 1988 年 7 月天津医学院临终关怀研究中心正式成立为标志。但是，现在临终关怀理论被系统引进中国内地，是以 1988 年 5 月在天津首次举办的由美国临终关怀专家乔治·莱尔博士和黄天中博士所做的临终关怀为标志的。

2. 宣传普及和专业培训阶段　天津医学院临终关怀研究中心积极承担了面向全国医药卫生学界和社会公众宣传普及临终关怀知识与培训临终关怀专业骨干的任务。经历了近两年的学术和师资等方面的准备工作，临终关怀研究中心于 1991 年 3 月召开了"首次全国临终关怀学术研讨会暨讲习班"。在此基础上，又先后举办了五期临终关怀讲习班，其实包括两期"中美临终心理关怀研习班"和"中英临终关怀研习班"、"93 年北京临终关怀国际研习班"等，并在天津、北京、西安、武汉、唐山、青岛、庐山等地先后举办了临终关怀系列讲座，有近两千名从事医疗、护理、心理等方面工作的专业人员参加了上述活动，从而促成了我国临终关怀事业的形成和初步发展。

3. 学术研究和临床实践全面发展阶段 1992 年 5 月经国家科学技术委员会批准在天津召开的首届东西方临终关怀国际研讨会，使我国的临终关怀事业进入了一个全面发展的阶段。1993 年 5 月，在山东烟台成立"中国心理卫生协会临终关怀专业委员会"。崔以泰教授为主任委员，黄天中博士为名誉主任委员。我国第一套《临终关怀学》系列丛书从 1991 年开始陆续出版。在临床的实践方面，除西藏外，上海、沈阳、北京、南京、浙江、广州等 30 个省、市、自治区，都因地制宜地创办了临终关怀服务机构。目前，国内已有临终关怀机构 100 多家，并不断深入开展临终关怀工作，使我国的临终关怀实践有了长足的发展。我国的临终关怀事业正在朝着理论深入化、教育普及化、实施适宜化和管理规范化的方面发展。

三、临终关怀的意义

1. 对临终患者的意义　通过对临终患者实施全面照料，使他们的生命得到尊重，疾病症状得以控制，生命质量得到提高，使其在临终时能够无痛苦、安宁、舒适地走完人生最后的旅程。

2. 对患者家属的意义　能够减轻患者家属在亲人临终阶段以及亲人死亡带来的精神痛苦，并可以帮助他们接受亲人死亡的现实，顺利度过居丧期，尽快适应失去亲人的生活，缩短悲伤过程。还可以使家属的权利和尊严得到保护，获得情感支持，保持身心健康。

3. 医学的意义　临终关怀是以医学人道主义为出发点，以提高人的生命质量为服务宗旨的医学人道主义精神和生物-心理-社会医学模式的具体体现。作为一种新的医疗服务项目，是对现行医疗服务体系的补充。

4. 对社会的意义　临终关怀能反映人类文化的时代水平，它是非物质文化中的信仰、价值观、伦理道德、审美意识、宗教、风俗习惯、社会风气等的集中表现。从优生到优死的发展是人类文明进步和发展的重要标志。

四、临终关怀的原则

（一）照护为主的原则

对临终患者的护理，不以治愈患者的疾病为目的。此时患者已处于不可逆转的临终状态，任何治疗都不会使疾病好转或痊愈，而经过以舒适为目的的道德治疗和护理过程，控制症状，解除疼痛，可以使其获得一种相对舒适、安宁的状态。因此，临终关怀是使以治愈为主的治疗转变为以对症为主的照顾。

（二）适度治疗的原则

临终患者的基本需求有：保存生命；解除痛苦；无痛苦地死去。临终关怀不以延长患者生存时间为目的，而以对患者的全面照护、提高患者的生命质量为宗旨。对临终患者的适度治疗，以解除疼痛、姑息治疗为主。

（三）满足心理需要的原则

临终是人生旅途的最后阶段，此时患者的心理十分复杂，且因经济地位、政治地位、文化程度、宗教信仰、职业与年龄等不同而有差异。对临终患者应加强心理治疗和心理护理，使其正视现实，并同情、安抚、关心、体贴患者，因势利导地做好心理疏导，使其心理获得平衡。

（四）整体服务的原则

整体服务即全方位服务，主要包括：
1. 对临终患者生理、心理、社会等方面全面的照护与关心。
2. 为临终患者提供全天候 24 小时服务。
3. 既关心患者自身，又关心患者家属。
4. 既为患者生前提供服务，又为其死亡后提供居丧服务。

（五）提供生命质量的原则

临终关怀不以延长生存时间为重，而以丰富患者有限生命、提高其临终阶段生命质量为宗旨，提供临终患者一个安适、有意义、有尊严、有希望的生活。让患者在有限的时间里，能有清醒的头脑，在可控制的病痛中，接受关怀，享受人生的余晖。临终关怀重视患者生命的质量，充分显示人类对生命的热爱。

（六）人道主义的原则

与普通患者护理相比较，临终关怀服务更需要护士充满爱心和同情心，理解临终患者，尊重患者选择死亡的权利，维护患者的尊严，力求使其在最少痛苦的情况下，安详、有尊严地告别人世。

第二节　临终患者的护理

临终关怀涉及临终医学、临终护理学、老年医学、临终心理学、临终关怀伦理学、临终关怀社会学、临终关怀管理学等多学科领域。就护理而言，其主要内容是对临终患者提供全面的、积极的综合护理。

一、临终患者的生理变化及临床表现

（一）循环系统的变化

由于循环系统功能减退，心肌收缩无力，出现循环衰竭的表现。常见心脏每搏量减少，心音低弱，脉搏由快到微弱而不规则，血压下降，周围血管从下肢开始收缩，皮肤苍白、湿冷，口唇、指甲呈灰白或青紫色，四肢发硬，出现向中央发展的淤血斑点。

（二）呼吸系统的变化

由于呼吸中枢麻痹，呼吸肌收缩作用减弱，分泌物在支气管中潴留等原因，出现呼吸困难，带鼾声、痰鸣或鼻翼扇动，呼吸由快变慢，由深变浅，出现潮式呼吸、点头样呼吸等。

（三）消化与泌尿系统变化

患者胃肠蠕动逐渐减弱，气体积聚于胃肠，出现呃逆、恶心、呕吐、腹胀，还可发生大小便失禁或便秘、尿潴留、粪便嵌塞等症状。

（四）肌肉运动系统改变

临终患者肌肉失去张力，全身肌肉迟缓性瘫痪，可出现仰卧时全身和床褥伏贴，下颌下垂，嘴微张，眼球内陷，上眼睑下垂，吞咽困难等。由于肛门及膀胱括约肌松弛，患者可出现大、小便失禁。

（五）面容、感知觉及语言改变

临终患者常见希氏面容，表现为面肌消瘦，面色呈铅灰色，鼻翼扇动，双眼半睁呆滞，瞳孔固定，对光反射迟钝。临终前患者语言逐渐困难、混乱，但听力往往存在，视觉逐渐减退，开始只能视近物，以后只存光感，最后什么也看不见。

（六）神经系统改变

若疾病未侵犯神经系统，患者可以始终处于神志清醒状态。病变侵及或影响中枢则可以出现意识模糊，最终瞳孔对光反射、吞咽反射完全消失。一般临终前意识状态可以分为三期：①昏睡：对周围事物无反应，强刺激可暂时苏醒，随即又转入睡眠状态；②木僵：是一种可唤醒的无意识状态，对周围事物无反应；③昏迷：意识完全丧失，呼唤和其他刺激均不能使患者醒转。

二、临终患者生理反应的护理

了解和协助患者满足各种生理需要，控制症状，尽可能使其处于舒适状态，提高临终生活质量是临终护理工作从生理学角度上应达到的目标。

（一）疼痛控制

疼痛是临终患者尤其是癌症临终患者临终前最严重的症状，疼痛不仅影响患者睡眠、饮食、活动和情绪，还可使患者和家属感到沮丧、失望，因此控制疼痛是症状控制的重要措施。护理人员这一阶段的首要责任是帮助患者解除疼痛造成的痛苦。在重视疼痛的器质性基础和有效的药物治疗、理疗同时，恰到好处地应用心理学方法缓解疼痛和改进疼痛护理是非常有意义的。

1. 疼痛观察 疼痛产生的原因多种多样，大多是患者体内器质性病变所致，也有些与化疗、放疗反应及情绪变化有关。同时，疼痛也是一种主观感觉，不同人的痛阈不同，对疼痛的反应亦不同，因此医护人员需认真观察每次疼痛发作的时间、部位、程度、性质变化、可缓解的药物及方法等，并填写好疼痛评估表，给予相应的处理。

2. 药物控制 目前临床用药普遍按照 WHO 所建议的三步阶梯止痛法，临床实践表明该法能有效地减轻临终患者疼痛，但在用药过程中，护理人员应注意观察病情，把握好用药的阶段，密切观察临终患者对药物副作用的耐受力，防止用药过量。总之，对临终患者要尽量控制疼痛，不允许患者在疼痛中死去。

对疼痛以及呕吐、呼吸困难、便秘、胀气等其他躯体症状的控制，应做到：①及时和有效，如解除疼痛要给予足量、有效的止痛药，而不是限制运用；②将能采取控制症状的最佳措施反复告知患者，并通过实际行动，使患者了解自己正处在医学的控制和监护之下，避免忐忑不安；③防患于未然，当患者一旦开始遭受痛苦，就积极主动运用各种方法控制或减轻痛苦，而不是被动排解；④尽可能满足和了却患者最后的心愿，不限制家属和亲朋的探视，以温情和友爱镇定情绪，减轻濒死者的痛苦。

3．非药物控制

（1）松弛术：通过体位的调整或按摩使机体充分松弛，降低肌肉紧张度，减缓疲劳和焦虑，有助于睡眠和使镇痛药更好地发挥作用。

（2）音乐疗法：具有镇静，缓解疼痛，减轻孤独、伤感，增强生活信心等作用。

（3）催眠意象疗法：可提高松弛效果，减轻药物副作用。

（4）针灸疗法：根据疼痛的部位，采用不同的穴位针灸，减轻疼痛。

（5）神经外科手术疗法：可通过阻断神经系统的传递作用，使疼痛局限并延缓疼痛发作时间；或通过植入给药泵、神经切除术和神经刺激术等外科手段止痛，对中枢性疼痛及传入神经阻滞性疼痛较有效。

在疼痛治疗中还应考虑医疗技术的选择及实施这些技术时患者接受治疗的态度。在临床工作中，必须树立爱护人体组织的医疗观点，重视个体的特殊性，从诸多疗法中选择疗效最佳、最安全、副作用和损伤最小、经济耗费最少的治疗措施。不论采用任何疗法，一定要根据病情的需要，以确保患者安全和人格尊严为原则。能用可逆性方法达到治疗目的时，尽量不用毁损性、破坏性措施，以免给患者带来新的知觉、运动障碍以及精神、躯体的痛苦。另外，凡对机体有破坏性或明显侵袭性的操作，即使能达到止痛的目的，也必须慎重权衡，同时在抉择方案的实施中要履行知情同意的伦理守则。

（二）各系统症状护理

1．循环系统护理

（1）密切观察患者生命体征、末梢循环及尿量的变化，并随时写好记录。

（2）注意保持患者体温，加强保暖，必要时使用热水袋或保温毯。

（3）做好抢救药品和器材的准备。

2．呼吸系统护理

（1）保持病室内空气新鲜，及时通风换气。

（2）病情允许时可适当半卧位或抬高头与肩，以改善呼吸困难。

（3）保持呼吸道通畅：痰液堵塞，呼吸困难是临终患者的常见症状。应床旁备好吸引器，及时吸出痰液和口腔分泌液。意识不清醒的患者应采取仰卧位，头偏向一侧或侧卧位，防止呼吸道分泌物误吸入气管引起窒息或肺部并发症。

（4）给氧：视呼吸困难程度，及时给予吸氧。

3．消化系统护理

（1）加强口腔护理：协助患者做好口腔清洁，口唇干裂者可涂液状石蜡，也可用湿棉签湿润口唇，有口腔溃疡或真菌感染者酌情局部用药。

（2）营养支持：临终患者缺乏食欲，为保证其营养，应充分了解患者饮食习惯，尽量满足患者的饮食要求。如患者感觉恶心，进餐前可给予止吐药或助消化药。给予流食或半流食，必要时采用人工方法，如全胃肠外营养等，以补充足够热量的均衡营养物及水分。

4. 泌尿系统护理　尿潴留者可留置导尿管，便秘者可给予灌肠或其他通便措施，大小便失禁者妥善使用保护器具，做好会阴部皮肤清洁护理，以减轻患者躯体及精神上的痛苦。

5. 皮肤护理　临终患者肌肉无张力，加之体质衰竭和长期卧床，因躯体疼痛而长期采取某一种卧位，极易导致压疮发生。护士应帮助患者维持舒适的姿势，勤翻身，经常按摩受压部位和骨突处，及时更换潮湿的被褥并给予患者温热水擦浴。

6. 感官的护理

（1）提供舒适、安静、整洁的病室环境，光线照明要适当，避免临终患者因视物模糊而产生的恐惧心理。

（2）及时用湿纱布拭去患者眼部的分泌物，如患者眼睑不能闭合，可涂金霉素、红霉素眼膏或用凡士林纱布覆盖双眼，以保护角膜，防止角膜因干燥而发生溃疡或结膜炎。

三、临终患者的心理反应及其分期

美籍精神病学家伊丽莎白·库伯勒-罗斯（Kübler-RossE.）博士 1996 年在其著作 On Death and Dying 一书中提出临终患者五个心理阶段——否认期、愤怒期、协议期、忧郁期和接受期，被公认为是现代临终关怀运动中最权威、最准确剖析临终患者心理特征的学说。

（一）否认期

处于否认期（denial）的患者对即将到来的死亡常常会感到震惊和否认，易产生猜疑或侥幸心理，患者往往四处求医，希望是误诊，无法听进对病情的任何说明与解释，否认自己病情严重，同时也对后果缺乏心理准备，无法处理有关的问题或作出任何决定。这个阶段为期短暂，可能持续数小时或几天。但也有少数患者会直至死亡临近仍处于否认期阶段。罗斯博士认为，否认是患者应对突然降临的不幸的一种正常心理防御机制。

（二）愤怒期

当病情趋于加重，否认难以维持，患者常会产生愤怒的情绪反应，产生"为什么是我，老天太不公平"的心理，处于愤怒期（anger）的患者常常表现出生气与易激惹，事事处处不合心意，发生心理变态反应，甚至将怒气转移到医护人员和家属身上。经常斥责医护人员和家属，充满嫉妒与怨恨的心理，甚至拒绝治疗。

（三）协议期

愤怒的心理消失后，患者开始接受自己患了绝症的现实，不再怨天尤人，而是请求医生想尽办法治疗疾病并期望奇迹出现。为延长生命，许多患者会做出各种承诺以换取生命的延续。有些患者认为许愿或做善事能扭转死亡的命运；有些患者则对过去所做的错事表示后悔。协议期（bargaining）的患者变得很和善，愿意努力配合治疗。

（四）忧郁期（depression）

随着病情的日趋恶化，患者清楚地意识到失去所爱的一切与生命本身已不可避免，任何努力都无济于事，因而表现出明显的忧郁和深深的悲哀，可能有哭泣等哀伤反应。此时患者很关心家人和自己的身后事宜，并急于做出安排，愿意所爱的人守候在身边。部分患者在忧郁期（depression）存在强烈的孤独感，沉闷压抑，甚至对周围的一切采取冷漠的态度，不愿与人交流。

（五）接受期

经历了强烈的心理痛苦和挣扎后，处于接受期（acceptance）的临终患者对病情不再有侥幸心理，已作好接受死亡降临的准备，情绪显得平和、安静，已看不出恐惧、焦虑和悲哀，精神和肉体均极度疲劳、衰弱，常处于嗜睡状态，情感减退，对外界反应淡漠。

上述五期变化因个体差异并非绝对前后相继，它们可能重合，可能提前或推后，亦可能停留在某一阶段。

四、临终患者心理护理要点

（一）心理护理的基本要求

1. 表情亲切　温柔自然的表情常能起到使患者镇静的作用，紧张慌乱的神态会使患者加剧惶然不安感。

2. 眼神安详　眼可传神，护理人员镇定自若或忧郁惊恐都是以眼神为导体，给予患者不同的刺激。眼神惊恐，会使患者慌乱；眼神凝注，会使患者感受到被重视、被关怀；眼神镇定，会使患者松懈对死亡的关注，增加面对死亡的勇气。

3. 语言恳切　语言是一门艺术，在临终患者的护理中，对语言有更高的要求。对不同疾病、不同心理状态、不同年龄、职业等层次的患者要使用不同语言，但语调应亲切柔和，语言恳切真挚，语速稳健和缓。并配合非语言交流的方式，如抚摸等，使患者在生命最后一刻，处于被关怀、体贴、慰藉之中。濒死者进入死亡阶段后视物模糊，语言困难，但听觉保留时间较长，护理人员在床边既不能窃窃私语，以免增加患者猜疑焦虑；也不能毫无顾忌地讨论病情，防止患者受到意外刺激。

4. 动作轻柔　对临终患者实施护理措施时，动作要特别轻巧、敏捷、稳当、柔和、有序；操作准确，尽量降低人工呼吸机等各种抢救设备的噪声，增加舒适度。

（二）不同心理阶段的护理要点

1. 否认期关怀　否认是抵御严重精神创伤的一种自我保护。此期中，护士应与患者坦诚沟通，既不要揭穿患者的防卫，也不要对患者撒谎，要了解患者对自己病情的认知程度，理解患者心情，耐心倾听患者述说，维持他们的适度希望，缓解其心灵创痛，并因势利导，循循善诱，使其逐步面对现实。

此期患者对医护人员持信任和依赖的态度，对医护人员的一句话、一个动作、一个眼神和表情都很敏感，希望医护人员重视其躯体上微小的变化，认真给予诊治。医护人员要热情安慰，进行周到的治疗护理，充分发挥患者的潜在力量，充分发挥患者社会关系方面的因素，如亲人关怀、同学好友照顾和陪伴，使其心情处于欣慰和轻松状态。

2. 愤怒期关怀　护士应把愤怒看作是一种健康的适应性反应，对患者是有益的，而千万不能把患者的攻击看作是针对某个人的并予以还击，对患者不礼貌的行为应忍让克制，同时也应作好患者家属的工作，共同给予患者关爱、宽容和理解，使他们能发泄自己的愤怒，宣泄他们的感情，并在必要时辅以药物稳定他们的情绪。尤其被事业、家庭、子女等困扰的中年患者，发怒时要充分理解、尊重他们的人格。护理上尽量做到仔细，动作轻柔，态度和蔼可亲，得到患者的谅解。

3. 协议期关怀　此期患者尽量用合作和友好的态度来试图推迟和扭转死亡的命运，因此，护士应理解这个时期的心理反应对患者是有益的，应抓住时机，主动关心患者，鼓励患者说出自己的内心感受和希望，尽量满足患者的要求，并引导患者积极配合治疗护理，减轻痛苦，控制症状。

4.忧郁期关怀　忧郁和悲伤对临终患者而言是正常的，护士应允许临终患者用自己的方式表达悲哀，尽力安抚和帮助他们，允许家属陪伴，让患者有更多的时间和亲人待在一起，并尽量帮助患者完成他们未竟的事宜。此期患者有强烈的因孤独产生的关怀需求，虽然患者有时会有独自静一静的想法，但不可误解为患者喜欢孤独，事实上是患者担心因为自己害怕孤独而造成家人情感上的负担与不舍。这种矛盾的心理反应是家人和护士在提供爱心的支持与关怀时应特别注意的地方。

5.接受期关怀　此期护士应让患者宁静、安详地告别人间，不应过多打搅患者，不要勉强与之交谈，但要保持适度的陪伴和支持，要尊重患者的信仰，保证患者临终前的生活质量。此期患者很少提出要求，似乎在默默等待死亡的到来，但内心是很矛盾的，口头上说不要人帮助，而在非语言行为方面却希望得到安慰和支持，护理人员可通过一些非语言行为传递关怀、安抚的信息，如握握患者的手，传递一个同情的眼神，就能使患者得到心理满足和安慰，使其平静地离开人世。

第三节　濒死与死亡

临终护理应以死亡学的知识为基础，护理人员只有熟悉和掌握死亡的概念、死亡过程的分期及各分期不同的特征，才能更好地在感情上支持、行为上关怀临终患者，为临终患者提供优质的护理服务。

一、濒死与死亡的定义

濒死即临终，指患者在已接受治疗性或姑息性治疗后，虽然意识清醒，但病情加速恶化，各种迹象显示生命即将终结。濒死阶段和整个生命过程相比是很短暂的，和数十年的生存经历相比，也不过是几个月、几天、几小时甚至是几分钟。这个阶段又称为"死程"，原则上属于死亡的一部分，但由于其有可逆性，故不属于死亡，但在死亡学中却占有重要地位，因此濒死生理、濒死心理及濒死体验等一直是医护工作者、临终关怀学家和死亡学科所关注的研究对象。

传统死亡概念是指心肺功能的停止。美国布拉克法律辞典将死亡定义为："血液循环全部停止及由此导致的呼吸、心跳等身体重要生命活动的终止。"即死亡是指个体的生命功能永久停止。

二、死亡的标准

将心跳、呼吸的永久性停止作为判断死亡的标准在医学上已经沿袭了数千年，但心跳、呼吸停止的人并非必死无疑，在临床上可以通过及时有效的心脏起搏、心内注射药物和心肺复苏等技术使部分人恢复心跳和呼吸而使其生命得以挽救。心脏移植术的展开使得心脏死亡理论不再对整体死亡构成威胁，人工呼吸机的应用，使停止呼吸的人也可能再度恢复呼吸。由此可见，心跳和呼吸的停止已失去作为死亡标准的权威性。各国医学专家一直在讨论死亡的新定义和新的判断标准。目前一般认为，死亡是指机体作为一个整体的功能的永久停止，但这并不意味各器官组织均同时死亡。随着现代医学科学的进展和科学实践的进一步开展，近年来医学专家探索出了新的死亡定义及标准。

1968年在世界第22次医学大会上，美国哈佛医学院特设委员会发表报告，提出了新的死亡概念，即脑死亡，又称全脑死亡，包括大脑、中脑、小脑和脑干的不可逆死亡。即"脑功能不可逆性丧失"作为新的死亡标准，并制定了世界上第一个脑死亡的诊断标准，指出不可逆的脑死亡是生命活动结束的象征。其诊断标准有以下四点：

1．无感受性和反应性　对刺激完全无反应，即使剧痛刺激也不能引起反应。

2．无运动、无呼吸　观察 1 小时后，撤去人工呼吸机 3 分钟，仍无自主呼吸。

3．无反射　瞳孔散大、固定，对光反射消失；无吞咽反射、角膜反射、跟腱反射。

4．脑电波平直。

上述四条标准 24 小时内多次复查后结果无变化。并应当排除两种情况，即体温过低和刚服用过巴比妥类药物等中枢神经系统抑制剂的影响，其结果才有意义，即可宣告死亡。同年，WHO 建立了国际医学科学组织委员会，也提出了类似脑死亡的四条诊断标准：

1．对环境失去一切反应，完全无反射和肌肉活动。

2．停止自主呼吸。

3．动脉压下降。

4．脑电图平直。

目前，联合国的成员国中已有 80 多个国家承认脑死亡的标准，但至今世界尚无统一的标准。世界上许多国家还是采用"哈佛标准"或应用与其相近的标准。纵观世界各国，有的是有明确的立法，通过法律来确认脑死亡，也有的虽然没有明确的立法，但脑死亡已达成共识。

三、死亡过程的分期

大量医学科学和临床资料表明，死亡不是生命的骤然结束，而是一个从量变到质变的过程。医学上一般将死亡分为三期：濒死期、临床死亡期及生物学死亡期。

（一）濒死期

濒死期又称临终期，是临床死亡前主要生命器官功能极度衰弱、逐渐趋向停止的时期。此期的主要特点是中枢神经系统脑干以上部位的功能处于深度抑制状态或丧失，而脑干功能依然存在，表现为意识模糊或丧失，各种反射减弱或逐渐消失，肌张力减退或消失。循环系统功能减退，心跳减弱，出现潮式呼吸或间断呼吸，代谢障碍，肠蠕动逐渐停止，感觉消失，视力下降。各种迹象表明生命即将终结，是死亡过程的开始阶段。但某些猝死患者可不经过此期而直接进入临床死亡期。

（二）临床死亡期

临床死亡期是临床上判断死亡的标准，此期中枢神经系统的抑制过程已由大脑皮质扩散到皮质以下部位，延髓处于极度抑制状态。表现为心跳、呼吸完全停止，各种反射消失，瞳孔散大，但各种组织细胞仍有微弱而短暂的代谢活动。此期一般持续 5～6 分钟，若得到及时有效的抢救治疗，生命有复苏的可能。若超过这个时间，大脑将发生不可逆的变化。但大量的临床资料证明，在低温条件下，临床死亡期可延长至 1 小时或更久。

（三）生物学死亡期

生物学死亡期是指全身器官、组织、细胞生命活动停止，也称细胞死亡。此期从大脑皮质开始，整个中枢神经系统及器官新陈代谢完全停止，并出现不可逆的变化，整个机体无任何复苏的可能。随着生物学死亡期的进展，相继出现尸冷、尸斑、尸僵、尸体腐败等现象。

1．尸冷　是死亡后最先发生的尸体现象。死亡后因体内产热停止、散热继续，故尸体温度逐渐下降，称冷尸。死亡后尸体温度的下降有一定规律，一般情况下死亡后 10 小时内尸温下降速度约为每小时 $1^\circ C$，10 小时后为每小时 $0.5^\circ C$，大约 24 小时左右，尸温与环境温度相同。测量尸温常以直肠温度为标准。

2. 尸斑 死亡后由于血液循环停止及地心引力的作用，血液向身体的最低部位坠积，皮肤呈现暗红色斑块或条纹称尸斑。一般尸斑出现的时间是死亡后 2～4 小时，最易发生于尸体的最低部。若患者死亡时为侧卧位，则应将其转为仰卧位，以防面部颜色改变。

3. 尸僵 尸体肌肉僵硬，关节固定称为尸僵。腺苷三磷酸学说认为死后肌肉中 ATP 不断分解而不能再合成，致使肌肉收缩，尸体变硬。尸僵首先从小块肌肉开始，表现为先从咬肌、颈肌开始，向下至躯干、上肢和下肢。尸僵一般在死后 1～3 小时开始出现，4～6 小时扩展到全身，12～16 小时发展至高峰，24 小时后尸僵开始减弱，肌肉逐渐变软，称为尸僵缓解。

4. 尸体腐败 死亡后机体组织的蛋白质、脂肪和糖类因腐败细菌作用而分解的过程称为尸体腐败。常见表现有尸臭、尸绿等，一般在死亡 24 小时后出现。

第四节 尸 体 护 理

尸体护理是对临终患者实施临终关怀的最后步骤，是整体护理的具体表现，也是临终关怀的重要内容之一。做好尸体护理不仅是对死者人格的尊重，也是对家属最大的心理安慰。尸体护理应在确认患者死亡、医生开具死亡诊断书后尽快进行，这样既可减少对其他患者的影响，也可防止尸体僵硬。在尸体护理过程中，应尊重死者和家属的民族习惯和要求，护理人员应以唯物主义的死亡观和严肃认真的态度尽心尽力地做好尸体护理工作以及对死者家属的心理疏导和支持工作。

一、目的

1. 尸体整洁，维持良好的尸体外观，易于辨认。
2. 安慰家属，减少哀痛。

二、准备

1. 评估并解释

（1）评估：接到医生开出的死亡通知后，进行再次核对，并填写尸体识别卡。

（2）解释：通知死者家属并向丧亲者解释尸体护理的目的、方法、注意事项及配合要点。

2. 护士准备 衣帽整洁，洗手，戴口罩，手套。

3. 用物准备

（1）治疗车上层：衣裤一套、血管钳、剪刀、不脱脂棉球、松节油、绷带、尸袋或尸单、尸体识别卡 3 张（图 21-1）；有伤口者备换药敷料，必要时备隔离衣和手套。

```
姓名：_____  住院号：_____  年龄：_____  性别：_____
病室：_____  床  号：_____  籍贯：_____  诊断：_____
住址：_____
死亡时间：_____年_____月_____日_____时_____分
护士签名：_____
                                                        _____医院
```

图 21-1 尸体识别卡

（2）治疗车下层：生活垃圾桶、医用垃圾桶。

（3）环境准备：安静、肃穆，请其他人员回避，必要时屏风遮挡。

三、操作步骤

1．护理前准备

（1）携用物至床旁，屏风遮挡。维持死者隐私，减少对同病室其他患者情绪的影响。

（2）劝慰家属，请家属暂离病房或共同进行尸体护理；若家属不在医院，应尽快通知家属来医院。

（3）撤去一切治疗用品，便于尸体护理。

2．体位　将床支架放平，尸体仰卧，头下置一软枕，留一层大单遮盖尸体。防止面部淤血变色。

3．清洁面部，整理仪容　洗脸，有义齿者代为装上，闭合口、眼。若眼睑不能闭合，可用毛巾湿敷或者于上眼睑下垫少许棉花，使上眼睑下垂闭合。嘴不能闭合者，轻柔下颌或用四头带固定。可避免面部变形，使面部稍显丰满；口、眼闭合以维持尸体外观，符合习俗。

4．填塞孔道　用血管钳将棉球垫塞于口、鼻、耳、肛门、阴道等孔道。棉花勿外露，防止液体外溢。

5．清洁全身　脱去衣裤，擦净全身，更衣梳发。用松节油或乙醇擦净胶布痕迹，有伤口者更换敷料，有引流管者应拔出后缝合伤口或用蝶形胶布封闭并包扎。从而保护尸体清洁，无渗液，维持良好的尸体外观。

6．包裹尸体　为死者穿上尸衣裤，将一张尸体识别卡系在尸体右手腕部，用尸单包裹尸体，需用绷带在胸部、腰部、踝部固定牢固。将第二张尸体识别卡缚在腰前尸单上。便于识别及避免认错尸体。

7．运送尸体　移尸体于平车上，盖上大单，送往太平间，置于停尸屉内或殡仪馆的车上尸箱内。保持尸体冷藏，防止尸体腐败。

8．操作后护理

（1）处理床单位，非传染病者按一般出院患者的方法处理，传染病者按传染病患者终末消毒方法处理。

（2）处理病历，完成各项记录，按出院手续办理结账。体温单上记录死亡时间，注销各种执行单。

（3）整理患者遗物交家属，若家属不在，应由两人清点后，列出清单交护士长妥善保管。

四、注意事项

1．尸体护理应在医生开出死亡证明、家属同意后立即进行，以防尸僵。若家属不在，应尽快通知家属来医院探视遗体。

2．护士应以高尚的职业道德和情感，尊重死者，严肃、认真地做好尸体护理工作。

3．尸体识别卡要放置正确，便于识别。

4．传染病患者的尸体应使用消毒液擦洗，并用消毒液浸泡的棉球填塞各孔道，尸体用尸单包裹后装入不透水的袋中，并做出传染标志。

目标检测

选择题

1．濒死期患者最后消失的感觉常是

A．视觉　　　　B．听觉

C．味觉　　　　D．嗅觉

E．触觉

2．不是临床死亡期患者临床表现的是

A．呼吸停止

B．心搏停止

C．反射性反应消失

D．延髓处于深度抑制状态

E．出现尸冷

（3～4题共用题干）

患者，殷某，肝癌晚期，治疗效果不佳，肝区疼痛剧烈，腹水，呼吸困难，患者感到痛苦，悲哀，有轻生念头。

3．此患者心理状态属于临终患者心理反应的

A．否认期　　　B．愤怒期

C．协议期　　　D．忧郁期

E．接受期

4．对患者的护理，下列叙述不妥的是

A．允许家属陪伴

B．尽可能满足患者需要

C．加强安全保护

D．多给患者以同情和照顾

E．让患者控制悲哀的情绪

5．现代医学已开始主张死亡的依据是

A．心搏停止　　B．呼吸停止

C．脑死亡　　　D．心电图平直

E．瞳孔散大

6．不属于临终患者临床表现的是

A．循环衰竭　　B．意识改变

C．呼吸衰竭　　D．肌肉震颤

E．各种深浅反射逐渐消失

7．需要为临终患者所做的护理是

A．撤去所有治疗性管道

B．将所有的身体孔道堵塞

C．满足患者的心理需要，继续治疗

D．将患者的身体姿势摆好

E．劝其家属离开

8．护理处于愤怒期的临终患者，不妥的一项是

A．可适当回避患者

B．尽量让患者表达其愤怒，发泄内心的不快

C．理解患者的痛苦

D．给予安抚和疏导

E．多陪伴患者

9．进行尸体护理，下列错误的做法是

A．撤去治疗用物，放低头部

B．洗脸，闭合眼睑

C．装上义齿

D．依次擦净躯体，必要时填塞孔道

E．穿上尸衣裤，用尸袋或尸单包裹

10．下列尸体护理注意事项中错误的是

A．医生开出死亡证明通知后进行

B．应及时进行尸体护理

C．对死者尊重

D．撤去所有治疗用物并放低头部

E．传染病患者用棉球填塞各孔道

11．李女士，55岁，肺癌，入院时身体虚弱，接受抗癌治疗效果差，患者情绪不稳定，经常生气、愤怒、抱怨、与家属争吵，该期心理反应为

A．忧郁期　　　B．愤怒期

C．否认期　　　D．接受期

E．协议期

12．张先生，65岁，骨癌肝转移，极度虚弱，对其护理的目标是

A．让患者有尊严地度过余生

B．提供根治疗法

C．放弃特殊治疗

D．延长生命过程

E．实施安乐死

（13～15题共用题干）

姜女士，56岁，肺癌骨转移，第二次入院，疗效不佳，呼吸困难明显，疼痛剧烈。患者感到痛苦、悲哀，试图自杀。

13．此期心理反应属于

A．忧郁期　　　B．愤怒期

C．否认期　　　D．接受期

E．协议期

14．对此患者的护理中，不妥的一项是

A．多给患者同情和照顾

B．允许家属陪伴

C．尽量不让患者流露出失落、悲哀的情绪

D．尽可能满足患者的需要

E．加强安全保护

15．随着病情进展，患者出现意识模糊，进而昏迷，护士采取的措施中不妥的是

A．使用床档

B．躁动不安时可使用约束具

C．必要时用牙垫

D．为防止口腔并发症应定期漱口

E．作好皮肤清洁护理

第二十二章　护理相关文件记录

第一节　病 案 管 理

　　病案是医院和患者的重要档案资料，也是教学、科研、管理以及法律上的重要资料。病案记录了患者疾病的发生、发展、诊断、治疗、康复或死亡的全过程，其中的部分内容是由护士负责记录。为了保证临床资料的原始性、正确性和完整性，护士应明确记录的重要意义，认真做好各种护理相关文件的记录与管理工作。

一、记录的意义

　　1. 提供患者的信息资料　全程客观全面、及时动态地记录，是医护人员进行正确诊疗、护理的依据。

　　2. 提供教学与科研资料　标准、完整的护理记录体现了理论在实践中的具体运用，是最好的教学科研资料。

　　3. 提供法律依据　护理记录具有法律效应，可作为医疗纠纷、人身伤害、保险索赔等的证据，且能保护医务人员的合法权益。

　　4. 提供评价依据　可在一定程度上反映一个医院的医疗护理服务质量、医院管理、学术及技术水平，是医院进行等级评定及对护理人员考核的参考资料。

二、记录的原则

　　1. 及时　必须及时，保证记录的时效性，如因抢救未能及时记录的，抢救结束 6 小时内据实补记。

　　2. 准确　记录内容在时间、内容及可靠程度上必须真实、无误，应是患者病情进展的客观资料；记录者必须是执行者；书写错误时应当用双横线划在错字上（上级护士审查修改下级护士记录时用红色墨水笔划双横线），保留原记录清楚、可辨，并注明修改时间，修改人签名。不得采用刮、粘、涂等方法掩盖或去除原来的字迹。

　　3. 完整　按要求逐项填写，记录应连续有逻辑，每项记录后签全名，当患者出现特殊情况时应详细记录并及时汇报、交班。

　　4. 简要　记录内容应重点突出、简洁、流畅，使用医学术语和公认缩写，且可使用表格式。

　　5. 清晰　按要求使用蓝黑笔或红笔书写，一般白班用蓝黑笔，夜班用红笔记录；字迹清楚、字体端正，保持表格整洁。

三、管理要求

1．各种医疗与护理文件应按规定放置，记录和使用后必须及时放回原处。

2．严禁任何人涂改、伪造、隐匿、销毁、抢夺、窃取医疗护理文件。

3．必须保持各种医疗与护理文件的清洁、完整，防止污染、破损、拆散和丢失。

4．患者和家属未经医护人员同意不得翻阅各种医疗与护理文件，也不能擅自将其携带出病区。

5．因科研、教学需要查阅病历的，需经相关部门同意，阅后应当立即归还，且不得泄露患者隐私。

6．需要查阅、复印病历资料的患者、家属及其他机构的有关人员，应根据证明材料提出申请，由病区指定专门人员在申请人在场的情况下负责复印或者复制，并经申请人核对无误后，医疗机构加盖证明印记。

7．患者出院或死亡后的病案，整理后交病案室，体温单、医嘱单、特别护理记录单均随病历放病案室长期保存，病区交班报告等由本病区保存一年，医嘱本保存两年，以备查阅。

 【知识拓展】

护理病案作为病历的一部分，是严肃的法律性文件。在法庭上可作为判定医疗纠纷、保险索赔、犯罪刑案及遗嘱查验的证明。护士应及时、准确无误、完整地书写好护理病案，不得任意丢失、涂改、隐匿、伪造或销毁。病案记录的准确性、一致性和真实性对于司法正确、公正具有非常重要的意义。病案书写和管理的规范性也以法律法规的形式公示于众，从而使其得到了充分的重视和发展，对加强病案质量管理、提高医护服务质量、预防医疗事故的发生起到积极作用。

四、病历排列顺序

（一）住院病历的排列顺序

1．体温单。

2．医嘱单。

3．入院病历及入院记录。

4．病史及体格检查。

5．病程记录（手术、分娩记录单及特殊治疗记录单等）。

6．会诊记录。

7．各项检验和检查报告单。

8．护理病历。

9．住院病历首页。

10．住院证。

11．门诊病历。

（二）出院病历的排列顺序

1．住院病历首页。

2．住院证（死亡者加死亡报告单）。

3. 出院记录或死亡记录。

4. 入院病历及入院记录。

5. 病史及体格检查。

6. 病程记录。

7. 会诊记录。

8. 各项检验和检查报告单。

9. 护理病历。

10. 医嘱单。

11. 体温单（按时间先后顺排）。门诊病历交还患者或家属保管。

第二节　医疗护理文件记录的书写

一、体温单

体温单记录了患者的生命体征和其他情况，通过阅读可以了解疾病的变化与转归，为迅速掌握病情提供重要依据。因此，患者在住院期间，体温单应排列在住院病历的首页，以便查阅（图 22-1）。

（一）体温单的内容

体温单包括：患者的姓名、科别、病室、床号、入院日期、住院号；体温、脉搏、呼吸、血压；出入院、手术、分娩、转科或死亡时间；患者出入量、体重、药物过敏及其他情况等。

（二）体温单的填写方法

1. 眉栏

（1）用蓝黑或碳素墨水笔填写姓名、年龄、性别、科别、床号、入院日期和住院号等项目。

（2）"入院日期"栏：用蓝黑或碳素墨水笔填写，每页第 1 天填写年、月、日，中间用短线隔开如"2004-01-13"，其余 6 天只填日。如在 6 天中遇有新的月份或年度开始时，则应填写月、日或年、月、日。

（3）"住院日数"栏：以阿拉伯数字用蓝黑或碳素墨水笔填写，自入院日起连续写至出院日。

（4）"术后日数"栏：用红笔填写手术或分娩后日数，以手术（或分娩）的次日为术后（或分娩后）第一日，用阿拉伯数字依次填写至第 14 日止；如在 14 天内再次手术，则将第一次手术日数做分母，第二次手术日数做分子，连续填写至 14 天为止。

2. 时间

（1）填写内容：用红笔在相应时间栏内纵向填写入院、手术、分娩、转科、出院和死亡的时间，除手术不写具体时间，其余均写时间，且采用 24 小时制，精确到分钟。

（2）填写方法：纵行中文填写，如"手术——九时十分"，其中破折号占两小格；如果时间与体温单上的整点时间不一致时，填写在靠近侧的时间栏内。如"八时十分入院"则填写在"10"栏内，下午"十三时二十分"手术，则填写在"14"栏内。

（3）手术不写具体手术名称。

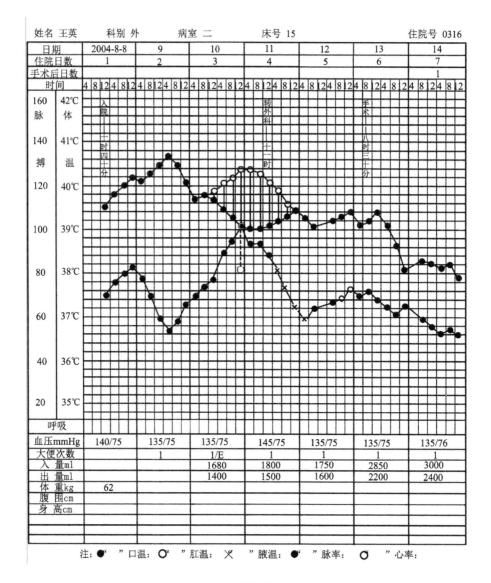

姓名 王英　　科别 外　　病室 二　　　　床号 15　　　　　　住院号 0316

日期	2004-8-8	9	10	11	12	13	14
住院日数	1	2	3	4	5	6	7
手术后日数							1

注：●" "口温；○" "肛温；╳" "腋温；●" "脉率；○" "心率；

图 22-1　体温单的绘制

（4）转入时间由转入科室填写。

3．体温、脉搏、呼吸曲线

（1）体温曲线的绘制

1）体温从 35～42℃每一大格为 1℃，每一小格为 0.2℃，在 37℃处有红横线明显标志。

2）用蓝笔绘制，口温符号为"●"、腋温为"╳"、肛温为"○"，相邻两次符号之间用蓝线相连。相同两次体温间可不连接。

3）物理或药物降温 30 分钟后所测温度，用红圈"○"表示，绘在降温前体温符号的同一纵格内，并以红虚线与降温前温度相连，下次所测体温符号与降温前的体温符号以蓝线相连。

4）体温不升时应在 35℃线以下相应时间纵格内用红笔写"不升"，不再与相邻温度相连。

5）如患者因拒测、外出、请假等未能测量时，在 35℃线以下相应时间纵格内用红笔写"拒测"、"外出"、"请假"等，并且前后两次体温断开不相连。

（2）脉搏、心率曲线绘制

1）脉率 20～180 次/分，每一大格为 20 次/分，每一小格为 4 次/分，在 80 次/分处有红横线明显标志。

2）用红笔绘制，脉率符号为红实点"●"，心率符号用红圈"○"。相邻的脉率或心率用红线相连，相同两次脉率或心率间可不连接。

3）脉搏短绌时，相邻心率或脉率用红线相连，在脉率和心率之间用红笔画线填满。

4）脉搏与体温重叠时，先画蓝色体温符号，再用红笔在外画红圈"○"。

（3）呼吸的记录

1）将实际测量的呼吸次数，以阿拉伯数字表示，不写计量单位，用红笔填写在相应的呼吸栏内，相邻两次呼吸上下错开记录，每页首记呼吸从上开始写。

2）使用呼吸机患者的呼吸以Ⓡ表示，在体温单相应表格中用黑笔画Ⓡ。

4. 底栏　内容包括：血压、入量、尿量、大便次数、体重、身高及其他。用蓝黑笔以阿拉伯数字记录，不写计量单位。

（1）血压：用蓝黑或碳素墨水笔以分数式记录于体温单的血压栏内，记录为收缩压/舒张压。新入院患者当日应当测量并记录血压，根据患者病情及医嘱测量并记录，如为下肢血压应当标注。

（2）入量：记前一日 24 小时的摄入总量，每日晨记录一次。

（3）大便次数：每日记录一次，记前一日的大便次数，未排大便记"0"，大便失禁以"※"表示，灌肠以"E"表示，灌肠后排便以 E 作为分母、排便作分子表示。例如，"1/E"表示灌肠后排便一次，"$1^2/E$"表示自行排便 1 次，灌肠后又排便 2 次；"☆"表示人工肛门。

（4）尿量：记前一日 24 小时的尿液总量，每天记录一次，导尿（持续导尿）后的尿量以"C"表示，尿失禁以"※"表示。例如，"1800/C"表示导尿患者排尿 1800ml。

（5）体重：按公斤（kg）计算，新入院患者当日应测体重记于相应时间栏内，住院患者每周应测量体重一次。病情危重、卧床不能测量者，在体重栏内注明"卧床"。

（6）身高：以厘米（cm）为单位填入，新入院患者当日应测身高记于相应栏内。

（7）其他：此栏作为机动栏，根据病情需要填写。如引流量、灌肠量等。使用 HIS 系统的医院，可在系统中建立可供选择项，在相应空格栏中予以体现。药物过敏试验结果，应用红墨水笔纵行在体温单 40℃以上相应时间栏内填写（+）、（-）结果，并在患者床头作医院统一标记。

二、医嘱单

医嘱是医生根据患者病情需要拟定的治疗计划和护理措施的书面嘱咐。医嘱单是医护人员共同实施治疗和护理的重要依据，也是护士执行医嘱、完成治疗的核查依据，分为长期医嘱单和临时医嘱单。一般由医生开写医嘱，护士负责执行或直接输入微机，然后由执行者签名和注明时间。

（一）医嘱的内容

医嘱的内容包括：日期、时间、床号、姓名、护理常规、隔离种类、护理级别、饮食、体位、药物（名称、剂量、浓度、方法）、各种检查及治疗、术前准备和医生护士的签名等。

（二）医嘱的种类

1. 长期医嘱　有效时间在 24 小时以上，当医生注明停止时间后即失效。

2. 临时医嘱　有效时间在 24 小时以内，应在短时间内执行，一般只执行一次。有的需要立即执行，如"st"，有的需在限定时间内执行，如会诊、手术、检查等。

3. 备用医嘱　分长期备用医嘱和临时备用医嘱两种。

（1）长期备用医嘱（prn）：有效时间在 24 小时以上，必要时使用，两次执行之间有时间间隔，由医生注明停止时间后方可失效。

（2）临时备用医嘱（sos）：仅在 12 小时内有效，必要时使用，只执行一次，过期尚未执行则自动失效。

（三）医嘱的处理方法

1. 长期医嘱的处理　医生开写在长期医嘱单上，注明日期和时间并签全名。护士将长期医嘱栏内的医嘱分别转抄至各种执行单上（如服药单、注射卡、治疗单、饮食单等），注明执行的具体时间并签全名。定期执行的长期医嘱应在执行单上注明具体的执行时间。

2. 临时医嘱的处理　医生开写在临时医嘱单上，注明日期和时间并签全名。需要立即执行的医嘱，护士在执行后，写上执行时间并签全名。有限定执行时间的临时医嘱，护士应及时转抄到临时治疗本或交班记录本上。会诊、手术、检验等各种申请单应及时转送到有关科室。

3. 备用医嘱的处理

（1）长期备用医嘱的处理：医生开写在长期医嘱单上，按长期医嘱处理。每次执行后，在临时医嘱单上记录执行时间并签全名，供下一班次参考。每次执行前须先了解上一班次的执行时间。

（2）临时备用医嘱的处理：医生开写在临时医嘱单上，待患者需要时执行，执行后按临时医嘱处理。过时未执行，护士应用红笔在该项医嘱栏内写"未用"两字。

4. 停止医嘱的处理　护士在执行单或各种卡片上注销相应项目，注明停止的日期与时间并签全名，然后在医嘱单原医嘱内容的停止日期和时间栏内注明停止的日期与时间，最后在执行者栏内签全名。

（四）重整医嘱

凡长期医嘱单超过 3 页，或医嘱调整项目较多时要重整医嘱。重整医嘱时，在最后一行医嘱下面用红笔划一横线，在红线下面用红笔写上"重整医嘱"四字，再将需要继续执行的长期医嘱按原来日期排列顺序，抄录在红线以下的医嘱单上，抄录完毕需两人核对无误后，由抄写、核对者签名。

凡转科、手术或分娩后也要重整医嘱，即在原医嘱最后一行下面用红笔划一横线，以示前面医嘱一律作废，并在红线下面用红笔写上"转科医嘱"、"手术医嘱"、"分娩医嘱"，然后重新开写医嘱，核对后签名。

（五）医嘱的处理原则和注意事项

1. 先急后缓　处理或执行医嘱应先判断医嘱的轻重缓急，合理安排执行顺序。

2. 先临时，后长期　先执行临时医嘱，后执行长期医嘱。

3. 先执行，后转抄　即处理医嘱时，应先执行，后转抄到执行单上。

4. 医嘱必须经医生签名后方可生效　一般情况下不执行口头医嘱，在抢救或手术过程中医生提出口头医嘱时，护士必须向医生复诵一遍，双方确认无误后方可执行，但事后需及时由医生据实补写医嘱。

5．抄写及处理医嘱时，注意力要集中，做到认真、细致、准确、及时。要求字迹清楚，护士不得任意涂改。

6．严格执行查对制度，发现有疑问，必须核对清楚后方可执行。医嘱须每班、每日核对，每周总查对，查对后签名。

7．凡需下一班执行的临时医嘱要交班，并在护士交班记录上注明。

8．凡已写在医嘱单上而又不需执行的医嘱，应由医生在该医嘱上重叠用红笔写"取消"，并签全名。

9．每日当班护士查对本班与上一班医嘱；护士长负责医嘱的查对。

三、护理记录单

护理记录是患者住院期间，护士对患者实施整体护理全过程的真实记录。记录时使用医学术语及通用缩写。凡危重、大手术后或特殊治疗需严密观察病情的患者，应做好护理记录，以便及时了解病情变化，观察治疗或抢救后的效果（图22-2）。

××××医院

护理记录单

科别＿＿＿＿　姓名＿＿＿＿　年龄＿＿＿＿　性别＿＿＿　床号＿＿＿　住院病历号＿＿＿＿＿　入院日期＿＿＿＿　诊断＿＿＿＿＿＿

日期/时间	生命体征				意识	瞳孔			氧饱和度%	导管/引流				入量		出量				病情观察及措施	护士签名
	T℃	P次/分	R次/分	BPmmHg		左mm	右mm	对光反射		名称	量ml	颜色性状	护理	项目	量ml	项目	量ml	颜色	性状		

意识形态：1．清醒　2．模糊　3．昏睡　4．浅昏迷　5．深度昏迷　谵妄　导管名称：1．氧气管　2．导尿管　3．胃肠减压管　4．腹腔引流管　5．胸腔闭式引流管　6．T管　7．肾造瘘管　8．膀胱造瘘管　9．鼻饲管　10．中心导管　11．深静脉置管　12．伤口引流管　导管护理：固定　通畅　置管　拔管　夹管　带入　堵塞　出血

第　页

图22-2　一般护理记录单

（一）记录内容

记录内容一般包括患者的姓名、科别、住院病历号、床号、页码、记录日期和时间、病情观察情况、护理措施和效果、护士签名等。危重患者护理记录内容为患者的生命体征、出入液量、用药、病情动态、给予的各种检查、治疗和护理措施及抢救后效果等。

（二）书写要求

1. 眉栏各项用蓝黑或碳素墨水笔填写。

2. 白班用蓝黑或碳素墨水笔记录，夜班用红笔记录。

3. 一般患者入院、转入、转出、分娩当日应有记录，择期手术前一日及其他手术当日应有记录。

4. 首次书写护理记录单者，应描述入院原因、目前病情，检查结果，手术者应记录何种麻醉、手术名称、术中概况、术后病情、伤口及引流等情况等。

5. 及时准确地记录患者的病情动态、治疗、护理措施及效果，每次记录后应签全名。

6. 各班交班前，应将患者的病情、出入液量、治疗护理作简要小结，并签全名。24小时出入液量应于次晨总结，并用蓝笔填写在体温单相应栏内。

四、病室报告（交班记录）

病室报告（交班记录）是由值班护士书写的书面交班报告。内容包括护士值班期间病区情况及患者病情动态、治疗和护理情况等。

（一）书写要求

1. 应在深入病区、经常巡视患者、全面了解患者病情的基础上书写。

2. 书写内容要全面、真实、客观、重点突出、简明扼要，有连续性，以利于系统观察病情。书写字迹清楚，不得随意涂改。

3. 白班用蓝笔，夜班用红笔，并签全名。

4. 对新入院、转入、手术、分娩及危重患者，在诊断栏目下分别用红笔注明"新"、"转入"、"手术"、"分娩"，危重病人应作出特殊红色标记"※"，或用红笔注明"危"以示醒目。

5. 填写时，先写姓名、床号、住院号、诊断，再简要记录病情、治疗和护理。

6. 写完后，注明页数并签全名。

7. 护士长应每班检查，符合质量后签全名。

（二）书写顺序

1. 用蓝笔填写眉栏各项，如病室、日期、时间、患者总数和入院、出院、转出、转入、手术、分娩、病危及死亡患者数等。

2. 先写离开病区的患者，即出院、转出、死亡者。

3. 再写进入病区的新患者，即新入院或转入的患者。

4. 最后填写病区内重点护理的患者，即手术、分娩、危重及有异常情况的患者。

（三）交班内容

1. 出院、转出、死亡患者、出院患者说明离去时间，转出患者注明转往何院、何科，死亡患者注明抢救过程及死亡时间。

2. 新入院或转入的患者 应写明入院或转入的时间、原因、患者主诉、主要症状、体征、既往重要病史，给予的治疗、护理措施和效果，需要重点观察项目及注意事项等。

3．危重患者应报告患者的生命体征、瞳孔、神志、病情动态、特殊的抢救治疗、护理措施和效果，以及需要重点观察的项目和注意事项等，对危重患者的病情变化要详细记录。

4．手术后患者　应报告实施何种麻醉、何种手术、手术经过、清醒时间、回病室的情况。例如，生命体征，切口敷料有无渗血，是否已排气、排尿，各种引流管是否通畅，输液、输血和镇痛药的应用，需要重点观察的项目及注意事项等。

5．准备手术、检查和行特殊治疗的患者　应报告将要进行的治疗或检查项目，术前用药和准备情况及应注意事项等。

6．产妇　产前应报告胎次、胎心、宫缩及破水情况；产后应报告产式、产程、分娩时间、婴儿情况、出血量、会阴切口、有无排尿和恶露情况等。

7．老年、小儿和生活不能自理的患者　应报告生活护理情况，如口腔护理、压疮护理及饮食护理等。

8．病情突然有变化的患者　应详细报告病情变化情况，采取的治疗和护理措施，需要连续观察和注意的事项。

五、护理病历

护理病历是护理人员运用护理程序为服务对象解决健康问题的过程，明确地显示了护理工作的内涵，具有法律效力，并有保存价值，其组成包括患者入院评估表、住院评估表、护理计划单、护理记录单、出院指导和健康教育等。在设计上运用了标准护理计划的内容格式，护士在完成护理病历时，文字书写内容少，只需依照标准护理计划设置的内容进行选择即可，既省时又完整，不易遗漏。

（一）入院评估表

入院评估表是患者入院后首次进行初步的护理评估记录。主要内容为患者的一般情况、简要病史、护理体检、生活状况及自理程度、心理、社会方面状态等。使用时在留有空白处填写、在符合的项目上打"√"即可。

（二）住院评估表

护士对其分管患者视病情每班、每天或数天进行评估，评估内容根据病情、病种不同而有所不同。

（三）护理计划单

根据患者入院护理评估的资料，按先后顺序将患者的护理诊断列于计划单上，并设定各自的预期目标，制订相应的护理措施，及时评价。

（四）护理记录单

护理记录单是护理人员应用护理程序的具体方法为患者解决健康问题的记录。护理记录单记载着患者的护理诊断、护理人员针对健康问题实施的护理措施和执行措施后患者是否达到预期目标。如果患者的健康问题没有解决，需要及时分析原因，以便及时调整修改措施。书写时采用 PIO 护理记录格式。

（五）健康教育计划

1．住院期间的健康教育计划　包括入院须知、病区环境介绍、医护人员介绍、疾病的诱发因素及发生发展过程、可采取的治疗护理方案、有关检查的目的及注意事项、饮食与活动的注意事项、疾病的预防和康复措施。

2．出院指导　出院前要针对患者现状，提出出院后在饮食、活动、服药、伤口护理、休息、功能锻炼和定期复查等方面的注意事项，必要时可为患者或家属提供有关的书面或视听材料，护理人员要帮助不同患者在各自原有的基础上，获得更高水平的身心健康。

【小　结】

病案是患者的重要档案资料，也是医学教育、研究、管理和有关法律事务的重要资料。病案书写应及时、准确、完整、简明扼要、字迹清楚。住院期间病案应按规定记录使用并将其放在固定位置。必须保持清洁、整齐、完整，防止污染、破损、拆散、丢失。出院或死亡后按出院顺序排列整理后交病案室统一保管。

目标检测

选择题

1. 下列不符合护理文件书写要求的是
A. 文字生动、形象
B. 记录及时、准确
C. 内容简明扼要
D. 医学术语确切
E. 记录后签全名

2. 病案记录的原则不包括
A. 及时　　　　B. 完整
C. 客观　　　　D. 准确
E. 简要

3. 住院期间排在病历首页的是
A. 住院病历首页　B. 长期医嘱单
C. 临时医嘱单　　D. 入院记录
E. 体温单

4. 下列属于临时医嘱的是
A. 病危　　　　B. 转科
C. 一级护理　　D. 半流质饮食
E. 氧气吸入

5. 书写病区报告时，应先书写的患者是
A. 危重患者
B. 出院患者
C. 新入院患者
D. 行特殊治疗的患者

E. 施行手术的患者

6. 病室报告眉栏的书写顺序正确的是
A. 新入院—转入—出院—手术—危重
B. 手术—危重—新入院—转入—出院
C. 出院—转入—手术—危重—新入院
D. 出院—新入院—转入—手术—危重
E. 出院—转入—手术—危重—新入院

7. 患者李某，胆结石术后感到疼痛，为减轻患者疼痛，上午 10:00 医生开出医嘱：布桂嗪 100mg im sos，此项医嘱失效时间为
A. 当天下午 14:00
B. 当天下午 22:00
C. 第二日上午 10:00
D. 第二日下午 22:00
E. 医生开出停止时间

8. 患者张某，因甲型病毒性肝炎，须行消化道隔离，此项内容属于
A. 长期医嘱
B. 临时医嘱
C. 长期备用医嘱
D. 临时备用医嘱
E. 即刻执行的医嘱

9. 患者陈某，即将行胃大部切除

术，术前医嘱：阿托品 0.5mg im st，护士
首先做的是

  A．将其转抄至长期医嘱单上

  B．将其转抄至临时医嘱单和治疗单上

  C．在该项医嘱前划蓝钢笔"√"标记

  D．即刻给患者肌内注射阿托品 0.5mg

  E．转抄至交班报告上，以便下一班
    护士查阅

（10～12 题共用题干）

患者王某，上午 10:00 在硬膜外麻醉
下行胆囊切除术，12:00 安返病房。患者
一般情况好，血压平稳，晚上 19:00 患者
主诉伤口疼痛难忍，医嘱：哌替啶 50mg
im prn。

10．此医嘱属于

  A．长期医嘱

  B．临时医嘱

  C．长期备用医嘱

  D．临时备用医嘱

  E．即刻执行医嘱

11．护士处理此医嘱时，不正确的是

  A．执行前了解上一次的执行时间

  B．前后两次执行的时间应间隔 6 小
    时以上

  C．将其转抄于治疗单上，注明"prn"
    字样

  D．每次执行后，在临时医嘱单上记
    录执行时间并签全名

  E．24 小时内有效，过时未执行，护
    士用红笔在该项医嘱栏内写"未
    用"

12．对于患者安返病房后，护士对患
者术后医嘱处理正确的是

  A．在原医嘱最后一项下面划一横线

  B．在红线下用红笔写"重整医嘱"

  C．抄录红线以上有效的医嘱完毕
    后，须两人核对

  D．核对红线以上有效的医嘱无误
    后，签重整者全名

  E．将红线以上有效的长期医嘱，按原
    时间、时间排列顺序抄于红线下

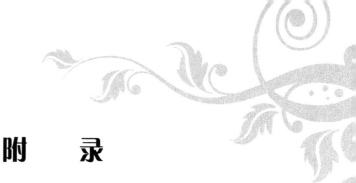

附　　录

附1　患者入院评估基本项目（参考）

一、一般资料

姓名	入院日期
性别	入院方式
年龄	病历记录时间
职业	病史叙述者
民族	可靠程度
籍贯	入院医疗诊断
婚姻	主管医生
文化程度	分管护士
住址	

二、现在健康状况

（一）入院原因

主诉：

现病史：

（二）日常生活规律及自理程度

1. 饮食型态
2. 休息、睡眠型态
3. 排泄型态
4. 健康感知和健康管理型态
5. 日常活动与自理情况

（三）体格检查

生命体征、身高、体重、营养状态

1. 神经系统
2. 皮肤黏膜
3. 呼吸系统
4. 循环系统
5. 消化系统
6. 性/生殖系统
7. 运动系统
8. 认知/感受型态
9. 其他

（四）特殊检查与实验室检查结果

三、既往健康情况

1. 既往病史
2. 传染病史
3. 过敏史
4. 家族史
5. 用药史

四、心理状态

1. 自我感知/自我概念型态：情绪、心理感受
2. 角色关系型态：角色问题、社交状态
3. 应对/应激耐受型态：住院顾虑、近期事件、应对能力、应对方式、应对效果
4. 性格特征、个性倾向性：包括信念、价值观

五、社会状况

1. 主要社会关系及相互依赖程度
2. 社会组织关系与支持程度
3. 工作或学习情况
4. 家庭及个人经济状况、医疗条件
5. 生活环境与生活方式

附2　155项护理诊断一览表（2001—2002）
（按 NANDA 分类法 II 排列）

领域 1：健康促进（health promotion）
执行治疗方案有效（effective therapeutic regimen management）
执行治疗方案无效（ineffective therapeutic regimen management）
家庭执行治疗方案无效（ineffective family therapeutic regimen management）
社区执行治疗方案无效（ineffective community therapeutic regimen management）
寻求健康行为（具体说明）［health-seeking behaviors（specify）］
保持健康无效（ineffective health maintenance）
持家能力障碍（impaired home maintenance）
领域 2：营养（nutrition）
无效性婴儿喂养型态（ineffective infant feeding pattern）
吞咽障碍（impaired swallowing）
营养失调：低于机体需要量（imbalanced nutrition，less than body requirements）
营养失调：高于机体需要量（imbalanced nutrition：more than body requirements）
有营养失调的危险：高于机体需要量（risk for imbalanced nutrition：more than body requirements）
体液不足（deficient fluid volume）
有体液不足的危险（risk for deficient fluid volume）
体液过多（excess fluid volume）
有体液失衡的危险（risk for fluid volume imbalance）
领域 3：排泄（elimination）
排尿障碍（impaired urinary elimination）
尿潴留（urinary retention）
完全性尿失禁（total urinary incontinence）
功能性尿失禁（functional urinary incontinence）
压力性尿失禁（stress urinary incontinence）
急迫性尿失禁（urge urinary incontinence）
反射性尿失禁（reflex urinary incontinence）
有急迫性尿失禁的危险（risk for urge urinary incontinence）
排便失禁（bowel incontinence）
腹泻（diarrhea）
便秘（constipation）
有便秘的危险（risk for constipation）
感知性便秘（perceived constipation）
气体交换受损（impaired gas exchange）
领域 4：活动/休息（activity/rest）

睡眠型态紊乱（disturbed sleep pattern）
睡眠剥夺（sleep deprivation）
有失用综合征的危险（risk for disuse mobility）
躯体活动障碍（impaired physical mobility）
床上活动障碍（impaired bed mobility）
借助轮椅活动障碍（impaired wheelchair mobility）
转移能力障碍（impaired transfer ability）
行走障碍（impaired walking）
缺乏娱乐活动（diversional activity deficit）
漫游状态（wandering）
穿着/修饰自理缺陷（dressing/grooming self-care deficit）
沐浴/卫生自理缺陷（bathing/hygiene self-care deficit）
进食自理缺陷（feeding self-care deficit）
入厕自理缺陷（toileting self-care deficit）
术后康复迟缓（delayed surgical recovery）
能量场紊乱（disturbed energy field）
疲乏（fatigue）
心排血量减少（decrease cardiac output）
自主呼吸受损（impaired spontaneous ventilation）
低效性呼吸型态（ineffective breathing pattern）
活动无耐力（activity intolerance）
有活动无耐力的危险（risk for activity intolerance）
功能障碍性撤离呼吸机反应（dysfunctional ventilatory weaning response，DVWR）
组织灌注无效（具体说明类型：肾、大脑、心肺、胃肠道、外周）［ineffective tissue Perfusion（specify type：renal，cerebral，cardiopulmonary，gastrointestinal，peripheral）］
领域 5：感知/认知（perception/cognition）
单侧性忽视（unilateral neglect）
认识环境障碍综合征（impaired environmental interpretation syndrome）
感觉紊乱（具体说明：视觉、听觉、运动觉、味觉、触觉、嗅觉）［disturbed sensory perception（specify：visual，auditory，kinesthetic gustatory，tactile，olfactory）］
知识缺乏（具体说明）［deficient knowledge（specify）］
急性意识障碍（acute confusion）
慢性意识障碍（chronic confusion）
记忆受损（impaired memory）
思维过程紊乱（disturbed thought processes）
语言沟通障碍（impaired verbal communication）
领域 6：自我感知（self-perception）
自我认同紊乱（disturbed personal identity）
无能为力感（powerlessness）
有无能为力感的危险（risk for powerlessness）
无望感（hopelessness）
有孤独的危险（risk for loneliness）
长期自尊低下（chronic low self-esteem）
情境性自尊低下（situational low self-esteem）
有情境性自尊低下的危险（risk for situational low self-esteem）
体像紊乱（disturbed body image）
领域 7：角色关系（role relationship）
照顾者角色紧张（caregiver role strain）
有照顾者角色紧张的危险（risk for caregiver role strain）
父母不称职（impaired parenting）
有父母不称职的危险（risk for altered parenting）
家庭运作中断（interrupted family processes）

家庭运作功能不全：酗酒（dysfunctional family processes：alcoholism）
有亲子依恋受损的危险（risk for impaired parent / infant / child attachment）
母乳喂养有效（effective breastfeeding）
母乳喂养无效（ineffective breastfeeding）
母乳喂养中断（interrupted breastfeeding）
无效性角色行为（ineffective role performance）
父母角色冲突（parental role conflict）
社交障碍（impaired social interaction）

领域 8：性（sexuality）
性功能障碍（sexual dysfunction）
无效性性生活型态（ineffective sexuality patterns）

领域 9：应对/应激耐受性（coping/stress tolerance）
迁居应激综合征（relocation stress syndrome）
有迁居应激综合征的危险（risk for relocation stress syndrome）
强暴创伤综合征（rape-trauma syndrome）
强暴创伤综合征：隐匿性反应（rape-trauma syndrome：Silent reaction）
强暴创伤综合征：复合性反应（rape-trauma syndrome：Compound reaction）
创伤后反应（post-trauma response）
有创伤后反应的危险（risk for post-trauma response）
恐惧（fear）
焦虑（anxiety）
对死亡的焦虑（death anxiety）
长期悲伤（chronic sorrow）
无效性否认（ineffective denial）
预感性悲哀（anticipatory grieving）
功能障碍性悲哀（dysfunctional grieving）
调节障碍（impaired adjustment）
应对无效（ineffective coping）
无能性家庭应对（disabled family coping）
妥协性家庭应对（compromised family coping）
防卫性应对（defensive coping）
社区应对无效（ineffective community coping）
有增强家庭应对的趋势（readiness for enhanced family coping）
有增强社区应对的趋势（readiness for enhanced community coping）
自主性反射失调（autonomic dysreflexia）
有自主性反射失调的危险（risk for autonomic dysreflexia）
婴儿行为紊乱（disorganized infant behavior）
有婴儿行为紊乱的危险（risk for disorganized infant behavior）
有增强调节婴儿行为的趋势（readiness for enhanced organized infant behavior）
颅内适应能力低下（decreased intracranial adaptive capacity）

领域 10：生活准则（life principles）
有增强精神健康的趋势（readiness for enhanced spiritual well-being）
精神困扰（spiritual distress）
有精神困扰的危险（risk for spiritual distress）
抉择冲突（具体说明）［decisional conflict（specify）］
不依从行为（具体说明）［noncompliance（specify）］

领域 11：安全/防御（safety/protection）
有感染的危险（risk for infection）
口腔黏膜受损（impaired oral mucous membrane）
有受伤的危险（risk for injury）
有围手术期体位性损伤的危险（risk for perioperative-positioning injury）
有摔倒的危险（risk for falls）

有外伤的危险（risk for trauma）
皮肤完整性受损（impaired skin integrity）
有皮肤完整性受损的危险（risk for impaired skin integrity）
组织完整性受损（impaired tissue integrity）
牙齿受损（impaired dentition）
有窒息的危险（risk for suffocation）
有误吸的危险（risk for aspiration）
清理呼吸道无效（ineffective airway clearance）
有外周神经血管功能障碍的危险（risk for neurovascular dysfunction）
防护无效（ineffective protection）
自伤（self-mutilation）
有自伤的危险（risk for self-mutilation）
有对他人施行暴力的危险（risk for other-directed violence）
有对自己施行暴力的危险（risk for self-directed violence）
有自杀的危险（risk for suicide）
有中毒的危险（risk for poisoning）
乳胶过敏反应（latex allergy response）
有乳胶过敏反应的危险（risk for latex allergy response）
有体温失调的危险（risk for imbalanced body temperature）
体温调节无效（ineffective thermoregulation）
体温过低（hypothermia）
体温过高（hyperthermia）
领域 12：舒适（comfort）
急性疼痛（acute pain）
慢性疼痛（chronic pain）
恶心（nausea）
社交孤立（social isolation）
领域 13：成长/发展（growth/development）
成长发展迟缓（delayed growth and development）
成人心身衰竭（adult failure to thrive）
有发展迟滞的危险（risk for delayed development）
有成长比例失调的危险（risk for disproportional growth）

附3 《国际护士伦理守则》
（国际护士协会 1973 年）

护士的基本任务有四个方面：增进健康，预防疾病，恢复健康和减轻痛苦。

全人类都需要护理。护理从本质上说就是尊重人的生命、尊严和权利。不论国籍、种族、信仰、肤色、年龄、性别、政治或社会地位，一律不受限制。

护士们为个人、家庭和社区提供卫生服务，并在服务中与有关团体协作。

护士和人

护士主要是对寻求护理的人负责。

在提供护理的过程中，护士应促成一个尊重个体的价值观、习俗、信仰的环境。

护士要保守个体资料秘密，并对共用这些信息做出判断。

护士与实践

护士履行护理实践和通过继续学习保持专业能力的个人职责。护士要在特殊情况下仍保持高标准护理。

护士在接受或代行一项任务时，必须对自己的资格做出判断。

护士在作为一种职业力量起作用时，个人行动必须时刻保持能反映职业荣誉的标准。

护士与社会

护士们要和其他公民一齐分担任务，发起并支持满足公众的卫生和社会需要的行动。

护士与合作者

护士在护理及其他方面，跟共事人员保持合作共事关系。

当护理工作受到共事人员或某些人威胁的时候，护士要采取适当措施以保卫个人。

护士和职业

在护理工作和护理教育中，在决定或补充某些理想的标准时，护士起主要作用。

在培养职业知识核心方面，护士起积极作用。

护士通过职业社团，参与建立和保持护理工作中公平的社会和经济方面的工作条件。

附4《美国护士伦理守则》
（美国护士协会 1985 年）

1. 为尊重人类的尊严和患者的独特性而服务，不因患者社会地位、经济地位、个人品格或健康问题的性质而有所限制。

2. 捍卫患者的隐私权，明智地保护患者私密的资料。

3. 当患者与社会公众的卫生保健和安全受到其他人不胜任、不道德或不合法行为实践的影响时，应挺身而出维护患者和公众。

4. 对个人的护理判断和护理行为承担责任和义务。

5. 保持专业能力。

6. 在邀请会诊、接受任务或代表出席护理活动时要出具证明并使用个人的职称。

7. 应分担发展护理专业知识体系的活动并做出贡献。

8. 护士要为实现护理专业目标和提高护理标准而奋斗。

9. 护士要为护理专业创造和保持一个有利于提高护理质量的就业条件而奋斗。

10. 护士要为保护社会公众不受蒙蔽、欺骗，保持护理专业的诚实正直而奋斗。

11. 护士要协同其他保健专业人员和公民，为满足本地区及全国的公共卫生需要而奋斗。

附5　《医务人员医德规范及实施办法》
（中华人民共和国卫生部 1988 年 12 月 15 日）

第一条　为加强卫生系统社会主义精神文明建设，提高医务人员的职业道德素质，改善和提高医疗服务质量，全心全意为人民服务，特制定医德规范及实施办法（以下简称"规范"）。

第二条　医德，即医务人员的职业道德，是医务人员应具备的思想品质，是医务人员与患者、社会以及医务人员之间关系的总和。医德规范是指导医务人员进行医疗活动的思想和行为的准则。

第三条　医德规范如下：

1. 救死扶伤，实行社会主义的人道主义。时刻为患者着想，千方百计为患者解除病痛。

2. 尊重患者的人格与权利，对待患者，不分民族、性别、职业、地位、财产状况，都应一视同仁。

3. 文明礼貌服务。举止端庄，语言文明，态度和蔼，同情、关心和体贴患者。

4. 廉洁奉公。自觉遵纪守法，不以医谋私。

5. 为患者保守医密，实行保护性医疗，不泄露患者隐私与秘密。

6. 互学互尊，团结协作。正确处理同行同事间的关系。

7. 严谨求实，奋发进取，钻研医术，精益求精。不断更新知识，提高技术水平。

第四条　为使本规范切实得到贯彻落实，必须坚持进行医德教育，加强医德医风建设，认真进行医德考核与评价。

第五条　各医疗单位都必须把医德教育和医德医风建设作为目标管理的重要内容，作为衡量和评价一个单位工作好坏的重要标准。

第六条　医德教育应以正面教育为主，理论联系实际，注重实效，长期坚持不懈。要实行医院新成员的上岗前教育，使之形成制度。未经上岗前培训不得上岗。

第七条　各医疗单位都应建立医德考核与评价制度，制定医德考核标准及考核办法，定期或者随时进行考核，并建立医德考核档案。

第八条　医德考核与评价方法可分为自我评价、社会评价、科室考核和上级考核。特别要注重社会评价，经常听取患者和社会各界的意见，接受人民群众的监督。

第九条　对医务人员医德考核结果，要作为应聘、提薪、晋升以及评选先进工作者的首要条件。

第十条　实行奖优罚劣。对严格遵守医德规范、医德高尚的个人，应予表彰和奖励。对于不认真遵守医德规范者，应进行批评教育。对于严重违反医德规范，经教育不改者，应分别情况给予处分。

第十一条　本规范适用于全国和各级各类医院、诊所的医务人员，包括医生、护士、医技科室人员，管理人员和工勤人员也要参照本规范的精神执行。

第十二条　各省、自治区、直辖市卫生厅（局）和各医疗单位可遵照本规范精神和要求，制定医德规范实施细则及具体办法。

第十三条　本规范自公布之日起实行。

附6　中华人民共和国护士管理办法
（1993年3月26日　中华人民共和国卫生部第31号令）

第一章　总　则

第一条　为加强护士管理，提高护理质量，保障医疗和护理安全，保护护士的合法权益，制定本办法。

第二条　本办法所称护士系指按本办法规定取得《中华人民共和国护士执业证书》并经过注册的护理专业技术人员。

第三条　国家发展护理事业，促进护理学科的发展，加强护士队伍建设，重视和发挥护士在医疗、预防、保健和康复工作中的作用。

第四条　护士的执业权利受法律保护。护士的劳动受全社会的尊重。

第五条　各省、自治区、直辖市卫生行政部门负责护士的监督管理。

第二章　考　试

第六条　凡申请护士执业者必须通过卫生部统一执业考试，取得《中华人民共和国护士执业证书》。

第七条　获得高等医学院校护理专业专科以上毕业文凭者，以及获得经省级以上卫生行政部门确认免考资格的普通中等卫生（护士）学校护理专业毕业文凭者，可以免于护士执业考试。

获得其他普通中等卫生（护士）学校护理专业毕业文凭者，可以申请护士执业考试。

第八条　护士执业考试每年举行一次。

第九条　护士执业考试的具体办法另行规定。

第十条　符合本办法第七条规定以及护士执业考试合格者，由省、自治区、直辖市卫生行政部门发给《中华人民共和国护士执业证书》。

第十一条　《中华人民共和国护士执业证书》由卫生部监制。

第三章　注　册

第十二条　获得《中华人民共和国护士执业证书》者，方可申请护士执业注册。

第十三条　护士注册机关为执业所在地的县级卫生行政部门。

第十四条　申请首次护士注册必须填写《护士注册申请表》，缴纳注册费，向注册机关缴验：

1．《中华人民共和国护士执业证书》。

2．身份证明。

3．健康检查证明。

4．省级卫生行政部门规定提交的其他证明。

第十五条　注册机关在受理注册申请后，应当在三十日内完成审核，审核合格的，予以注册；审核不合格的，应当书面通知申请者。

第十六条　护士注册的有效期为二年。

护士连续注册，在前一注册期满前六十日，对《中华人民共和国护士执业证书》进行个人或集体校验注册。

第十七条　中断注册五年上者，必须按省、自治区、直辖市卫生行政部门的规定参加临床实践三个月，并向注册机关提交有关证明，方可办理再次注册。

第十八条　有下列情形之一的，不予注册：

1．服刑期间。

2．因健康原因不能或不宜执行护理业务。

3．违反本办法被终止或取消注册。

4．其他不宜从事护士工作的。

第四章　执　业

第十九条　未经护士执业注册者不得从事护士工作。

护理专业在校生或毕业生进行专业实习，以及按本办法第十七条规定进行临床实践的，必须按照卫生部的有关规定在护士的指导下进行。

第二十条　护理员只能在护士的指导下从事临床生活护理工作。

第二十一条　护士在执业中应当正确执行医嘱，观察患者的身心状态，对患者进行科学的护理，遇紧急情况应及时通知医生并配合抢救，医生不在场时，护士应当采取力所能及的急救措施。

第二十二条　护士有承担预防保健工作、宣传防病治病知识、进行康复指导、开展健康教育、提供卫生咨询的义务。

第二十三条　护士执业必须遵守职业道德和医疗护理工作的规章制度及技术规范。

第二十四条　护士在执业中得悉就医者的隐私，不得泄露，但法律另有规定的除外。

第二十五条　遇有自然灾害、传染病流行、突发重大伤亡事故及其他严重威胁人群生命健康的紧急情况，护士必须服从卫生部门的调遣，参加医疗救护和预防保健工作。

第二十六条　护士依法履行职责的权利受法律保护，任何单位和个人不得侵犯。

第五章　罚　则

第二十七条　违反本办法第十九条规定，未经护士执业注册从事护士工作的，由卫生行政部门予以取缔。

第二十八条　非法取得《中华人民共和国护士执业证书》的，予以缴销。

第二十九条　护士执业违反医疗护理规章制度及技术规范的，由卫生行政部门视情节予以警告、责令改正、终止注册直至取消其注册。

第三十条　违反本办法第二十六条规定，非法阻挠护士依法执业或侵犯护士人身权利的，由护士所在单位提请公安机关予以治安行政处罚，情节严重，触犯刑律的，提交司法机关依法追究刑事责任。

第三十一条　违反本办法其他规定的，由卫生行政部门视情节予以警告、责令改正、终止注册直至取消其注册。

第三十二条　当事人对行政处理决定不服的，可以依照国家法律、法规的规定申请行政复议或者提起行政诉讼。当事人对行政处理决定不履行又未在法定期限内申请复议或提起诉讼的，卫生行政部门可以申请人民法院强制执行。

第六章　附　则

第三十三条　本办法实施前已经取得护士以上技术职称者；经省、自治区、直辖市卫生行政部门审核合格，发给《中华人民共和国护士执业证书》，并准许按本办法的规定办理护士执业注册。

本办法实施前从事护士工作但未取得护士职称者的执业证书颁发办法，由省、自治区、直辖市卫生行政部门根据本地区的实际情况和当事人实际水平作出具体规定。

第三十四条　境外人员申请在中华人民共和国境内从事护士工作的，必须依本办法的规定通过执业考试，取得《中华人民共和国护士执业证书》并办理注册。

第三十五条　护士申请开业及成立护理服务机构，由县级以上卫生行政部门比照医疗机构管理的有关规定审批。

第三十六条　本办法的解释权在卫生部。

第三十七条　本办法的实施细则由省、自治区、直辖市制定。

第三十八条　本办法自 1994 年 1 月 1 日起施行。

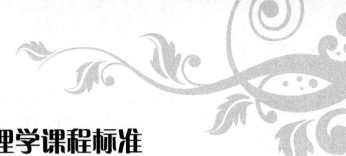

基础护理学课程标准

一、课程任务

基础护理学是卫生职业教育护理、助产专业的一门重要的专业课程。本课程的主要内容包括护士素质与角色、护理学的基本概念、护理相关理论、护理程序、医院感染的预防与控制、生命体征的评估与护理、危重患者的抢救与护理，以及基本的护理技术操作等。本课程的任务是使学生了解护理学的基本理论与知识，确立以护理对象为中心的整体护理观，掌握护理实践操作技能，培养和形成良好的职业素质和职业操守，使之具备初步护理工作的职业能力，为临床护理课程的学习奠定良好的基础。

二、课程目标

1．掌握护士素质与行为规范的基本要求。

2．掌握护理基本知识，具备初步工作的职业能力。

3．熟悉护理的基本概念，初步掌握护理的基本理论，确立以护理对象为中心的护理理念，并能应用护理程序理论指导实践。

4．熟悉护理专业相关的法律法规，具有较强的护理法律意识。

5．了解护理学的形成及未来的发展趋势。

6．具有严格无菌技术操作的观念，具备严谨求实的工作作风。

7．具有规范、熟练的基础护理操作技能。

8．具有分析和解决临床常见的护理问题的专业能力。

9．具有良好的人际沟通能力、团队合作精神和服务意识。

10．具有良好的护士素质、行为习惯和职业道德修养。

三、教学内容及要求

教学内容	教学要求			教学活动参考	教学内容	教学要求			教学活动参考
	了解	熟悉	掌握			了解	熟悉	掌握	
一、绪论				理论讲授 多媒体教学 讨论	2.护理学的目标与任务			√	理论讲授 多媒体教学 讨论
（一）护理学的发展史					3.护理学的范畴		√		
1.护理学的形成	√				4.护理工作方式		√		
2.南丁格尔与近代护理		√			（三）护理学的基本概念				
3.现代护理学的发展			√		1.关于人的概念		√		
4.中国护理学的发展历程		√			2.关于健康的概念			√	
（二）护理学的概念、任务、范畴及工作方式					3.关于环境的概念		√		
1.护理学的概念			√		4.关于护理的概念		√		

续表

教学内容	教学要求			教学活动参考	教学内容	教学要求			教学活动参考
	了解	熟悉	掌握			了解	熟悉	掌握	
二、护士的素质与角色功能					（三）压力与适应理论				
（一）护士的素质					1.压力的概念	√			
1.素质的概念	√				2.有关压力的学说	√			
2.护士素质的基本内容			√		3.对压力的防卫			√	
3.护士素质的形成、发展和提高	√				4.对压力的适应			√	
（二）护士的角色					5.压力与适应理论在护理工作中的应用			√	
1.角色的概念	√				（四）生长与发展理论				
2.角色的特征		√			1.概述	√			
3.现代护士角色		√		理论讲授多媒体教学讨论角色扮演案例分析	2.发展理论及在护理中的应用		√		理论讲授多媒体教学情景教学讨论角色扮演案例分析
（三）患者角色					（五）奥瑞姆的自理模式				
1.患者角色特征	√				1.奥瑞姆的自护理论的内容		√		
2.患者角色适应中的问题		√			2.奥瑞姆自理模式的基本概念	√			
3.影响患者角色适应的因素		√			3.奥瑞姆自理理论在护理实践中的应用			√	
（四）护患关系					（六）罗伊的适应模式				
1.人际关系					1.罗伊适应模式的内容	√			
2.护患关系的性质	√				2.罗伊适应模式在护理实践中的作用		√		
3.护患关系的基本类型	√				（七）纽曼的健康保健系统模式				
4.护患关系的发展过程		√			1.纽曼健康保健系统模式的内容		√		
5.影响护患关系的因素			√		2.纽曼健康保健系统模式在护理实践中的应用			√	
三、护理相关理论与模式					四、护理程序				
（一）系统论					（一）概述				
1.系统的基本概念			√		1.整体护理的概念		√		
2.系统的分类			√		2.护理程序的概念		√		
3.系统的基本属性		√		理论讲授多媒体教学情景教学讨论角色扮演案例分析	3.护理程序的发展历史	√			理论讲授多媒体教学情景教学讨论角色扮演
4.一般系统论在护理中的应用			√		4.护理程序的理论基础		√		
（二）需要层次理论					（二）护理程序的步骤				
1.需要概述		√			1.护理评估			√	
2.需要层次理论			√		2.整理分析资料			√	
3.影响需要满足的因素		√			3.护理诊断			√	
4.患者的基本需要			√		4.护理计划			√	
5.满足患者需要的方式			√		5.护理实施			√	

教学内容	教学要求			教学活动参考	教学内容	教学要求			教学活动参考
	了解	熟悉	掌握			了解	熟悉	掌握	
6.护理评价			√		（二）护理实践中的法律				
五、护理安全防范				理论讲授 多媒体演示 案例分析 情景教学 讨论	1.概述	√			理论讲授 多媒体演示 案例分析 讨论
（一）护理安全防范					2.护士的执业资格		√		
1.概述		√			3.护理行为的法律限定		√	√	
2.护理安全的影响因素			√		4.护理实践中的法律责任				
3.护理安全的防范原则			√		（三）护理实践中的伦理和法律问题				
（二）护理职业防护					1.护理工作中的伦理和法律问题			√	
1.概述		√			2.护理专业领域中的伦理和法律问题			√	
2.职业损伤危险因素			√		（四）医疗护理差错事故的预防与处理				
3.常见护理职业损伤的防护措施			√		1.医疗事故				
六、健康教育				理论讲授 多媒体演示 案例分析 情景教学 讨论	2.护理差错			√	
（一）概述					八、医院与住院环境				理论讲授 多媒体演示 案例分析 情景教学 讨论
1.健康教育的概念	√				（一）医院				
2.健康教育的意义		√			1.医院的性质和任务		√		
3.健康教育的原则		√			2.医院的种类		√		
4.护理人员在健康教育中的作用			√		3.医院的组织结构	√			
（二）健康相关行为改变模式					（二）门诊部				
1.知信行模式	√				1.门诊的环境及护理工作		√		
2.健康信念模式	√				2.急诊环境与护理工作		√		
3.行为改变阶段模式	√				（三）病区				
（三）健康教育过程与方法					1.病区的设置和布局	√			
1.健康教育过程		√			2.病区的环境管理		√		
2.健康教育方法		√			3.患者床单位及设置		√		
3.健康教育的技巧			√		4.铺床法			√	
七、护理实践中的伦理和法律				理论讲授 多媒体演示 案例分析 讨论	九、患者入院和出院护理				理论讲授 多媒体演示 案例分析 情景教学 讨论
（一）护理实践中的伦理					（一）入院护理				
1.伦理的基本概念	√				1.入院程序		√		
2.卫生保健伦理原则		√			2.患者入病区后的初步护理		√		
3.护理伦理守则		√			（二）运送患者法				
4.护理实践中伦理问题的处理			√		1.轮椅运送法			√	

教学内容	教学要求			教学活动参考	教学内容	教学要求			教学活动参考
	了解	熟悉	掌握			了解	熟悉	掌握	
2.平车运送法			√	理论讲授 多媒体演示 案例分析 情景教学 讨论	2.医院清洁、消毒、灭菌工作			√	
3.担架运送法			√		（三）手卫生				
（三）出院护理					1.概述	√			
1.出院前的护理		√			2.洗手			√	
2.出院当日的护理			√		3.卫生手消毒		√		
十、患者卧位与安全护理					4.外科手消毒		√		理论讲授 多媒体演示 案例分析 情景教学 讨论
（一）舒适					（四）无菌技术				
1.概念	√				1.概述		√		
2.不舒适的原因		√			2.无菌技术基本操作方法			√	
3.护理不舒适患者的原则		√			（五）隔离技术				
（二）卧位				理论讲授 多媒体演示 案例分析 情景教学 讨论	1.概述	√			
1.概念	√				2.隔离种类及措施			√	
2.卧位的分类		√			3.隔离技术基本操作方法			√	
3.常用卧位			√		十二、患者的清洁卫生				
（三）协助患者更换卧位					（一）口腔护理				
1.协助患者翻身法			√		1.评估		√		
2.协助患者移向床头法			√		2.口腔的清洁护理			√	
（四）保护具的种类应用					（二）头发护理				
1.保护具的种类		√			1.评估		√		理论讲授 多媒体演示 案例分析 情景教学 讨论
2.保护具的适用范围			√		2.头发的清洁护理			√	
十一、医院感染的预防与控制					（三）皮肤护理				
（一）医院感染概述					1.评估	√			
1.医院感染的概念与分类		√			2.皮肤的清洁护理			√	
2.医院感染发生的原因		√			3.压疮的预防与护理			√	
3.医院感染发生的条件		√		理论讲授 多媒体演示 案例分析 情景教学 讨论	（四）晨晚间护理				
4.医院感染的预防与控制			√		1.晨间护理		√		
（二）清洁、消毒、灭菌					2.晚间护理		√		
1.消毒灭菌的方法			√		十三、饮食与营养				理论讲授 多媒体演示 案例分析 情景教学 讨论
2.医院清洁、消毒、灭菌工作			√		（一）医院饮食				
（二）清洁、消毒、灭菌					1.基本饮食		√		
1.消毒灭菌的方法			√		2.治疗饮食		√		

教学内容	教学要求			教学活动参考	教学内容	教学要求			教学活动参考
	了解	熟悉	掌握			了解	熟悉	掌握	
3.试验饮食			√	理论讲授 多媒体演示 案例分析 情景教学 讨论	1.正常呼吸及生理性变化			√	理论讲授 多媒体演示 案例分析 情景教学 讨论
（二）一般饮食的护理					2.异常呼吸的评估及护理			√	
1.影响饮食与营养的因素		√			3.呼吸的测量			√	
2.患者一般饮食护理			√		4.促进呼吸功能的护理技术			√	
（三）特殊饮食的护理					（四）血压的评估及护理				
1.鼻饲法			√		1.正常血压及生理性变化			√	
2.要素饮食		√			2.异常血压的评估及护理			√	
（四）出入液量记录					3.血压测量技术			√	
1.记录内容和要求		√			十六、药物疗法				
2.记录方法			√		（一）概述				
十四、排泄护理				理论讲授 多媒体演示 案例分析 情景教学 讨论	1.药物的种类、领取和保管原则		√		理论讲授 多媒体演示 案例分析 情景教学 讨论
（一）排尿护理					2.影响药物作用的因素		√		
1.与排尿有关的解剖与生理		√			3.给药原则			√	
2.排尿的评估		√			4.给药途径			√	
3.排尿异常的护理			√		（二）口服给药法			√	
4.与排尿有关的护理技术			√		（三）雾化吸入疗法				
（二）排便护理					1.超声波雾化吸入法			√	
1.与排便有关的解剖与生理		√			2.氧气雾化吸入法			√	
2.排便的评估		√			（四）注射给药法				
3.排便异常的护理			√		1.注射原则			√	
4.与排便有关的护理技术			√		2.注射用物			√	
十五、生命体征的评估及护理				理论讲授 多媒体演示 案例分析 情景教学 讨论	3.药液抽吸方法			√	
（一）体温的评估及护理					4.常用注射法			√	
1.正常体温及生理性变化			√		（五）药物过敏试验法				
2.异常体温的评估及护理			√		1.青霉素过敏试验法及过敏反应的护理			√	
3.体温测量技术			√		2.链霉素过敏试验法及过敏反应的护理			√	
（二）脉搏的评估及护理					3.破伤风抗毒素过敏试验法及脱敏注射法			√	
1.正常脉搏及生理性变化			√		4.普鲁卡因过敏试验法及过敏反应护理			√	
2.异常脉搏的评估及护理			√		5.细胞色素C过敏试验法			√	
3.脉搏测量技术			√		6.碘过敏试验法及过敏反应处理			√	
（三）呼吸的评估及护理					十七、静脉输液与输血				

续表

教学内容	了解	熟悉	掌握	教学活动参考	教学内容	了解	熟悉	掌握	教学活动参考
（一）静脉输液法					2.标本采集的原则		✓		
1.静脉输液的原理及目的		✓			（二）各种标本采集技术				理论讲授 多媒体演示 案例分析 情景教学 讨论
2.静脉输液的常用溶液及作用			✓		1.血标本采集法			✓	
3.临床补液原则			✓		2.尿标本采集法			✓	
4.输液部位			✓		3.粪便标本采集法			✓	
5.常用静脉输液的方法			✓		4.痰标本采集法			✓	
6.输液速度及时间的计算			✓	理论讲授 多媒体演示 案例分析 情景教学 讨论	5.咽拭子标本采集			✓	
7.常见输液故障排除方法及常见输液反应及护理			✓		6.呕吐物标本采集法			✓	
8.输液反应及防治			✓		二十、危重患者的护理及抢救技术				
9.输液泵的应用		✓			（一）病情观察				
（二）静脉输血法					1.危重患者的病情评估		✓		理论讲授 多媒体演示 案例分析 情景教学 讨论
1.静脉输血的目的及原则		✓			2.危重患者的支持性护理			✓	
2.血液制品的种类	✓				（二）危重患者的抢救				
3.血型			✓		1.抢救工作管理	✓			
4.静脉输血的方法			✓		2.常用抢救技术			✓	
5.常见的输血反应及护理			✓		二十一、临终护理				
十八、冷热疗法					（一）临终关怀				
（一）概述					1.临终关怀的概念	✓			
1.冷、热疗法的效应		✓			2.临终关怀的发展	✓			
2.冷、热疗法的作用			✓		3.临终关怀的意义		✓		
3.影响冷热疗法效果的因素		✓			4.临终关怀的原则		✓		
4.冷、热疗法的禁忌			✓	理论讲授 多媒体演示 案例分析 情景教学 讨论	（二）临终患者的护理				
（二）冷疗法的应用					1.临终患者的生理变化及临床表现		✓		理论讲授 多媒体演示 案例分析 情景教学 讨论
1.局部冷疗法			✓		2.临终患者生理反应的护理			✓	
2.全身用冷法			✓		3.临终患者的心理反应及其分期			✓	
（三）热疗法的应用					4.临终患者心理护理要点			✓	
1.干热疗法			✓		（三）濒死与死亡				
2.湿热疗法			✓		1.濒死与死亡的定义		✓		
十九、标本采集				理论讲授 多媒体演示 案例分析 情景教学 讨论	2.死亡的标准		✓		
（一）标本采集的意义和原则					3.死亡过程的分期			✓	
1.标本采集的意义		✓			（四）尸体护理				

续表

教学内容	教学要求			教学活动参考	教学内容	教学要求			教学活动参考
	了解	熟悉	掌握			了解	熟悉	掌握	
1.目的		√		理论讲授 多媒体演示 案例分析 情景教学 讨论	3.管理要求	√			理论讲授 多媒体演示 案例分析 情景教学 讨论
2.准备		√			4.病历排列顺序			√	
3.操作步骤			√		(二)医疗护理文件记录的书写				
4.注意事项		√			1.体温单			√	
二十二、护理相关文件记录				理论讲授 多媒体演示 案例分析 情景教学 讨论	2.医嘱单			√	
(一)病案管理					3.护理记录单			√	
1.记录的意义		√			4.病室报告			√	
2.记录的原则		√			5.护理病历			√	

四、教学时间安排

教学内容	学时		
	理论	实践	总学时
一、绪论	3		3
二、护理的素质与角色功能	3		3
三、护理相关理论与模式	6		6
四、护理程序	4	2	6
五、护理安全防范	2		2
六、健康教育	2		2
七、护理实践中的伦理和法律	6		6
八、医院与住院环境	4	12	16
九、患者入院和出院护理	4	4	8
十、患者卧位与安全护理	4	2	6
十一、医院感染的预防与控制	6	18	24
十二、患者的清洁卫生	6	8	14
十三、饮食与营养	4	4	8
十四、排泄护理	4	12	16
十五、生命体征的评估及护理	4	10	14
十六、药物疗法	6	12	18
十七、静脉输液与输血	4	16	20
十八、冷热疗法	2	2	4
十九、标本采集	4		4
二十、危重患者的护理及抢救技术	4	6	10
二十一、临终护理	2		2
二十二、护理相关文件记录	2	4	6
合计	86	112	198

教学要求说明

1. 本课程对理论部分教学要求分为掌握、熟悉、了解三个层次。掌握：指对基本知识、基本理论有较深刻的认识，并能综合、灵活地运用所学的知识解决实际问题。熟悉：指能够领会概念、原理的基本涵义，解释护理现象。了解：指对基本知识、基本理论能有一定的认识，能够记忆所学的知识要点。

2. 本课程重点突出以能力为本位的教学理念，在实践技能方面分为熟练掌握、学会两个层次。熟练掌握：能独立、正确、规范地完成护理常用技术操作。学会：即在教师的指导下独立进行较为简单的护理操作。

五、大纲说明

（一）教学对象

本教学大纲主要供中等卫生职业教育护理、助产专业教学使用，总学时为 198 学时，其中理论教学 86 学时，实践教学 112 学时。

（二）教学要求

1. 本课程对理论部分教学要求分为掌握、熟悉、了解三个层次。掌握：指对基本知识、基本理论有较深刻的认识，并能综合、灵活地运用所学的知识解决实际问题。熟悉：指能够领会概念、原理的基本涵义，解释护理现象。了解：指对基本知识、基本理论能有一定的认识，能够记忆所学的知识要点。

2. 本课程重点突出以能力为本位的教学理念，在实践技能方面分为熟练掌握、学会两个层次。熟练掌握：能独立、正确、规范地完成护理常用技术操作。学会：即在教师的指导下独立进行较为简单的护理操作。

（三）教学建议

1. 教师在教学中应用理论联系实际，由浅入深、循序渐进，激发学生的学习兴趣，调动学生积极主动的学习热情，鼓励学生创新思维，引导学生综合运用所学知识独立解决实际问题。

2. 教师可采用灵活多样的教学方法，阐明要点，分解难点，示教说明，回示纠正，联系临床实际，通过融会贯通使学生形成系统化的能力体系。

3. 本课程重点强调对学生能力水平的测试。评价方法可采用理论测试和实践操作考核相结合，必考与抽查相结合，回示演练与仿真操作相结合等方式，培养学生具备良好的职业道德和基本的职业能力。